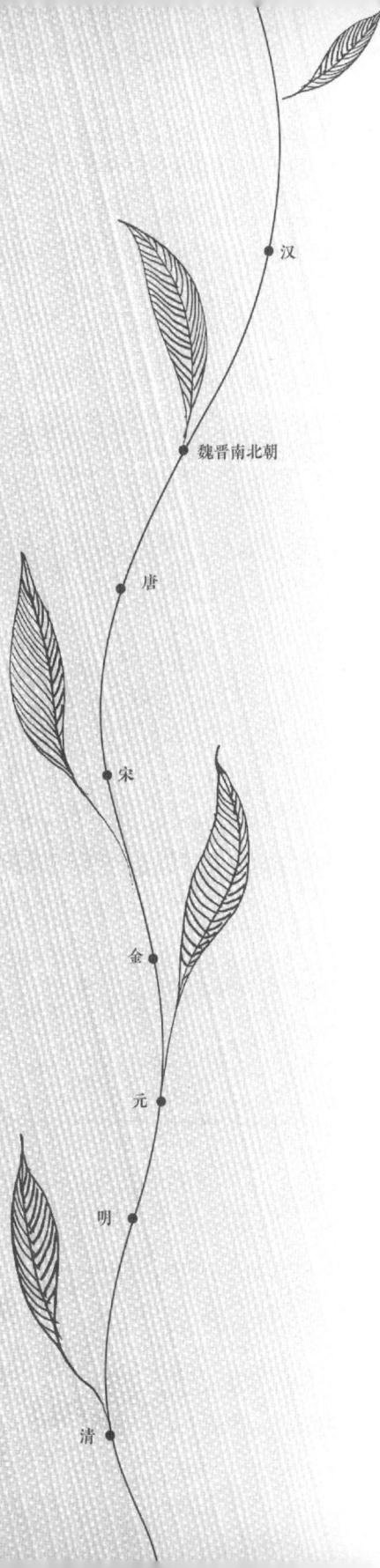

汉

魏晋南北朝

唐

宋

金

元

明

清

本草溯源录

主　编｜朱为康　李　雁　薛　亚
副主编｜李　鹤　司徒夏昊　张　健
编　委｜（按姓氏拼音排序）

陈　旻　陈皖晴　崔　闯　董家欢
郭　鹏　李　鹤　李　雁　李明花
连　强　陆俊骏　毛俊华　梅　娜
沈　婷　司徒夏昊　王培珍　王宇立
武　悦　徐　静　薛　亚　应志鹏
张　健　赵沙沙　郑诗芸　钟　臻
朱海青　朱为康

人民卫生出版社
·北京·

图书在版编目（CIP）数据

本草溯源录 / 朱为康，李雁，薛亚主编 . -- 北京 ：
人民卫生出版社，2025. 3. -- ISBN 978-7-117-37737-9

Ⅰ. R281

中国国家版本馆 CIP 数据核字第 20259MG406 号

人卫智网	www.ipmph.com	医学教育、学术、考试、健康，
		购书智慧智能综合服务平台
人卫官网	www.pmph.com	人卫官方资讯发布平台

本草溯源录
Bencao Suyuanlu

主　　编：朱为康　李　雁　薛　亚
出版发行：人民卫生出版社（中继线 010-59780011）
地　　址：北京市朝阳区潘家园南里 19 号
邮　　编：100021
E - mail：pmph @ pmph.com
购书热线：010-59787592　010-59787584　010-65264830
印　　刷：北京华联印刷有限公司
经　　销：新华书店
开　　本：710 × 1000　1/16　　印张：28
字　　数：487 千字
版　　次：2025 年 3 月第 1 版
印　　次：2025 年 7 月第 1 次印刷
标准书号：ISBN 978-7-117-37737-9
定　　价：89.00 元

打击盗版举报电话：**010-59787491**　**E-mail：WQ @ pmph.com**
质量问题联系电话：**010-59787234**　**E-mail：zhiliang @ pmph.com**
数字融合服务电话：**4001118166**　　**E-mail：zengzhi @ pmph.com**

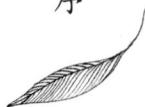

朱氏内科疗法是上海市静安区非物质文化遗产代表性项目，其传承超过百年，在朱氏内科传承中药材的选择与炮制是非常重要的一个部分。在经历了非遗传承学习、传统跟师学习和中医药大学系统教育后，我们发现中医的现状可谓喜忧参半。可喜的是中医在我国越来越被重视和认可，忧的是中医传统问题少人问津。中医学类专业与中药学类专业学生所学的知识结构在衔接上存在一定欠缺，由于这种知识结构的差异，造成医生开具的饮片在药房被给付另一种饮片的现象非常普遍。随着无纸化办公的发展，以往医生手写开方，药师验方来与医生核对的情况已经很少出现了。但依靠电脑真的就能解决所有的问题吗？其实，临床上遇到了更隐秘的错漏。最典型的例子是：因为地区炮制规范的原因，上海市所有的医院均无法开具败酱草，电脑系统中的苏败酱实质上是薫蒌。由于医生与中药师之间缺乏沟通，导致很多医生一直将苏败酱当作败酱草来使用。由于中药的别名众多，这类问题时有发生。

自东汉的《神农本草经》至《中华人民共和国药典》，中药的名称演变纷繁复杂，同一名称的中药在不同时期、不同地区所指皆可能不同，比如白英、白毛藤与蜀羊泉在古代与现代所指药材就是不一致的，在上海与江浙地区，甚至白英所对应的饮片都不一样。中医如果不去研习古籍，就如同无根之水，但如果只拿着《中药学》教材去研读古籍，则必定错漏百出，更何况就算是现当代专著也同样存在"同名异物"的现象。这一现状极大制约了中医的研究和发展，目前却鲜有兼顾中医临床与中药溯源的专著供研习者参考。

有鉴于此，我们花费数年时间将上海地区临床上容易被混淆的中药从古至今的演变与发展做了梳理。由于中医药知识系统庞杂，我们主要是从医疗专业的角度撰写此书，难免挂一漏万，敬请中医药同道斧正。

　　希望此书能成为中医药研究者可用的参考资料，为中医药事业的发展贡献一份微薄之力。

主编
2023 年 4 月于上海

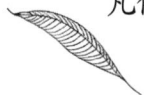

　　本书所列中药材按解表药、清热药、泻下药、利水渗湿药、芳香化湿药、安神药、温里药、理气药、化痰止咳药、平肝息风药、活血化瘀药、补气药、补阳药、补血药、补阴药、收敛药、开窍药、抗肿瘤药进行分类，共收载常用中药材 92 种。每个品种按来源、性味（归经）、功效、溯源、按语分述。其中，来源、性味（归经）与功效以《中华人民共和国药典》（2020 年版）、《中华人民共和国药典》（2015 年版）、《上海市中药饮片炮制规范》（2018 年版）和《中华本草》收录为依据。按语主要介绍作者多年以来的临床用药经验和药物正名与习用名称、别名等之间的关系。

目 录

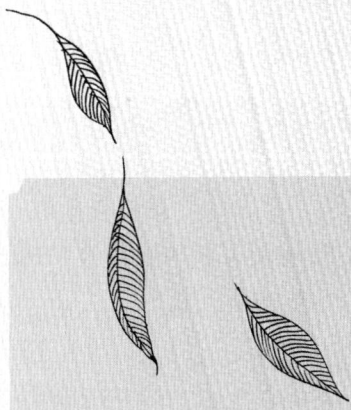

第一章

解表药

第一节
麻黄

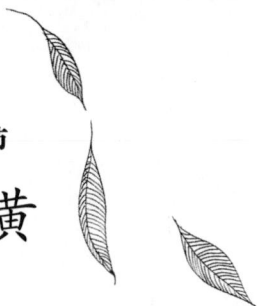

【来　源】根据 2020 年版《中华人民共和国药典》，本品为麻黄科植物草麻黄、中麻黄或木贼麻黄的干燥草质茎。秋季采割绿色的草质茎，晒干。

【性味归经】辛、微苦，温。归肺、膀胱经。

【功　效】发汗散寒，宣肺平喘，利水消肿。

【溯　源】麻黄是一味广泛应用的药材，历史十分悠长，在药学著作《神农本草经》中就有记载，文曰："〔麻黄〕味苦，温。主中风，伤寒，头痛。温疟，发表出汗，去邪热气，止咳逆上气，除寒热，破癥坚积聚。一名龙沙。"功效与今日所用大致相同，但并无明确的产地，也无形态说明和用药方法。

魏晋时期的《吴普本草》中首次出现了麻黄产地的记载，为"河东"（辖今晋西南地区），文曰："〔麻黄〕一名卑相，一名卑监。神农、雷公：苦，无毒。扁鹊：酸，无毒。李氏：平。或生河东。四月、立秋采。"

《名医别录》①中关于麻黄产地的记载与《吴普本草》接近，为"晋地及河东"。不过其对药物功效的记载与《神农本草经》差异较大，无发表出汗的功效，增加了诸多其他功效，并且提出麻黄使用过度会对人体造成伤害。其文曰："〔麻黄〕微温，无毒。主治五脏邪气缓急，风胁痛，字乳余疾，止好唾，通腠理，疏伤寒头痛解肌，泄邪恶气，消赤黑斑毒。不可多服，令人虚。一名

---

① 《名医别录》，旧题梁代陶弘景撰，原书早佚。本书中所引《名医别录》是由尚志钧等人从吐鲁番出土的《本草经集注》残卷、敦煌出土的《新修本草》残卷，以及《千金翼方》现存本草书和类书中，辑出药物七百余种，依敦煌出土的《本草经集注》序录中药物七情编次而成。

卑相，一名卑盐。生晋地及河东。立秋采茎，阴干令青。"

南朝梁代陶弘景所著的《本草经集注》中，麻黄的产地有所扩大，其中以青州（今山东东北部和河北的一小部分）、彭城（今江苏徐州）、荥阳（今河南郑州西部）、中牟（今河南鹤壁山城区一带）产者质优，颜色为青色。其记载的麻黄煎煮方法与《伤寒论》中麻黄汤的麻黄煎煮法一致（麻黄先煮，去沫）。同时陶弘景提出麻黄的节与麻黄的根均有止汗的功效，与张仲景麻黄汤所用的麻黄须去节说法一致，其文曰："［麻黄］今出青州、彭城、荥阳、中牟者为胜，色青而多沫。蜀中亦有，不好。用之折除节。节止汗故也。先煮一两沸，去上沫，沫令人烦。其根亦止汗。夏月杂粉用之。世用治伤寒，解肌第一。"（此段为从《大观本草》和《政和本草》中复辑陶弘景所言。）

唐代的《药性论》同样提出了麻黄根、节止汗一说，曰："［麻黄］君，味甘、平。能治身上毒风痛痹，皮肉不仁，主壮热，解肌发表，温疟，治瘟疫。根节能止汗。"

唐代的《新修本草》中，麻黄的产地又有了变化。青、徐两地产的麻黄已经不再使用，当时麻黄主要产地为郑州、鹿台及关中沙苑地区，这也说明了麻黄的产地有一个西迁的过程，其文曰："［麻黄］郑州、鹿台及关中沙苑河旁沙洲上太多，其青徐者，今不复用。同州沙苑最多也。"

宋代的《开宝本草》，将中牟产的麻黄作为贡品。《嘉祐本草》引段成式的《酉阳杂俎》记载了麻黄的花与种子形态，与我们今天的草麻黄略有相似，其文口："［麻黄］段成式《酉阳杂俎》云：麻黄茎端开花，花小而黄，簇生。子如覆盆子，可食。"

宋代的《本草图经》对于麻黄植物形态记载比较全面，且与今日的草麻黄形态上比较接近。在麻黄的产地上以荥阳（今郑州附近）、中牟产者为好。在煎煮方式上，由于宋代的大力发展和创新医药，出现了许多散剂或成药制剂，而这些剂型很多并不需要煎煮，那么古方中关于麻黄的"先煮去沫"方式不适宜丸散之剂，其文曰："［麻黄］生晋地及河东，今近京多有之，以荥阳、中牟者胜。苗春生，至夏五月则长及一尺以来，梢上有黄花；结实如百合瓣而小，又似皂荚子，味甜，微有麻黄气，外红皮，里仁子黑；根紫赤色。俗说有雌雄二种：雌者于三月、四月内开花，六月内结子。雄者无花，不结子。至立秋后，收采其茎，阴干，令青。张仲景治伤寒有麻黄汤，及大、小青龙汤，皆用麻黄。治肺痿上气，有射干麻黄汤、厚朴麻黄汤，皆大方也。古方汤用麻黄，皆先煮去沫，然后内诸药。今用丸散者，皆不然也。"

宋代的《本草衍义》出现了蜜炙麻黄以及用无灰酒来煎的炮制方法，其麻黄产地为郑州，用时去节，煎时去沫，其文曰："［麻黄］出郑州者佳，剪去节，半两，以蜜一匙匕，同炒良久，以水半升煎，俟沸，去上沫，再煎，去三分之一，不用滓。病疮疱倒靥黑者，乘热尽服之，避风，伺其疮复出。一法用无灰酒煎。但小儿不能饮酒者难服，然其效更速。以此知此药入表也。"

明代的《本草约言》记载了服用麻黄的注意事项，强调了须"去节，去沫"，否则会造成病人烦闷不适，其文曰："［麻黄］凡用去节，煮二三沸，去上沫，否则令心烦闷。"

明代的《本草蒙筌》中麻黄的产地为青州、彭城、荥阳、中牟，并且荥阳、中牟产地的最优，且要用陈年麻黄为佳。在用的时候仍采用去根、去节，先煮去沫的原则，其文曰："［麻黄］味甘、辛，气温。气味俱薄，轻清而浮，升也，阳也。无毒。青州彭城（并属山东）俱生，荥阳中牟（并属河南）独胜。恶细辛石苇，宜陈久年深。凡欲用之，须依法制去根节；单煮数沸，倾上沫用火焙干。任合丸散煎汤，方不令人烦闷。"

明代的《本草纲目》中，李时珍对于麻黄的性味引僧继洪的阐释，通过古代医学的哲学思想来解释了中牟地区的麻黄为什么能作为道地药材一直延续。在煎煮方法上直接引用陶弘景的记载，其文曰："［麻黄］用之折去节根，水煮十余沸，以竹片掠去上沫。沫令人烦，根节能止汗故也。""麻黄微苦而辛，性热而轻扬。僧继洪云：中牟有麻黄之地，冬不积雪，为泄内阳也。故过用则泄真气。观此则性热可知矣。"

明代宫廷的《补遗雷公炮制便览》中对于麻黄的用法也为去节，去沫。可见明初到明代中叶，从民间到宫廷对麻黄用法及观点是一致的，其文曰："［麻黄］凡使去节并沫，若不尽，服之令人闷。"

明末的《药镜》中，记载麻黄需要解表时则去节，敛汗的时候需要连根节在内，其文曰："［麻黄］去荣内之寒邪，泄卫中之风热。发表去节，敛汗连根（节在内也）。"

清代的《本草备要》延续了明末的对于麻黄的用法，在炮制方法上除了蜜制还增加了醋制，其文曰："［麻黄］发汗，用茎去节，煮十余沸，掠去浮沫，或用醋汤略泡，晒干备用。亦有用蜜炒者（庶免太发）。止汗用根节。"

清代的《本经逢原》对于麻黄的使用方法为先去根节，然后浸泡，再去沫，晾干后使用，其文曰："[麻黄]去根节，汤泡去沫，晾干用。"同时期日本的《炮炙全书》中记载了与国内一致的用法，曰："[麻黄]宜用陈久者，去根节，煮数沸，抹去上沫，焙干用。"

民国时期河北名医张锡纯在其所著的《医学衷中参西录》中写道："[麻黄]古方中有麻黄，皆先将麻黄煮数沸吹去浮沫，然后纳他药。盖以其所浮之沫发性过烈，去之所以使其性归和平也。"但在是否用"节"方面，因当时多数麻黄不去节，以致张锡纯对此有所质疑，其文曰："麻黄带节发汗之力稍弱，去节则发汗之力较强，今时用者大抵皆不去节。至其根则纯系止汗之品，本是一物，而其根茎之性若是迥殊，非经细心实验，何以知之。"

1959年由中国药学会上海分会和上海市药材公司合编的《药材资料汇编》一书中，麻黄的产地以冀、晋两省，长城内外山地为主产地；内蒙古通辽，山西大同，河北怀来、蔚县、赤城，北京延庆区八达岭一带尤为集中；陕西渭、黄三角地区，华阴、渭南、华县、朝邑、邰阳、韩城一带山地亦盛产；甘肃天水、定西、会宁、庆阳、酒泉等处亦有产；其他如东北、青海、新疆亦有少量出产。在所有这些产地中以内蒙古、华北所产为佳。相较于古代的道地麻黄，产地多了一个内蒙古。功效上麻黄根及节与茎的作用完全相反，根、节能止汗，茎能发汗，与古时用麻黄去节去根的记载相符。但此书并未记载有关麻黄的煎煮法。

在1977年版《中华人民共和国药典》中，麻黄的来源有三种，草麻黄、中麻黄和木贼麻黄，药用部位均为草质茎。并且以色淡绿或黄绿、内心色红棕、手拉不脱节、味苦涩者为佳。色变枯黄脱节者不可供药用。用法上也无先煮去沫之说法。

据1985年版《中药炮制学》教科书记载，麻黄节的生物碱含量是节间的1/3，而节仅占全草的3%，为了简化操作，近代炮制麻黄时多不去节。但有研究报道，在节、全节和节间三者小鼠毒性试验中，以节的毒性大，特别是出现惊厥现象。麻黄碱主要存在于节间，所以自古以来麻黄去节使用是有根据的。

《中草药与民族药药材图谱》（黄璐琦主编，2005年）中将草麻黄、中麻黄和木贼麻黄分开记载，草麻黄主产地为河北、山西、新疆、内蒙古等地；中麻黄主产地为甘肃、青海、内蒙古、新疆等地；木贼麻黄主产地为华北、西北等地。三者虽有不同，但都作为麻黄入药，与 2015 年版《中华人民共和国药典》一致。功效上木贼麻黄还可以治疗骨节疼痛。

2008 年版《上海市中药饮片炮制规范》中，麻黄的习惯名称为西麻黄，来源与 2015 年版《中华人民共和国药典》一致，但无"先煮去沫"的煎煮方法记载，简化后对疗效有无影响，值得我们考虑。

【按　语】古代所用的麻黄，一般都会以"先煮去沫"的方式将麻黄先行处理，再纳入其他药材煎煮。麻黄发汗须去节一说，经过现代药理分析认为是合理的。产地上，历代本草书籍对其产地都十分重视，以河南、山西所产的麻黄作为道地药材，直至中华人民共和国成立后，道地药材产地才出现了内蒙古。

第二节

桂枝

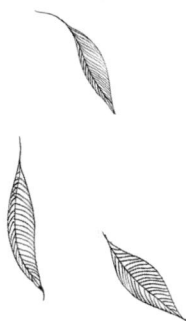

【来　源】根据 2020 年版《中华人民共和国药典》，本品为樟科植物肉桂的干燥嫩枝。春、夏二季采收，除去叶，晒干，或切片晒干。

【性味归经】辛、甘，温。归心、肺、膀胱经。

【功　效】发汗解肌，温通经脉，助阳化气，平冲降气。

【溯　源】"桂"一词古已有之，先秦时期就有许多文献记载了桂的内容。《山海经·南山经》中开篇就记载："南山经之首曰䧿山，其首曰招摇之山，临于西海之上，多桂，多金玉。"《山海经·海内南经》曰："桂林八树在番隅东。"《尔雅》中也有其记载，曰："梫，木桂。"但这两本书中出现的桂并没有明确记载有食用或药用作用，只是给我们留下了桂的名称的记载，并且提示桂的产地可能是番隅（可能为现广东番禺）。桂的食用价值最早记录在《礼记·檀弓上》中，当时与姜一起作为调味料来使用，曰："曾子曰：丧有疾，食肉、饮酒，必有草木之滋焉，以为姜桂之谓也。"

我国现存最早的医药书《五十二病方》就有了桂的药用价值，并且多次出现，在此举一例，曰："【诸伤】……膏、甘草各二，桂、畺（薑）、椒……毁一垸音（杯）酒中，饮之，日【壹】饮……"

我国最早的中药学专著《神农本草经》中记载了两种桂，一种叫牡桂，另一种叫菌桂，这两种桂都未记载其植物形态，但《神农本草经》中没有记载桂枝，所以牡桂与菌桂哪一个才是桂枝，我们只能从其产地和功效上推理和猜测。据原文记载："[牡桂]味辛，温。无毒。治上气咳逆，结气，喉痹，吐呕，利关节，补中益气。久服通神，轻身，不老。生南海，山谷。""[菌桂]味辛，温。主百病，养精神，和颜色，为诸药先聘通使。久服轻身，不老，面生光华，媚好常如童子。生山谷岩崖间。"桂枝、菌桂与牡桂的对比见表1-1。

表1-1　桂枝、菌桂与牡桂的对比

名称	功效	性味	产地
桂枝	发汗解肌，温通经脉，助阳化气，平冲降气	辛、甘，温	广东、广西、云南、福建
菌桂	主百病，养精神，和颜色，为诸药先聘通使。久服轻身，不老，面生光华，媚好常如童子	辛，温	生山谷岩崖间
牡桂	治上气咳逆，结气，喉痹，吐呕，利关节，补中益气。久服通神，轻身，不老	辛，温	生南海，山谷

通过比较发现三者之间的性味是基本相同的，功效也比较接近，有学者考证菌桂与今日肉桂为一物，但作者认为牡桂与《伤寒论》中的含有桂枝的经方方义相符，推测牡桂与桂枝可能更接近。产地方面，牡桂与桂枝也是比较接近的[汉代的南海郡是东南濒南海，西到今广西贺州，北连南岭，包括今粤东、粤北、粤中和粤西的一部分，辖番禺、龙川、博罗、四会4地（据《汉书》记载），郡治番禺]。因此笔者认为在《神农本草经》中菌桂与牡桂都有可能作为当时桂枝的来源。然而，桂枝二字首次真正出现是在《伤寒论》之中，且张仲景在用到桂枝的时候都会加上"去皮"。

魏晋时期的《吴普本草》记载了桂，但只留下了一个异名并无其他记载，曰："[桂]一名止唾。"

《名医别录》中分别记载了菌桂、牡桂、桂，三种桂。①菌桂的产地与《神农本草经》相比，更为详细，且加了一定的药材形态，笔者认为原文中描述的"无骨，正圆如竹"就意味着其药用部位是除去菌桂中间的木质部，样子像竹子（卷筒形）的枝皮（类似于现代所用的肉桂）。其文曰："[菌桂]无毒。生交趾、桂林山谷岩崖间。无骨，正圆如竹，立秋采。"②牡桂的功效对比《神农本草经》，最主要的是增加了"出汗"，曰："［牡桂］无毒。主治心痛，胁风，胁痛，温经通脉，止烦，出汗。生南海。"③《名医别录》对于桂的记载颇有意思，桂的功效极多，几乎囊括了现代所用的桂枝和肉桂的功效，其文曰："［桂］味甘、辛，大热，有毒。主温中，利肝肺气，心腹寒热，冷疾，霍乱，转筋，头痛，腰痛，出汗，止烦，止唾、咳嗽、鼻齆，能堕胎，坚骨节，通血脉，理疏不足，宣导百药，无所畏。久服神仙，不老。生桂阳。二月、七八月、十月采皮，阴干。"

晋代的《南方草木状》记载了三种植物形态的桂，从产地来看与之前的《名医别录》中的三种"桂"还是比较接近，都位于广东、广西、交趾等地。其植物特性为"冬夏常青"，其文曰："［桂］出合浦。生必以高山之巅，冬夏常青，其类自为林间，无杂树。交趾置桂园。桂有三种：叶如柏叶，皮赤者为丹桂；叶似柿叶者为菌桂；其叶似枇杷叶者为牡桂。《三辅黄图》曰：甘泉宫南有昆明池，池中有灵波殿，以桂为柱，风来自香。"其中"叶似柿叶"和"叶似枇杷叶"与肉桂的叶子样子还是比较接近，但"叶如柏叶"就与肉桂的树叶相去甚远，不知为何物，可能还需进一步考证。

南朝梁代陶弘景所著的《本草经集注》也同样记载了菌桂、牡桂和桂这三种桂。从产地来看与之前的历代书籍记载几乎一致。药用方面根据陶弘景所注，入药用得最多的是桂。而从药材形态来看，菌桂从原来的"正圆如竹"变成了"惟嫩枝破卷成圆"，而且陶弘景也提出疑问，觉得此种菌桂并非真的菌桂；牡桂为"状似桂而扁广殊薄，皮色黄，脂肉甚少，气如木兰，味亦类桂"；桂则是"以半卷多脂者单名桂"。综合其性状来看，桂与牡桂颇为相似，极有可能为一物，且也与现代所用肉桂类似。其文曰："［菌桂］交趾属交州，桂林属广州，而《蜀都赋》云：菌桂临崖。今世中不见正圆如竹者，惟嫩枝破卷成圆，犹依桂用，恐非真菌桂也。《仙经》乃有用菌桂，云三重者良，则判非今桂矣，必当别是一物，应更研访。""［牡桂］南海郡即是广州。今世用牡桂，状似桂而扁广殊薄，皮色黄，脂肉甚少，气如木兰，味亦类桂，不知当是别树，为复犹是桂生，有老宿者尔，亦所未究。""［桂］案《本经》唯有菌桂、牡桂，而无此桂，用体大同小异，今世用便有三种，以半卷多脂者单名桂，入药最多，所用悉与前说相应。《仙经》乃并有三种桂，常服食，以葱涕合和云母蒸化为水者，正是此种尔。今出广州湛惠为好，湘州、始兴、桂阳县即是小桂，亦有，而不如广州者，交州、桂州者形段小，多脂肉，亦好。经云：桂叶如柏叶，泽黑，皮黄心赤。齐武帝时，湘州送桂树，以植芳林苑中，今东山有山桂皮，气粗相类，而叶乖异，亦能凌冬，恐或者牡桂，诗人多呼丹桂，正谓皮赤尔。北方今重此，每食辄须之。盖《礼》所云姜桂以为芬芳也。"

　　唐代的《新修本草》虽也记载了菌桂、牡桂和桂三种，但在谨按中是将牡桂和桂视为一物的，而菌桂已不入药用。其中肉桂和桂枝同时被牡桂和桂作为异名来使用。桂心被收录在牡桂中。古方中用的木桂也是牡桂。桂枝和肉桂虽为牡桂或桂的异名，但还是有区别的，根据牡桂或桂的老嫩来命名。其各谨按如下，曰："菌者，竹名；古方用筒桂者是，故云三重者良。其筒桂亦有二三重卷者，叶似柿叶，中三道文，肌理紧薄如竹。大枝小枝皮俱是菌桂。然大枝皮不能重卷，味极淡薄，不入药用。今惟出韶州。"《尔雅》云：梫，木桂。即今木桂，及单名桂者，是也。此桂花子与菌桂同，唯叶倍长，大小枝皮俱名牡桂。然大枝皮肌理粗虚如木兰，肉少味薄，不及小枝皮也。小枝皮肉多，半卷。中必皱起，味辛美。一名肉桂，一名桂枝，一名桂心。出融州、柳州、交州甚良。""菌桂，叶似柿叶，中有纵文三道，表裹无毛而光泽。牡桂叶长尺许，陶云小桂，或言其叶小者。陶引经云：叶似柏叶，验之殊不相类，不知此言从何所出。今案桂有二种，惟皮稍不同，若菌桂老皮坚板无肉，全不堪用。其小枝皮薄卷，及二三重者，或名菌桂，或名筒桂。其牡桂嫩枝皮，名为肉桂，亦名桂枝。其老者，名牡桂，亦名木桂，得人参等良。本是菌桂，剩出单桂条，陶为深误矣。"

　　五代时期的《蜀本草》中，牡桂条中记录了桂枝，但桂枝依旧与肉桂同时作为牡桂嫩枝的异名。其文曰："牡桂叶狭，长于菌桂叶一二倍，其嫩枝皮半卷，多紫肉中皱起，肌理虚软，谓之桂枝，又名肉桂，削去上皮，名曰桂心，药中以此为善。其厚皮者，名曰木桂。二月、八月采皮，晒干之。"

　　宋代寇宗奭在《本草衍义》中只记载了桂，但在此条目中将几种桂的关系做了一个整理，包括治疗伤寒不用菌桂和牡桂，以及桂的使用方法，用热药治寒病。而且此时又出现了官桂的名称，可惜的是作者本身也弄不清是什么。之后又言张仲景的桂枝乃取其枝上皮。其文曰："桂，大热。《素问》云：辛甘发散为阳。故汉张仲景桂枝汤，治伤寒，表虚皆须此药，是专用辛甘之意也。《本草》第一又云：疗寒以热药。故知三种之桂，不取菌桂、牡桂者，盖此二种，性止温而已，不可以治风寒之病。独有一字桂，《本经》言甘辛大热，此正合《素问》辛甘发散为阳之说，尤知菌、牡二桂不及也。然《本经》只言桂，仲景又言桂枝者，盖亦取其枝上皮。其木身粗厚处，亦不中用。诸家之说，但各执己见，终无证据。今又谓之官桂，不知缘何而立名。虑后世为别物，故书之。又有桂心，此则诸桂之心，不若一字桂也。"

宋代的《大观本草》引其他书籍，阐述了《伤寒论》中发汗用桂枝的缘故。并且在此段中说明了当时的桂已经分辨不清了，曰："别说云：谨按诸家所说桂之异同，几不可用考。今交、广商人所贩，及医家见用，唯陈藏器一说最近。然筒厚实、气味重者，宜入治脏及下焦药；轻薄者，宜入治头目发散药。故《本经》以菌桂养精神，以牡桂利关节，仲景《伤寒论》发汗用桂枝，桂枝者枝条，非身干也。取真轻薄而能发散。今又有一种柳桂，及桂之嫩小枝条也。尤宜入治上焦药用也。"

金元时期的《汤液本草》作者王好古认同"细薄者为枝、为嫩"以及用桂枝是取其轻，药效能上行发散之功。其文曰："大抵细薄者为枝、为嫩，厚脂者为肉、为老。"《心》云：桂枝气味俱轻，故能上行发散于表。"

明代的《本草蒙筌》将桂枝和柳桂并列，言桂枝为"枝梗小条"，柳桂为"软枝梢"，其文曰："柳桂系至软枝梢，肉桂指至厚脂肉。桂枝枝梗小条，非身干粗厚之处。"功效方面，"柳桂、桂枝味淡，能治上焦头目，兼横行手臂，调荣血，和肌表，止烦出汗，疏邪散风，经云气薄则发泄是也"。《本草原始》描述了桂枝的药用部位，曰："其肉厚辛烈者，为肉桂；去其皮与里，当其中者，为桂心；其枝之细小者，为桂枝。"之后的《本草汇言》中桂枝直接被归在桂一条中单独列出。功效为"散风寒，逐表邪，发邪汗，止咳嗽，去肢节间风痛之药也"。同时引用了《字韵》中对于桂枝的使用部位的描述，曰："《字韵》云：枝，指也。从本干而分支，致四末也。气味虽不离乎辛热，但体属枝条，仅可发散皮毛肌腠之间，游行臂膝肢节之处，故能散风寒，逐表邪，自内出外。"

清代的《本草备要》将桂枝单独列为一味药材记录，其主要记载桂枝的性味归经与功效，曰："[桂枝]辛、甘而温，气薄升浮。入太阴肺、太阳膀胱经。温经通脉，发汗解肌。能利肺气。"《本经逢原》中桂枝的记载就以性味功效为主了，与2015年版《中华人民共和国药典》中的描述十分接近，曰："[桂枝]辛、甘，微温，无毒。""桂枝上行而散表，透达营卫，故能解肌。""桂枝调和营卫，解散风邪，而无过汗伤表之厄，真药中之良品，允为汤液之祖也。"《本草求真》中将桂枝称为"解肌第一要药"，其药用部位为肉桂的枝梢，与现代的桂枝药用部位一致，曰："[桂枝]系肉桂枝梢。其体轻，其味辛，其色赤。有升无降，故能入肺而利气，入膀胱化气而利水，且能横行于臂。调和营卫，治痛风胁风，止烦出汗，散邪，为解肌第一要药。"

民国时期的《医学衷中参西录》中，其作者张锡纯对于桂枝有他自己的见解，包括引用了陈修园之侄解释《伤寒论》中用桂枝去皮一说，以及认为《神农本草经》中的牡桂就是桂枝。功效上，张锡纯提出桂枝既非发汗药也非止汗药的观点，曰："桂枝非发汗之品，亦非止汗之品，其宣通表散之力，旋转于表里之间，能和营卫、暖肌肉、活血脉，俾风寒自解，麻痹自开，因其味辛而且甘，辛者能散，甘者能补，其功用在于半散半补之间也。故服桂枝汤欲得汗者，必啜热粥，其不能发汗可知；若阳强阴虚者，误服之则汗即脱出，其不能止汗可知。""《伤寒论》用桂枝，皆注明去皮，非去枝上之皮也。古人用桂枝，惟取当年新生嫩枝，折视之内外如一，皮骨不分，若见有皮骨可以辨者去之不用，故曰去皮，陈修园之侄鸣岐曾详论之。"

《药材资料汇编》中桂枝被收录在肉桂条中，科属为樟科，用的就是"桂"树桠木质的部分。功效为发汗解肌，温经通络。2008年版《上海市中药饮片炮制规范》中桂枝的来源和功效与2020年版《中华人民共和国药典》一致，其习用名称为川桂枝，处方应付写炙桂枝付蜜炙桂枝。

【按　语】桂枝一词目前最早发现于张仲景的《伤寒论》中，但在与张仲景同年代的本草书籍中并无桂枝一说，也就无法说明张仲景用的去皮的桂枝到底为何物，后世也只能猜测。到了唐代，桂枝是作为异名出现的，但还是有区分，就是要用小枝或嫩枝皮。到了宋代，桂枝开始细分，使用的就是桂的嫩枝部分，之后大抵同意宋代的说法直至今日。在众多说法中，笔者比较倾向于张锡纯的说法。《伤寒论》中的桂枝究竟当时为何物已无从考证，但是根据笔者的临床经验来看，目前樟科植物肉桂的干燥嫩枝作为桂枝是有效的。

第三节

生姜

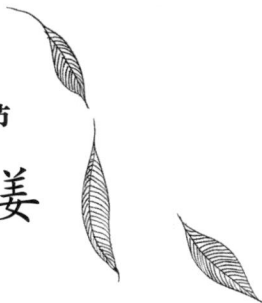

【来　源】根据 2020 年版《中华人民共和国药典》，本品为姜科植物姜的新鲜根茎。秋、冬二季采挖，除去须根和泥沙。

【性味归经】辛，微温。归肺、脾、胃经。

【功　效】解表散寒，温中止呕，化痰止咳，解鱼蟹毒。

【溯　源】生姜作为我们平日厨房里经常看见和使用的物品，其重要性众所周知，在《神农本草经》中就有其记载，不过是附在干姜条中，曰："[干姜]味辛，温。主治胸满，咳逆上气，温中，止血，出汗，逐风湿痹，肠澼下痢。生者尤良，久服去臭气，通神明。"

《名医别录》将生姜与干姜分为两种，且生姜尚有两种，但都附在一条中。曰："[生姜]味辛，微温。主治伤寒头痛、鼻塞，咳逆上气，止呕吐。生犍为及荆州、扬州。九月采。又，生姜，微温，辛，归五脏。去痰，下气，止呕吐，除风邪寒热。久服小志少智，伤心气。"从此段可以看出当时有两种生姜，从功效上来看还是有所不同的，并且还提到了生姜能杀半夏之毒。

在《本草经集注》中，生姜则被记载在韭的条目中，其文曰："[韭]生姜是常食物，其已随干姜在中品，今依次入食，更别显之，而复有小异处，所以弥宜书。生姜，微温，辛，归五脏，去淡下气，止呕吐，除风邪寒热。久服少志、少智，伤心气，如此则不可多食长御，有病者是所宜也尔。今人啖诸辛辣物，惟此最恒，故《论语》云：不撤姜食，即可常啖，但勿过多尔。"由此可以推测，陶弘景认为生姜与干姜虽同为一物，但功效不同应区别对待，且生姜不但是药物也是食物，这也证明了药食同源的可靠性。

北魏的《齐民要术》中对于姜的产地又有了进一步的说明，曰："[姜]姜宜白沙地，少与粪和。熟耕如麻地，不厌熟，纵横七遍尤善。……（指当时北魏的疆域，主要是北方）土不宜姜，仅可存活，势不可滋息。种者，聊拟药物小小耳。"

唐代的《药性论》则将生姜和干姜彻底分为两种药材来记载，生姜曰："[生姜]使。主痰水气满，下气。生与干并治嗽，疗时疾，止呕逆不下食。生姜和半夏，主心下急痛，若中热不能食，捣汁和蜜服之。又汁和杏仁作煎，下一切结气实，心胸壅膈，冷热气，神效。"而《新修本草》中，生姜被附在干姜条目中，其文曰："[生姜]味辛，微温。主伤寒头痛鼻塞，咳逆上气，止呕吐。久服去臭气，通神明。生犍为川谷及荆州、扬州。九月采。"《蜀本草》对于生姜的记载与《新修本草》基本相同，只是在其注的时候加了一条功效，其文曰："[生姜]微温。主劳复。"

宋代的《嘉祐本草》中干姜与生姜共处一条，但比较有意思的是在掌禹锡等人的按中引用前人的叙述，其中萧炳曰："生姜，一名母姜。"孟诜曰："生姜，温。去痰下气，多食少心智，八九月食伤神。"作者还引陈藏器的说法："生姜，本功外，汁解毒药。自余破血，调中，去冷，除痰，开胃。须热即去皮，要冷即留皮。"《本草图经》对于生姜的记载："生犍为山谷及荆州、扬州，今处处有之，以汉（现四川广汉）、温（现浙江温州）、池（现安徽池州）州者为良。苗高二三尺；叶似箭竹叶而长，两两相对；苗青；根黄；无花实。"可见姜的种植已随处可见，但在当时品质优良的产地是以汉州、温州、池州为代表。《本草衍义》以功效记载为主，其文曰："[生姜]治暴逆气，嚼三两皂子大，下咽定，屡服屡定。初得寒热、痰嗽，烧一块，冷啮之，终日间，嗽自愈。暴赤眼无疮者，以古铜钱，刮净，姜上取汁，于钱唇点目，热泪出。今日点，来日愈。但小儿甚惧，不须疑，已试良验。"

明代的《本草蒙筌》只言其姜，其文曰："[姜]味辛，气微温。气味俱轻，升也，阳也。无毒。荆扬多种（荆州属湖广、扬州注前）。秋月采根。沙藏常得新鲜，四时不缺。应用制莨（音浪）菪（音荡）半朴（莨菪子、半夏、厚朴）恶鼠粪芩连（天鼠粪、黄芩、黄连）为使秦椒，入药凭证。去皮热，留皮凉。"同时还告诉我们何时食姜比较好，曰："宜啖春初，辟疠且助生发。勿食秋后，泄气犹损寿元。夜气敛收，尤全禁忌。"在《本草纲目》中，李时珍引许慎的《说文解字》说法是:"[生姜]姜作蘁,云御湿之菜也。"并引王安石的《字说》曰:"姜能强(彊)御百邪,故谓之姜。初生嫩者,其尖微紫,名紫姜,或作子姜;宿根谓之母姜也。"在"采集"中李时珍谓之曰:"秋社前后新芽顿长,如列指状,采食无筋,谓之子姜。秋分后者次之,霜后则老矣。性恶湿洳而畏日,故秋热则无姜。"同时还提出了禁忌,曰:"食姜久,积热患目,珍屡试有准。凡病痔人多食兼酒,立发甚速。痈疮人多食,则生恶肉。此皆昔人所未言者也。"

清代的《本经逢原》将姜称为"呕家圣药"。还与干生姜及干姜做了比较,其文曰:"[生姜]干生姜温中主嗽,治胀满霍乱、呕吐不止、腹痛者宜之。较生姜稍守,较干姜稍缓。为屑和酒服,治偏风头痛。"《本草从新》对于生姜的记载主要还是在功效上,谓之曰:"[生姜]辛,温。行阳分而祛寒发表,宣肺气而解郁调中,畅胃口而开痰下食。"此外,生姜还能杀半夏、南星、菌蕈、野禽毒。在《本草求真》中更是认为"诸毒可解"是因为"夫辛入肺,肺旺则一身之气皆为吾用,中焦之元气充而足,脾胃出纳之令壮而行,邪气不能容矣"。因此得出"凡中风、中暑、中气、中毒、中酒,食厥、痰厥、尸厥、冷厥、霍乱、昏晕,一切暴病,得之必救"的结论。清末的《本草便读》则说道:"[生姜]然辛散过盛。多食耗气血。助火邪。不可不慎。"之后的《本草思辨录》记载生姜曰:"[生姜]生姜是老姜所生之子姜,干姜则老姜造成者。故干姜得秋气多,功兼收敛;生姜得夏气多,功主横散。干姜温太阴之阴,生姜宣阳明之阳。一脏一腑,亦治分母子。"

在 2008 年版《上海市中药饮片炮制规范》中,生姜的用法为用时洗净,切厚片,如果写生姜一片应付生姜 1.5g。

【按 语】姜类药物品种较多,在 2020 年版《中华人民共和国药典》中就有干姜、炮姜、片姜黄、生姜、姜黄、高良姜。历代本草书籍对于姜的品种记载更是繁多,因此在书写处方的时候一定要写清楚用哪种姜。

生姜、干姜、炮姜三者都来源于姜科植物姜的根茎,但其炮制手法不同导致了其功效上也有不同,生姜偏于解表散寒,干姜偏于温中散寒,而炮姜则长于温经止血。临床使用一定要辨证清楚再用药。

第四节

香薷

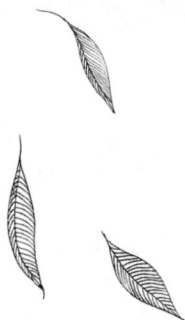

【来　源】根据 2020 年版《中华人民共和国药典》，本品为唇形科植物石香薷或江香薷的干燥地上部分，前者习称青香薷，后者习称江香薷。夏季茎叶茂盛、花盛择晴时采割，除去杂质，阴干。

【性味归经】辛，微温。归肺、胃经。

【功　效】发汗解表，化湿和中。

【溯　源】香薷称"夏月之麻黄"，其首载于《名医别录》，无植物形态及产地，功效为治霍乱、腹痛、吐下、水肿，其文曰："[香薷]味辛，微温。主治霍乱、腹痛、吐下、散水肿。"

唐代《四声本草》记载了香菜，后世学者或医家认为这里的香菜就是香薷的其中一个品种，又叫石香薷或石香菜，它产于新定、新安（今江西吉安县东南），以细而辛为最佳，其文曰："[香菜]今新定、新安有石上者，彼人名石香菜，细而辛，更绝佳。"

唐代《食疗本草》收录了香菜，又称为香戎。在唐代香薷也被作为食物，但不宜多食，能去热风，转筋及鼻衄，其文曰："[香菜]温，又云香戎。去热风。生菜中食，不可多食。卒转筋，可煮汁顿服半升，止。又，干末止鼻衄，以水服之。"

唐代《本草拾遗》收录香薷，别名为鼠䴕，其文曰："[香薷]气辛，一名鼠䴕。"

五代时期《日华子本草》记载了香薷的功效主治，其文曰："[香薷]无毒，下气，除烦热，疗呕逆，冷气。"

五代时期《蜀本草》记载香薷生用可作食物，煮汁治霍乱，煎煮后可治疗水肿，其文曰："[香薷]陶隐居云：处处有此，惟供生食。十月中取，干之。霍乱煮饮，无不瘥。作煎，除水肿尤良之也。"

宋代《嘉祐本草》将萧炳的《四声本草》、孟诜的《食疗本草》以及《日华子本草》均收录于香薷条目【谨案】部分，说明当时认为香菜和香薷是一物。

宋代《本草图经》记载香菜是香薷的别名。此外，在文中还收录了一种石香薷，其描述与《四声本草》类似，而且认为这种石香薷要优于其他香薷，北方产量低且质量不好，当取寿春及新安和蜀郡、陵、荣、资、简州及南中诸山岩石缝中所生，但未说明道地产区或哪地质量更好，功效主治与《名医别录》类似，但增加了对香薷的不良反应的应对措施，其文曰："[香薷]香薷（香菜），旧不著所出州土。陶隐居云：家家有之。今所在皆种，但北土差少，似白苏，而叶更细，十月中采，干之，一作香菜，俗呼香茸。霍乱转筋，煮饮服之，无不瘥者。若四肢烦冷，汗出而渴者，加蓼子同切，煮饮。……寿春及新安有。彼间又有一种石上生者，茎、叶更细，而辛香弥甚，用之尤佳。彼人谓之石香薷。《本经》出草部中品，云生蜀郡陵、荣、资、简州及南中诸山岩石缝中生。二月、八月采苗、茎、花、实，俱亦主调中，温胃，霍乱吐泻，今人罕用之，故但附于此。"

宋代《本草衍义》将香薷视为夏季的蔬菜，其产区主要在长江流域，而且已经作为蔬菜种植，在药用方面主要还是用于治疗霍乱，植物形态描述也比较符合香薷的特点。此外，在《本草衍义》中另记载有石香菜，应为香薷的一种。其文曰："[香薷]生山野，荆湖南、北二川皆有，两京作圃种，暑月亦作蔬菜，治霍乱不可阙也，用之无不效。叶如茵陈，花茸紫，在一边成穗，凡四五十房为一穗，如荆芥穗，别是一种香。余如经。""[石香菜]处处有之，不必山岩石缝中，但山中临水附崖处或有之。九月、十月尚有花。"

元代《汤液本草》收录了香薷的性味功效，与历代本草记载类似，其文曰："[香薷]味辛，微温。《本草》云：主霍乱腹痛，吐下，散水肿。"

元代《本草发挥》引朱丹溪之言记载了大叶香薷，根据其功效推断应为香薷，其文曰："[香薷]丹溪云：大叶香薷，治伤暑，利小便。浓煎汁成膏为丸，服之以治水胀，效也。"

明代《本草品汇精要》收录了石香薷，又名石苏，二月、八月采收，调中温胃，根据前代本草记载香薷与石香薷二者均能治霍乱，香薷偏于利水消肿，而石香薷偏于调中温胃，其文曰："[石香薷] 主调中温胃，止霍乱吐泻，心腹胀满，脐腹痛，肠鸣（《名医》所录）【名】石苏。【时】生：春生苗。采：二月、八月取茎。【收】阴干。【用】茎、花、实。【色】青绿。【味】辛。【性】温、散。【气】气之厚者，阳也。【臭】香。【主】调中温胃。"

明代《本草约言》记载香薷的主治功效，在夏季香薷可代茶饮，其文曰："[香薷] 味辛，气微温，无毒。主霍乱，腹痛，吐下，下气，除烦热，调中温胃，治伤暑，和小便，散水肿，又治口气。人家暑月多煮以代茶，可无热病。"

明代《本草蒙筌》在香薷条目中分香薷和石香薷，香薷以大叶者为优，而且陈年的香薷药效快，在三伏天作为蔬菜食用，功效主治仍以治霍乱，利水，治暑伤等为主；石香薷以叶细辛香者优，也可作香薷药用。其文曰："[香薷] 味辛，气微温，无毒。三伏堪为菜蔬，两京亦每栽种。入药拯病，随处可收。大叶者种优，陈年者效捷。主霍乱中脘绞痛，治伤暑小便涩难。散水肿有彻上彻下之功，肺得之清化行热自下也。去口臭有拨浊回清之妙，脾得之郁火降气不上焉。解热除烦，调中温胃。又有一种名石香薷，延生临水附崖，叶细辛香弥甚。今多采此，拯治亦佳。"

明代《本草纲目》记载香薷和石香薷，据李时珍考证"薷"字本作"葇"字，因香薷气香且叶柔，故名香薷，也叫香菜，治疗暑病常用，但当时也有被滥用的情况。其文曰："[香薷] 薷，本作葇。《玉篇》云：葇苏之类，是也。其气香，其叶柔，故以名之。……香薷有野生，有家莳。中州人三月种之，呼为香菜，以充蔬品。丹溪朱氏惟取大叶者为良，而细叶者香烈更甚，今人多用之。方茎，尖叶有刻缺，颇似黄荆叶而小，九月开紫花成穗。有细子细叶者，仅高数寸，叶如落帚叶，即石香薷也。……世医治暑病，以香薷饮为首药。然暑有乘凉饮冷，致阳气为阴邪所遏，遂病头痛，发热恶寒，烦躁口渴，或吐或泻，或霍乱者，宜用此药，以发越阳气，散水和脾。若饮食不节，劳役作劳之人，伤暑大热大渴，汗泄如雨，烦躁喘促，或泻或吐者，乃劳倦内伤之证，必用东垣清暑益气汤、人参白虎汤之类，以泻火益元可也。若用香薷之药，是重虚其表，而又济之以热矣。盖香薷乃夏月解表之药，如冬月之用麻黄，气虚者尤不可多服。而今人不知暑伤元气，不拘有病无病，概用代茶，谓能辟暑，真痴前说梦也。且其性温，不可热饮，反致吐逆。饮者惟宜冷服，则无拒格之患。其治水之功果有奇效。……［石香薷］香薷、石香薷，一物也，但随所生而名尔。生平地者叶大，崖石者叶细，可通用之。"

明代《药鉴》以脏象理论解释了香薷的功效，其文曰："［香薷］气微温，味辛，无毒。属金与水。有彻上彻下之功，治水肿，利小便甚捷。肺得之则化源清，何也？行热自下也。有拨浊回清之妙，去口臭，解烦热最佳。脾得之则郁火散，何也？降气不上也。惟其温也，似助火烁金，然辛重于温，故能益精治水，使火不得以烁金也。"

明代《本草原始》将香薷和石香薷共纳香薷条，功效与前代本草类似，其文曰："［香薷］主治：霍乱，腹痛，吐下，散水肿。……［石香薷］主治：调中温胃，止霍乱吐泻，心腹满，腹痛肠鸣，功比香薷更胜。"

明代《药镜》整理了香薷的几种配伍应用，配伍参、术、茯苓、木瓜能驱水肿；配伍厚朴、黄连、扁豆能解暑烦；单用煎服能治霍乱吐泻，调胃和中，但需凉服才能起效。其文曰："［香薷］口得之，则郁火散而臭息；肺得之，则清化行而热消。同参、术、茯苓、木瓜，捷驱水肿；同厚朴、黄连、扁豆，顿解暑烦。霍乱吐泻之灵苗，调胃和中之仙草。血犁舌上，一味单煎；鼻衄不休，捣汁水咽。然惟乘凉饮冷，阴邪闭遏清阳，而患头痛、恶寒、发热等症者，此能发越阳气，散水和脾。"

清代《本草新编》对香薷的用法更为细致，其文曰："［香薷］主霍乱，中脘绞痛，治伤暑如神，通小便，散水肿，去口臭，解热除烦，调中温胃，有彻上彻下之功，拨乱反正之妙，能使清气上升，浊气下降也。但宜冷饮，而不可热饮，宜少用，不可大用。少用，助气以祛邪；大用，乃助邪以耗气。冷饮，乃顺邪解暑；热饮，乃拒邪以格热，此又用香薷者所宜知也。"

清代《本草备要》亦记载香薷需冷服，其文曰："［香薷］陈者胜，宜冷饮，热服令人泻。"

清代《本经逢原》记载了香薷的道地产区冷服热服的功效区别，其文曰："［香薷］辛，微温，无毒。江西白花者良。……香薷辛温，先升后降，故热服能发散暑邪，冷饮则解热利小便，治水甚捷。世医治暑病，以香薷饮为首药。"

清代《植物名实图考》收录了三种香薷，为香薷、大叶香薷和石香薷。香薷产于江西，可当蔬菜食用，煎服能治霍乱及胃痛，大抵与历代本草记载的香薷类似；大叶香薷产于湖南的园圃中，其性状描述与香薷类似，大叶香薷亦是香薷；石香薷产于湖南，长于阴湿处，以叶细瘦、气香为特点，其文曰："[香薷]《别录》中品，江西亦种以为蔬，凡霍乱及胃气痛，皆煎服之。""[大叶香薷]大叶香薷生湖南园圃，叶有圆齿，开花逐层如节，花极小，气味芳沁。盖香草之族，而轶其真名。""[石香薷]《开宝本草》始附入。今湖南阴湿处即有，不必山崖。叶尤细瘦，气更芳香。"

清代《本草便读》记载阴虚受暑热者不宜用香薷，并将其与茵陈做比较，其文曰："[香薷]若阴虚而感受暑热者。不宜服之。其形似茵陈。功用亦相似。但性味各异。香薷长于解表。利水次之。茵陈反是。香薷温而茵陈寒耳。"

民国时期的《饮片新参》记载香薷色青黄，梗叶细，清香辛苦温，能散暑风，化湿热，治呕泻霍乱，消水肿，生用或炒用，但是汗多内热者忌用。

《药材资料汇编》记载香薷因气香叶柔故名，其历代文献名有香叶、蜜蜂草、香草，科属归为唇形科，主产于江西樟树、宜春、弋阳，故名江香茹，其他地区所产者多不习销。以色淡绿、穗浓密、香气触鼻者为佳，性味辛，微温，无毒。为发汗利尿药，能解热、消肿、止鼻衄，对颜面浮肿、脚气水肿、急性胃炎、吐泻及口臭等有效。

1962 年版《上海市中药饮片炮制规范》中，香薷又名西香薷，其性味辛，温。能解表发汗，利湿消肿。用于感冒暑邪，恶寒发热无汗，胸闷呕吐，腹痛下利，脚气水肿。

1973 年版《上海市中药饮片炮制规范》记载了香薷的来源为唇形科植物海州香薷的干燥带花穗的地上部分，别名西香薷，不宜用火烘，以防香气走失，其性味辛，温。能解暑，利湿。用于暑湿，怕冷发热无汗，胸闷呕吐，腹泻，水肿。

1977 年版《中华人民共和国药典》收录的香薷来源有两种，为唇形科植物海州香薷及石香薷的干燥地上部分，前者习称江香薷，后者习称青香薷，在当时海州香薷与石香薷均以枝嫩、穗多、气香浓者为佳，其性味辛，微温。能发汗解表，和中利湿。用于暑湿感冒，恶寒发热无汗，腹痛，吐泻。

1994 年版《上海市中药炮制规范》中香薷来源为唇形科植物海州香薷带花、果的干燥地上部分，又被称为西香薷、香茹。

《中华本草》记载了土香薷、黄花香薷和香薷，据《中华本草》品种考证，土香薷应为古代早期药用香薷品种，以后香薷的药用品种逐渐演变，直至 20 世纪 90 年代中期，香薷的正品来源主要为江香薷和华荠苧，在全国各地习称土香薷，不作正品香薷用。此外，《中华本草》认为《药材资料汇编》和 1963 年版、1977 年版、1985 年版、1990 年版《中华人民共和国药典》中收载的海州香薷为正品是错误的，这是缺乏实地调查所造成的结果，现已明确海州香薷不存在于现有全国商品中。江香薷应是石香薷（华荠苧）的栽培变种，与华荠苧可通称为石香薷。这可理解为不同历史时期药材品种变迁的结果，江香薷可视为历史上药材香薷的新兴品种，而黄花香薷为唇形科植物毛穗香薷的全草，主要分布于甘肃、四川、云南、西藏等地。香薷野生品称青香薷，栽培品称江香薷。产于江西、广西、湖南、四川、安徽、浙江、江苏、湖北、广东、福建、山东。江西多栽培，以江西产量大，销全国各地，以枝嫩、穗多、香气浓者为佳。

2008 年版《上海市中药饮片炮制规范》香薷的来源为唇形科植物石香薷或江香薷带花、果的干燥地上部分，前者为青香薷，后者为江香薷，习用名称为西香薷、香茹、青香薷、江香薷。性味辛，微温。归肺、胃经。能发汗解表，和中利湿。用于暑湿感冒，恶寒发热，头痛无汗，腹痛吐泻，小便不利。在备注中说明唇形科植物海州香薷带花、果的地上部分，亦作香薷用。

《金世元中药材传统鉴别经验》中，香薷有香茹和江香薷两种别名，来源为唇形科植物石香薷或江香薷的干燥地上部分。前者习称青香茹，后者习称江香薷，二者同等入药，在北京地区习惯使用江香薷。石香薷（青香薷、华荠苧）主产于广西桂林全县（今全州县）；湖南长沙、湘潭，湖北孝感、黄冈等地（本品以往主销华南）。江香薷主产于江西宜春、分宜、萍乡、铜鼓、贵溪、于都等地，河北安国，河南禹州、长葛亦产。以江西产量大，质量优，为著名的道地药材。青香薷均系野生，喜生山坡或林下。江香薷主要为栽培，也有野生。青香薷以茎基紫红、叶青绿色、香气辛烈者为佳。江香薷以枝嫩、穗多、香气浓郁者为佳。

2018 年版《上海市中药饮片炮制规范》中无 2008 年版《上海市中药饮片炮制规范》中海州香薷备注。

【按　语】根据 2018 年版《上海市中药饮片炮制规范》，西香薷、香茹、青香薷、江香薷均为香薷的习用名称，海州香薷、土香薷、黄花香薷已不作为香薷正品使用。

第五节
菊花

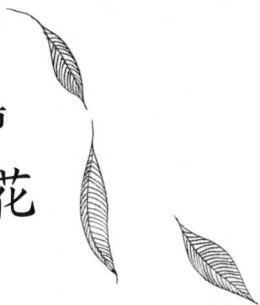

【来　源】根据 2020 年版《中华人民共和国药典》，本品为菊科植物菊的干燥头状花序。9—11 月花盛开时分批采收，阴干或焙干，或熏、蒸后晒干。药材按产地和加工方法不同，分为亳菊、滁菊、贡菊、杭菊、怀菊。

【性味归经】甘、苦，微寒。归肺、肝经。

【功　效】散风清热，平肝明目，清热解毒。

【溯　源】菊花不仅是一种观赏植物，也是一味重要的中药材。最早在《神农本草经》中就有其记载："［菊花］味苦，平。主诸风，头眩肿痛，目欲脱，泪出，皮肤死肌，恶风湿痹。久服利血气，轻身，耐老延年。一名节华。"《名医别录》中记载的菊花别名多达八个，其文曰："［菊花］味甘，无毒。主治腰痛去来陶陶，除胸中烦热，安肠胃，利五脉，调四肢。一名日精，一名女节，一名女华，一名女茎，一名更生，一名周盈，一名傅延年，一名阴成。生雍州及田野。正月采根，三月采叶，五月采茎，九月采花，十一月采实，皆阴干。"根据菊花拥有如此众多的别名，推测当时对于菊花的运用可能比较广泛。但是《神农本草经》和《名医别录》都没有描述菊花的花朵颜色。《神农本草经》记录菊花味苦，《名医别录》记载菊花味甘，后世本草的书籍对于菊花之味一直没有统一的说法。

在南朝梁代的《本草经集注》中，陶弘景将菊花分为两种，其文曰："［菊花］菊有两种：一种茎紫，气香而味甘，叶可作羹食者，为真；一种青茎而大，作蒿艾气，味苦不堪食者，名苦薏（野菊花），非真。其华正相似，唯以甘、苦别之尔。南阳郦县最多，今近道处处有，取种之便得。又有白菊，茎、叶都相似，唯花白，五月取。亦主风眩，能令头不白。"至此有了关于菊花花朵颜色的记载。

唐代的《药性论》记载了甘菊花，曰："[菊花]甘菊花：能治热头风旋倒地，脑骨疼痛，身上诸风令消散。"《本草拾遗》记载了白菊花，曰："[菊花]味苦。染髭发令黑，和巨胜、茯苓蜜丸，主风眩，变白，不老，益颜色。又《灵宝方》：茯苓合为丸以成，炼松脂和，每服如鸡子一丸，令人好颜色，不老，主头眩。生平泽，花紫白，五月花。《抱朴子·刘生丹法》：用白菊花汁和之。"

五代时期的《日华子本草》在菊花一条中附录四条内容，分别为菊花上水、菊叶、甘菊、野菊。菊花功效记载为"治四肢游风，利血脉，心烦，胸膈壅闷，并痈毒、头痛，作枕明目。"比较有意思的是关于甘菊和野菊的记载，"[菊花]菊有两种，花大气香，茎紫者为甘菊；菊有两种，花小气烈，茎青小者名野菊。味苦。然虽如此，园蔬内种，肥沃后同一体。"当时认为甘菊和野菊是因为种地肥沃不同所导致的。

到了宋代，在《本草图经》中对菊花的品种有着更多分类，其文曰："[菊花]生雍州川泽及田野，今处处有之，以南阳菊潭者为佳。初春布地生细苗，夏茂，秋花，冬实，然菊之种类颇多。有紫茎而气香，叶厚至柔嫩可食者，其花微小，味甚甘，此为真；有青茎而大，叶细作蒿艾气味苦者，华亦大，名苦薏，非真也。南阳菊亦有两种：白菊，叶大似艾叶，茎青，根细，花白，蕊黄；其黄菊，叶似茼蒿，花、蕊都黄。然今服饵家多用白者。南京又有一种开小花，花瓣下如小珠子，谓之珠子菊。云入药亦佳。正月采根，三月采叶，五月采茎，九月采花，十一月采实，皆阴干用。《唐天宝单方图》：载白菊，云味辛，平，无毒。元生南阳山谷及田野中。颍川人呼为回蜂菊。汝南名茶苦蒿。"

在同时代的《本草衍义》一书中也提及当时菊花的种类繁多，其文曰："[菊花]近世有二十余种，惟单叶花小而黄，绿叶色深小而薄，应候而开者是也。《月令》所谓菊有黄华者也。又邓州白菊，单叶者亦入药，余医经不用。专治头目风热。今多收之作枕。"虽然菊花种类众多，但能入药的还是白菊与黄菊这两大类。

明代的《本草蒙筌》收录了甘菊花："[甘菊花]《月令》于桃、于桐，但言花而不言色，独于菊曰黄花，取其得时之正，况当其候，田野山侧盛开，满眼皆黄花也。《月令》所取，不无意焉。入药用黄，盖本诸此。”在陈嘉谟看来，《月令》一书中入药的菊花是黄菊花。

之后的《本草纲目》中，李时珍在谈到菊花的种类时，谓：“［菊花］菊之品凡百种，宿根自生，茎叶花色，品品不同。宋人刘蒙泉、范致能、史正志皆有菊谱，亦不能尽收也。……其味有甘苦辛之辨，又有夏菊秋菊冬菊之分。大抵惟以单叶味甘者入药，《菊谱》所载甘菊、邓州黄、邓州白者是矣。”在气味方面，时珍曰：“《本经》言菊花味苦，《别录》言菊花味甘。诸家以甘者为菊，苦者为苦薏，惟取甘者入药。谨按：张华《博物志》言菊有两种，苗花如一，惟味小异，苦者不中食。范至能《谱》序，言惟甘菊一种可食，仍入药饵。其余黄白二花，皆味苦，虽不可饵，皆可入药。其治头风，则白者尤良。据此二说，则是菊类自有甘苦二种，食品须用甘菊，入药则诸菊皆可，但不得用野菊名苦薏者尔。”李时珍认为甘、苦菊花皆可入药，但是野菊花与黄、白菊花有着明显的区别。

清代的《本经逢原》《本草从新》和《本草求真》对于菊花的描述与《本草纲目》大抵相当。但《本草纲目拾遗》一书中却记载了与其他本草书籍不一样的菊花，其统称为茶菊。在其条目中分为城头菊、金铃菊、金箭头、菊米和菊根。其书的作者赵学敏对茶菊的记载颇为详细，可见菊花作为茶类饮片在当时已经是比较普遍的现象。

民国时期曹炳章所著的《增订伪药条辨》中记载了菊花的伪品，在其黄菊的条目中记载道：“［菊花］闻有以本地园中所种之陶爱，一名满天星伪充，形虽似而性不同，且少香味，又安能疗病乎？”说明民国时期菊花已有伪品。

在《药材资料汇编》中，当时的上海药学会整理了菊花各种称谓和产地，见表1-2。

表1-2 《药材资料汇编》中菊花的称谓和主产地

称谓	主产地
滁菊	安徽滁州
亳菊	安徽亳州、涡阳、太和
怀菊	河南沁阳（怀庆）、博爱、武陟
德菊	浙江德清、塘栖

称谓	主产地
徽菊（贡菊）	安徽歙县、金竹岭、大洲
茶菊	浙江海宁、桐乡、崇德、石门
黄菊	浙江海宁
川菊	四川中江
济菊	山东济宁

补充说明：以上诸菊都是家种，为各个地区农民主要副农业产品之收入，有历史的栽培和加工的技术。

【**按　语**】据《中华本草》考证所述，今天临床所用的菊花主要包括两大类，一类是菊花，它包括白菊花和黄菊花；另一类是野菊花。菊花和野菊花虽同为一科，但并非一种药物，其性状与功效也都不相同。历朝历代都将野菊花与菊花加以区分记载，因此在临床运用上需要注意区别。

菊花种类众多，从《神农本草经》至今上千年来，其家族不断地扩大，我们临床中怎么区别运用呢？首先我们先将菊花和野菊花区分开，然后根据菊花颜色不同分为白菊花和黄菊花，临床使用上平肝、明目宜用白菊花，疏散风热宜用黄菊花。

根据 2008 年版《上海市中药饮片炮制规范》中的规定，在处方中写菊花、杭白菊、甘菊花、白甘菊、池菊的，药房给付的是白菊花，如果写到杭甘菊、杭菊的，药房则给付黄菊花。

第六节

柴胡

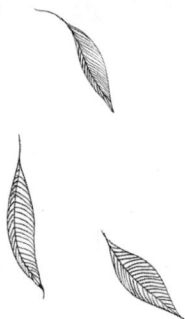

【来　源】根据 2020 年版《中华人民共和国药典》，本品为伞形科植物柴胡或狭叶柴胡的干燥根。按性状不同，分别习称北柴胡和南柴胡。春、秋二季采挖，除去茎叶和泥沙，干燥。

【性味归经】辛、苦，微寒。归肝、胆、肺经。

【功　效】疏散退热，疏肝解郁，升举阳气。

【溯　源】柴胡是临床最为常用的中药之一，在最早的药学著作《神农本草经》中就有柴胡的记载，且列为上品，还有一别名地薰，其文曰："［柴胡］味苦，平，无毒。主心腹，肠胃中结气，饮食积聚，寒热邪气，推陈致新。久服轻身，明目，益精。一名地薰。"

魏晋时期的《吴普本草》中柴胡以茈胡的称谓来记载，并且记载了两个别名以及产地，其文曰："［茈胡］一名山来，一名如草。神农、岐伯、雷公：苦，无毒。生冤句（故城在今山东省菏泽市西南，是菏泽最古老的地名之一）。二月、八月采根。"

《名医别录》中柴胡的产地有所扩大，用法上可以洗浴，叶子可以食用，也从侧面说明了柴胡的药用部位为根部。其文曰："［柴胡］微寒，无毒。主除伤寒，心下烦热，诸痰热结实，胸中邪逆，五脏间游气，大肠停积水胀，及湿痹拘挛，亦可作浴汤。一名山菜，一名茹草。叶，一名芸蒿，辛香可食。生洪农（今河南）及宛朐。二月、八月采根，曝干。"

南朝梁代的《本草经集注》在柴胡的植物形态上引用了《博物志》的记

载，功效上记载柴胡为治疗伤寒要药，产地上扩大至黄河中游。其文曰："［茈胡］今出近道，状如前胡而强。《博物志》云：芸蒿叶似邪蒿，春秋有白蒻，长四五寸，香美可食，长安及河内并有之。此茈胡疗伤寒第一用。"

南北朝时期的《雷公炮炙论》中记载的柴胡产于银州（今陕西省榆林市横山区党岔镇），书中描述了此柴胡的颜色、气味以及炮制方法，但未收录此柴胡的功效。至于这种柴胡是今日之银柴胡还是北柴胡，目前没有定论，其文曰："［柴胡］茎长软，皮赤，黄髭须。出在平州平县，即今银州银县也。西畔生处，多有白鹤、绿鹤于此翔处。是柴胡香直上云间，若有过往闻者，皆气爽。凡采得后，去髭并头，用银刀削上赤薄皮少许，却以粗布拭了，细锉用之。勿令犯火，立便无效也。"

唐代的《药性论》对柴胡功效的记载与银柴胡有相重叠之处，推测出现此情况很有可能是因为当时柴胡与银柴胡混用有关，其文曰："［柴胡］能治热劳，骨节烦疼，热气，肩背疼痛，宣畅血气，劳乏羸瘦。主下气消食，主时疾内外热不解，单煮服良。"

唐代的《新修本草》解释了为何柴胡又称为茈胡，同时提出不可将芸蒿认作柴胡，其文曰："［柴胡］茈是古柴字。《上林赋》云：茈姜，及《尔雅》云：藐，茈草，并作茈字。且此草根紫色，今太常用茈胡是也。""伤寒大小柴胡汤，最为痰气之要，若以芸蒿根为之，更作茈音，大谬矣。"

五代时期的《日华子本草》记载柴胡的性味功效与诸本草皆不同，其文曰："［柴胡］味甘，补五劳七伤，除烦，止惊，益气力，消痰，止嗽，润心肺，添精，补髓，天行温疾，狂热乏绝，胸胁气满，健忘。"

宋代的《本草图经》用图画描绘了五个地区的柴胡植物形态，并认为银州产的柴胡为最佳，其文曰："［柴胡］生洪农山谷及冤句，今关陕、江湖间近道皆有之，以银州者为胜，二月生苗，甚香。茎青紫，叶似竹叶，稍紧；亦有似斜蒿；亦有似麦门冬而短者。七月开黄花，生丹州结青子，与他处者不类；根赤色，似前胡而强，芦头有赤毛如鼠尾，独窠长者好。二月、八月采根，曝干。张仲景治伤寒：有大、小柴胡及柴胡加龙骨，柴胡加芒硝等汤，故后人治寒热，此为最要之药。"这里特别说明一下，有文献表明此书记载的银州柴胡为红柴胡。从产地看有银州柴胡，从根的颜色和芦头性状看有红柴胡，从叶的形态看有竹叶柴胡，经谢宗万先生等考证附图，淄州柴胡与未开花时的北柴胡相似，襄州柴胡如开花期的北柴胡，丹州柴胡与狭叶柴胡一致，江宁府柴胡与今江苏、安徽一带的少花红柴胡（狭叶柴胡的变型）类似，仅寿州柴胡为非伞形科柴胡属植物。

宋代的《本草衍义》作者寇宗奭根据《神农本草经》记载的柴胡功效来推断，对于当时世医皆用柴胡能治"劳"提出了异议，其文曰："[柴胡]《本经》并无一字治劳，今人治劳方中鲜有不用者。呜呼！凡此误世甚多。尝原病劳，有一种真脏虚损，复受邪热；邪因虚而致劳，故曰劳者牢也。当须斟酌用之。"

宋代的《证类本草》引用《本草别说》一书，认为银柴胡为柴胡的上品，产于银夏（今宁夏回族自治区，另一种说法是今陕西省）地区，其文曰："[柴胡]唯银夏者最良，根如鼠尾，长一二尺，香味甚佳。今虽不见于《图经》，俗亦不识其真，故市人多以同华者代之，然亦胜于他处者，盖银夏地多沙，同华亦沙苑所出也。"

金元时期的《医学启源》记载了柴胡的功效。除了除热外，同时也作为妊娠前后必用之药和治疗少阳经头痛之要药，其文曰："[柴胡]气平，味微苦，除虚劳烦热，解散肌热，去早晨潮热，此少阳、厥阴引经药也。妇人产前产后必用之药也。善除本经头痛，非他药所能止。治心下痞，胸膈中痛。"

元代的《本草发挥》引李东垣所言，需用柴胡上升的药性则用酒制根部，如需用柴胡下降的药性则生用梢部。如泻肝火，需要配伍黄连。此处提出随着药用部位的不同，柴胡的功效也会有所变化，与甘草梢如出一辙，其文曰："[柴胡]东垣云：柴胡泻肝火，须用黄连佐之。欲上升，则用根，酒浸。欲中及下降，则生用梢。"

明代的《滇南本草》记载根据不同病证采用柴胡的不同药用部位，柴胡可治伤寒和可治虚热同时存在，推测可能明代初期依旧认为银柴胡和柴胡是同一种药材，其文曰："[柴胡]伤寒证，发汗用柴胡，至四日后方可用之。若用在先，阳证引入阴经，当忌用。治发汗，用嫩茸。治虚热，调经，用根好。"

明代的《本草蒙筌》以银夏产的柴胡为上品，药用部位与李东垣所述基本一致，其文曰："[柴胡]味苦，气平、微寒。气味俱轻，升也，阳也，阴中之阳。无毒。州土各处俱生，银夏出者独胜。根须长如鼠尾，一二尺余；香气直上云端，有鹤翔集。八月收采，折净芦头。疗病上升，用根酒渍；中行下降，用梢宜生。"

明代的《本草纲目》以茈胡为正名来收录，并且对《新修本草》关于茈胡的记载进行了补充。《本草纲目》中首次提到了北柴胡的植物形态与前胡相似，而南柴胡外形与前胡不同，南柴胡苗如韭叶，以竹叶样的品质为佳。此外，书中对银州产的柴胡外形特点的描述，比较接近今天之银柴胡，由于在当时银柴胡并不易得，所以在市场上经常用伪品来冒充银柴胡。还有种外形如邪蒿的柴胡，药效最差，不堪入药。其文曰："［柴胡］茈字有柴、紫二音。茈姜、茈草之茈皆音紫，柴胡之茈音柴。柴胡生山中，嫩则可茹，老则采而为柴，故苗有芸蒿、山菜、茹草之名，而根名柴胡也。苏恭之说殊欠明。古本张仲景《伤寒论》，尚作茈字也。""银州即今延安府神木县，五原城是其废迹。所产柴胡长尺余而微白且软，不易得也。北地所产者，亦如前胡而软，今人谓之北柴胡是也，入药亦良。南土所产者，不似前胡，正如蒿根，强硬不堪使用。其苗有如韭叶者，竹叶者，以竹叶者为胜。其如邪蒿者最下也。按《夏小正月令》云：仲春芸始生。《仓颉解诂》云：芸，蒿也。似邪蒿，可食。亦柴胡之类，入药不堪良，故苏恭以为非柴胡云。近时有一种，根似桔梗、沙参，白色而大，市人以伪充银柴胡，殊无气味，不可不辨。"

明代的《药镜》以小柴胡为正名记载，这是其他本草书籍里没有的。药物功效为平肝火、退虚热、治伤寒，其文曰："［小柴胡］平肝火，去两胁之胀疼，少阳可引；撤胆热，退日晡之潮壮，外感宜投。"

明代的《本草原始》将银柴胡和北柴胡共同记载于茈胡条目中，其中以银夏出产者最佳，但根据作者的描述这种银夏产的柴胡类似今天的银柴胡。故笔者认为此书的作者也将银柴胡认同为柴胡的上品。其文曰："［茈胡］始生弘农川谷及冤句，今以银夏者为佳。根长尺余，色白而软，俗呼银柴胡。生北地者，根状如前胡而强硬如柴，故名柴胡。其苗有韭叶者、竹叶者、邪蒿者，以竹叶者为胜。""银夏柴胡，根类沙参而大，皮皱色黄白，肉有黄纹，市卖皆然。"

清代的《本经逢原》将柴胡和银柴胡分开记载，至此柴胡与银柴胡的区分才开始清晰，用于解表，治疗半表半里的用柴胡；而治疗虚劳用银柴胡。并且提出小柴胡作为柴胡的名称是错误的。北柴胡被归入银柴胡条中，与银柴胡在功效上不同。其文曰："［柴胡］苦平，无毒。入解表药生用，清肝炒熟用。""胆为清净之府，无出无入，禁汗吐下，惟宜和解，以其经居半表半里。""今人以细者名小柴胡，不知小柴胡乃汤名也，若大柴胡汤而用银州者，可乎？""［银柴胡］甘，微寒，无毒。银州者良。今延安府五原城所产者，长尺余，肥白而软。北地产者，如前胡而软，今人谓之北柴胡。勿令犯火，犯火则不效。""银柴胡行足阳明、少阴，其性味与石斛不甚相远，不独清热，兼能凉血，《和剂局方》治上下诸血，龙脑鸡苏丸中用之。凡入虚劳方中，惟银州者为宜，若用北柴胡，升动虚阳，发热喘嗽，愈无宁宇，可不辨而混用乎？按：柴胡条下，《本经》推陈致新、明目益精，皆指银夏者而言，非北柴胡所能也。"

清代的《本草备要》将柴胡分为三种，银州柴胡、北产柴胡、南产柴胡。银州柴胡根长；北产柴胡如前胡且软；南产柴胡较硬，不堪用。其文曰："银州者根长尺余，微白，治劳疳良。北产者如前胡而软者良，南产者强硬不堪用。外感生用，内伤升气，酒炒用根，中及下降用梢。有汗、咳者蜜水炒。前胡、半夏为使，恶皂角。"

清代的《本草从新》同样将柴胡和银州柴胡分开记载。与以往本草书籍不同的是，此书中的柴胡以江南古城山产者最佳。当时药商在收药材的时候将白头翁、小前胡、远志苗一起混杂在柴胡里，这种柴胡被称为统柴胡，虽然切片当柴胡卖，但非真柴胡。银州柴胡以清虚热功效被收录，与我们今日所用的银柴胡功效类似，植物形态上与之前描述的银州柴胡基本一致。其文曰："［柴胡］产江南古城山，名齐接口者佳。""柴胡所用甚多，今药客入山收买，将白头翁、丹参、小前胡、远志苗等俱杂在内，谓之统柴胡。药肆中俱切为饮片，其实真柴胡无几，须拣去别种，用净柴胡。""［银州柴胡］治虚劳肌热，骨蒸劳疟，热从髓出，小儿五疳羸热。根长尺余，微白。"

清代的《本草求真》的柴胡条目中记载了北柴胡、海阳软柴胡。银柴胡则与柴胡分开记载。其中北柴胡善解散，海阳软柴胡和银柴胡善清虚热和虚痨。此书作者告诫医者北柴胡与银柴胡不可混用。其文曰："［柴胡］解散宜北柴胡，虚热宜海阳软柴胡为良。""若用北柴胡以治虚痨，则咳嗽发热愈无宁日，可不辨而混用乎？出银州者良，故以银胡号之。"

清代的《本草纲目拾遗》记载了历代柴胡与银柴胡的争论并提出了自己的观点，其争论点在于柴胡到底要不要分柴胡与银柴胡两种药物？银州柴胡是不是再分银柴胡和柴胡？作者赵学敏结合当时医家的观点认为需要分开使用，色微黑的柴胡善于解表发散，色白黄而大的柴胡为银柴胡，善于治热劳骨蒸。在银州柴胡上应再细分为北柴胡和银柴胡两种。上述观点与我们今日的柴胡用药类似。其文曰："《经疏》云：俗用柴胡有二种；一种色白黄而大者，名银柴胡。专用之劳热骨蒸。色微黑而细者，用以解表发散。《本经》并无二种之说，功用亦无分别，但云银州者为最，则知其优于发散，而非治虚热之药明矣。""翁有良云：银柴胡产银州者佳，有二种。但辨形如鼠尾，与前胡相等。查前胡与柴胡相类，皆以西北出产者为胜，形既相同，当以湖广古城柴胡为准。今银柴胡粗细不等，大如拇指，长数尺，形不类鼠尾，又不似前胡，较本草不对，治病难分两用，究非的确，用者详之。"

清代的《植物名实图考》中有柴胡之名的就有柴胡、大柴胡、广信柴胡、小柴胡、滇银柴胡。也可以说明当时柴胡类植物的药用品种的不断扩大。

清代的《本草便读》记载银州柴胡应该有两个品种，其中一种在性味上与柴胡一致，因此导致古时柴胡的功效中混入了银柴胡的功效，并且书中也记载了银柴胡的产地与性状。其文曰："银柴胡别有一种。从来注《本草》者。皆言其能治小儿疳热、大人痨热。大抵有入肝胆凉血之功，性味与柴胡相似，故上古所不分耳。""银柴胡出银州，其质坚，其色白，无解表之性。虽同是用根，性味相仿。上古虽不分，究竟各有所宜耳。"

民国时期的《增订伪药条辨》中分别记载了银柴胡和鳖血柴胡，鳖血柴胡即以北柴胡炮制，其文曰："银柴胡以银州及宁夏出者为胜。气味甘，微寒，无毒。蒿长尺余，色微白，力弱于北柴胡，即银州之软柴胡。专治骨蒸劳热，不但清热，兼能凉血，《和剂局方》治上下诸血，龙脑鸡苏丸中用之。凡入虚劳方中，最为相宜。用者须购真银柴胡为要。""北柴胡用鳖血制者，原欲引入厥阴血分，于阴虚之体，最为得宜……如苏、浙通销者，以江南古城产者为多。柴胡者，在地上叶茎为柴，地下根芦为胡。如古城产者，叶绿甚软而短，无硬梗，地下根皮紫黄色，肉淡黄色，形似紫草，尚佳。福建厦门销行者，乃卢州府无会州、白阳山所出，装篓运出，梗略硬，或曰北柴胡，略次。山东本地不行。两湖通销者，为川柴胡，叶绿黄色，根黑黄色，性糯，味淡，亦佳。他如湖北襄阳出，梗硬者为次。滁州、全椒、凤阳、定远俱出，泥屑略多，尚可用。江南浦阳，有春产者无芦枪，秋产者有芦枪，亦次。关东出者如鸡爪，更不道地。"

《药材资料汇编》中将柴胡和银柴胡分开记载。银柴胡的科属十分明确为石竹科植物，而柴胡为伞形科。与银柴胡不同，柴胡的植物来源十分繁杂，大类分为软柴胡和硬柴胡。银柴胡夏日开淡紫花。根圆柱形细长，皮色淡黄，供药用。产地为内蒙古鄂尔多斯市、乌兰察布市、巴彦淖尔市，以及宁夏惠农、平罗、贺兰、中宁、银川等处，均有出产，因系古银州地，故称银柴胡。功效为解热，治慢性、衰弱性之消耗热、骨蒸盗汗、潮热、四肢盛热、小儿疳热、久疟后余热。软柴胡也被称为南柴胡，初春基叶自根丛生，线状形，具平行脉，叶质柔软，在清明前后挖掘，晒干，色绿，有香味，叫春芽胡。初夏抽茎，高一二尺，叶抱茎互生，在立夏后采挖，有长茎，俗称长柴胡，主销浙南温州。夏日梢头开黄色小花，呈复伞形花序，其根灰褐色，独根疏须，根质较软，故称软柴胡。而硬柴胡也称北柴胡，初夏抽茎，高二三尺，叶披针形互生，基叶抱茎，夏月叶腋开黄色小花，缀为复伞花序，其根坚硬，多分歧，并多须根，色淡灰或暗褐，故称硬柴胡。软柴胡又可分为红柴胡与竹叶柴胡，竹叶柴胡在上海地区也叫川柴胡。硬柴胡可分为津柴胡、会柴胡、汉柴胡。但无论是软柴胡还是硬柴胡，其性味功效均为苦，平，无毒，疏肝开郁，和解表里，功效为升阳解热，主治肠胃中结气，饮食积聚，寒热邪气等症。

2008年版《上海市中药饮片炮制规范》中柴胡的来源为柴胡或狭叶柴胡，与2020年版《中华人民共和国药典》一致。但功效上与2020年版《中华人民共和国药典》略有不同，还具有和解之力。习用名称为北柴胡、红柴胡、柴胡头。但还有种大叶柴胡，有毒，不可当柴胡用。

据《金世元中药材传统鉴别经验》一书中记载，柴胡的别名有北柴胡、南柴胡、红柴胡、软柴胡、竹叶柴胡。北柴胡商品名又称硬柴胡或黑柴胡，南柴胡又称软柴胡或红柴胡。北柴胡在我国大部分地区均有分布，主要分布于河南、河北、内蒙古、山西、黑龙江、吉林、辽宁、山东、陕西、北京、湖北，但以黑龙江、内蒙古、河北产量较大，过去集中在天津出口，香港市场上统称津柴胡。南柴胡分布于华东、华中、东北、华北等地，主产于河南洛宁、洛阳、栾川、卢氏、西峡、嵩县、灵宝、桐柏、湖北襄阳、孝感、秭归、宜昌、郧西、房县、随州、保康，陕西宁强、勉县、商洛等地。过去集散于武汉，统称红胡，主销长江流域。中华人民共和国成立前北京地区亦有少量应用。在性状鉴别上，北柴胡气味香，南柴胡具有显著的败油气。大叶柴胡仍作为伪品记录。在江苏、安徽、湖北、湖南少数地区，习用伞形科植物柴胡的幼嫩全草，称竹叶柴胡或春柴胡，作药用。其功效为和解表里，疏肝升阳。

【按　语】南柴胡、北柴胡、红柴胡、软柴胡、竹叶柴胡皆为柴胡，银柴胡与之有区别。茈胡为柴胡的古文字记载。柴胡自古以来就存在来源多、分布广的问题，从而导致在使用柴胡品种时产生混用甚至误用。特别是在南北柴胡的应用上，其功效的侧重点也是不同的。此外，银柴胡在历史上也一度被认为是柴胡的正品来使用，因此在阅读古籍的时候一定要考虑当时的柴胡为哪种柴胡，特别是唐宋时期使用柴胡的基础论调也影响了后世朝代对于柴胡的认识。目前我们以伞形科植物柴胡或狭叶柴胡为正品，按性状不同，分别习称北柴胡和南柴胡，其中北柴胡和解退热、疏表之功效显著，且以生者为佳，用量宜稍重，多用于外感热病。而南柴胡偏于疏肝解郁、升阳散邪，常用于因郁致热的内伤杂病，疏肝解郁宜醋炙，升阳可生用或酒炙，用量宜稍轻。

第七节
葛根

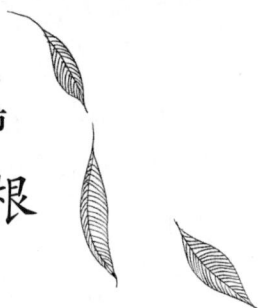

【来　源】根据 2020 年版《中华人民共和国药典》，本品为豆科植物野葛的干燥根。习称野葛。秋、冬二季采挖，趁鲜切成厚片或小块，干燥。

【性味归经】甘、辛，凉。归脾、胃、肺经。

【功　效】解肌退热，生津止渴，透疹，升阳止泻，通经活络，解酒毒。

【溯　源】葛根在《神农本草经》中就有记载，并且在葛根条目中还记载了一种叫葛谷的药材，但无论是葛根还是葛谷都无植物形态或性状方面的描述，也无产地叙述，笔者猜测葛谷可能是葛根的种子，其文曰："[葛根]味甘，平。主消渴，身大热，呕吐，诸痹。起阴气，解诸毒。葛谷，主下利十岁以上。一名鸡齐根。"

《名医别录》在葛根条中分葛根和白葛两种，并记载了产地在汶山（今四川境内）。如果单从颜色记载来看，白葛可能为今天的粉葛根。从功效来看，今日所用葛根的解肌退热、生津、解酒毒、通经活络等功效在《名医别录》中所记载的两种葛根中已悉备，而且还包括了葛根的叶和花的功效。其文曰："[葛根]无毒。主治伤寒中风头痛，解肌发表出汗，开腠理，疗金疮，止痛，胁风痛。生根汁，大寒，治消渴，伤寒壮热。白葛，烧以粉疮，止痛断血。叶，主金疮，止血；花，主消酒。一名鹿藿，一名黄斤。生汶山。五月采根，曝干。"

南朝梁代的《本草经集注》记载了葛根的植物形态、产地及品质描述，以南康、庐陵所产多肉筋少、甘美的葛根为好，但作者陶弘景又言"但为药用之，不及此间尔"说明了葛根在当时就存在至少两个品种。此外，根据葛根的不同部位，不同用法记录了不同的功效主治。其文曰："[葛根]即今之葛根，人皆蒸食之。当取入土深大者，破而日干之。生者捣取汁饮之。解温病发热。其花并小豆花干末，服方寸匕，饮酒不知醉。南康、庐陵间最胜，多肉而少筋，甘美。但为药用之，不及此间尔。五月五日日中时，取葛根为屑，治金疮断血为要药，亦疗疟及疮，至良。"

唐代的《药性论》只记载了葛根的功效，从治呕逆到解酒解热，也基本概括了唐代之前本草所记载的功效，其文曰："[葛根]臣。能治天行上气，呕逆，开胃下食，主解酒毒，止烦渴。熬屑治金疮，治时疾解热。"

唐代的《新修本草》又将葛根的药用部位细分出葛脰、根末和蔓。葛脰服用后容易呕吐；根末可以治疗狗咬；蔓烧灰后治疗喉痹，其文曰："[葛根]葛谷，即是实尔，陶不言之。葛虽除毒，其根入土五六寸以上者，名葛脰，脰颈也，服之令人吐，以有微毒也。根末之，主狋狗啮，并饮其汁良。蔓烧为灰，水服方寸匕，主喉痹。"

唐代的《食疗本草》将葛根作为食物，可以解酒，而且打粉效果更佳。从此段描述来看，笔者推测可能为粉葛，其文曰："[葛根]蒸食之，消酒毒。其粉亦甚妙。"

唐代的《本草拾遗》记载了葛根的功效，作者陈藏器对于葛根的功效见解与前人不同，他认为葛根生品能破血，导致孕妇能堕胎，是之前主流观点中没有的。其文曰："[葛根]生者破血，合疮，堕胎，解酒毒，身热赤黄，小便赤涩，可断谷不饥，根堪作粉。"

五代时期的《日华子本草》又对葛根的功效进行了补充，并且提出干品与鲜品功效相同，其文曰："[葛根]冷。治胸膈热，心烦闷，热狂，止血痢，通小肠，排脓，破血，傅蛇虫啮，解罟毒箭。干者力同。"

宋代的《本草图经》记载葛根在当时产地分布十分广泛，特别在江浙地区颇多。从植物形态描述来看与今天的葛根有类似之处，以入土深者为佳。不过该书中写葛根有食用性，笔者认为可能当时还未将粉葛与葛根（野葛）彻底区分。该书中记载药用部位以根为主，特别是在宋代之前的古方里，多数用根入方剂。其文曰："[葛根]生汶山川谷，今处处有之，江浙尤多。春生苗，引藤蔓，长一二丈，紫色；叶颇似楸叶而青；七月着花，似豌豆花，不结实；根形如手臂，紫黑色。五月五日午时采根，曝干。以入土深者为佳。今人多以作粉食之，甚益人。下品有葛粉条，即谓此也。古方多用根。"

宋代的《本草衍义》记载了如何将葛根制作成食物或茶点，可以加入蜂蜜、生姜等调味剂来进行制作，并且也具有一定的疗效，特别是针对大渴和饮酒所致的症状，产地在澧、鼎之间，其文曰："[葛根]澧、鼎之间，冬月取生葛，以水中揉出粉，澄成垛，先煎汤使沸，后擘成块下汤中，良久，色如胶，其体甚韧，以蜜汤中拌食之。擦少生姜尤佳。大治中热、酒、渴病，多食行小便，亦能使人利。病酒及渴者，得之甚良。彼之人，又切入煮茶中以待宾，但甘而无益。又将生葛根煮熟者，作果卖。虔、吉州、南安军亦如此卖。"

金元时期的《医学启源》将葛根的功效做了总结，并且引《主治秘要》的记载，认为葛根多用会伤人胃气。其功效为止渴、解酒、散表、透疹，这也是我们今天临床上经常用到的功效。其文曰："[葛根]气平，味甘，除脾胃虚热而渴，又能解酒之毒，通行足阳明之经。《主治秘要》云：味甘性寒，气味俱薄，体轻上行，浮而微降，阳中阴也。其用有四：止渴一也；解酒二也；发散表邪三也；发散小儿疮疹难出四也。益阳生津液，不可多用，恐损胃气。去皮用。"

元代的《汤液本草》引各家医家之言来讲述葛根的功效以及对葛根的理解。认为葛根是阳明之药，不能用于太阳病初期，否则会引起病邪由表入里的变证。其文曰："易老云：用此以断太阳入阳明之路，非即太阳药也。故仲景治太阳、阳明合病，桂枝汤内加麻黄、葛根也。又有葛根、黄芩、黄连解肌汤，是知葛根非太阳药，即阳明药。""易老又云：太阳初病未入阳明，头痛者，不可便服葛根发之。若服之，是引贼破家也。若头颅痛者，可服之。葛根汤，阳明自中风之仙药也。"

明代初期的《救荒本草》对葛根的植物形态进行了描述，与《本草图经》类似。其别名有三，分别为鸡齐根、鹿藿、黄斤。产地记载上虽处处有之，但具体地名较《本草衍义》增加了成州、海州两处。同时，葛根在没有粮食的时候可以充当粮食充饥，其文曰："[葛根]一名鸡齐根，一名鹿藿，一名黄斤。生汶山川谷，及成州、海州、浙江并澧鼎之间，今处处有之。苗引藤蔓，长二三丈，茎淡紫色。叶颇似楸叶而小，色青。开花似豌豆花，粉紫色。结实如皂荚而小。根形如手臂，味甘，性平，无毒。一云性冷。杀野葛、巴豆百药毒。救饥：掘取根入土深者，水浸洗净，蒸食之。或以水中揉出粉，澄滤成块，蒸煮皆可食。及采花晒干燥食亦可。"

明代的《滇南本草》详细记载了葛花的性味功效。以清热解酒毒为主，其文曰："[葛花]味甘平、微苦，性微寒。治头目眩晕，憎寒壮热。解酒醒脾胃，酒毒，酒痢，饮食不思，胸膈饱胀发呃，呕吐酸痰，酒毒伤胃，吐血呕血，消热，解酒毒。"

明代的《本草品汇精要》分别记载了葛根和葛粉。无论当时是否已经分清葛根和粉葛，但这样记载客观上表明古代先贤已经认为葛根有两种，制作葛粉需要粉性更足的葛根，即粉葛。葛根的道地产区在江浙南康、庐陵，与历代本草书籍记载一致。从功效记载上来看，葛根的药力强于葛粉，其文曰："[葛根]道地：江浙南康、庐陵……【主】止烦渴，解肌热。""[葛粉]道地：江浙尤多，南康、庐陵间最胜……【主】烦热，止渴。"

明代的《本草蒙筌》没有记载葛根的确切产地，但指出药用需要入土深埋的葛根，这种葛根药力足。在使用葛根的时候需要做去皮处理，功效为发表解肌治伤寒，生津止渴治疗肺燥，解酒毒，透疹等，其文曰："[葛根]各山谷俱生，成藤蔓旋长。春初发叶，秋后采根。入土深者力洪，去皮用之效速。""疗伤寒发表解肌，治肺燥生津止渴。解酒毒卒中，却温疟往来。散外疮疹止疼，提中胃气除热。"

明代李时珍的《本草纲目》详细记载了葛根的植物形态，比较符合豆科植物的特性。而且也记载了葛根在当时已经有栽培品，分为野生和家种两种。在功效上与麻黄做了对比，认为麻黄为太阳经用药，而葛根是阳明经用药。其文曰："[葛根]【时珍曰】葛有野生，有家种。其蔓延长。取治可作红绨绤。其根外紫内白，长者七八尺。其叶有三尖，如枫叶而长，面青背淡。其花成穗，累累相缀，红紫色。其荚如小黄豆荚，亦有毛。其子绿色，扁扁如盐梅子核，生嚼腥气，八九月采之，《本经》所谓葛谷是也。唐苏恭亦言葛谷是实，而宋苏颂谓葛花不结实，误矣。其花晒干亦可炸食。""【时珍曰】本草十剂云：轻可去实，麻黄、葛根之属。盖麻黄乃太阳经药，兼入肺经，肺主皮毛；葛根乃阳明经药，兼入脾经，脾主肌肉。所以二味药皆轻扬发散，而所入迥然不同也。"

明代晚期的《药鉴》记载了葛根的功效。这些功效大抵与历代本草记载类似，同时提供了两组药对，葛根配柴胡解肌；葛根配升麻透疹，在治疗痘疮不出时，用上葛根能有奇效。此外，葛根为孕妇禁用，其文曰："[葛根]发伤寒之表邪，止胃虚之消渴，解中酒之苛毒，治往来之温疟。能住头疼，善疏疮疹。入柴胡疗肌表，功为第一；同升麻通毛窍，效实无双。""痘疮不起者，予用之立起，何哉？盖因肌肉实，腠理密，不得通畅，故痘出不快耳，今得葛根一疗解，一疏通，此肌肉畅而腠理开，其痘立起矣。孕妇所忌。"

明代的《本草原始》记载了市场上所兜售的白葛是不宜入药的，但笔者根据形态描述推断，这里的白葛很有可能是野葛，也就是当时认为粉性足的葛根要优于纤维性高的葛根，其文曰："［葛根］五月五日午时采取，破之，曝干。以入土深者为佳。今市卖者多劈截成片，用者以片宽二三指，色白多面者为良。条细、色黄白、少脂者，乃白葛也，不宜入药。"

清代的《本草新编》对葛根进行了八问八答，作者陈士铎详细讲述了自己临床应用葛根的心得体会，特别提出葛根不可多用，多食伤元气的观点，虽记载有些玄妙，但反观今日的一些养生文化，真该值得我们反思，"适可而止，中病即止"是中医药很重要的一个观点。其文曰："［葛根］或疑葛根散邪而不补正，今人用之者甚多矣，未见其害人也。曰：葛根耗人元气，原在无形。天下有形之损，其损小；无形之损，其损大，不可不知也。或问葛根轻清之味，耗人之元气，亦必不甚，安有损于无形者大乎？夫元气甚微，损伤于无形，从何而知其非大耶？大凡气之重者可防，味厚者可辨。葛根之味则淡也，气则微也，宜乎世不用信之，然药实闻诸异人之言，故告世共知之，诚以淡之中而有危，微微之内而有死法，杀人于气味之外耳。"

清代的《本经逢原》将葛根定义为升阳之品，入阳明经。并且告诫我们病在太阳初期有头痛者但不渴者是不能用葛根的。此外，葛根生用能升阳生津，熟用能鼓舞胃气，其文曰："［葛根］性升属阳，能鼓午胃中清阳之气，故《本经》主消渴、身热、呕吐，使胃气敷布，诸痹自开。其言起阳气、解诸毒者，胃气升发，诸邪毒自不能留而解散矣。葛根乃阳明经之专药，治头额痛，眉棱骨痛，天行热气呕逆，发散解肌，开胃止渴，宣斑发痘。若太阳经初病头脑痛而不渴者，邪尚未入阳明，不可便用，恐引邪内入也。""又葛根轻浮，生用则升阳生津，熟用则鼓午胃气，故治胃虚作渴，七味白术散用之。"

清代《本草从新》的作者吴仪洛称赞葛根为"治清气下陷泄泻之圣药"。不过吴仪洛也认为葛根不可多用，多用会伤胃气，其文曰："［葛根］辛、甘，性平，轻扬升发，入阳明经。能鼓胃气上行，生津止渴。兼入脾经，开腠发汗，解肌退热。为治清气下陷泄泻之圣药。""上盛下虚之人，虽有脾胃病，亦不宜服。即当用者，亦宜少用，多则反伤胃气，以其升散太过也。"

清末的《本草便读》将葛根的功效以及炮制品与生品之间的功效偏向做了分析和总结。作者张秉承认为，葛根因甘凉升发之性，因此可以治疗一切风温热病，可一旦煨过之后，葛根的散性全无，由胃转肠，能厚肠止泻，其文曰："［葛根］甘、凉入胃。其根寓升发之意。故能解散阳明肌表之邪。凡一切风温热病，邪郁于表，热势内蒸，以致无汗口渴者，最为相宜。然毕竟气凉之品。如风寒在表。以及内不热而恶寒者，似又不宜也。煨熟则散性全无，即由胃入肠，不行阳明之表，但入阳明之里。升清为用。亦如升麻之煨熟即升而不散。可以厚肠止泻耳。"

民国时期的《饮片新参》系统性地概括了葛根的性状、性味、功效禁忌等内容。葛根外形：色微白，有纤维，剖面见花纹。性味苦、平，微甘。能解阳明肌表，透热，止泻生津。生用解肌，煨用治泄泻。但是温病内热甚者忌用。

《药材资料汇编》将粉葛纳入葛根中，科属定为豆科植物，这与 2020 年版《中华人民共和国药典》一致。南北各省均有分布。以浙江长兴、安吉、孝丰、建德、淳安、兰溪、寿昌，安徽广德等地为主产地；广东所产者，称广粉葛。性味为甘、辛、平，无毒。为发汗解热药，可解肌，退热，生津止渴，发汗。

1962 年版《上海市中药饮片炮制规范》中，葛根的通用名称有 3 个，分别是粉葛根、干葛和甘葛。功效记载为解肌退热，主治发热无汗，下痢，泄泻。

1977 年版《中华人民共和国药典》中葛根来源有两种，均为豆科植物，一种为野葛的根，另一种为甘葛藤的根。其中甘葛藤在当时还可以用硫黄熏。两种葛根均以质坚实、粉性足、纤维少者为佳。能解肌退热，生津，透疹。用于温病发热，头痛，项背牵强，口渴，泻痢，麻疹初起，早期突发性聋。

2008 年版《上海市中药饮片炮制规范》将葛根和粉葛根分开记载，确定为两种药材。粉葛为豆科植物甘葛藤的干燥根；葛根为豆科植物野葛的干燥根。在功能与主治上两者一致，但从古代本草书籍来看，药用葛根一般用野葛，而粉葛则作为食物。

《金世元中药材传统鉴别经验》中，葛根的别名虽为粉葛，但其来源为豆科植物野葛的干燥根。产地上野葛分布很广，除新疆、西藏外各地均有野生，但以湖南、河南、广东、浙江、四川等地产量最大。以色白、质坚实、无外皮、粉性足、纤维少者为佳。而粉葛主产于广西平南、桂平、玉林、梧州、藤县、贵港；广东南海、佛山、番禺、增城等地。除药用外，还大量用于副食品和出口。以葛根素含量来比较，其在纤维性强的野葛中含量高，所以一般认为野葛功效比粉葛强。

【按　语】在 2005 年版《中华人民共和国药典》颁布前，粉葛、甘葛、野葛等别名均视为葛根。

葛根自古以来就存在两种，即野葛和粉葛。两种葛根的孰优孰劣历代都有争论，如《本草经集注》就认为葛根"多肉而少筋，甘美"，在药用方面要差于"入土深、个大"的葛根。而到了清代的《本草原始》却持有相反的观点。直至现代，二者基本都视为葛根而一起收录于葛根条目中。但如果按照葛根素含量来判断优劣，那么野葛确实要优于粉葛。

而在产地上，经过历史的变迁，葛根的产地也逐渐变多，从南北朝时期的南康、庐陵，到宋代的江浙，再到后世的福建、广东、湖南、河南等地。因此，并未形成统一的道地产区。简而言之，葛根并未形成道地药材。

现代社会养生风气正盛，各类养生节目专家经常提到葛根可以治疗各种疾病，包括高血压、糖尿病等慢性疾病，老百姓无法判断中药材是否适合自身，往往跟风购买。葛根不宜多吃，更不能久吃，日久易形成弊端，葛根"多食伤胃气"是古代各大医家的主流看法。

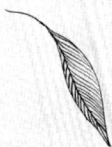

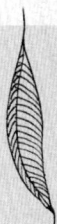

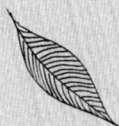

第二章

清热药

第一节
败酱

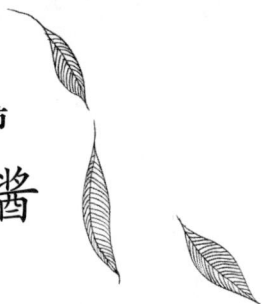

【来　源】根据《中华本草》，本品为败酱科植物黄花败酱和白花败酱的全草。

【性味归经】辛、苦，微寒。归胃、大肠、肝经。

【功　效】清热解毒，活血排脓。

【溯　源】《神农本草经》中就有败酱的记载，曰："[败酱]味苦，平。主暴热，火疮，赤气，疥瘙，疽，痔，马鞍热气。一名鹿肠。"之后的《名医别录》中也有记载，曰："[败酱]味咸，微寒，无毒。主除痈肿，浮肿，结热，风痹，不足，产后疾痛。一名鹿首，一名马草，一名泽败，生江夏。八月采根，曝干。"

陶弘景在《本草经集注》中对于败酱的记载是结合了《神农本草经》和《名医别录》的说法，曰："[败酱]味苦、咸，平、微寒，无毒。主治暴热，火疮赤气，疥瘙，疽痔，马鞍热气。除痈肿，浮肿，结热，风痹，不足，产后腹痛。一名鹿肠，一名鹿首，一名马草，一名泽败。生江夏川谷。八月采根，曝干。"并且陶弘景对败酱的形态和气味增加了一段注释，曰："出近道，叶似稀莶，根形似茈胡，气如败豆酱，故以为名。"

唐代的《药性论》中，败酱用的是别名记载，叫鹿酱，功效的记载与前代基本相同。但同样是唐代的《新修本草》，对于败酱的形态却有着不同的记载，曰："[败酱]出近道，叶似稀莶，根形似柴胡，气如败豆酱，故以为名。【谨案】此药不出近道，多生岗岭间。叶似水荬及薇衔，丛生，花黄，根紫，作陈酱色，其叶殊不似稀莶也。"就此败酱的形态出现了《本草经集注》和《新修本草》两种说法。

五代时期的《蜀本草》就同时收录了《本草经集注》和《新修本草》的关于败酱形态性状的两种说法。五代时期的《日华子本草》对败酱的功效描述得更为详细："[败酱]味酸，治赤眼、障膜、胬肉，聤耳、血气心腹痛，破癥结，产前后诸疾，催生、落胞，血运，排脓，补瘘，鼻洪，吐血，赤白带下，疮痏疥癣，丹毒。又名酸益，七、八、十月采。"

宋代《本草图经》记载为："[败酱]生江夏川谷，今江东亦有之，多生岗岭间。叶似水莨及薇衔，丛生；花黄，根紫色，似柴胡，作陈败豆酱气，故以为名。八月采根，曝干用。"苏颂将《本草经集注》和《新修本草》的两种说法做了一次结合，我们通过"丛生；花黄，根紫色，似柴胡，作陈败豆酱气"来推测可能是我们今天用的黄花败酱。

但是到了明朝，败酱草与苦菜出现了混淆的情况。在《本草纲目》中，李时珍将败酱又称为苦菜，其记载道："[败酱]南人采嫩者，暴蒸作菜食，味微苦而有陈酱气，故又名苦菜，与苦荬、龙葵同名，亦名苦蘵，与酸浆同名，苗形则不同也。"同一条文中又曰："处处原野有之，俗名苦菜，野人食之，江东人每采收储焉。春初生苗，深冬始凋。初时叶布地生，似莴菜叶而狭长，有锯齿，绿色，面深背浅。夏秋茎高二三尺而柔软，数寸一节，节间生叶，四散如伞，颠顶开白花成簇，如芹花、蛇床子花状。结小实成簇。其根白紫，颇似柴胡。"但是恰恰又是李时珍自己在《本草纲目》中的菜部记载了"苦菜"一药，明显与败酱是两种药材，所以让人有些摸不着头脑。而之后的本草书籍大都沿用了"苦菜"这一别名，由于苦菜一词在中国各地有着不同的植物来源，再加上前代本草书籍中还有着水莨和薇衔的记载，导致了败酱的来源混乱不堪。不过值得注意的是李时珍的记载首次提到了败酱开白花，这与今日的白花败酱是吻合的。

清代《本经逢原》沿用了《本草纲目》的别名说法，一名苦菜，但也写道："[败酱草]妇人下部疳蚀，方中亦恒用之，近世医师罕有识者。惟徽人采取笋干，曰苦笋菜，惜乎，不知治疗之功用也。"可见清代医师对于败酱草使用的混乱感到忧虑。之后的《本草从新》和《本草便读》中也同样使用了苦菜这一别名。

《药材资料汇编》中记载了败酱草，但此书上的败酱草却不是古时候的败酱，而是古籍中的菥蓂。在1977年版《中华人民共和国药典》中则收录了败酱草和苏败酱两种，其中败酱草才是古代文献中提到的败酱，而苏败酱（菥蕢）是古代文献中的薪蕢。在《中华本草》中将败酱的来源记录为败酱科植物黄花败酱和白花败酱的全草，此书中明确提到目前全国大部分地区使用的败酱并非本品，北方地区多用菊科苣荬菜，商品名为北败酱；江苏、安徽、浙江、湖北等地多用十字花科薪蕢，商品名为苏败酱。可见败酱从明朝至今就存在着品种比较混乱的局面。

【按　语】自《神农本草经》始，败酱和苦菜就是两味不同的药材。明代以前不同的本草对于败酱的形态和生长环境上就有着不同的描述，明代之后由于《本草纲目》的记载出现了与苦菜相混淆的情况。中华人民共和国成立后出现了苏败酱、北败酱的名称。中医初学者极易混淆。

败酱是一味药，苦菜是一味药，苏败酱是一味药，北败酱是一味药，四者均不相同。

败酱一词古已有之，但经过上千年的演变，由于受到别名的影响，导致目前败酱一词所指的药材容易造成混淆。就如《中华本草》中提及的北败酱和苏败酱，此二者都与败酱无关，只因为相差一个字就引起误用，这需要我们注意甄别。

第二节

菥蓂

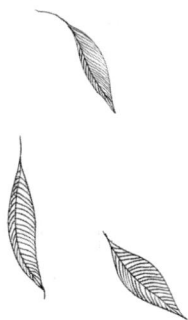

【来　源】根据 2020 年版《中华人民共和国药典》，本品为十字花科植物菥蓂的干燥地上部分。夏季果实成熟时采割，除去杂质，干燥。

【性味归经】辛，微寒。归肝、胃、大肠经。

【功　效】清肝明目，和中利湿，解毒消肿。

【溯　源】菥蓂在《神农本草经》中记载为菥蓂子，其文曰："[菥蓂子]味辛，微温。主明目，目痛，泪出，除痹，补五脏，益精光。久服轻身，不老。一名蔑菥，一名大蕺，一名马辛。"《名医别录》亦有记载："[菥蓂子]无毒。主治心腹腰痛。一名大荠。生咸阳。四月、五月采，曝干。"

陶弘景所著的《本草经集注》对菥蓂的记载与《神农本草经》和《名医别录》一致，并增加了一条："[菥蓂子]今处处有之，人乃言是大荠子，俗用甚稀。"南北朝以前菥蓂的功效、别称的记载基本一致。

唐代的《药性论》曰："[菥蓂子]苦参为使，能治肝家积聚，眼目赤肿。"《千金翼方》沿用《神农本草经》和《名医别录》的记载："[菥蓂子]味辛，微温，无毒，主明目，目痛泪出，除痹，补五脏，益精光，疗心腹腰痛，久服轻身不老。一名蔑菥，一名大蕺，一名马辛，一名大荠。生咸阳川泽及道旁。四月、五月采，曝干。"《蜀本草》和《千金翼方》的记载基本一致。可见唐代到五代期间也是延续了前代的功效和别名。

宋代的《开宝本草》和《嘉祐本草》都引用了前代本草的说法，并无新增内容。但在《本草图经》一书中对于菥蓂子有了更多的记载，其文曰："[菥蓂子]生咸阳川泽及道旁，今处处有之。《尔雅》云：葴蒫，大荠。郭璞云：似荠，细叶，俗呼之曰老荠。苏恭亦云：是大荠。又云：然葴蒫味辛，大荠味甘。陈藏器以大荠即是葶苈，非葴蒫，葴蒫大而扁，葶苈细而圆，二物殊也。而《尔雅》自有葶苈，谓之蕇。注云：实、叶皆似芥，一名狗荠。大抵二物皆荠类，故人多不能细分，乃尔致疑也。四月、五月采，曝干。古今眼目方中多用之。崔元亮《海上方》：疗眼热痛泪不止，以葴蒫子一物，捣筛为末。欲卧，以铜箸点眼中，当有热泪及恶物出，并去胬肉。可三四十夜点之，甚佳。"从《本草图经》的记载可以看到，当时葴蒫子和葶苈比较容易相混，同时提到在古方中用于治疗眼病的和去除胬肉的是葴蒫子。

李时珍将葴蒫从草部移入菜部，并对其别名做了详细的记载和鉴别。《本草纲目》曰："[葴蒫]荠与葴蒫一物也，但分大、小二种耳。小者为荠，大者为葴蒫，葴蒫有毛。故其子功用相同，而陈士良之本草，亦谓荠实一名葴蒫也。葶苈与葴蒫同类，但葴蒫味甘花白，葶苈味苦花黄为异耳。或言葴蒫即甜葶苈，亦通。"可看出李时珍对葴蒫与荠做了详细的说明，并且将葶苈与葴蒫做了比较，最后明确提出葴蒫又称为甜葶苈。

清代的《本经逢原》曰："[葴蒫子]明目，治目痛泪出，除痹，补五脏，益精光。"并在后文中对于葴蒫功效主治中总结道："二荠之性，总不出《本经》主治也。"至清代为止，葴蒫的功效是沿用最初的《神农本草经》的记载，在历史的演变中曾出现过与葶苈混淆的情况，不过已被各代医家明确鉴别清楚了。

《药材资料汇编》中却没有葴蒫的正名记载，只在败酱草的条文中提及，曰："市售品：上海市售败酱草，系十字花科的葴蒫。产上海郊区，江苏镇江、苏州、南通等地。野生田野，通常在五月间采集，晒干即可。以色绿带淡黄色者为佳。"并且在备注中写"败酱草与葴蒫两者效用是否类同，尚须研究"。书中对于败酱草和葴蒫是否相同没有明确的定论。

1977年版《中华人民共和国药典》中收录了葴蒫，并在葴蒫之名边上增添了苏败酱的别名。其功效为清肝明目、和中、解毒，用于目赤肿痛、消化不良等。据此我们得知葴蒫为苏败酱而并非败酱草。

【按　语】说起葴蒫大家肯定会有些陌生，因为在上海地区不叫它的学名，而是叫苏败酱这一俗称。苏败酱和败酱称谓相差不大，因此导致现在有人将苏败酱误认为败酱。在上海市中医医院的中药房里只有苏败酱（葴蒫），并没有败酱，虽然已经标明了苏败酱，但是仍有许多年轻医生会混淆。而北方地区习惯将菊科植物苣荬菜称为北败酱。所以"败酱"两个字可能代表了三种不同的中药材。写完菥蓂这一节之后，我长年以来的一个疑问得到了解答。我曾听同行说败酱可以改善患者反酸，我翻阅了大量有关败酱的资料，最终没有得出合理的中医解释，当时我认为理论是讲不通的。我在临床上经常运用健脾护胃法治疗胃酸过多出现烧心的患者，对于用瓦楞子、煅牡蛎、海螵蛸等常规中药治疗疗效不佳者，我在辨证方剂中加入败酱后，抑酸的效果非常好。当时我一直不得其解，知其然而不知其所以然，虽然效果很好，但是理论讲不通，我总觉得是一块心病。但是当我认识到上海市中医医院所开出的"败酱"就是菥蓂之后，所有的问题都迎刃而解了。根据古籍对于菥蓂功效的记载"补五脏，益精光""主治心腹腰痛"等可以推断出菥蓂可以治疗中焦脏腑疾病，这就能解释为什么我开败酱对抑制胃酸有效，其实我用的是菥蓂。虽然在本科《中药学》教材的败酱中以备注的形式将菥蓂（苏败酱）在中南地区习用这一情况已经做了说明，但学习的时候我忽略了这一小点，但就是这一个小小的知识点会造成临床用药的失误。

在使用菥蓂的时候一定要写清楚其正名菥蓂。苏败酱作为菥蓂的别名，一定要与来源于败酱科植物的败酱区分开，此为不同药材。使用地区也需要注意，据《中药学》记载北方以菊科植物苣荬菜为败酱药材，称为北败酱，南方以十字花科植物菥蓂为败酱药材，称为苏败酱。我们一定要搞清楚败酱、苏败酱和北败酱是三种完全不一样的药材，因此在使用时一定要问清当地的药房使用的是哪种药材。本人在宁海县中医医院专家坐诊时，当地所用败酱是来源于败酱科植物的败酱，而不是菥蓂（苏败酱），可能每个地区的情况都不相同，供同行参考。

第三节

蜀羊泉

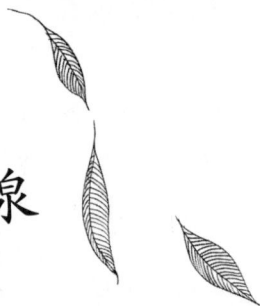

【来　源】根据 2018 年版《上海市中药饮片炮制规范》，本品为茄科植物白英的干燥地上部分。5—6 月或 9—10 月均可采割。扎成小把后晒干。

【性味归经】微苦，平。归肺、肝经。

【功　效】清湿热，解毒，消肿。

【溯　源】蜀羊泉在上海地区多于肿瘤处方中出现，其别名为白英，虽然在上海地区习惯上将蜀羊泉与白英画等号，但是在历史文献记载中，白英与蜀羊泉却是两味中药，并非正名与别名的关系。

《神农本草经》中分别记载了白英与蜀羊泉，虽无详细的植物形态、产地等描述，但从已记载的别名和性味功效来看，二者并非一种药材。蜀羊泉异名为羊泉、羊饴，味苦且微寒，具有清热杀虫的功效，一般用于皮肤疮疖。白英一名谷菜，味甘而寒，能治寒热，还具有补益的功效。因此，两者并非一物。其文曰："[蜀羊泉] 味苦，微寒，无毒。主头秃，恶疮，热气，疥瘙，痂癣虫，龋齿。""[白英] 味甘，寒。主寒热，八疸，消渴，补中益气。久服轻身，延年。一名谷菜。"

《名医别录》也将蜀羊泉和白英分开记载，两者皆记载了产地，白英产自益州，蜀羊泉产自蜀郡，二者产地相近。白英的别名有所改动，又叫"白草"，但无性味功效的记载。而对于蜀羊泉功效的记载较《神农本草经》有所增加，其文曰："[白英] 无毒。一名白草。生益州。春采叶，夏采茎，秋采花，冬采根。""[蜀羊泉] 无毒。主治龋齿，女子阴中内伤，皮间实积。一名羊泉，一名羊饴。生蜀郡。"

南朝梁代的《本草经集注》记载蜀羊泉与白英在当时均不作药用，陶弘景猜测白英就是某种食用的蔬菜，虽有一定的疗效，但还不足以当作药品来治疗疾病。而且从记载来看，白英可能存在着多种来源，如益州地区称为苦菜，其他地方又称蕺菜或白草。其文曰："[蜀羊泉]方药亦不复用，彼土人时有采识者。""[白英]诸方药不用。此乃有蕺菜，生水中，人蒸食之。此乃生山谷，当非是。又有白草，叶作羹饮，甚治劳，而不用根、花。益州乃有苦菜，土人专食之，皆充健无病，疑或是此。"

唐代的《新修本草》同样将白英和蜀羊泉分开记载，而且明确了白英与蜀羊泉是两种不同的植物，说明唐代不管从药名上还是植物形态上已能将白英和蜀羊泉区分，学术上有争议的地方在于《新修本草》记载的蜀羊泉到底所指何物？有学者认为《新修本草》中的蜀羊泉并非过去历代本草书所记载的蜀羊泉，而是一种同名异物的植物，其依据为蜀羊泉当时的别名叫漆姑，而我们今天也有一种叫漆姑草的药物，且《新修本草》中所述蜀羊泉的功效与今天漆姑草的功效类似。另外，在对生长环境描述的"平泽皆有之"与《本草经集注》的"土人时有采识者"有明显不同。另有学者则认为《新修本草》中的蜀羊泉为青杞，也有地方叫野枸杞，依据为其植物形态与青杞的植物形态描述类似。但本书认为无论是漆姑草还是青杞均与2018年版《上海市中药饮片炮制规范》中的蜀羊泉不符，反观白英却与该规范中的茄科植物白英（又叫蜀羊泉）类似。其文曰："[蜀羊泉]此草，俗名漆姑，叶似菊，花紫色。子类枸杞子，根如远志，无心有糁。苗主小儿惊，兼疗漆疮，生毛发。所在平泽皆有之。""[白英]此鬼目草也。蔓生，叶似王瓜，小长而五桠。实圆，若龙葵子，生青，熟紫黑，煮汁饮，解劳。东人谓之白草。陶云白草，似识之，而不的辨。"

唐代《本草拾遗》的作者陈藏器引《尔雅》的鬼目作为白英的来源依据，且留下植物形态描述以及功效主治。但是其植物形态与《新修本草》不同，可能属于一名二物。此外，陈藏器还记载了漆姑草，并且认为《新修本草》中说的蜀羊泉就是漆姑草有误，同样属于一名二物。其文曰："[白英]主烦热，风疹，丹毒，疟瘴，寒热，小儿结热，煮汁饮之。一名鬼目。《尔雅》云：苻，鬼目。郭璞注：似葛，叶有毛，子赤色，如耳珰珠。若云子熟黑，误矣。""[漆姑草]杉木注，陶云：漆姑叶细细，多生石间。按漆姑草，如鼠迹大，生阶墀间阴处，气辛烈，主漆疮，挼碎敷之，热更易。亦主溪毒疮。苏云：此蜀羊泉。羊泉是大草，非细者，乃同名耳。"

五代时期的《蜀本草》记载白英是具有一定地域性的用药，一般在江东地区使用，而且在夏天使用，具有很好的清热解毒功效，药用部位是茎和叶。而蜀羊泉与白英也是完全分开记载的，其产地已经变成了处处有之，与《本草经集注》的"土人时有采识者"完全不同。文曰："［白英］今江东人夏月取其茎、叶煮粥，极解热毒。""［蜀羊泉］味苦，微寒，无毒。主头秃，恶疮，热气，疥瘙痂癣虫。疗龋齿，女子阴中内伤，皮间实积。一名羊泉，一名羊饴。生蜀郡川谷。"

宋代的《本草图经》并未收录蜀羊泉或白英，但收录了老鸦眼睛草。据苏颂记载，当时有些人认为，老鸦眼睛草就是漆姑草，而漆姑草就是蜀羊泉。笔者认为这样推理不妥，原因有二。第一，漆姑草到底为何物有待商榷，从《本草经集注》到《本草拾遗》就存在分歧。第二，漆姑草也未必就是蜀羊泉，从《本草拾遗》和《新修本草》来看有关蜀羊泉就有着同名异物的混淆，那么直接将漆姑草定义为蜀羊泉也是存疑的。因此，笔者不认同老鸦眼睛草＝漆姑草＝蜀羊泉的看法。其文曰："［老鸦眼睛草］生江湖间。味甘，性温，无毒。治风，补益男子元气，妇人败血。七月采子。其叶入醋细研，治小儿焰丹，消赤肿。其根与木通、胡荽煎汤服，通利小便。叶如茄子叶，故名天茄子。或云即漆姑草也。漆姑即蜀羊泉，已见《本经》，人亦不能决识之。"

此外，宋代的《开宝本草》《嘉祐本草》《证类本草》都将白英和蜀羊泉分开记载，且基本是将《新修本草》和《蜀本草》的白英和蜀羊泉做了抄录或引用。这也说明在唐宋之时，不论蜀羊泉或白英是何物，但当时医家至少认识到蜀羊泉与白英为两种不同的植物。

明代早期的《救荒本草》认为青杞就是蜀羊泉，其植物形态描述、产地环境描述与《新修本草》基本一致，蜀羊泉是青杞的本草名。漆姑草是蜀羊泉的俗名这也与《新修本草》一致。因此，笔者认为《救荒本草》的青杞就是《新修本草》的蜀羊泉。其文曰："［青杞］《本草》名蜀羊泉，一名羊泉，一名羊饴，俗名漆姑。生蜀郡山谷，及所在平泽皆有之，今祥符区西田野中亦有。苗高二尺余。叶似菊叶稍长。花开紫色。子类枸杞子，生青熟红。根如远志，无心有糁，味苦，性微寒，无毒。"（当今的漆姑不是青杞也不是蜀羊泉，不可与古籍的俗名混淆。）

明代的《本草纲目》同样将蜀羊泉和白英分开记载，蜀羊泉因能治漆疮，所以又叫漆姑，而漆姑草有两种，一种为苏恭记载的羊泉，陶弘景、陈藏器所说的小草，另一种为《本草图经》中记载的老鸦眼睛草，但这种老鸦眼睛草又叫龙葵。因此，笔者认为李时珍更倾向于蜀羊泉来源贴近《新修本草》的记载。而白英又叫排风子，是根据白英的功效取的俗名。但是根据功效来看，《本草纲目》中的白英与2018年版《上海市中药饮片炮制规范》中的蜀羊泉更贴近。其文曰："〔蜀羊泉〕漆姑有二种：苏恭所说是羊泉，陶陈所说是小草。苏颂所说老鸦眼睛草，乃龙葵也。又黄蜂作窠，衔漆姑草汁为蒂，即此草也。""头秃恶疮热气，疥瘙痂癣虫。疗龋齿，女子阴中内伤，皮间实积。主小儿惊，生毛发，捣涂漆疮。蚯蚓气呵者，捣烂入黄丹盦之。""〔白英〕谓其花色，蔌菜象其叶文，排风言其功用，鬼目象其形。《别录》有名未用，复出鬼目，虽苗子不同，实一物也。故并之。""此俗名排风子是也。正月生苗，白色，可食。秋开小白花。子如龙葵子，熟时紫赤色。《吴志》云：孙皓时有鬼目菜，绿枣树，长丈余，叶广四寸，厚三分，人皆异之。即此物也。又羊蹄草一名鬼目。岭南有木果亦名鬼目，叶似楮，子大如鸭子，七八月熟，黄色，味酸可食。皆与此同名异物也。""寒热八疸，消渴，补中益气。久服轻身延年。叶：作羹饮，甚疗劳。烦热，风疹丹毒，瘴疟寒热，小儿结热，煮汁饮之。"

清末的《植物名实图考》记载了蜀羊泉和白英两种，并直言蜀羊泉即是《救荒本草》中的青杞，可以当菜食用。白英根据不同地方和书籍具有不同的异名，当地有些医生用白英治疗腰痛。其文曰："〔蜀羊泉〕《本经》中品。《救荒本草》谓之青杞，也可煤食，今从之。""〔白英〕《本经》上品。《尔雅》：苻，鬼目，即此。一名排风子，吴志曰：鬼目菜，《齐名要术》误以为岭南鬼目果，湖南谓之望冬红。俚医以为治腰痛要药。其嫩叶味酸，可作茹。老根生者，叶大有五桠，凌冬不枯，春时就根生叶。吴志所云绿树长丈余，叶广四寸，厚三分，不足异也。"

《药材资料汇编》记载了蜀羊泉，书中采用的漆姑草为文献名，俗称枸杞白毛藤。其来源为茄科茄属的多年生蔓性草本。产地为江浙各地，以江苏苏州、常熟、太仓，浙江嘉兴、长兴为多。性味为苦，微寒。治恶疮、疥癣，功能杀虫。光从功效来看，就与2018年版《上海市中药饮片炮制规范》中的蜀羊泉不同，反而更接近于历代本草书记载的蜀羊泉或者青杞。至于枸杞白毛藤是不是白毛藤，在此书中也有明确答案，另外，书里还有单独的白毛藤条目。

1962 年版《上海市中药饮片炮制规范》中，蜀羊泉的通用名称依旧为漆姑草，但未记载是哪种来源，功效为清热解毒，主治秃疮恶疮，疥癣漆疮，女子阴中内伤。可见其与《药材资料汇编》及古代本草文献记载的蜀羊泉或青杞比较接近。

1973 年版《上海市中药饮片炮制规范》里蜀羊泉确定了来源科属，为茄科植物白英的干燥地上部分，其通用名称为白英。性味甘，寒。能清热解毒，祛风湿。主治感冒发热，黄疸，皮肤瘙痒，风湿痛。1973 年版《上海市中药饮片炮制规范》记载的蜀羊泉明显与《药材资料汇编》、1962 年版《上海市中药饮片炮制规范》中的蜀羊泉功效有所不同。并且 1973 年版《上海市中药饮片炮制规范》中的蜀羊泉来源十分明确，为茄科植物白英，其功效记载也与《本草纲目》的"寒热八疸，消渴，补中益气。久服轻身延年。叶：作羹饮，甚疗劳。烦热，风疹丹毒，瘰疬寒热，小儿结热，煮汁饮之"有相似之处。因此，笔者更倾向于 1973 年版《上海市中药饮片炮制规范》中的蜀羊泉为古代记载的白英，并非历史文献记载中的蜀羊泉或青杞。

1977 年版《中华人民共和国药典》中收载了白英，并无蜀羊泉，但此处的白英来源与 1973 年版《上海市中药饮片炮制规范》的蜀羊泉来源是一致的，都为茄科植物白英，只是药用部位有所差异。性味微苦，平。能清湿热，解毒，消肿。用于风热感冒，发热，咳嗽，黄疸型肝炎，胆囊炎；外治痈肿，风湿性关节炎。也就是说 1977 年版《中华人民共和国药典》所收录的白英基本等于 1973 年版《上海市中药饮片炮制规范》中的蜀羊泉，只是两者对于正名的使用不同。

1980 年版《上海市中药饮片炮制规范》记载的蜀羊泉就是白英，二者可以直接画等号。其来源为茄科植物白英的干燥地上部分。与 1973 年版《上海市中药饮片炮制规范》中的蜀羊泉来源一致。功效与 1977 年版《中华人民共和国药典》一致，能清湿热，解毒，消肿。用于风热感冒，发热，咳嗽，黄疸型肝炎，胆囊炎；外治痈肿，风湿性关节炎。

《中华本草》中有关于蜀羊泉的记载比较多，特别是对异名的记载，蜀羊泉同为千年不烂心、苦茄的异名，但作为蜀羊泉的正名记载其来源是茄科植物青杞的全草或果实，又叫裂叶龙葵。而白毛藤的来源为茄科植物白英的全草，也就是说《中华本草》记载的蜀羊泉 = 青杞，白毛藤 = 白英。与 2018 年版《上海市中药饮片炮制规范》中的蜀羊泉、白毛藤的来源不同。至于其他异名则更多，因此可推断在上海地区处方开具蜀羊泉或白毛藤，药房给付的是与《中华本草》记载不同的药物。

2008 年版《上海市中药饮片炮制规范》中蜀羊泉来源为茄科植物白英的干燥地上部分，习用名称为白英，其性味归经为微苦，平，归肺、肝经，能清湿热，解毒，消肿。用于感冒发热，咳嗽，黄疸，痈肿，风湿痹痛。

2018 年版《上海市中药饮片炮制规范》中蜀羊泉来源记载得更为详细，但还是属于茄科植物白英的干燥地上部分，增加了采收时间，为 5—6 月或 9—10 月均可采割，扎成小把后晒干。此外，在此版本中收录寻骨风，其习用名称有白毛藤、巡骨风、绵马兜铃。

【按　语】在 1973 年版《上海市中药饮片炮制规范》以后上海地区使用的蜀羊泉 = 白英，寻骨风 = 白毛藤。

从历史文献来看，蜀羊泉的记载较为混乱，从《神农本草经》中只留有功效记载，到了《本草经集注》记载不入药用，至唐代有了蜀羊泉的植物形态记载，与明代《救荒本草》的青杞十分类似，其影响至今在《中华本草》中可见端倪。因此，笔者认为蜀羊泉在秦之际发现，但到了魏晋南北朝时期退出药用，在唐宋之后蜀羊泉的来源基本以青杞为原植物。直到上海地区 1973 年版《上海市中药饮片炮制规范》中的蜀羊泉来源变为白英。笔者亲自询问上海市中医医院的朱海青副主任，在他年轻进入药房工作之际，上海地区的蜀羊泉就叫白英，说明上海地区蜀羊泉使用白英作为原植物是有历史证据的。而白英在历史文献中的记载属于比较稳定的，其变化程度远不及蜀羊泉。再看白毛藤，首载于《本草纲目拾遗》或者《百草镜》中，均属于清代的本草记载。也就说明白毛藤与蜀羊泉或者白英的混淆年代并不久，而且从历年的《上海市中药饮片炮制规范》中来看，白毛藤一直来源于马兜铃科植物，并无改变。但是在《中华本草》中白毛藤的来源为白英，值得我们注意。

第四节
野菊花

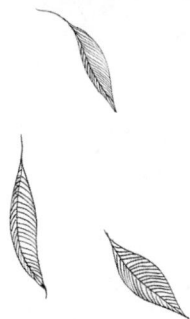

【来　源】根据 2020 年版《中华人民共和国药典》，本品为菊科植物野菊的干燥头状花序。秋、冬二季花初开放时采摘，晒干，或蒸后晒干。

【性味归经】苦、辛，微寒。归肝、心经。

【功　效】清热解毒，泻火平肝。

【溯　源】关于野菊花的记载首见于南朝梁代陶弘景所著的《本草经集注》中，陶弘景在菊的条目中提到两种菊花，其文曰："[菊花]菊有两种：一种茎紫气香而味甘，叶可作羹食者，为真；一种青茎而大，作蒿艾气。味苦不堪食者，名苦薏，非真。其华正相似，唯以甘苦别之尔。"陶弘景记载当时有一种名为苦薏的植物与菊花外形相似，但是味道是苦的，与菊花是不同的药材。

唐代的《本草拾遗》中单独出现了苦薏的记载，并且也提出味苦是菊花和苦薏的主要区别，其文曰："[苦薏]味苦。破血，妇人腹内宿血，食之，又调中，止泄。花如菊，茎似马兰，生泽畔，似菊，菊甘而薏苦。语曰：苦如薏是也。"

首先提出野菊一词的是五代时期的《日华子本草》，书中在菊花一条中附有野菊条目，其文曰："[野菊]菊有两种：花小气烈，茎青小者名野菊。味苦。"文中描述野菊茎青，味苦，与《本草经集注》和《本草拾遗》中描述的苦薏同为一物。

到了明代对于野菊（苦薏）有了进一步的认识，在陈嘉谟的《本草蒙筌》一书中甘菊花条目中特别指出了需要与苦薏相区别，其文曰："[甘菊花]山野间，味苦茎青，名苦薏勿用；苦薏花亦黄色，但气薄味苦，入药反损尔。"

《本草纲目》中关于野菊花，李时珍是以野菊为名记载，在解释为何野菊花叫苦薏的问题上，李时珍是这样记载的："[苦薏]薏乃莲子之心，此物味苦似之，故与之同名。"而关于野菊花的植物形态与性味，李时珍谓："[野菊]苦薏处处原野极多，与菊无异，但叶薄小而多尖，花小而蕊多，如蜂窠状，气味苦辛惨烈。"同时还引用了朱震亨对于野菊花的看法，曰："野菊花，服之大伤胃气。"在主治方面，谓："治痈肿疔毒，瘰疬眼瘜。"

明代晚期倪朱谟的《本草汇言》中最早出现野菊花的名称，并且对于野菊花的功效和副作用都有明确的记载，其功效为："[野菊花]破血疏肝，解疗散毒之药也。主妇人腹内宿血，解天行火毒丹疗。……煮汤洗疮疥，又能去风杀虫。但性寒味劣，无故而饮，有损胃气。非若甘菊花有益血脉、和肠胃之妙也。"

清代的《本草求真》用野菊花作为正名，苦薏作为别名来记载。其文曰："[野菊花]专入肺、肝。一名苦薏。为外科痈肿药也。其味辛而且苦，大能散火散气，故凡痈毒疔肿、瘰疬、眼目热痛、妇人瘀血等证，无不得此则治。以辛能散气，苦能散火者是也（散火气，消痈毒）。"清末的《植物名实图考》中记载："其小而气香者为野菊，陈藏器以为苦薏。菊甘而薏苦，有小毒，伤胃气。俚医以治痈肿疔毒，与甘菊花主治悬殊。"由此可见清代对于菊花和野菊花在功效主治方面有着明确的区分。

【按　语】野菊花作为我们日常处方中的常用药，一定要与菊花区分，此二者虽都属菊科，但并非一种植物。其功效主治方面也差距甚大。在现行版《中华人民共和国药典》中则以两种药材进行记载。因此我们在开具处方的时候一定要写清楚是野菊花还是菊花。野菊花以清热解毒见长，菊花以疏散风热、平肝明目为主。

关于菊花的味，笔者目前也存有疑惑，《神农本草经》谓之"苦"，《名医别录》谓之"甘"，后世也都将"甘"与"苦"作为鉴别野菊花和菊花的最主要标准。笔者翻阅过《神农本草经辑注》《神农本草经》（日森立之辑本）等众多辑本，菊花的味均记载为"苦"，所以《神农本草经》所指菊花是否的确是我们现代的菊花，还是野菊花或黄菊花，笔者也无法下定论，希望同行能研究解决。

第五节

大血藤

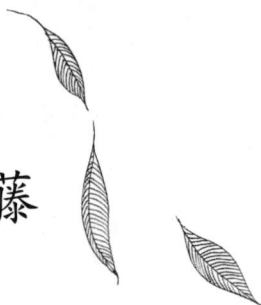

【来　源】根据 2020 年版《中华人民共和国药典》，本品为木通科植物大血藤的干燥藤茎。秋、冬二季采收，除去侧枝，截段，干燥。

【性味归经】苦，平。归大肠、肝经。

【功　效】清热解毒，活血，祛风止痛。

【溯　源】大血藤作为药材首载于宋代《本草图经》，以血藤之名收录，产地为信州（今江西省上饶市西北），该书对植物形态有简单的记载，其文曰："[血藤] 生信州。叶如蘡薁叶，根如大拇指，其色黄。五月采。攻血治气块。彼土人用之。"

明代《本草纲目》将血藤附于茜草条目中，但李时珍对于血藤即过山龙的观点并未给出定论，其文曰："[血藤] 按虞抟云：血藤即过山龙，理亦相近，未知的否。姑附之。"

清代《植物名实图考》收载了大血藤和血藤两味药。血藤产于九江山坡，其植物形态与今日大血藤不符合，并且与千年健共用血藤之名。大血藤的记载引罗思举《简易本草》，其别名有千年健、血竭、大活血三种，而且罗思举认为大血藤即千年健，但今天的观点认为这是错误的。大血藤的产地为江西庐山，其植物形态和功效的记载符合今日木通科植物大血藤的特征，因此《植物名实图考》记载的大血藤即今日之大血藤，其文曰："[血藤] 产九江山坡。蔓生，劲茎，赭色，一枝一须；附枝生叶，如菊花叶柔厚，有花叉，而末不尖，面绿背白；春时枝梢开花如簇金粟，与千年健同名血藤。""[大血藤] 罗思举

《简易本草》：大血藤即千年健，汁浆即见血飞，又名血竭，雌、雄二本。治筋骨疼痛，追风、健腰膝。今江西庐山多有之，土名大活血。蔓生，紫茎，一枝三叶，宛如一叶擘分；或半边圆，或有角而方，无定形，光滑厚韧；根长数尺，外紫内白；有菊花心。掘出曝之，紫液津润。"

民国时期的《饮片新参》收载了红藤根，其形色和功效记载与今日所用大血藤类似，其文曰："［红藤根］形色：边紫红。中间有淡白色轮纹。细孔。性味：苦香平。功能：行血。通经络。治瘀闭经阻。疗伤肿。分量：一钱半至三钱。用法：生用。或酒炒用。禁忌：风寒痹痛者少效。"

《药材资料汇编》中收载了红藤，又叫省藤，来源于棕榈科，植物形态记载叶为羽状复叶，产地为浙江兰溪、长兴等地区，功效为驱虫，可治慢性阑尾炎等，与今日之大血藤不符。

1962 年版《上海市中药饮片炮制规范》中收载了红藤，其性味为苦，平。能清热解毒，主治肠痈腹痛，乳痈疮毒，但缺植物形态的记载。

1973 年版《上海市中药饮片炮制规范》中记载的红藤来源为大血藤科植物大血藤的干燥茎，这与 2015 年版《中华人民共和国药典》的来源不一致。

1977 年版《中华人民共和国药典》正式将大血藤作为正名收录，来源为木通科植物大血藤的干燥藤茎，其药材性状记载为：呈圆柱形，略弯曲，长 30~60cm，直径 1~3cm。表面灰棕色，粗糙，外皮常呈鳞片状剥落，剥落处显暗红色，有的可见膨大的节及略凹陷的枝痕或叶痕。质硬，断面皮部呈红棕色，有数处向内嵌入木部，木部黄白色，有多数细孔及红棕色放射状纹理。气微，味微涩。功效为消炎，祛风活血，用于阑尾炎，四肢麻木、酸痛，经闭腹痛。

1980 年版《上海市中药饮片炮制规范》中以红藤作为正名收录，别名为大血藤，来源为木通科植物大血藤的干燥藤茎。

《中华本草》记载了大血藤，来源为木通科植物大血藤的藤茎，主产于安徽、浙江、江西、湖南、湖北、广西等地。用于肠痈腹痛，善清解大肠热毒，又兼有活血止痛之功。此外，大血藤尚有驱虫作用，可用于蛔虫病、蛲虫病等，亦治虫积腹痛等。孕妇慎用。

在 2016 年出版的《临床中药学》（周祯祥、唐德才主编）中将大血藤作为正名记载，别名为红藤、血藤。清热解毒，活血，祛风止痛。大血藤苦降开泄，性平偏凉，长于清热解毒，散瘀消痈，凡热毒痈肿，内外皆宜。因其主入大肠经，善解肠中热毒、行肠中瘀滞，故为治肠痈腹痛之要药。此外，尚能活血通络、祛风止痛。可用于经闭痛经、跌仆肿痛、风湿痹痛等。

2018 年版《上海市中药饮片炮制规范》中记载，红藤为大血藤习用名称。

【按　语】大血藤首载于宋代的《本草图经》，其名为血藤，之后大血藤的植物来源一直不统一，直到 1977 年版《中华人民共和国药典》正式将大血藤的来源确定为木通科植物大血藤的干燥藤茎。

第六节

山慈菇

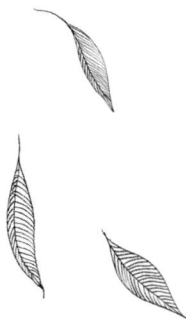

【来　源】根据 2020 年版《中华人民共和国药典》，本品为兰科植物杜鹃兰、独蒜兰或云南独蒜兰的干燥假鳞茎，前者习称毛慈菇，后二者习称冰球子。夏、秋二季采挖，除去地上部分及泥沙，分开大小置沸水锅中蒸煮至透心，干燥。

【性味归经】甘、微辛，凉。归肝、脾经。

【功　效】清热解毒，化痰散结。

【溯　源】山慈菇是现代治疗肿瘤的一味常用药材，但目前在临床上会遇到山慈菇、毛慈菇和冰球子等多种称谓，笔者在此做一次全面的梳理。

　　山慈菇之名首载于唐代医家陈藏器的《本草拾遗》，其正名收录为山慈姑根，其药用部位主要为根部，有小毒，主治痈肿疮瘘、瘰疬结核等，与今日山慈菇的功效类似，别名又叫金灯花。植物形态上记载了山慈菇的叶像车前，根像慈姑，未记载具体产地，只记载山慈菇的生长环境为山中湿地。书中还记载了团慈姑，产于零陵间（今湖南省永州市境内），其根部植物形态类似小蒜，有学者认为此为老鸦瓣，功效与前者类似。其文曰："[山慈姑根]有小毒。主痈肿疮瘘、瘰疬结核等，醋磨，敷之。亦剥人面皮，除黚黯。生山中湿地，一名金灯花，叶似车前，根如慈姑。零陵间又有团慈姑，根似小蒜。所主与此略同。"

　　五代时期的《日华子本草》收载了山慈菰，与《本草拾遗》中的山慈姑根内容记载一致，包括团慈姑的记载也相同，笔者推断二者为一物，只是同物异名，而后世的本草书籍记载也基本将山慈菰等同于山慈姑或山慈菇。

宋代的《证类本草》有山慈菇外敷治疗疮肿的记载，同时记载山慈菇的一个别名为鹿蹄草，其文曰："[山慈菰根]贴疮肿，以山慈菰，一名鹿蹄草，取茎、叶捣，为膏，入蜜贴疮口上，候清血出效。"

明代的《滇南本草》主要记载了山慈菇的性味归经和功效主治，此外，还记载山慈菇单药可用于治疗痔疮、漏下、脓血，其文曰："[山慈菇]味甘、微辛，性微寒。入脾、肺二经。收敛肺气。消阴分之痰，止咳嗽，治喉痹，止咽喉痛，止血涩血，大肠下血，痔漏疮痈之症。（单方）治痔疮，漏下，脓血痈疽，毒疮红肿不出头者，有脓出头，无脓即散。水煨点水酒服。"

明代的《本草蒙筌》对山慈菇的植物形态、采收季节、生用焙用等方面有比较详细的记载，但从植物形态、采收季节来看与今日临床所用山慈菇有出入，因此有可能为另一种植物，有学者推测此处为老鸦瓣。其文曰："[山茨菇根]味辛、苦。有小毒。俗呼金灯笼，多生沙湿地。初春萌蘖，叶如韭叶长青；二月开花，状若灯笼，色白。瓣有黑点，子结三棱。立夏才交，其苗即稿。依时掘地可得，迟久腐烂难寻。与老鸦蒜略同，在包裹上分别。蒜却无毛光秃，茨菇包裹有毛。得之去皮，生焙任用。生捣为拔毒敷药，频换则灵；焙研玉枢神丹，必资做主。消痈疽无名疔肿，散瘾疹有毒恶疮。蛇虺啮伤，并服神效。"

明代的《本草纲目》详细记载了当时的山慈菇植物形态，此处的山慈菇所指何物在学术上存在着争议，有不少学者认为此段记载将其他植物与山慈菇混淆了，另有学者认为李时珍已经将山慈菇和老鸦瓣区分。笔者认为无论区分还是混淆，说明山慈菇至少在明代还没有明确来源。参考李时珍记载"主疔肿，攻毒破皮，解诸毒蛊毒，蛇虫狂犬伤"，可推断与今日山慈菇有着类似的功效。其文曰："[山慈姑]山慈姑处处有之。冬月生叶，如水仙花之叶而狭。二月中抽一茎，如箭杆，高尺许。茎端开花白色，亦有红色、黄色者，上有黑点，其花乃众花簇成一朵，如丝纽成可爱。三月结子，有三棱，四月初苗枯，即掘取其根，状如慈姑及小蒜，迟则苗腐难寻矣。根苗与老鸦蒜极相类，但老鸦根无毛，慈姑有毛壳包裹为异尔。用之，去毛壳。"

清代的《本草新编》将山慈菇赞为"消痰圣药"，也因此善治"怪病"，但未记载山慈菇的植物形态，故也不能确定陈士铎用的山慈菇的具体品种，但其功效与古籍所记载的山慈菇类似，其文曰："［山茨菇根］味辛、苦，有小毒。消痈疽、无名疔毒，散隐疹、恶疮，蛇虫啮伤，治之并效。此物玉枢丹中为君，可治怪病。大约怪病多起于痰，山茨菇正消痰之圣药，治痰，而怪病自可除也。"

清代的《本草备要》记载了山慈菇的功效和植物形态，引《广笔记》叙述了山慈菇的产地在处州遂昌县（今浙江省丽水市辖县）洪山，并且记载山慈菇须去毛用，这与今日所用山慈菇为杜鹃兰的假鳞茎不符，因此笔者认为《本草备要》所载山慈菇非今日之山慈菇，其文曰："［山慈菇］甘、微辛，有小毒。功专清热散结。治痈疮疔肿，瘰疬结核（醋磨涂）。解诸毒、虫毒、蛇、虫、狂犬伤。根与慈菇、小蒜相类，去毛壳用（玉枢丹中用之。《广笔记》云：出处州遂昌县洪山，无毛，云真者有毛，误也）。"

清代琉球国吴继志所著的《质问本草》将山慈菇的植物形态记载得较为详细，但从其描述来看比较符合百合科老鸦瓣的特征，其文曰："［山慈菇］生田野，冬生苗，两叶对生，春抽小茎，高五六寸而开花，三、四月叶枯。"

清代的《植物名实图考》虽记载有山慈菇，但根据其描写的植物形态来看与今日的山慈菇以及历代本草记载的山慈菇植物形态描述并不符合，有学者认为此书中记载的山慈姑为黄药子，其文曰："［山慈姑］江西、湖南皆有之，非花叶不相见者；蔓生绿茎，叶如蛾眉豆叶而圆大，深纹多皱；根大如拳，黑褐色，四周有白须长寸余，蓬茸如猬。"

清代的《本草便读》认为山慈姑具有毒性，适合外敷痈肿，不可滥用内服，其文曰："［山慈菇］辛，寒，有毒。散泻之品，只可用以外敷痈肿。然疗疮之证，各有成病之由，当详审用药。虽卒中闭证，亦不可浪投毒药，以攻击取祸也。即金灯花根如慈菇，惟外科发散药用之为多，服食方内，只玉枢丹用之，其余不多见也。"

《药材资料汇编》收载了山慈菇，其别名又称处菇，因球根颇似慈菇而有壳包裹，后人遂又有毛菇、毛慈菇之称，但其为百合科植物，与2015年版《中华人民共和国药典》中山慈菇的来源不一致。其性能功效为甘，微辛，有小毒，为缓和滋养药，有解毒及强心作用。解热毒，疗疮疡，治疗肿痈疽、风痰、痫疾，亦为儿科要药。外用醋磨汁，涂敷蛇、虫毒伤有效。此外，在此条目中还收载了冰球子，但冰球子是作为山慈菇的伪品，江浙地区不销售，其原植物为何种亦不详。

1962 年版《上海市中药饮片炮制规范》收载山慈菇,其别名有茅菇、毛茹菇、山茨菇,辛、甘、寒,能清热解毒,化痰散结,用于痈疽疔疮肿毒,瘰疬结核。书中并未记载其来源,与《药材资料汇编》对比后很难推断二者是否所指一物。

1973 年版《上海市中药饮片炮制规范》确定了山慈菇为兰科植物山慈菇的干燥球茎,功效主治与 1962 年版《上海市中药饮片炮制规范》一致。

1980 年版《上海市中药饮片炮制规范》记载山慈菇为兰科植物杜鹃兰的干燥假鳞茎,且只有这一个来源。

1994 年版《上海市中药炮制规范》中的山慈菇功效主治较 1962 年版、1973 年版、1980 年版《上海市中药饮片炮制规范》增加了蛇虫咬伤等功效,其来源与 1980 年版《上海市中药饮片炮制规范》一致。需要指出的是,1962年至 1994 年各版上海市中药炮制规范中都没有冰球子的记载。

《中华本草》记载了当时市场所用的三类山慈菇,一类是光慈菇(百合科老鸦瓣的球茎);一类是毛慈菇(兰科杜鹃兰、独蒜兰及近缘多种植物的假鳞茎);一类是金果榄(防己科青牛胆的块根)。此书记载的山慈菇正品来源为兰科植物杜鹃兰、独蒜兰的假鳞茎。杜鹃兰生于山坡及林下阴湿处,分布于长江流域以南地区及山西、陕西、甘肃等地;独蒜兰生于海拔 630~3000m 的林下或沟谷旁有泥土的石壁上,分布于华东、中南、西南及陕西、甘肃等地,而且这两种都有销往上海的记载。山慈菇用于痈疽恶疮、瘰疬结核、喉痹咽肿。性寒能清热,味辛能散结,有攻毒、消坚散结之功效。用于热毒痰瘀互结而成的瘰疬结核、痈疽疔毒等病,既可内服,亦可外用,且有脓能溃,无脓可消。此外,还用于跌打损伤,蛇虫咬伤,黄疸及癫痫等病,并可用于食管癌、胃癌、肝癌。在《中华本草》中出现了冰球子,其来源为兰科植物山兰的假鳞茎,这与 2015 年版《中华人民共和国药典》中冰球子的来源有出入。

2008 年版《上海市中药饮片炮制规范》记载,山慈菇为兰科植物杜鹃兰、独蒜兰或云南独蒜兰的假鳞茎,前者习称毛慈菇,后二者习称冰球子。这与2020 年版《中华人民共和国药典》中的山慈菇来源一致,其习用名称有山茨菇、毛茹菇、毛慈菇,写山慈菇付毛慈菇。其功效为清热解毒,化痰散结,用于痈肿疔毒,瘰疬痰核,淋巴结结核,蛇虫咬伤,但在 2018 年版《上海市中药饮片炮制规范》出版前，上海市中医医院中药房是将山慈菇和冰球子作为2个品种分开存放的。

《金世元中药材传统鉴别经验》中记载的山慈菇来源为兰科植物杜鹃兰、独蒜兰或云南独蒜兰的假鳞茎，前者习称毛慈菇，后二者习称冰球子。主产于四川、贵州，以身干、个大、形体圆整、有明显金黄色环纹（俗称玉带缠腰）、质坚、半透明、断面白色、明亮者为佳。此外，在附注内容中记载在四川一些地区以百合科植物老鸦瓣（正名叫光慈姑）的鳞茎代山慈姑药用，叫老鸦瓣。

【按　语】今日的山慈菇来源有三种，分别为兰科植物杜鹃兰、独蒜兰或云南独蒜兰的假鳞茎。山慈菇自唐代以来记载就不一致，不同本草记载的山慈菇是否所指一物也不很确定，也有将百合科植物老鸦瓣作为山慈菇的来源的情况，不过从功效来看，老鸦瓣和今天的山慈菇有类似之处。

冰球子，在古籍中并无记载，首次记载的《药材资料汇编》中也未明确冰球子的植物来源，之后的1962年至1994年四版上海市中药饮片炮制规范中均无冰球子的记载，说明在上海地区，冰球子非传统中药饮片。至于毛慈菇和冰球子的功效到底有何区别，还须进一步研究。

第七节

相思子

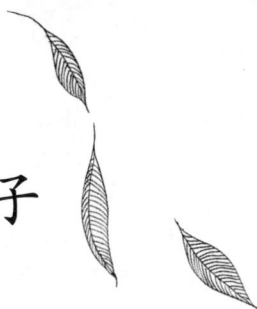

【来　源】根据《中华本草》，本品为豆科植物相思子的成熟种子。

【性味归经】辛、苦，平。有毒。归心、肺经。

【功　效】清热解毒，祛痰，杀虫。

【溯　源】相思子作为药材最早收录于唐代的《本草拾遗》一书中，其文曰："[相思子]平，有小毒。通九窍，治心腹气，令人香，止热闷，头痛，风痰，杀腹脏及皮肤内一切虫。又主蛊毒，取二七枚末服，当吐出。生岭南，树高丈余，子赤黑间者佳。"之后在《外台秘要》的中蛊毒方二十一首中有提及，其文曰："取未钻相思子二七枚，捣碎为末，暖水半盏和搅，顿服之令尽，即当欲吐，抑之勿吐，若耐不得，即大张口吐之，其毒即出。出讫，服稀粥，勿食诸肉。轻者但服七枚，瘥。无问年月深浅，非常神效，勿轻之。"可见相思子在唐代主要用于治疗蛊毒。

明代的《本草纲目》中也有相思子的记载，而李时珍将其别名称为红豆，曰："相思子生岭南。树高丈余，白色。其叶似槐，其花似皂荚，其荚似扁豆。其子大如小豆，半截红色，半截黑色，彼人以嵌首饰。"其功效为："通九窍，去心腹邪气，止热闷头痛，风痰瘴疟，杀腹脏及皮肤内一切虫，除蛊毒。取二七枚研服，即当吐出。"通过李时珍对相思子的描述来看，从产地、植物形态到功效上，与唐代对于相思子的描述几乎一致。但在《本草纲目》一书中，别名为红豆的药却有两个，一个是本文中的相思子，另一个是祛湿利水药赤小豆。两者虽均具有红豆的别名，但功效和植物形态完全不同，不可不分。而在明代晚期可能已经出现了相思子和赤小豆混淆的情况，在《本草原始》中赤小豆条文边加入了类似相思子的植物形态画，并加以注释，其注曰："一种色红如珊瑚，顶黑。"

清代的《本经逢原》则明确指出了当时出现了赤小豆与相思子不分的情况，书中关于相思子记载道："［相思子］味苦有毒，立能吐人。……今人皆认此为赤小豆，以之配入六神曲中。铺家以误认罔名，医家亦不辨而混用。噫，医之道可胜道哉？"之后的《本草从新》《本草求真》和《本草便读》中相思子都被记载在赤小豆的条目中，书中都特别指出相思子外形为半红半黑，需要和赤小豆区分清楚。清末的《植物名实图考》中则单独记载了相思子，其文曰："［相思子］即红豆，诗人多咏之。《本草纲目》始收入乔木类，为吐药。今多以充赤小豆。"可见明清时期相思子误用为赤小豆的情况屡见不鲜。

《药材资料汇编》中记载，过去上海称相思子叫赤小豆，广州叫马料豆，功效为"苦平有小毒。专作外用，捣烂如泥，涂治疥疮顽癣"。且特别指出"市上常有与米赤豆混淆，切宜注意"。同时在备注中说明唐诗"红豆生南国"中的红豆即指相思子。

【按　语】相思子在未被称为红豆之前，名称还是比较单一的，也经常被人用来吟诗。但之后因《本草纲目》中的别名红豆与赤小豆的别名红豆重名，可能导致了后世的用药混乱。

有"红豆"之名的药材分为两种，一种为相思子，不具有祛湿利水的功效，而且有毒，其颜色多为半红半黑。古代用来催吐。另一种为赤小豆，是我们传统用药中的祛湿利水药。如果阅读明清时期的医书，提及红豆的时候我们需要注意分清是相思子还是赤小豆，切莫混淆。

第八节

黄芩

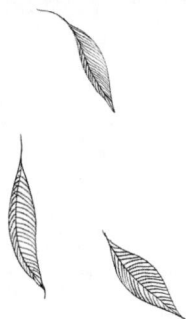

【来　源】根据 2020 年版《中华人民共和国药典》，本品为唇形科植物黄芩的干燥根。春、秋二季采挖，除去须根和泥沙，晒后撞去粗皮，晒干。

【性味归经】苦，寒。归肺、胆、脾、大肠、小肠经。

【功　效】清热燥湿，泻火解毒，止血，安胎。

【溯　源】黄芩首载于《神农本草经》，别名腐肠，清热效果记载得十分详细，其文曰："[黄芩]味苦，平。主诸热，黄疸，肠澼，泄利，逐水，下血闭，恶疮，疽蚀，火疡。一名腐肠。"

魏晋时期《吴普本草》中黄芩载有多个别名，此书对黄芩的植物形态有详细的记载，与我们今日所用黄芩的外形相似，其文曰："[黄芩]一名黄文，一名妒妇，一名虹胜，一名经芩，一名印头，一名内虚。神农、桐君、黄帝、雷公、扁鹊：苦，无毒。李氏：小温。二月生，赤黄叶，两两四四相值，茎空中，或方圆，高三四尺。四月华紫红赤。五月实黑根黄。二月至九月采。"

《名医别录》除了描述黄芩的功效、别名、采收时期外，还记载了黄芩的产地在秭归及宛朐（秭归即今湖北秭归县，宛朐即今山东菏泽），与今日产地不同，其药用部位与今日一致，其文曰："[黄芩]大寒，无毒。主治痰热，胃中热，小腹绞痛，消谷，利小肠，女子血闭、淋露、下血，小儿腹痛。一名空肠，一名内虚，一名黄文，一名经芩，一名妒妇。其子，主肠澼脓血。生秭归及宛朐。三月三日采根，阴干。"

南朝梁代的《本草经集注》记载了当时黄芩的产地发生了变化，从秭归、宛朐扩大到了彭城、郁州。并对子芩、宿芩、腐肠都做了相应的解释，其文曰："[黄芩]秭归属建平郡。今第一出彭城，郁州亦有之。圆者名子芩为胜。破者名宿芩，其腹中皆烂，故名腐肠，惟取深色坚实者为好。"

唐代《药性论》所载黄芩与今日有诸多出入，其文曰："[黄芩]臣，味苦、甘。能治热毒骨蒸，寒热往来，肠胃不利，破壅气，治五淋，令人宣畅，去关节烦闷，解热渴，治热，腹中疠痛，心腹坚胀。"

唐代《新修本草》记载了黄芩的植物形态以及产地，其产区较之前有所增加。但仍然在长江中游以北，黄河以南地区，而山东兖州所产又名豚尾芩，其文曰："[黄芩]叶细长，两叶相对，作丛生，亦有独茎者。今出宜州、鄜州、泾州者佳，兖州者大实亦好，名豚尾芩也。"

五代时期的《日华子本草》记载黄芩以治疗疮疡为主，其文曰："[黄芩]下气，主天行热疾，疗疮，排脓，治乳痈发背。"

宋代《本草图经》中记载黄芩的产地扩大到川蜀地区，其文曰："[黄芩]生秭归山谷及冤句，今川蜀、河东、陕西近郡皆有之。苗长尺余、茎秆粗如箸；叶从地四面作丛生，类紫草，高一尺许，亦有独茎者，叶细长青色，两两相对；六月开紫花；根黄，如知母粗细，长四五寸。二月、八月采根，曝干用之。"

宋代《医学启源》中黄芩所载功效较前有了更多的扩充，书中引《主治秘要》之黄芩九法。黄芩当时为上焦清热必用，并为安胎要药。炮制上酒炒后黄芩药性上行，主治上部积血。但书中未记载黄芩的产地及植物形态，其文曰："[黄芩]气寒，味微苦，治肺中湿热，疗上热目中肿赤，瘀血壅盛，必用之药。泄肺中火邪，上逆于膈上，补膀胱之寒水不足，乃滋其化源也。《主治秘要》云：性凉，味苦甘，气厚味薄，浮而降，阳中阴也。其用有九：泻肺经热一也；夏月须用二也；去诸热三也；上焦及皮肤风热风湿四也；妇人产后，养阴退阳五也；利胸中气六也；消膈上痰七也；除上焦及脾诸湿八也；安胎九也。……又云：苦，阴中微阳，酒炒上行，主上部积血，非此不能除。"

元代《汤液本草》引李东垣对黄芩的看法，如黄芩中枯，能治肺热上焦，如黄芩细实也无中空的，能治疗下焦疾病，其文曰："东垣云：味苦而薄，中枯而飘，故能泻肺火而解肌热，手太阴剂也。细实而中不空者，治下部妙。"

元代《本草发挥》记载朱丹溪认为黄芩不仅能清上中二焦之热，也能降下焦之火，同时亦能安胎，其文曰："丹溪云：黄芩安胎者，乃上中二焦药，降火行下也。缩砂安胎者，治痛，行气也。若血虚而胎不安者，阿胶主之。治痰热者，假此以降其火也。"

明代《本草约言》将枯飘的黄芩称为宿芩，细实的称为子芩，中枯者泻上焦之热，细实者降下焦之火，可升可降，为肺家本药，其文曰："［黄芩］中枯而飘者，泻肺火，消痰利气；细实而坚者，泻大肠火，养阴退热。中枯而飘者，除风湿留热于肌表；细实而坚者，滋化元退热于膀胱。"

明代《本草蒙筌》记载黄芩的产地依旧在彭城，对于子芩和宿芩的炮制和功效有着详细的记载，其文曰："［黄芩］所产尚彭城，凡用择深色。剔去内朽，刮净外衣。薄片咀成，生炒如式。……枯飘者名宿芩，入手太阴，上膈酒炒为宜；坚实者名子芩，入手阳明，下焦生用最妙。宿芩泻肺火，消痰利气，更除湿热，不留积于肌表间；子芩泻大肠火，养阴退阳，又滋化源，常充溢于膀胱内。"

明代《本草纲目》对黄芩的各种名称有着详细的解释，其文曰："［黄芩］芩说文作菳，谓其色黄也。或云芩者黔也，黔乃黄黑之色也。宿芩乃旧根，多中空，外黄内黑，即今所谓片芩，故又有腐肠、妒妇诸名。妒妇心黯，故以比之。子芩乃新根，多内实，即今所谓条芩。或云西芩多中空而色黔，北芩多内实而深黄。……得酒，上行。得猪胆汁，除肝胆火。得柴胡，退寒热。得芍药，治下痢。得桑白皮，泻肺火。得白术，安胎。"

明末清初《本草乘雅半偈》记载黄芩主要产地在川蜀，其植物形态描写与历代描述类似，说明历代黄芩的植物来源基本无变化，其文曰："［黄芩］出川蜀及河东、陕西，近道亦有。二月生苗，茎干粗如箸子，中空外方，叶色黄赤，四四作丛而起，花色紫，实色黑，根色黄。一种独茎者，其叶细长而青，两两相对，花实根色则一也。"

清代《本草新编》记载黄芩之所以能安胎在于清热，若虚寒胎动用黄芩就适得其反，其文曰："［黄芩］古人云黄芩乃安胎之圣药，亦因胎中有火，故用之于白术、归身、人参、熟地、杜仲之中，自然胎安。倘无火，而寒虚胎动，正恐得黄芩而反助其寒，虽有参、归等药补气、补血、补阴，未必胎气之能固也。况不用参、归等药，欲望其安胎，万无是理矣。"

清代《本草备要》中以色黄亮作为优质黄芩的判断标准，中虚者为枯芩，又叫片芩，内实者叫条芩，也叫子芩，二者作用与历代本草记述类似，其文曰："[黄芩]黄明者良。中虚者名枯芩，即片芩，泻肺火，清肌表之热。内实名条芩，即子芩，泻大肠火，补膀胱水。"

清代《本经逢原》记载黄芩为湿热黄疸、肠澼泻痢之要药，并记载枯者性升，实者性降，归经不同，其文曰："[黄芩]中空者为枯芩，入肺，细实者为子芩，入大肠。""黄芩苦燥而坚肠胃，故湿热黄疸、肠澼泻痢为必用之药。其枯芩性升，入手太阴经，清肌表之热；条芩性降，泻肝胆大肠之火，除胃中热。"

清康熙年间日本的《炮炙全书》中记载当时日本市场存在黄芩的伪品。宿芩对应老根，也叫片芩，子芩对应新根，又叫条芩，与中国本草的描述类似。黄芩以颜色深、质地坚者为品质佳，其文曰："[黄芩]苦，寒。破烂者名宿芩，乃旧根，多中空，外黄内黑。即今所谓片芩也。圆者名子芩，乃新根，多内实坚，即今所谓条芩也。深色坚实者佳。……奸商多以南天竹、撒沙爷起草根假伪乱真，用者宜辨认。"

清代《植物名实图考》记载黄芩以秭归产区为佳，其入药以细条者为良，这与其他根类药材不同，其文曰："[黄芩]今入药以细者良。……黄芩以秭归产著。后世多用条芩。"

清代《本草便读》记载了黄芩因其苦寒，易伤脾胃，不可滥用，其文曰："[黄芩]毕竟苦寒性燥之品。伤脾败胃。非上中有湿热邪火者。不可乱用。"

民国时期张锡纯在《医学衷中参西录》中阐述了黄芩的药性走向，根据黄芩的颜色、质地来解释黄芩的各种功效，并言黄芩最善于治肺经气分之热，但张锡纯认为无论枯芩还是条芩，都是黄芩，功效并无很大区别，其文曰："[黄芩]味苦性凉，中空象肺，最善清肺经气分之热，由脾而下通三焦，达于膀胱以利小便。色黄属土，又善入脾胃清热，由胃而下及于肠，以治肠澼下利脓血。又因其色黄而微青，青者木色，又善入肝胆清热，治少阳寒热往来（大小柴胡汤皆用之）。为其中空兼能调气，无论何脏腑，其气郁而作热者，皆能宣通之；为其中空又善清躯壳之热，凡热之伏藏于经络、散漫于腠理者，皆能消除之。治肺病、肝胆病、躯壳病，宜用枯芩（即中空之芩）；治肠胃病宜用条芩（即嫩时中不空者，亦名子芩）。究之皆为黄芩，其功用原无甚差池也。"

《药材资料汇编》中依旧记载有枯芩和子芩，此书还记载子芩的另一个称谓为枝条芩，黄芩以条长、质坚、心实、根头少、色黄者为佳。热河所产者质结、鲜嫩、皮光色黄，很少为枯芩，故称为枝条芩或热河枝芩。山西、河南地区所产者，多系枯芩，品质很次。其中以豫西南产者品质尚好。山东半岛所产者，根大小悬殊，长短粗细不整齐，过粗者多中空，外皮黑绿色而内带青黄色者，又名青芩，一般称东芩。在华东地区习惯上认为其是道地正品。在功效描述中已有近代科学试验证明黄芩有解热及抗菌的作用。在北方黄芩切片蒸制或入沸水略煮后切片，故片色金黄；南方用冷水浸润后切片，黄芩遇冷水易变绿色，故片色带绿。我们现在一般需要对黄芩做"杀酶保苷"的处理，以确保黄芩的有效成分不被酶分解。

1977 年版《中华人民共和国药典》中黄芩来源为唇形科植物黄芩的干燥根，无子芩、条芩或枯芩的记载，只有黄芩的性状描述和老根的描述。黄芩呈圆锥形，扭曲，长 8~25cm，直径 1~3cm。表面棕黄色或深黄色，有稀疏的疣状细根痕，上部较粗糙，有扭曲的纵皱纹或不规则的网纹，下部有顺纹和细皱纹。质硬而脆，易折断，断面黄色，中心红棕色；老根中间呈暗棕色或棕黑色，枯朽状或已成空洞。气微，味苦。但皆以条长、质坚实、色黄者为佳。

1994 年版《上海市中药炮制规范》中记载子芩、条芩、枯芩、淡黄芩皆为黄芩的通用名称，功效上根据炮制方法不同，其功效偏向不同，如炒用可减弱寒性，酒炒用长于清上焦热，炒炭用长于清热止血。

《金世元中药材传统鉴别经验》中，黄芩的别名有六个，苦黄芩、枯芩、条黄芩、条芩、子芩、西黄芩。产地十分广阔，以河北承德（旧称热河）产者质量优，习称热河枝芩，为驰名的道地药材。黄芩老根中间多枯朽为黑棕色，或已成空洞，俗称"枯黄芩"。因中空而劈破者俗称黄芩瓣。新根色鲜，内部充实，无空心，称条黄芩或子芩。在中华人民共和国成立前北京地区将枯黄芩与条黄芩分别入药。在某些地方还有同属其他植物的根作黄芩入药。如滇黄芩，又称西南黄芩，分布于我国云南西北部、中部、四川西部、贵州等地；甘肃黄芩分布于甘肃、陕西、山西等地；黏毛黄芩分布于河北、山西、内蒙古、山东等地；并头黄芩分布于河北、山西、内蒙古、北京，北京见于房山野三坡、百草畔、十渡，门头沟黄塔、百花山等。

《中药材商品规格等级标准汇编》中明确记载了 20 世纪 80 年代组织的第三次全国中药资源普查成果，资料显示，大兴安岭余脉向西南连接燕山山脉北部山地为我国黄芩的重要分布区域之一，也是黄芩的主产区。尤其是坝上高原和燕山北部出产的黄芩最为著名，有"热河黄芩"之称。以条粗长、皮色金黄为主要特点，列该地区道地药材之首。

【按　语】根据 2018 年版《上海市中药饮片炮制规范》的记载，子芩、条芩、枯芩、淡黄芩均为黄芩的习用名称。

黄芩在古代基本分为枯芩和子芩两类，即黄芩的老根和新根。二者功效有区别，即枯芩入肺，子芩入大肠，这一观点一直延续到清代。近代黄芩已不分枯芩和子芩，但如果使用《伤寒论》《千金方》所载方药，枯芩、子芩还需斟酌运用。

黄芩苷的水解与酶的活性有关，以冷水浸黄芩中酶的活性最大，经过蒸、煮可破坏酶使其活性消失，有利于黄芩苷的保存，这个过程就叫"杀酶保苷"。炒炭后黄芩苷的含量也会显著下降。

第九节

黄连

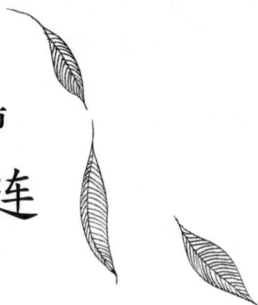

【来　源】根据 2020 年版《中华人民共和国药典》，本品为毛茛科植物黄连、三角叶黄连或云连的干燥根茎，以上三种分别习称味连、雅连、云连。秋季采挖，除去须根和泥沙，干燥，撞去残留须根。

【性味归经】苦，寒。归心、脾、胃、肝、胆、大肠经。

【功　效】清热燥湿，泻火解毒。

【溯　源】黄连最早记载于东汉时期的《神农本草经》，书中有一个异名为王连，功效以清热为主，但未记载清楚产地以及形态，其文曰："[黄连]味苦，寒。主热气，目痛，眦伤泣出，明目，肠澼，腹痛，下痢，妇人阴中肿痛。久服令人不忘。一名王连。"

魏晋时期的《吴普本草》记载了黄连产地在四川太山，太山所指何处存疑待考，四川是当今黄连的一个产区，其文曰："[黄连]神农、岐伯、黄帝、雷公：苦，无毒。李氏：小寒。或生蜀郡、太山之阳。"

《名医别录》记载了黄连的功效和采摘时节，其产地与《吴普本草》基本一致，在四川、重庆境内，其中巫阳指今重庆巫山。其文曰："[黄连]微寒，无毒。主治五脏冷热，久下泄澼、脓血，止消渴、大惊，除水，利骨，调胃，厚肠，益胆，治口疮。生巫阳及蜀郡、太山。二月、八月采。"

南朝梁代的《本草经集注》中黄连的产地新增了新安、东阳和临海三处。其中东阳为东阳郡，即今浙江金华；新安为新安郡，即今浙江淳安县西，还包括今安徽的一部分；临海为临海郡，即今浙江临海。品质以东阳和新安产者为最佳。黄连的产地由西向东的变迁有一种可能是因永嘉之乱之后，各行各业开始衣冠南渡，促进东南各省开始逐步开发，在东南之地又发现了新的黄连种类。其文曰："[黄连]巫阳在建平。今西间者色浅而虚，不及东阳、新安诸县最胜。临海诸县者不佳。用之当布裹挼去毛，令如连珠。世方多治下痢及渴，道方服食长生。"

唐代《药性论》中黄连的别名为支连，与白僵蚕相恶，且在使用黄连的时候不能食用猪肉，功效为去热毒，其文曰："[黄连]臣，一名支连，恶白僵蚕，忌猪肉，恶冷水。杀小儿疳虫，点赤眼昏痛，镇肝，去热毒。"

唐代《四声本草》记载黄连产地以安徽宣城、浙江东阳为佳，其文曰："[黄连]今出宣州绝佳，东阳亦有，歙州、处州者次。"

唐代《新修本草》明确记载了两个产地的两种黄连，且功效有偏向。一种四川产的黄连较粗大，中间的"过桥"较平，善于治疗渴证；另一种江南产的黄连"过桥"连珠样，善于治疗痢疾，与《本草经集注》中提到的黄连类似。此两种黄连当时都被认为是最佳，苏颂等人认为在沣州即澧州治所（今湖南澧县）产的黄连更优。由此可推测当时黄连的产地较多，大致可以分为四川产、江南产以及湖南产。其文曰："[黄连]蜀道者粗大节平，味极浓苦，疗渴为最。江东者节如连珠，疗痢大善。今沣州者更胜。"

唐代《本草拾遗》记载了黄连的功效，但此书中的黄连功效与之前本草所记载的功效有差异，有学者认为此书中所记载的黄连为胡黄连。其文曰："[黄连]主羸瘦气急。"

五代时期《日华子本草》所记载的黄连治五劳七伤，益气，这与黄连功效不符，据此笔者推测此书所载可能为胡黄连，此处存疑待考。其文曰："[黄连]治五劳七伤，益气，止心腹痛，惊悸，烦躁，润心肺，长肉，止血，并疮疥，盗汗，天行热疾。猪肚蒸为丸，治小儿疳气。"

五代时期《蜀本草》记载了黄连的外形特征，并记录了川产黄连和江南产黄连的性状区别，在众多产区中以秦地、杭州、柳州产的黄连最佳，其文曰："[黄连]苗似细茶，花黄，丛生，一茎生三叶，高尺许，冬不凋。江左者，节高若连珠；蜀都者，节下不连珠。今秦地及杭州、柳州者佳。"

宋代《开宝本草》表明了当时的医家所用黄连为宣州所产，其文曰："[黄连]医家见用宣州，九节坚重，相击有声者为胜。"

宋代《本草图经》中记载的黄连产地很多，仍以宣城产者最佳，对外形特征的记载较为详细，其文曰："[黄连]生巫阳川谷及蜀郡泰山，今江、湖、荆、夔州郡亦有，而以宣城者为胜，施、黔者次之。苗高一尺以来，叶似甘菊，四月开花黄色，六月结实似芹子，色亦黄。二月、八月采根用。生江左者根若连珠，其苗经冬不凋，叶如小雉尾草，正月开花，作细穗，淡白微黄色，六、七月根紧始堪采。古方以黄连为治痢之最。"

宋代《本草衍义》记载了当时黄连以治痢的功效最多见。但当时治痢医家不加辨证即用，书中提出虚证、寒证不能妄用。其文曰："[黄连]今人多用治痢，盖执以苦燥之义。下俚但见肠虚渗泄，微似有血便，即用之，更不知止。又罔顾寒热多少，但以尽剂为度，由是多致危困。若气实初病，热多血痢，服之便止，仍不必尽剂也。或虚而冷，则不须服。余如经。"

金元时期的《医学启源》记载的黄连功效偏于清热泻火，尤其是治疗热在中焦的疾病，必用黄连。而只字未提治痢，这与历代医药书籍的记载不同。此外，书中引《主治秘要》所载黄连的五种功效，其文曰："[黄连]气寒，味苦，泻心火，除脾胃中湿热，治烦躁恶心，郁热在中焦，兀兀欲吐，心下痞满，必用药也。仲景治九种心下痞，五等泻心汤皆用之。《主治秘要》云：性寒味苦，气味俱厚，可升可降，阴中阳也。其用有五：泻心热一也；去上焦火二也；诸疮必用三也；去风湿四也；赤眼暴发五也。去须用。"

元代《本草发挥》中记载的黄连功效颇多，笔者猜测可能将胡黄连的功效也一并收在此条目中，其文曰："[黄连]味苦，寒，无毒。主热气，目痛眦伤泪出，明目，腹痛，下痢，止烦渴，益胆。杀小儿疳虫，点赤眼昏痛，镇肝，治惊悸烦躁，润心肺，长肉，止血，并疮疥、盗汗。"

明代《本草品汇精要》记载了黄连的道地产区，其文曰："[黄连]【道地】出宣城、秦地及杭州、柳州、蜀道、澧州、东阳、新安诸县者最胜。""【用】根连珠，九节者为好。【质】类巴戟。……【主】泻心火，消痞满。"

明代《本草约言》对黄连的功效做了阐述，其文曰："[黄连]泻心火，消心下痞滞之疾；主肠癖，除胃中混杂之红。治目疾暴发宜用，疗疮疡首尾俱同。……又曰：除肠红，因湿热者为宜。若阴虚下血，及损脾而血不归脾者，则不可用也。又入少阴经，性苦燥，故入心，火就燥也。然泻心火，又除脾家湿热，非有二也。盖苦以泻心，实所以泻脾，为子能令母实，实则泻其子，泻脾即所以泻心也。又苦入心，寒除热，大黄、黄连之苦，以导泻心下之虚热。"

明代《本草蒙筌》记载黄连产地主要有两处，即宣城和四川，宣城产的肥粗苗少，四川产的瘦小苗多，都以"鹰爪连珠"为特点，其文曰："［黄连］宣连出宣城，肥粗苗少；川连生川省，瘦小苗多。并取类鹰爪连珠，不必分地土优劣。""故其功效，惟初病气实热盛者，服之最良；而久病气虚发热，服之又反助其火也。"

明代《本草纲目》将黄连的历史产地变迁做了归纳，从汉代的川产到唐代的澧州产，再到明代吴、蜀两地并用，以雅州、眉州为最好的产地。而且还记载了两种外形完全不同的黄连，其文曰："［黄连］汉末李当之本草，惟取蜀郡黄肥而坚者为善。唐时以澧州者为胜。今虽吴、蜀皆有，惟以雅州、眉州者为良。药物之兴废不同如此。大抵有二种：一种根粗无毛有珠，如鹰、鸡爪形而坚实，色深黄；一种无珠多毛而中虚，黄色稍淡。各有所宜。"

明代《药鉴》记载了黄连的几个配伍关系以及黄连的不同炮制法，如黄连配木香、黄连配吴茱萸今日临床也广为运用，其文曰："［黄连］与木香同用，为腹痛下痢要药；与吴茱萸同用，乃吞吐酸水神方。同枳壳治血痔，同当归治眼疾。佐桂蜜，使心肾交于顷刻。入姜辛，疗心肺妙于须臾。欲上清头目口疮之类，酒炒为佳；欲泻肝胆之火，猪胆蒸之为妙，取其入部而泻之也；欲解痘疮之毒，桔梗、麻黄汁炒之，取其达表而解之也。实火同朴硝，虚火用醯醋，痰火用姜汁，伏火用盐汤。米食积泻者，壁土炒之；赤眼暴发者，人乳浸之。"

明代《本草原始》记载黄连产地以宣城为佳，外形根如鹰、鸡爪，连珠而色黄，品质以粗大色黄鲜明、多节而坚硬、体重者为最好，其文曰："［黄连］始生巫阳川谷及蜀郡太山之阳，今以宣城者为胜。苗高一尺以来，叶似甘菊，凌冬不凋。四月开黄花，六月结实，似芹子，色亦黄。其根如鹰、鸡爪，连珠而色黄，故名黄连。……凡用黄连，选粗大，黄色鲜明，多节坚重，相击有声者为胜。小而连珠，无须者次之。无珠多毛，色浅而虚者不堪用。"

明代《药镜》中记载黄连以清实热为主，且上中下三焦皆可用，其文曰："［黄连］治火毒中于心肝，目障目疼之圣药；驱湿热流于脾胃，便脓便血之灵根。平肠胃之呕吐，而安蛔虫；消胸腹之痞满，而解烦渴。疗疮疡，攻痔瘘，妇人阴肿立瘥；祛食火，散胎毒，小儿疳积速愈。"

清代《本草新编》重点阐述黄连不宜多用久用，其文曰："［黄连］或问苦先入心，火必就燥，黄连味苦而性燥，正与心相同，似乎入心之相宜矣，何以久服黄连，反从火化，不解心热，而反增其焰者，何也？曰：此正见用黄连之宜少，而不宜多也。盖心虽属火，必得肾水以相济，用黄连而不能解火热者，原不可再泻火也。火旺则水益衰，水衰则火益烈，不下治而上治，则愈增其焰矣，譬如釜内无水，止成焦釜，以水投之，则热势上冲而沸腾矣。治法当去其釜下之薪，则釜自寒矣。故正治心火而反热者，必从治心火之为安，而从治心火者，又不若大补肾水之为得。盖火得火而益炎，火得水而自息耳。"

清代《本草备要》记载黄连产地为宣州与四川，宣州所产者粗肥，四川所产者瘦小，性状具有鹰爪和连珠的特点，不同的黄连炮制品具有不同的功效。其文曰："［黄连］出宜州者粗肥，出四川者瘦小。状类鹰爪、连珠者良。去毛。治心火生用，虚火醋炒，肝、胆火猪胆汁炒，上焦火酒炒（有吞酸嘈杂等证，亦有吐酸者名酢心，宜黄连、吴茱萸降火开郁。酢，音醋），中焦火姜汁炒，下焦火盐水或童便炒，食积火黄土炒。"

清代《本经逢原》记载黄连的产地有了变化，此书中以川产的黄连为最好，云南产的水连次一等，而日本与吴楚之地所产的为最次。本书记载与历代不同，在此之前黄连以江南或吴楚之地所产为优。其文曰："［黄连］苦，寒，无毒。产川中者，中空，色正黄，截开分瓣者为上；云南水连次之；日本、吴楚为下。……今人但见肠虚渗泄，微似有血，不顾寒热多少，便用黄连，由是多致危殆。至于虚冷白痢，及先泻后痢之虚寒证，误用致死者多矣。"

清代《本草从新》将黄连的品种进一步细分，以雅州连和马湖连为最佳，云南连和古勇连次之，水连头再次之，而新山连、土连、鸡屎连、云景连等品种并无药效。其文曰："黄连种数甚多。雅州连：细长弯曲，微黄无毛，有硬刺。马湖连：色黑细毛，绣花针头硬刺，形如鸡爪。此二种最佳。云南连：体松，软毛，无硬刺；古勇连（产云南古勇山）：体重无毛，无硬刺。此二种次之。水连头（又名鲁连，产川中）：体松，有毛，无硬刺，又次之。新山连（产广西）：光黄性重，断则淡黄色。土连（产处州）：色黑，团节（马药中用之）。鸡屎连：色黑细小，断则淡绿色。以上三种，服之害人。云景连（产云南）：色黑，断则红色，不入药。川中种连：色黄，软毛，无硬刺，味微苦而薄，服之无效。"

清代《本草纲目拾遗》记载了仙姑连、天姥连、水黄连和马尾连，其中仙姑连和天姥连均属于南连，产于江、浙、徽一带。性味较川产的更寒，如仙姑连治疗热证效果优于川连，而天姥连治疗眼疾较好。水黄连经常被商贩拿来作为川连的伪品，亦有治疗效果。马尾连产于云南，在当时的市场上均有售卖，性寒而不峻，能去皮里膜外及筋络邪热，治疗小儿伤风和痘科疾病效果较好。其文曰："南连，一名土连，浙温台金华山中俱有之，出处州者，名处连。以形大毛轻者好。性较川连尤寒。北人市去为马药。……按：宣连，即今江浙东西一路所产黄连，皆当日宣州路也。……仙姑连，出台州仙居县，邑人相传吴魏时蔡经居此，故以名邑。王方平曾偕麻姑降其宅，今遗址犹存，其地产黄连，粗如鸡距，皆作连珠形，皮色青黄，光洁无毛，味大苦寒，折之有烟，色如赤金者佳。疗火症，更捷于川产者，马药非此不可。……天姥连，出天台，皮色鼠褐，略有毛刺，味苦，入口久含有清甘气。大泻心火，性寒而带散，故治目症尤效。……水黄连，川中一种黄连，生于泽旁，周身有黄毛，如狗脊毛状，名水黄连。颇细小，医家不知用，市人以之伪充真川连出售，惟《祝氏效方》用之。……马尾连，出云南省，药肆皆有之，干者形如丝，上有小根头，土人盘取之以市。性寒而不峻，味苦而稍减，不似川连之厚，性能去皮里膜外及筋络之邪热，小儿伤风及痘科用。"

清代《植物名实图考》中记载当时用川产黄连，而江西山中所产黄连称为土黄连。其文曰："［黄连］《本经》上品。今用川产，其江西山中所产者，谓之土黄连。"

清代《本草便读》中记载黄连以川中雅州产最佳，但阴虚火邪不宜使用，可以根据脏腑的部位加不同的引经药炮制。其文曰："［黄连］味极苦，性极寒，质极燥，专入心、脾。清有余之实火，而化湿邪。治上焦则酒炒，治中焦用姜汁炒，治下焦以盐水炒。欲其治何脏腑之湿火。则加各经引导之药。然苦降之性为多，即其治痢、治目、治痞等法。非有湿热实火者不可轻用。出川中雅州者更胜，气味俱厚。唯心、脾有湿热瘀积者为宜。不特阳虚当禁，即阴虚有火邪者，亦不宜用。恐苦燥之气，反助火化耳。"

民国时期《医学衷中参西录》中解释了为何西方人将黄连当作健胃药，体现了中医"因人制宜"的哲学思想，其文曰："［黄连］其色纯黄，能入脾胃以除实热，使之进食（西人以黄连为健胃药，盖胃有热则恶心懒食，西人身体强壮且多肉食，胃有积热，故宜黄连清之），更由胃及肠，治肠澼下利脓血。"

民国时期的《增订伪药条辨》中对黄连的种类记载比较详细。黄连的伪品叫广连，又叫洋川连，色不黄，中有花点，皮黑，面有毛。四川雅州产的黄连最好，形如鸡距，又叫鸡爪连。气味苦寒，色极黄。还有种峨眉连，产于峨眉山，价格十分昂贵，芦软而绿、刺硬皮黄、切开空心、有菊花纹、色金黄者，为最上品。此外，还有撞州连、水连、母珠连、桐连、味连、嘉定连等黄连种类。

民国时期的《饮片新参》将川黄连作为黄连的正名记载。其形色为色金黄、边褐、中有花纹，以润泽者为佳。性味为大苦，寒，能泻心肝热，治热痞呕吐，止肠澼下利，明目安神。虚寒泄泻者忌用。

《药材资料汇编》记载黄连为毛茛科植物，习称川连、雅连等，因根如连珠而色黄，故名黄连。根据产地和规格分为三大类型：味连、野连和云连。味连又称尾连，因具有鸡爪形，又称鸡爪连，华南称西连。川东、鄂西长江两岸山地为主产地，长江北岸以开州为中心，附近如城口、大宁厂、巫山、奉节等地皆有产，由万州、云阳输出，但产量不多，是为北岸连。产于南岸石柱的黄水壩和毗邻湖北的来凤、咸丰及湖南龙山者，均称南岸连，产量很大，亦由万州输出。在陕南、鄂西北大巴山脉山区各地亦有栽植，一般也称北岸连。味连都是家种，北岸连栽培四五年后方可起土，根条粗壮坚实较光洁，内色带红，品质较优；南岸连仅二三年起土，根条瘦弱内色黄，体松，多蜂腰，俗称"过桥"，品质较差，主销华南、华北。野连又称雅连，亦称川连，有家种、野种之分，品种多而复杂，且优劣悬殊。产地以四川大渡河流域峨眉山区为中心，在峨眉山阴面山区悬崖峭壁岩石间野生。野连形态弯曲如虾形，俗称"龙头凤尾"，外皮灰黑深绿色，茎多连珠形，质坚实，有刺坚硬，芦苗细软，横断面呈菊花心，内色浓黄光泽，有岩连、峨眉连、凤尾连之称，产量很少，市场上不多见，价格昂贵。云连产于云南西部横断山脉少数民族地区，有野生，亦有栽培，以怒江、维西为中心。维西所产者条干均匀为优，碧江、拉鸡井所产者条粗多岔枝，俗称"田鸡头"，品质较差。德钦（阿墩子）地近康藏高原，该地黄连品质很好，亦系野生。但无论味连、野连、云连均苦、寒，无毒，清心火、燥脾湿、凉血、消瘀、厚肠、止泻，用作泻火燥湿之健胃药。又治胃酸缺乏之消化不良症，初期赤痢、慢性肠炎，漏脓眼等，又能明目益胆，疗口疮。

1962年版《上海市中药饮片炮制规范》中黄连通用名为川连、雅连、川黄连。有四种炮制方法，分别为炒黄连，姜汁炒黄连，猪胆汁炒黄连，酒炒黄连。其中猪胆汁炒黄连治肝胆实火；酒炒治上焦火，能清头目；姜汁炒治中焦火，能止呕吐；清炒则治湿热泄泻。生品泻火解毒，清热燥湿。

1973年版《上海市中药饮片炮制规范》中黄连的来源为毛茛科植物黄连或同属他种植物的干燥地下根状茎，说明黄连的来源比较多。

1978年版《中华人民共和国药典》记载黄连来源确定为三种，均为毛茛科植物，分别是黄连、三角叶黄连或云连的干燥根茎，分别习称为味连、雅连、云连。而且，三种黄连性状各异，味连多聚成簇，常弯曲，形如鸡爪，单枝根茎长3~6cm，直径0.3~0.8cm。表面灰黄色或黄褐色，粗糙，有不规则结节状隆起、须根及须根残基，有的节间表面平滑如茎秆，习称"过桥"。上部多残留褐色鳞叶，顶端常留有残余的茎或叶柄。质硬，断面不整齐，皮部橙红色或暗棕色，木部鲜黄色或橙黄色，呈放射状排列，髓部有时中空。气微，味极苦。雅连多为单枝，略呈圆柱形，微弯曲，长4~8cm，直径0.5~1cm。"过桥"较长。顶端有少许残茎。云连弯曲呈钩状，多为单枝，较细小。不过，三种黄连均以条粗壮、质坚实、断面红黄色者为佳。能泻火，解毒，清热，燥湿。用于温病热盛心烦，吐血，衄血，湿热痞满呕恶，痢疾，肠炎，目赤肿痛，口舌生疮，中耳炎，痈疖疮疡，黄水疮。

1980年版《上海市中药饮片炮制规范》中黄连的炮制品增加了萸黄连，功效为降逆止呕。

2008年版《上海市中药饮片炮制规范》中对黄连五种炮制品的功效记载得更为详细。黄连生用长于清热燥湿、泻火，炒用降低寒性；酒黄连善清上焦火热，用于目赤、口疮；姜汁黄连清胃、和胃止呕，用于寒热互结，湿热中阻，痞满呕吐；猪胆汁炒黄连善泻肝胆实火；萸黄连疏肝和胃止呕，用于肝胃不和、呕吐吞酸。

《金世元中药材传统鉴别经验》中记载，在中华人民共和国成立前，《北京市中药饮片调剂规程》规定黄连、雅连、云连在处方中根据医生书写是要求分别给付的。雅连近年来在云南药材市场很少见，可能由于《中华人民共和国药典》将其列入黄连项下，或用量少、栽培时间长等因素致使少种或者不种了。在中华人民共和国成立前，北京市还用一种峨眉野连，又称凤尾连，于四川峨眉山一带野生。根茎多单枝，常屈曲如蚕状，长4~9cm，直径0.3~1cm。表面黄棕色，无"过桥"，顶端常带有数条叶柄，长7~12cm，作为辨认野连的标志，通常用红绳扎成小束，以示贵重难得。其断面、气味与黄连相同。商品黄连除根茎入药外，其余部分在黄连缺货时也曾代替黄连使用，如黄连须，即收黄连时剪下的须根；剪口连，系黄连的叶柄基部；千子连，包括黄连的叶柄、叶片、黄连渣，即撞黄连掉下的渣子（除去泥土），但不能与黄连相混，也不能与黄连等量使用。

《中药材商品规格等级标准汇编》总结了黄连的产区由西到东分布在四川、重庆、贵州、陕西、湖南、湖北、安徽、江苏、浙江等地。其道地产区随着时代的变迁和经济的兴衰有所变化，历史上以川黄连和宣黄连两大道地药材产区最为有名。清末至民国时期，浙江、安徽一带农业逐渐衰退，出现农转商的热潮，所以宣黄连种植逐渐萎缩直至消失，成为历史。目前以四川雅安、峨眉山，重庆石柱，湖北恩施、竹溪等地为黄连的道地产区。云连产量极少，主要集中于云南怒江州的福贡、贡山、泸水和腾冲等地。

【按　语】2020年版《中华人民共和国药典》中黄连的来源有三种，而有些地方用药虽未被收入《中华人民共和国药典》却在当地被用作黄连，因此当今所用黄连是否与历朝历代一致是需要考证的问题。如胡黄连与黄连为两种植物，胡黄连为玄参科植物胡黄连的干燥根茎。土黄连由于各地叫法不同，有些地区以三颗针作为土黄连。

根据《中药材商品规格等级标准汇编》的记载，黄连之名最早出自《范子计然》，且以四川出产者为优，后世根据不同历史时代，其产地均有变化，因此也导致了黄连的功效在不同历史时期也有不同的变化。如《新修本草》中所述，"蜀道者粗大节平，味极浓苦，疗渴为最。江东者节如连珠，疗痢大善"，说明了古人认为不同种类黄连所具有的功效是不同的。反观今天的我们将黄连种类分得很细，却没有了对不同黄连的功效区别，值得我们思考和探讨。

第十节
黄柏

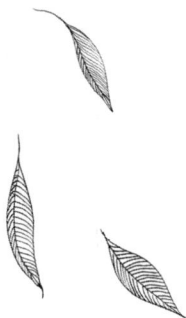

【来　源】根据 2020 年版《中华人民共和国药典》，本品为芸香科植物落叶乔木黄皮树或黄檗的干燥树皮。前者习称川黄柏，后者习称关黄柏。

【性味归经】苦，寒。归肾、膀胱经。

【功　效】清热燥湿，泻火除蒸，解毒疗疮。

【溯　源】黄柏最早记载于《神农本草经》檗（蘗）木条中，檗为黄木，其文曰："［檗木］味苦，寒。主五藏肠胃中结热，黄疸，肠痔，止泄利，女子漏下赤白，阴阳伤，浊疮。一名檀桓。"檗木主清热，治黄疸、泄利、女子漏下赤白、阴伤、浊疮等功效，皆属下焦，与今天黄柏功效类似。

《名医别录》中也记载了檗（蘗木）木，檗木的根叫作檀桓，与《神农本草经》有重合之处。檗木主治惊气在皮间，肌肤热赤起，目热赤痛，口疮，久服通神。檗木是否指黄柏，存疑待考。其文曰："［檗木］无毒。主治惊气在皮间，肌肤热亦起，目热赤痛，口疮。久服通神。根，名檀桓，治心腹百病，安魂魄，不饥渴。久服轻身，延年通神。生汉中及永昌。"

南朝梁代陶弘景所著的《本草经集注》收载了檗（蘗）木，在道家养生中所用为檗木的根。檗木当时有两种来源，子檗与另一种带刺"小树"，二者功效都为治疗口疮。其文曰："［檗木］今出邵陵者，轻薄色深为胜。出东山者，厚重而色浅。其根于道家入木芝品。今人不知取服之。又有一种小树，状如石榴。其皮黄而苦，世呼为子檗，亦主口疮。又一种小树，至多刺，皮亦黄，亦主口疮。"

唐代的《药性论》将黄柏记载为黄檗。但并无任何植物形态及性状的描写。功效为治疗男性下部疾病。其文曰:"[黄檗]使,平。主男子阴痿,治下血如鸡鸭肝片,及男子茎上疮,屑末敷之。"

唐代的官修药典《新修本草》记载黄柏为檗木,且这种檗木与《本草经集注》所记载的类似,分为两种,以带刺与否作为主要区别。其文曰:"[檗木]子檗,一名山石榴,子似女贞,皮白不黄,亦名小檗,所在皆有。今云皮黄,恐谬矣。案今俗用子檗,皆多刺小树,名刺檗,非小檗也。"

唐代的《本草拾遗》记载了檗皮,从收录名判断檗木的药用部位应为皮部,功效以清热为主,其文曰:"[檗皮]主热疮疱起,虫疮,痢,下血,杀蛀虫。煎服主消渴。"

五代时期的《日华子本草》里收载了檗木,其文曰:"[檗木]安心,除劳,治骨蒸,洗肝,明目,多泪,口干,心热,杀疳虫,治蛔心痛,疥癣。蜜炙治鼻洪,肠风,泻血,后分急热肿痛。身、皮力微,次于根。"

五代时期《蜀本草》记载檗木的植物形态及产地,皮部入药,颜色以鲜黄为好,其文曰:"[檗木]黄檗树高数丈,叶似吴茱萸,亦如紫椿,皮黄。其根如松下茯苓,今所在有之。本出房、商、合等州山谷,皮紧,厚二三分,鲜黄者上。二月、五月采皮,日干。"

宋代《本草图经》记载檗木即黄檗,以四川所产者最佳,黄檗的根叫檀桓,其植物形态与《蜀本草》中记载的檗木类似,此外,还记录了刺檗和小檗,刺檗不入药,小檗使用不广泛。其文曰:"[檗木]黄檗也。生汉中川谷及永昌,今处处有之,以蜀中者为佳。木高数丈,叶类茱萸及椿、楸叶,经冬不凋,皮外白里深黄色。根如松下茯苓作结块。五月、六月采皮,去皱粗,曝干用。其根名檀桓。……别有一种多刺而小,细叶者,名刺檗,不入药用。又下品有小檗条,木如石榴,皮黄,子赤如枸杞,两头尖,人锉以染黄,今医家亦稀用。"

宋代《本草衍义》记载檗木药用部位为皮,由此可推测檗木的药用部位历代有不同。此外,檗木的炮制方法为蜜炙。其文曰:"[檗木]今用皮,以蜜匀炙,与青黛各一分,同为末,入生龙脑一字,研匀,治心脾热,舌颊生疮,当掺疮上,有涎即吐。又张仲景檗皮汤,无不验。《伤寒论》中已著。"

金元时期的《医学启源》记载了黄檗的功效,而且炮制品与生品有不同的功效,为此还引用了《主治秘要》中黄檗的六种功效,总体来说以治疗下焦疾病为主。其文曰："[黄檗]气寒，味苦，治肾水膀胱不足，诸痿厥，腰脚无力，于黄芪汤中少加用之，使两足膝中气力涌出，痿软即时去矣。蜜炒此一味，为细末，治口疮如神，痈疽必用之药也。《主治秘要》云：性寒味苦，气味俱厚，沉而降，阴也。其用有六：泻膀胱龙火一也；利小便热结二也；除下焦湿肿三也；治痢先见血四也；去脐下痛五也；补肾气不足，壮骨髓六也。二制则治上焦，单制则治中焦，不制则治下焦也。又云：苦厚微辛，阴中之阳，泻膀胱，利下窍。去皮用。"

元代《汤液本草》记载栀子、黄芩入肺，黄连入心，黄檗入肾，能燥湿。其文曰："《液》云：足少阴剂。肾苦燥，故肾停湿也。栀子、黄芩入肺，黄连入心，黄檗入肾，燥湿所归，各从其类也。"

明代《本草品汇精要》以黄檗作为正名记载，其道地产区为四川境内，药用部位为根、皮，质地类似厚朴，色黄。其文曰："[黄檗]道地：蜀州者为佳。……【用】皮、根。【质】类厚朴而层层作片。【色】黄。……【主】除下部湿热及男子阴疮。"

明代《本草约言》提出当时医家认为黄檗有补肾功效是错误的，肾火不足则黄檗不宜使用，此外，还提及黄檗有安蛔虫的功效。其文曰："[黄檗]泻下焦隐伏之龙火，安上出虚哕之蛔虫，脐下痛单制而能除，肾不足生用而能补，痿厥除湿药不可缺。……今人谓其补弱，非也。特以肾家火旺，两尺脉盛，而为身热、为眼痛、为喉痹诸疾者，用其泻火，则肾亦坚固，而无狂荡之患矣，岂诚有补肾之功哉！故肾家无火，而两尺脉微弱，或左尺独旺者，皆不宜用。"

明代《本草蒙筌》记载正名为黄檗皮，推断当时黄柏以皮入药，黄檗皮产地为四川境内，质地以色黄，皮紧厚为佳。对于肠风下血以及热痢见血都有很好的疗效。其文曰："[黄檗皮]树尚蜀产，皮宜夏收。择内黄紧厚为忧，去外褐粗糙才制。……安虚哕蛔虫，泻隐伏龙火。解消渴，除骨蒸。补肾强阴，洗肝明目。肠风连下血者立效，热痢先见血者殊功。去脐腹内虚疼，逐膀胱中结热。女人带漏，亦可治之。根名檀桓，如苓结块。疗心腹百病，主长生神仙。不渴不饥，安魂定魄。"

明代《本草纲目》记载黄柏为世间为了书写方便而出现的省略称谓，经不同炮制方法处理后功效亦不同。其文曰："[檗木]檗木名义未详。《本经》言檗木及根，不言檗皮，岂古时木与皮通用乎？俗作黄柏者，省写之谬也。……

黄蘗性寒而沉，生用则降实火，熟用则不伤胃，酒制则治上，盐制则治下，蜜制则治中。"

清代《本草新编》对黄柏的功效进行了阐述，陈士铎认为黄柏苦寒能泻虚火，其文曰："[黄柏] 味苦、微辛，气寒，阴中之阴，降也，无毒。乃足少阴妙药，又入足太阳。专能退火解热，消渴最效，去肠风，止血痢，逐膀胱结热，治赤带，泻肾中相火，亦能平肝明目，其余《本草》所载功效，俱不可尽信也。……或疑黄柏苦寒泻火，是泻火有余，而补水不足，入于大补阴之内，少用之，以退阴虚之火，不识亦可乎？曰：不可也。黄柏泻火，而不补水也。惟是阴虚火大动，用黄柏于大补真阴之药，如熟地、山茱萸、北五味之类，可暂用以退火。倘阴虚而火微动者，亦断不可用。盖阴火之大盛者，退火而火少息；阴火之微动者，退火而火愈起。总之，虚火旺宜泻，而虚火衰宜补也。"

清代《本草备要》记载黄柏产地在四川，品质以肉厚、颜色深者为优。不同黄柏炮制品分别对应上、中、下三焦，其文曰："[黄蘗] 川产、肉厚色深者良。生用降实火，蜜炙则不伤胃，炒黑能止崩带。酒制治上，蜜制治中，盐制治下（又末乳调，能涂冻疮）。"

清代吴仪洛在《本草从新》中记载使用黄柏时须见"尺脉洪大，按之有力"，其文曰："[黄柏] 必尺脉洪大，按之有力，方可用。若虚火误服，有寒中之变。川产肉厚、色深者良。"

清代黄宫绣在《本草求真》中记载用黄柏时须考虑患者虚实，防止误用黄柏而损伤患者的正气，其文曰："[黄柏] 奈今天下人，不问虚实，竟有为去热治劳之妙药，而不知阴寒之性，能损人气、减人食。命门真元之火，一见而消亡，脾胃运行之职，一见而沮丧。元气既虚，又用苦寒，遏绝生机，莫此为甚。"

清代《植物名实图考》中黄柏以蘗木为正名，其根名檀桓，本书与历代本草记载不同的是产地，此书记载黄柏产区在湖南，书中黄蘗作为染料用，非药用。笔者推测此书中黄柏可能为关黄柏，其文曰："[蘗木]《本经》上品，即黄蘗。根名檀桓。湖南辰沅山中所产极多，染肆用之。"

清代《本草便读》载黄柏为苦寒沉降之品，专入肾与膀胱经，其文曰："[黄柏] 苦寒坚肾……（其质虽皮，其气味皆苦寒沉降。故独入肾与膀胱，清泄下焦湿火，而安肾水。至所以治口疮，清肺部上焦之热者，即用皮意。究非专治之药，虽清上而仍赖其降下耳）。"

民国时期的《增订伪药条辨》中，黄柏分为三种，四川顺庆府南充出者为川柏，色老黄，内外皮黄黑，块片小者佳，可作染料用。湖南及关东出者为关柏，块片甚大而薄，色淡黄者次。东洋出者，为洋柏，色亦淡黄，质松，更不入药。

民国时期《饮片新参》中记载黄柏形色鲜黄，性味苦寒，功能泻肾热，利尿通淋。脾胃虚寒者忌用。

《药材资料汇编》中确定黄柏为芸香科植物，根据产地分为川黄柏和关黄柏，但日本来的洋黄柏基本绝迹。川黄柏主产于四川马边、峨眉山、嘉定、屏山、通江；贵州黔西、遵义、毕节、都匀、息烽；广西桂林、南宁及陕西安康、紫阳、平利、宁陕、锁巴等地。关黄柏主产于东北辽宁盖平、岫岩、海城，吉林敦化、新晃、通化、桦甸、临江、辑安及长白山脉帽儿山一带；河北秦皇岛等地亦产。品质均以皮纹细、体结少筋、内色金黄带微绿、浸湿后黏性较强者为佳。反之，体质粳脆、皮粗有筋、色淡少黏性者为次。总体上，关黄柏不及川黄柏。能健胃、止泻、解热、杀菌，治细菌性肠患；并治糖尿病、皮肤病、肾脏炎等疾病，外用可作眼科药。而且由于技术的革新，当时的药厂开始从黄柏中提取黄连素（即小檗碱）入新药。除了药用外还大量供应作染料用。

1962年版《上海市中药饮片炮制规范》中黄柏的通用名有黄蘗、川柏、川柏皮三种。性味苦、寒，能清热、泻火、燥湿。主治温病热病，伤寒赤痢，湿热黄疸，下痢带下，小便淋闭，湿毒热疮，两足痿软。

1973年版《上海市中药饮片炮制规范》中，黄柏的来源有两种，均为芸香科植物，一种为黄皮树，另一种为黄蘗。主治与1962年版记载相比略有改动，为温病发热，痢疾，湿热黄疸，带下，遗精，低热，热毒湿疮。

1977年版《中华人民共和国药典》将黄皮树来源的习称为川黄柏，黄蘗来源的习称为关黄柏。二者均以皮厚、断面色黄者为佳。能泻火解毒，清湿热。用于尿路感染，前列腺炎，黄疸，痢疾，肠炎，湿热痿痹，白带，痔漏；外治疮疡，口疮，湿疹，黄水疮，烧、烫伤。

1994年版《上海市中药炮制规范》中，将黄柏的几种炮制品功效做了比较，炒用寒性较缓，炒炭用于止血。功效较以往版本有所改动，清热燥湿，泻火除蒸，解毒疗疮，适用于湿热泻痢，黄疸，带下，热淋，脚气，痿躄，骨蒸劳热，盗汗，遗精，疮疡肿毒，湿疹瘙痒等病症。

2008 年版《上海市中药饮片炮制规范》中，将关黄柏和黄柏分开记载。关黄柏来源为芸香科植物黄檗，黄柏来源为芸香科植物黄皮树。因此，在通用名称上也有区别，关黄柏称为黄檗，黄柏称为川柏、川黄柏、川柏皮。但在上海地区习惯将关黄柏也作黄柏使用，二者的功效主治及炮制品功效一致。

《金世元中药材传统鉴别经验》中认为古代所记载的黄柏与今用之川黄柏相符。至于关黄柏，为后起之药材，从当时全国黄柏的供销情况看，关黄柏已成为黄柏的主流商品，销往全国及出口。过去川黄柏、关黄柏均为野生，由于本品为优质木材，加之药用量逐步增加，致使野生黄柏遭到大量采伐，尤其关黄柏野生资源濒临枯竭，故近年来川黄柏与关黄柏均进行大面积栽培，但生长年限较长。当时药用的关黄柏多由朝鲜进口。据说朝鲜黄柏资源也很少了。品质以皮厚、断面鲜黄、无栓皮者为佳。

《中药材商品规格等级标准汇编》中记载历代对于黄柏的规格等级划分强调产地和质量，以川黄柏为道地药材。

【按　语】关黄柏通用名为黄檗，黄柏通用名为川柏、川黄柏、川柏皮。黄柏从 2005 年版《中华人民共和国药典》中被分为黄柏和关黄柏两种，这两种来源于不同的植物，传统上认为川黄柏质量较佳，关黄柏产量较大。

黄柏在宋代之前未注明药用部位为皮部，在《日华子本草》中记载"身、皮力微，次于根"。宋代之后黄柏的药用部位以及来源逐步走向统一和稳定，金元时期的《汤液本草》中记载"栀子、黄芩入肺，黄连入心，黄檗入肾"的观点，与今日黄芩清上焦之火，黄连清中焦之火，黄柏清下焦之火相近。在产地上，多数本草记载以川产者为良，《金世元中药材传统鉴别经验》和《中药材商品规格等级标准汇编》认定古代的黄柏为今之川黄柏。笔者认为在临床上如果可能还是尽量选用川黄柏为佳。

第十一节

决明子

【来　源】根据 2020 年版《中华人民共和国药典》，本品为豆科植物钝叶决明或决明（小决明）的干燥成熟种子。秋季采收成熟果实，晒干，打下种子，除去杂质。

【性味归经】甘、苦、咸，微寒。归肝、大肠经。

【功　效】清热明目，润肠通便。

【溯　源】决明子最早记载于《神农本草经》，其文曰："［决明子］味咸，平。主青盲，目淫肤，赤白膜，眼赤痛，泪出。久服益精光，轻身。"同时《神农本草经》在青葙子的条目中提及青葙子就是草决明，决明子与草决明是不同的药材。

　　而在魏晋时代的《吴普本草》中却将草决明作为决明子的别名，曰："［决明子］一名草决明，一名羊明。"出现了一名两物的情况，导致了后世对"草决明"到底是指哪味药材产生了混乱。

　　《名医别录》记载："［决明子］味苦、甘，微寒，无毒。主治唇口青。生龙门，石决明生豫章。十月十日采，阴干百日。蓍实为之使。恶大麻子。"《名医别录》与《神农本草经》中对于决明子的性味功效记载有所不同，"唇口青"在《神农本草经》中是青葙子的功效，笔者认为在当时可能就存在两种药物混淆的情况。

　　南朝梁代陶弘景的《本草经集注》中，将《神农本草经》和《名医别录》关于决明子的记述合并在一起，但在注中鉴别了决明子和草决明，曰："［决明子］龙门乃在长安北。今处处有。叶如茳芒（也有记载为茳芏的，望江南的别名），子形似马蹄，呼为马蹄决明。用之当捣碎。又别有草决明，是萋蒿子，在下品中也。"此处不仅提供了决明子的产地、植物形态和药材形态，而且还提到草决明为萋蒿子（青葙子的别名）。

唐代的《药性论》记载："[决明]臣。利五藏，常可作菜食之。又除肝家热，朝朝取一匙，按令净，空心吞之，百日见夜光。"唐代的《食疗本草》谓之曰："[决明子]平。叶：主明目，利五藏，食之甚良。子：主肝家热毒气，风眼赤泪。每日取一匙，按去尘埃，空腹水吞之。百日后，夜见物光也。"根据这两本本草书籍的记载，在唐代决明子演变为药食同源的一种植物，主要用于除肝热，明目。

五代时期的《日华子本草》将决明子记载为马蹄决明，其文曰："[马蹄决明]助肝气，益精。水调末涂消肿毒。协太阳穴治头痛。又贴脑心，止鼻洪。作枕胜黑豆，治头风，明目也。"

宋代的《本草图经》对决明子的记载比较详细，其文曰："[决明子]生龙门川泽，今处处有之。人家园圃所莳。夏初生苗，高三四尺许，根带紫色；叶似苜蓿而大，七月有花，黄白色；其子作穗，如青绿豆而锐，十月十日采，阴干百日。按《尔雅》：薢茩，芵茪。释曰：药草，决明也。郭璞注云：叶黄锐，赤华，实如山茱萸。关西谓之薢茩，与此种颇不类。又有一种马蹄决明，叶如茳芏，于形似马蹄，故得此名。又萋蒿子亦谓之草决明，未知孰为入药者。然今医家但用子，如绿豆者。"从原文可见宋代对于决明子的药用植物出现了混淆的情况。

宋代的《本草衍义》同样记载了决明子的植物形态，其文曰："[决明子]苗高四五尺，春亦为蔬。秋深结角，其子生角中，如羊肾。今湖南、北人家园圃所种甚多，或在村野成段种。《蜀本图经》言，叶似苜蓿而阔大，甚为允当。"通过该描述来看其与我们今日所用决明子较为符合。

明代陈嘉谟的《本草蒙筌》对于决明子的记载与历代的本草书籍并无太大差异，但陈嘉谟在青葙子的条文中特别指出了决明子与草决明的区别，其文曰："[青葙子]《本经》款内载曰：子名草决明，意谓功专治眼，特假别名以美之，非真为决明子也。若以为然，则原揭诸简端，何不直书而但曰青葙子乎？正犹沙参一名知母，龙眼一名益智，名同而实异也。且别条所载决明子药，粒状稍大，主治尤优。世医弗明，或偏执一，不免得此失彼，大辜药味之能矣。幸而此曰草决明,彼曰决明子。两名虽一,上下字差略,此分别不同,读者不可不识也。"根据此记载说明,当时有医家对于决明子和草决明认知不清。

明代李时珍的《本草纲目》对决明子的记载比较清晰,其文曰:"[决明]此马蹄决明也,以明目之功而名。又有草决明、石决明,皆同功者。草决明即青葙子,陶氏所谓萋蒿是也。"李时珍认为决明子分为两种,其文曰:"决明有二种:一种马蹄决明,茎为三四尺,叶大于苜蓿,而本小末奓,昼开夜合,两两相贴。秋开淡黄花五出,结角如初生细豇豆,长五六寸。角中子数十粒,参差相连,状如马蹄,青绿色,入眼目药最良。一种茳芒决明,《救荒本草》所谓山扁豆是也,苗茎似马蹄决明,但叶之本小末尖,正似槐叶,夜亦不合。秋开深黄花五出,结角大如小指,长二寸许。角中子成数列,状如黄葵子而扁,其色褐,味甘滑。"根据其描述来看,笔者认为可能马蹄决明为决明子,而茳芒决明为望江南。

清代的《本草从新》同时收录了决明子和草决明,并且明确指出,草决明即为青葙子。对决明子的认识与同时代的《本草求真》《本草便读》一样,将"状如马蹄"作为决明子的特征之一。

《药材资料汇编》中,决明子有薢茩子、槐豆、江南豆、马蹄决明等别名,且习称草决明,但在最后备注中写道:"过去药店有以青葙子作决明子配付,惟处方上开明马蹄决明者付本品。"笔者认为在中华人民共和国成立初期,各地用药不统一,名与药不符,或者一名多药的情况常见,导致了用药的混乱。

2008年版《上海市中药饮片炮制规范》中决明子的习用名称仅有马蹄决明一个。

【按 语】决明子、草决明、石决明三者都冠有"决明"二字,但此三者不是一种药材,而是三种药材。草决明在多数的情况下指青葙子,马蹄决明指决明子。

决明子在《神农本草经》中就有记载,且无别名。草决明在《神农本草经》中作为青葙子的别名记载。《吴普本草》则第一次用草决明作为决明子的别名记载。而后世本草书籍多将决明子和草决明分开记载。

第十二节
青葙子

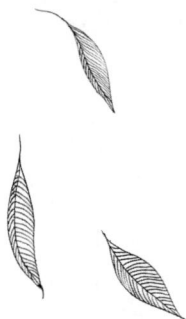

【来　源】根据 2020 年版《中华人民共和国药典》，本品为苋科植物青葙的干燥成熟种子。秋季果实成熟时采割植株或摘取果穗，晒干，收集种子，除去杂质。

【性味归经】苦，微寒。归肝经。

【功　效】清肝泻火，明目退翳。

【溯　源】青葙子最早在《神农本草经》中就有记载："[青葙子]味苦，微寒。主邪气，皮肤中热，风瘙身痒，杀三虫。子，名草决明，一名草蒿，一名萋蒿。"根据《神农本草经》的记载，可能当时以茎叶入药称青葙子，而种子入药称草决明。而在《吴普本草》中草决明却被作为决明子的别名来使用。

《名医别录》对于青葙子的记载增加了采集的时间，曰："[青葙子]无毒。主治恶疮、疥虱、痔蚀，下部䘌疮。生平谷道傍。三月采茎叶，阴干。五月、六月采子。"

南朝梁代陶弘景的《本草经集注》中除记载了《神农本草经》和《名医别录》的原文，还专门增加了注释，曰："[青葙子]处处有。似麦栅花，其子甚细。后又有草蒿，别本亦作草藁。今主治殊相类，形名又相似，极多足为疑，而实两种也。"

唐代的《药性论》记载："[青葙子]一名草藁，味苦，平，无毒。能治肝脏热毒冲眼，赤障、青盲、翳肿，主恶疮疥瘙，治下部虫䘌疮。"这里首次提到青葙子能治疗眼疾。

唐代的《新修本草》中关于青葙子的记载正文部分与《本草经集注》无明

显差异，但是在其【谨案】中描述了青葙子的植物形态，曰："[青葙子]此草，苗高尺许，叶细软，花紫白色，实作角，子黑而扁光，似苋实而大，生下湿地，四月、五月采。荆襄人名为昆仑草，捣汁单服，大疗温疠匜也。"

五代时期的《日华子本草》记载："[青葙子]治五脏邪气，益脑髓，明耳目，镇肝，坚筋骨，去风寒湿痹。苗，止金疮血。"

宋代的《本草图经》中对其植物形态又有了详细的记载，其文曰："[青葙子]生平谷道旁，今江淮州郡近道亦有之。二月内生青苗，长三四尺；叶阔似柳，细软；茎似蒿，青红色；六月、七月内生花，上红下白；子黑光而扁，有似莨菪；根似蒿根而白，直下独茎生根。六月、八月采子。又有一种花黄，名陶珠术；苗亦相似，恐不堪用之。"

宋代寇宗奭的《本草衍义》记载："[青葙子]经中并不言治眼，《药性论》始言之。能治肝脏热毒冲眼、赤障、青盲。萧炳亦云：理眼。《日华子》云：益脑髓、明耳目、镇肝。今人多用之治眼，殊不与经意相当。"笔者认为，青葙子在宋代可能为眼疾专药，而寇宗奭认为这样使用有不妥之处。

明代的陈嘉谟在《本草蒙筌》中给青葙子做按语的时候，解释了中药存在的同名异物现象：《本经》款内载曰：子名草决明，意谓功专治眼，特假别名以美之，非真为决明子也。若以为然，则原揭诸简端，何不直书而但曰青葙子乎？正犹沙参一名知母，龙眼一名益智，名同而实异也。且别条所载决明子药，粒状稍大，主治尤优。世医弗明，或偏执一，不免得此失彼，大辜药味之能矣。幸而此曰草决明，彼曰决明子。两名虽一，上卜字差略，此分别不同，读者不可不识也。"

明代的《滇南本草》中青葙子又被称为鸡冠子，其文曰："[青葙子]（即鸡冠子）味甘、微苦，性微寒。入肝经，明目，泪涩难开，白翳遮睛，花凌青翳，用之良效。"

明代的《本草纲目》中，李时珍对青葙子的记载为："[青葙]其花叶似鸡冠，嫩苗似苋，故谓之鸡冠苋。"在【发明】条目中，李时珍对《神农本草经》为何不记载青葙子能治眼疾的情况做了解释，其文曰："青葙子治眼，与决明子、苋实同功。《本经》虽不言治眼，而云一名草决明，主唇口青，则其明目之功可知矣。目者肝之窍，唇口青者足厥阴经之证，古方除热亦多用之，青葙子之为厥阴药，又可知矣。况用之治目，往往有验，尤可征。"

明代的《本草原始》引《医学入门》的记载对青葙子之名作了解释："葙，囊箧也。药虽微而治眼之功大，青囊中不可缺也，故名青葙子。"

清末的《植物名实图考》中描述了青葙子植物形态，曰："［青葙子］《本经》下品，即野鸡冠，有赤白各种。叶可作茹，胜于家鸡冠叶。一名草决明，乡人皆知以治目疾。"

清代的《本草便读》记载了青葙子药性偏于清泄而乏于补益，其文曰："［青葙子］只可治目疾之因热邪者。属虚者不宜用。不若决明子之兼有补性也。"

《药材资料汇编》对青葙子、鸡冠花子、苋菜子做了详细的鉴别。青葙子：颗粒圆而稍有缺刻，黑色，光亮，功效为明目；鸡冠花子：颗粒整圆，色黑，极光亮，主治痢疾；苋菜子：颗粒较细，黑而带红色，不光亮，不入药。在青葙子的条目中，记载了大量青葙子的别名：草蒿子、萋蒿子、草决明、野鸡冠花子、鸡冠苋子。由于野鸡冠花子和鸡冠花非常容易混淆，因此特别指出了野鸡冠花与鸡冠花的区别，其文如下："青葙（野鸡冠花）与鸡冠花是两种同科不同属的植物，青葙花呈穗状，鸡冠花呈扁形（鸡冠状）。鸡冠花子是正圆形，青葙子稍有缺刻。"

在 2008 年版《上海市中药饮片炮制规范》中，青葙子就只有一个习用名称，为野鸡冠花子。

【按　语】由于在最初的《神农本草经》青葙子条目中就提到了草决明的别称，因此在多数本草书籍中，草决明都是作为青葙子的别名来使用。

青葙子在《神农本草经》中并无治疗眼疾的直接说明，后世医家包括李时珍用"治唇口青"的记载和草决明的别名就推断其有明目的功效，笔者认为不是很有说服力，且到了南北朝时期，陶弘景就说明了当时还有其他植物的混用情况，所以青葙子明目的功效是值得怀疑的。笔者根据近年已发表论文的检索发现对于青葙子明目功效的研究稀少。除了本草类的古籍外，历代的医籍对于青葙子明目的记载也比较稀少，含有青葙子明目疗效的有名的方剂仅为石斛夜光丸，但是石斛夜光丸的药物组成颇繁杂，其中有大量有明目作用药物，比如菊花、枸杞子、石斛等。所以笔者对于青葙子明目功效的记载持保留态度。

第十三节
地骨皮

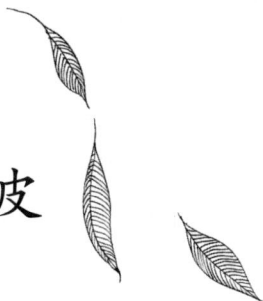

【来　源】根据 2020 年版《中华人民共和国药典》，本品为茄科植物枸杞或宁夏枸杞的干燥根皮。

【性味归经】甘，寒。归肺、肝、肾经。

【功　效】凉血除蒸，清肺降火。

【溯　源】早在汉代的《神农本草经》中就有地骨皮的相关记录，不过并未出现地骨皮的称谓，而是以枸杞的异名地骨附在枸杞的条目中，但并不能确定《神农本草经》中的地骨是否就是后世的地骨皮。其文曰："[枸杞]味苦，寒。主五内邪气，热中，消渴，周痹。久服坚筋骨，轻身，不老。一名杞根，一名地骨，一名枸忌，一名地辅。"

《名医别录》中无地骨皮条目，但是对枸杞根有药性的记载，现代观点认为地骨皮为枸杞的根，那么当时的枸杞根应该等同于地骨皮。枸杞根性人寒，然而书中并未记录枸杞根的功效。其文曰："[枸杞]根大寒，子微寒，无毒。"

南朝梁代的《本草经集注》中记载当时有将枸杞根和枸杞子作为食物来服用的情况，其文曰："[枸杞]枸杞根、实，为服食家用，其说乃甚美，仙人之杖，远自有旨乎也。"

唐代的《药性论》中记载将枸杞根皮锉细和面服用可治疗肾病，其文曰："[枸杞]又根皮细锉。面拌，熟煮吞之，主治肾家风，良。"

唐代的《食疗本草》中，记载了枸杞根的两个功效，其文曰："[枸杞]根，主去骨热，消渴。"

宋代的《本草图经》在枸杞的条目中将枸杞的根称呼为地骨，这也是有据可考的枸杞根被称为地骨的较早文献，其文曰："[枸杞]其根名地骨。"

宋代的《本草衍义》中，作者寇宗奭明确地将枸杞的根皮称为地骨，并记载地骨为大寒之品，其文曰："[枸杞]当用梗皮，地骨当用根皮，枸杞子当用其红实，是一物有三用。其皮寒，根大寒，子微寒，亦三等。"

金元时期的《汤液本草》单独将地骨皮列出，记载为气寒而味苦、大寒无毒之品，其文曰："[地骨皮]气寒。味苦。阴也。大寒。无毒。"《象》云：解骨蒸肌热，主风湿痹，消渴，坚筋骨。去骨，用根皮。《心》云：去肌热及骨中之热。《珍》云：凉血凉骨。本草云：主五内邪气，热中消渴，周痹风湿，下胸胁气，客热头痛，补内伤大劳嘘吸，坚筋骨，强阴，利大小肠。"

元代的《本草发挥》将地骨皮作为正名记录。此书收录了各医家对地骨皮的药效观点，主要以大寒、味苦为其性味，清热、凉血为其主要功效。其中金元四大家之一的李东垣对于地骨皮的解读颇为详细，其文曰："[地骨皮]洁古云：气寒，味苦。解骨蒸肌热，主消渴，风湿痹，坚筋骨。《主治秘诀》云：属阴凉血，去骨取皮用，去肌热及骨中之热。东垣云：地骨皮大寒，纯阴。凉血，去皮肤骨节间热。又治表有风寒，热邪自汗。又云：地骨皮泻肾火，总治热在外，地为阴，骨为里，皮为表也。又云：四物汤内加地骨皮、牡丹皮，治妇人骨蒸最妙。又云：地骨皮治足少阴、手少阳有汗而骨蒸者。海藏云：入足少阴经，手少阳经。"

明代的《本草约言》将地骨皮归入枸杞子条目中，记载地骨皮为凉血凉骨之品，其文曰："[枸杞]根名地骨皮，入手太阴肺、手少阳三焦、足少阴肾。除热清肺，治咳嗽，凉血凉骨之品。其余大率与子同功。"

明代的《本草蒙筌》对于地骨皮的记载与前代出入不大，其文曰："[地骨皮]性甚寒凉。即此根名，惟取皮用。……解传尸有汗，肌热骨蒸；疗在表无寒，风湿周痹。去五内邪热，利大小二便。强阴强筋，凉血凉骨。"

明代的《本草纲目》将枸杞和地骨皮同时作为正名记载在一条中，产地以陕西甘州（今甘肃张掖）为最优。李时珍认为地骨皮能去下焦肝肾的虚热，其文曰："[枸杞][地骨皮]古者枸杞、地骨取常山者为上，其他丘陵坂岸者皆可用。后世惟取陕西者良，而又以甘州者为绝品。……【主治】去下焦肝肾虚热。"

明代的《药鉴》中将地骨皮单独列出，称其为"凉血之妙剂"，单用地骨皮能去皮肤上的风邪以及骨节间的劳热，如果在四物汤的基础上配伍鹿角胶和牡丹皮治疗妇人的骨蒸最好，其文曰："［地骨皮］凉血之妙剂也。去皮肤上风邪，除骨节间劳热。君四物汤、鹿角胶，佐以丹皮，治妇人骨蒸最妙。"

明代的《药镜》记载了地骨皮的功效，较前代功效多出了治疗阴囊湿痒的功效，其文曰："［地骨皮］疗在表无定之风邪，更除囊湿风痒；去传尸蒸骨之有汗，尤治肝肾虚焦。退烦热而渴除，清肺气而嗽止。"

清代的《本经逢原》中枸杞与地骨皮分开记载，产地亦不同。枸杞的产地为河西及甘州，地骨皮的产地为泉州。性味也与之前本草书籍里的记载不同，为甘、淡，微寒，无毒。由前代的苦味变为甘与淡。虽然性味不同，但此书还是记载地骨皮为枸杞根，功效上与历代本草记载的地骨皮基本相同。笔者推测出现此种情况可能是地骨皮的来源不同，泉州产的地骨皮可能为野枸杞的根部，而甘州所产者是宁夏枸杞，其根部的性味与野枸杞是不同的。其文曰："［地骨皮］甘、淡，微寒，无毒。泉州者良。""地骨皮，枸杞根也，三焦气分之药。下焦肝肾虚热、骨蒸自汗者宜之，热淫于内，泻以甘寒也。"

清代的《本草备要》中，新增了地骨皮补益的功效，性味与《本经逢原》基本一致，并记载用地骨皮新鲜的汁液可以治疗吐血尿血，其文曰："［地骨皮］甘淡而寒。降肺中伏火，泻肝、肾虚热，能凉血而补正气。内治五内邪热（热淫于内，治以甘寒……），吐血尿血（捣鲜汁服），咳嗽消渴（清肺）。"

清代的《本草求真》阐述了地骨皮与牡丹皮治疗骨蒸的区别，其文曰："［地骨皮］即枸杞根也。味甘气寒。虽与丹皮同治骨蒸之剂，但丹皮味辛，能治无汗骨蒸；此属味甘，能治有汗骨蒸。且丹皮原属入血散瘀之品，汗者血也。无汗而见血瘀，则于辛于寒最宜。若有汗骨蒸而更用以丹皮辛散，不竟使夺汗无血乎？"

清代的《本草便读》同样记载地骨皮为枸杞树根，用其白皮部分，味甘，大寒，入肺能降肺火，定喘，入肾能除肾热而退骨蒸，其文曰："［地骨皮］地骨皮，即枸杞树根。……去外粗黑皮。取白皮用。味甘，大寒，性降。入肺、肾。退伏热。肺热降则喘咳除。肾热除则骨蒸、盗汗等病皆愈矣。"

民国时期的《增订伪药条辨》作者曹炳章认为地骨皮确为枸杞的根皮，但不是陕枸杞根之皮（陕枸杞即宁夏枸杞），应该是长江地区的土枸杞即野枸杞的根皮，而以亳州、苏州、江北产的地骨皮最好。其文曰："地骨皮，非陕枸杞根之皮，乃长江土枸杞之根皮。三月出新。江南古城亳州、苏州、江北出者，皮薄性糯，色黄黑，气微香，片大无骨者，为最佳。湖北出者，皮粗厚而大，性硬质松，色黄兼有白斑，梗多为次。郑君所云硬骨皮，即此是也。"

民国时期的《饮片新参》中，地骨皮性味记载为甘、苦，寒，功效为入肾退虚热。治骨蒸。风寒发热及脾肾阳虚者忌用。

《药材资料汇编》将地骨皮附在枸杞子的条目中，记载地骨皮来源为杜杞子的根皮，即野枸杞的根皮，并非宁夏枸杞。苏州、无锡和上海近郊（今浦东）所产者香味浓郁、皮质厚，品质最好，称为杜骨皮，亦叫南骨皮。苏北南通、启东所产者亦佳，泰兴、大桥所产者皮薄气味淡为次（主销福建），涟水、淮阴亦有产，统称江北骨皮。安徽滁州地区所产者叫古城骨皮，其品质稍逊于杜骨皮。主销江、浙、闽诸省及出口。山西、河北、河南等地所产者集散于天津，上海称津骨皮，该路货性硬、味淡、质次。在苏州地区，多有将挖起的鲜根，原根成捆装于上海出售，称为枸杞根，行销华南和出口。功效为清虚热、除骨蒸，用于清凉解热。当时有药店制作地骨皮露出售。（当时上海地区只用野枸杞的根，而2020年版《中华人民共和国药典》规定茄科植物枸杞或宁夏枸杞的干燥根皮都可以作为地骨皮来使用。）

在2008年版《上海市中药饮片炮制规范》中，地骨皮来源有两种，一种为宁夏枸杞的根皮，另一种为枸杞的根皮。习用名称为枸杞根皮。其饮片须除去残余木心、皮屑等杂质，快洗，干燥，过长者折断，筛去灰屑。性味甘，寒。归肺、肝、肾经。功能主治为凉血除蒸，清肺降火。用于阴虚潮热，骨蒸盗汗，肺热咳嗽，咯血，衄血，内热消渴。

《金世元中药材传统鉴别经验》中记载地骨皮的来源与2008年版《上海市中药饮片炮制规范》一样，但特别提示"以野生枸杞为主"。其商品以"糟皮白里无香气"为地骨皮的特征。以块大、肉厚、无木心者为佳。

2018年版《上海市中药饮片炮制规范》中对地骨皮的记载与2008年版《上海市中药饮片炮制规范》一致。

【**按　语**】枸杞根、枸杞根皮、地骨皆为地骨皮的异名或习用名称。地骨皮性味在各年代的本草书籍中都有所不同，笔者推测可能与其产地、来源有关。陕甘宁地区所产的宁夏枸杞，具有一定的补益性，而土枸杞或野枸杞并不具有此功效，以清虚热为主。

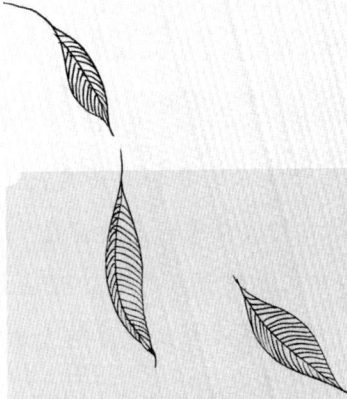

第三章

泻下药

大黄

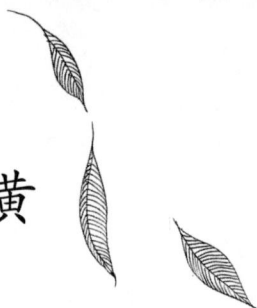

【来　源】根据 2020 年版《中华人民共和国药典》，本品为蓼科植物掌叶大黄、唐古特大黄或药用大黄的干燥根和根茎。秋末茎叶枯萎或次春发芽前采挖，除去细根，刮去外皮，切瓣或段，绳穿成串干燥或直接干燥。

【性味归经】苦，寒。归脾、胃、大肠、肝、心包经。

【功　效】泻下攻积，清热泻火，凉血解毒，逐瘀通经，利湿退黄。

【溯　源】大黄作为药用始载于《神农本草经》，功效以攻下、破瘀、祛癥瘕积聚为主，在《神农本草经》的记载中推陈致新和安和五藏的记载其实也很重要，对于后世医家特别是现代中医临床都有很大的影响。但是《神农本草经》中并无对大黄的具体产地及植物形态的描述。其文曰："［大黄］味苦，寒。主下瘀血，血闭，寒热，破癥瘕积聚，留饮，宿食，荡涤肠胃，推陈致新，通利水谷，调中化食，安和五藏。"

魏晋时期的《吴普本草》记载大黄具有三个异名，黄良、火参和肤如。文中已有提及"将军"之词，同时此书记载了大黄的产地在蜀郡北部和陇西（今四川北部和甘肃西部），与今天的大黄产地是比较接近的，其对植物形态的描写颇为详细，并记载了大黄的采收时间。其文曰："［大黄］一名黄良，一名火参，一名肤如。神农、雷公：苦，有毒。扁鹊：苦，无毒。李氏：小寒。为中将军。或生蜀郡北部，或陇西。二月卷生，生黄赤叶，四四相当，黄茎，高三尺许，三月华黄，五月实黑。三月采根，根有黄汁。切，阴干。"

《名医别录》记载大黄的别名为黄良，产地为河西及陇西（甘肃、青海黄河以西地区及甘肃西部），但并无植物形态的记载。其文曰："［大黄］大寒，无毒。平胃下气，除痰实，肠间结热，心腹胀满，女子寒血闭胀，小腹痛，诸老血留结。一名黄良。生河西及陇西。二月、八月采根，火干。"

南朝梁代陶弘景所著的《本草经集注》中记载大黄起效快，因此大黄又有将军的称呼，其产地有四川北部汶山（今四川茂县）及西山，也有河西和陇西，陶弘景认为西北产的大黄要优于四川所产者。四川、西北的产地与今日大黄产地基本吻合。同时书中也记载了优质大黄的植物形态，并根据产地不同，大黄炮制干燥方式也略有不同。其文曰："［大黄］今采益州北部汶山及西山者，虽非河西、陇西，好者犹作紫地锦色，味甚苦涩，色至浓黑。西川阴干者胜。北部日干，亦有火干者，皮小焦不如，而耐蛀堪久。此药至劲利，粗者便不中服，最为俗方所重。道家时用以去痰疾，非养性所须也。将军之号，当取其骏快矣。"

唐代的《药性论》记载了大黄外用清热消肿的功效，其文曰："［大黄］使，去寒热，忌冷水。味苦、甘。消食，炼五脏，通女子经候，利水肿，能破痰实，冷热，结聚宿食，利大小肠，贴热毒肿，主小儿寒热时疾，烦热，蚀脓，破留血。"

唐代《新修本草》中解释了因为大黄不容易长期保存，需要烘干后才能防止蛀虫的情况，书中对植物形态有比较详细的描述。书中记载当时大黄有四个产地，为"宕州、凉州、西羌、蜀地"，幽州、并州产的大黄不如蜀中所产者，并且否认陶弘景的西北所产大黄优于四川所产大黄的观点，其文曰："［大黄］大黄性湿润，而易壤蛀，火干乃佳。二月、八月日不烈，恐不时燥，即不堪矣。叶、子、茎并似羊蹄，但粗长而厚，其根细者，亦似宿羊蹄，大者乃如碗，长二尺。作时烧石使热，横寸截著石上煿之，一日微燥，乃绳穿晾之，至干为佳。幽、并以北渐细，气力不如蜀中者。今出宕州、凉州、西羌、蜀地皆有。其茎味酸，堪生啖，亦以解热，多食不利人。陶称蜀地者不及陇西，误矣。"

唐代的《本草拾遗》中记载不同产地的大黄可治疗不同的病证，运用上需要有所区别，且不可生熟混用不加分辨，如四川所产者攻邪力强，而河西所产者清热泻下力强，其文曰："［大黄］用之当分别其力，若取和厚深沉，能攻病者，可用蜀中似牛舌片紧硬者；若取泻泄骏快，推陈去热，当取河西锦纹者。

凡用有蒸、有生、有熟，不得一概用之。"

五代时期的《日华子本草》提到一种新疆所产的大黄，其文曰："[大黄]通宣一切气，调血脉，利关节，泄壅滞水气，四肢冷热不调，温瘴热疾，利大小便，并敷一切疮疖痈毒。廓州马蹄峡中者次。"

五代时期的《蜀本草》对于大黄的功效记载为"主劳复"，这与其他本草记载的功效不同。此外，对于大黄的植物形态描述也与历代记载不同。其文曰："蜀本云:[大黄]大寒。主劳复。叶似蓖麻，根如大芋，旁生细根，如牛蒡，小者亦似羊蹄。《图经》云：高六七尺，茎脆，味酸，醒酒。"

宋代的《本草图经》记载了多种大黄，以四川产者最佳，而秦陇产的大黄次之，同时又被称为吐蕃大黄。江淮地区出产的大黄称为土大黄。鼎州（今湖南常德）出产的羊蹄大黄又称为金荞麦或土大黄。羊蹄大黄疗疥瘙，与大黄的功效有差异，但明代李时珍提出此物并非大黄。其文曰："[大黄]生河西山谷及陇西，今蜀川、河东、陕西州郡皆有之，以蜀川锦文者佳。其次秦陇来者，谓之土蕃大黄。正月内生青叶，似蓖麻，大者如扇；根如芋，大者如碗，长一二尺，旁生细根如牛蒡，小者亦如芋（与药用大黄相似）；四月开黄花，亦有青红似荞麦花者（与掌叶大黄和唐古特大黄相似）；茎青紫色，形如竹。二、八月采根，去黑皮，火干。江淮出者曰土大黄，二月开黄花，结细实。又鼎州出一种羊蹄大黄，疗疥瘙甚效。初生苗叶如羊蹄，累年长大，即叶似商陆而狭尖；四月内于抽条上出穗，五七茎相合，花叶同色；结实如荞麦而轻小，五月熟即黄色，亦呼为金荞麦。三月采苗，五月收实，并阴干；九月采根，破之亦有锦文。日干之，亦呼为土大黄。"

宋代《本草衍义》对大黄在泻心汤中的作用做了注解，其文曰："[大黄]损益，前书已具。仲景治心气不足、吐血衄血。泻心汤，用大黄、黄芩、黄连。或曰：心气既不足矣，而不用补心汤，更用泻心汤，何也？答曰：若心气独不足，则不当须吐衄也。此乃邪热因不足而客之，故吐衄。以苦泄其热，就以苦补其心，盖两全之。有是证者用之无不效。量虚实用药。"

金元时期的《医学启源》将大黄纳入"寒沉藏"类药物，功效引用《主治秘要》的记载，简洁精准，其文曰："[大黄]《主治秘要》云：性寒味苦，气味俱厚，沉而降，阴也。其用有四：去实热一也；除下焦湿二也；推陈致新三也；消宿食四也。"

明代的《本草品汇精要》中，直接记载的大黄别名有两个，一为将军，二为黄良。此外，此书中有以锦纹指代大黄的情况。因大黄的药用部位为根，以根上带锦纹者为佳。

明代《本草约言》阐述了大黄生用与熟用在功效上的差异，其文曰："［大黄］苦寒而决泄者也。生用则通肠胃壅塞结热，熟用能治诸毒疮痍，久不收口。盖以诸毒疮疡，皆属心火。大黄熟用，则能泻心，抑且宣气消痈，而除结热也。"

明代《本草蒙荃》记载大黄的产地为川蜀之地，植物形态如牛舌。以大黄带有锦纹、实重者药用，如果取药效下行之力，那么投放大黄的时间很重要，沸水浸泡即服，不能久煎，其文曰："［大黄］味苦，气大寒。味极厚。阴中之阴，降也。无毒。形同牛舌，产自蜀川。必得重实锦纹，勿用轻松朽黑。……如欲下行，务分缓速。欲速生使，投滚汤一泡便吞；欲缓熟宜，同诸药久煎方服。"

明代《本草纲目》中李时珍记载在当时市场上所卖的大黄以庄浪（今甘肃省平凉市）为最佳，带有锦纹为大黄的主要特点。此外，李时珍对《本草图经》中记载的羊蹄大黄做了纠正，指出羊蹄大黄并非大黄，二者非一物，其文曰："［大黄］宋祁《益州方物图》，言蜀大山中多有之，赤茎大叶，根巨若碗，药市以大者为枕，紫地锦文也。今人以庄浪出者为最，庄浪即古泾原陇西地，与《别录》相合。颂曰：鼎州出一种羊蹄大黄，治疗癣甚效。初生苗叶如羊蹄，累年长大，即叶似商陆而狭尖。四月内抽条出穗，五七茎相合，花叶同色。结实如荞麦而轻小，五月熟即黄色，呼为金荞麦。三月采苗，五月采实，阴干。九月采根，破之亦有锦文。亦呼为土大黄。【时珍曰】苏说即老羊蹄根也。因其似大黄，故谓之羊蹄大黄，实非一类。又一种酸模，乃山大黄也。状似羊蹄而生山上，所谓土大黄或指此，非羊蹄也。"

明代的《药镜》对于大黄的功效有着较详细的阐述，并且运用五行脏象理论解释了大黄的功效，并延伸到大黄两个别名的真实含义，其文曰："［大黄］伐积食积痰，走结血结屎。操堕胎催产之力，解暴痢实胀之危。攻实立生，攻虚立殣。……夫浊阴不降，则清阳不升；瘀血不去，则新血不长。蒸热久而血瘀经络，惟大黄可以治之。……世人但知大苦大寒，效止推陈于脾胃，殊不解五行之体以克为用，功虽润下，却疏炎上于心君。盖火有用而灵，力专生土；火无用而实，法当泻土。《本经》名黄良，是土得其天也；吴普又名火参，是心得其所也。"

明末清初的《本草乘雅半偈》记载了大黄的产地优劣，以河西山谷、陇西地区产者为佳，四川产者次之，并且对于大黄的植物形态也有详细的记载，其文曰："［大黄］出河西山谷及陇西者为胜。益州北部汶山、西山者次之。二月卷生黄赤，放叶时，四四相当，宛似羊蹄叶，粗长而后。茎高三尺许，味酸而脆，颇堪啖也。三月花黄，五月实黑，八月采根。根形亦似羊蹄根，大者如碗，长二尺许。切片阴干，理文如锦，质色深紫。"

清代的《本经逢原》记载了大黄的炮制品之间的功效区别，并且提到服大黄不宜同时进食谷物，其文曰："［大黄］苦，寒，无毒。产川中者，色如锦纹而润者良。若峻用攻下，生用。邪气在上，必用酒浸上引而驱热下行。破瘀血，韭汁制。虚劳吐血，内有瘀积，韭汁拌，炒黑用之。大肠风秘燥结，皂荚、绿矾酒制。又尿桶中浸过，能散瘀血，兼行渗道。妊娠产后，慎勿轻用。实热内结，势不可缓，酒蒸用之。凡服大黄，下药须与谷气相远，得谷气则不行矣。"

在清朝康熙年间日本的《炮炙全书》中，同样记载大黄不同的炮制品有着不同的药用功效。在日本的大和山城以及丹后诸州出产大黄，都以紫地锦纹者为佳，与中国相同，日本市场上也有用羊蹄根冒充大黄出售，其文曰："［大黄］苦，寒。凡用有生、有熟、有蒸，不得一概用。欲下行者，生用，邪气在上者，必须酒浸引上，至高驱热而下。酒浸入太阳经，酒洗入阳明经，余经不用酒。……今大和山城、丹后诸州皆有之，以紫地锦纹者为佳。售者多以羊蹄草根假之，不可不细认也。"

清中期的《本草求真》中对于大黄的记载与历代本草记载大致相同，但是该书对大黄的用药禁忌描述较为详细，其文曰："［大黄］至于老人虚秘，腹胀少食，妇人血枯，阴虚寒热，脾气痞积，肾虚动气及阴疽色白不起等证，不可妄用，以取虚虚之祸。川产锦纹者良。生用峻，熟用纯。忌进谷食。"

清代的《本草新编》将生、熟大黄的功效区别分析得非常透彻，并且主张大黄应该生用才能发挥其全部药性，其文曰："［大黄］或问大黄性猛，过于迅速，似乎熟用尚非所宜，何以古人不尚熟而尚生乎？夫大黄过煮，则气味全散，攻毒不勇，攻邪不急，有用而化为无用矣。大黄之妙，全在生用为佳。将群药煎成，再投大黄，略煎一沸即服，功速而效大，正取其迅速之气而用之也。不可畏其猛烈，过煎煮以去其峻利也。"

清代的《植物名实图考》称大黄为"荡涤要药"，以四川产者为良，并且记载了佩戴大黄可避时疫，其文曰："[大黄]《本经》下品，《别录》谓之将军，今以产四川者良。西南、西北诸国，皆恃此为荡涤要药，市贩甚广，北地亦多有之。春时佩之，以辟时疫。"

清末的《本草便读》记载大黄虽为苦寒破积之药，但亦可配合温药、补药应对不同的病证，其文曰："[大黄]大黄，苦寒沉降。气味俱厚。入脾、胃、大肠血分。能荡涤瘀留结热之实邪。长驱直下。破坚积。除癥瘕。若寒滞积结。有温下之法。虚人挟积。有补泻并行之法。故温药、补药。皆可相辅而行。相机而用。"

民国时期的《医学衷中参西录》中，张锡纯对于大黄的用法有独特的见解，他主张大黄应后下，亦可泡服，如果作散可以一抵四，其文曰："[大黄]性虽趋下而又善清在上之热，故目疼齿疼，用之皆为要药。又善解疮疡热毒，以治疔毒尤为特效之药（疔毒甚剧，他药不效者，当重用大黄以通其大便自愈）。……凡气味俱厚之药，皆忌久煎（笔者按：但凡辛散走窜芳香之药，都应后下），而大黄尤甚，且其质经水泡即软，煎一两沸药力皆出，与他药同煎宜后入，若单用之开水浸服即可，若轧作散服之，一钱之力可抵煎药汤者四钱。"

据民国的《增订伪药条辨》记载，当时大黄的最佳产地在陕西和甘肃凉州卫，这种大黄坚硬紧结、色黄、头起锦纹似冰旋斑为最佳，故俗名锦纹大黄。

《药材资料汇编》中记载大黄分为药用与非药用，又分野生与家种。一般以野生者为上品。药用大黄分为三大类：西宁大黄、铨水大黄、马蹄大黄。非药用大黄总称为山大黄，一般用于制烟和染料工业，国内也作为制香原料。药用大黄中，以西宁大黄为优，产于青海贵德、湟源、湟中等地。体重质结，内色呈槟榔纹、朱砂斑点，又名锦纹，多圆形，削成蛋形，亦名蛋吉。

1977年版《中华人民共和国药典》中记载大黄的来源有三个，分别为掌叶大黄、唐古特大黄和药用大黄。以质坚实、气清香、味苦而微涩者为佳。功效为泻实热，下积滞，行瘀，解毒。用于实热便秘，积滞腹痛，湿热黄疸，急性阑尾炎，不完全性肠梗阻，血瘀经闭，痈疖疔疮，化脓性皮肤病、烧、烫伤。在用法上，如果用于泻下则不宜久煎。孕妇慎服。

2005年版《中草药与民族药药材图谱》中大黄的来源仅一个，为蓼科植物掌叶大黄的干燥根及根茎。主产于甘肃、青海、西藏、四川等地。以外表色黄棕、星点明显、体重、质坚实、气清香、味苦而微涩、嚼之粘牙者为佳。

2008 年版《上海市中药饮片炮制规范》中，大黄的来源与 1977 年版和 2015 年版《中华人民共和国药典》一致，为掌叶大黄、唐古特大黄和药用大黄，其习用名称为锦纹、川军。在处方应付中写大黄付生大黄，写制军、制大黄均付酒制大黄，写酒军、酒大黄均付酒洗大黄。功效方面，大黄不同的炮制品功效有区别，如酒大黄善清上焦血分热毒，用于目赤咽肿，齿龈肿痛。大黄生用泻火攻下力较强，熟大黄泻下力缓，泻火解毒，用于火毒疮疡。大黄酒洗用既能通便，又可增强活血化瘀之功。用法用量方面，大黄一般用 3~30g，如用于泻下则不宜久煎。

《金世元中药材传统鉴别经验》中记载大黄的别名为川军、锦纹、生军，其来源与 2015 年版《中华人民共和国药典》一致。其中掌叶大黄主产于甘肃岷县、文县、礼县、宕昌、武郡、临夏、武威；青海同仁、同德、贵德；西藏昌都、那曲地区，以及四川阿坝州、甘孜州。唐古特大黄又称鸡爪大黄，主产于青海玉树地区的治多、称多、杂多、囊谦；果洛地区的达日、班玛、久治、同仁、同德，以及祁连山北麓。药用大黄又称南大黄、川大黄。南大黄主产于重庆的万州、巫溪、城口、南川；陕西的镇坪、镇巴、城固；湖北鄂西地区及贵州、云南等地。川大黄（马蹄大黄）主产于四川阿坝州的马尔康、汶川、茂县、理县、黑水、松潘。此外，甘孜地区和凉山地区均有分布。但被称为道地药材的还是西宁大黄，一般指青海及甘南藏族自治州的野生品（现有家种品）。由于大黄的种类繁多，因此，伪品问题也一直存在。主要有河套大黄、华北大黄、天山大黄和藏边大黄。而历史上一直存在的土大黄，我们今天定为蓼科植物巴天酸模、皱叶酸模的干燥根。主治疮疖疥癣，常作外洗药。

2018 年版《上海市中药饮片炮制规范》中，大黄的注意事项新增了妇女的月经期及哺乳期，孕妇、月经期、哺乳期妇女皆慎用。

【按　语】大黄的别名有川军、锦纹、生军、将军、黄良、火参等。土大黄并非大黄。对大黄的成分分析研究发现，如果要取大黄的泻下作用就需要后下，久煎或炒炭之后会出现收敛止血的功效。以大黄炒炭为例，炒炭后结合型大黄酸被大量破坏，所含鞣质仅被部分破坏，且炭具有吸附作用，大黄的泻下作用就会变得极弱，而收敛和吸附作用就会被增强，也就有了止血、止泻的功效。大黄主要含蒽醌类衍生物（包括游离和结合型大黄酚、大黄酸、芦荟大黄素、大黄素、大黄素甲醚）和二蒽酮衍生物（包括番泻苷 A、B、C、D）。此外，尚含鞣质（主要为葡萄糖没食子鞣苷、儿茶鞣质、游离没食子酸）。其中番泻苷 A 和结合型大黄酸及其类似物为主要泻下成分，而鞣质为收敛成分。现代研究发现，大黄中的二蒽酮苷在初加热时较鞣质类成分易于溶出，然而长时间煎煮，则大黄鞣质类物质溶出较多。大黄的泻下成分容易分解，泻下作用减弱，收敛作用就会增强。

大黄为中医的核心药物之一，其地位早在《伤寒论》中就已经奠定了。大黄要取其泻下作用在使用方法上应注意不可久煎，笔者临床一般都让患者用沸水浸泡后服用。煎煮时间因每个人的理解不同很难控制，统一让患者用沸水浸泡后服用更能保证疗效并且有实际操作性。

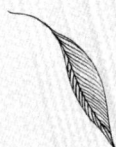

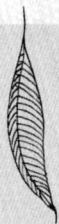

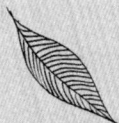

第四章

利水渗湿药

第一节
茯苓

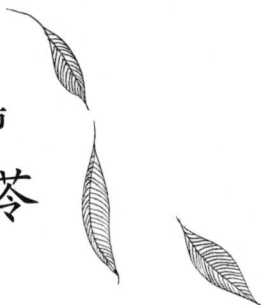

【来　源】根据 2020 年版《中华人民共和国药典》，本品为多孔菌科真菌茯苓的干燥菌核。多于 7—9 月采挖，挖出后除去泥沙，堆置"发汗"后，摊开晾至表面干燥，再"发汗"，反复数次至出现皱纹、内部水分大部散失后，阴干，称为茯苓个；或将鲜茯苓按不同部位切制，阴干，分别称为茯苓块和茯苓片。

【性味归经】甘、淡，平。归心、肺、脾、肾经。

【功　效】利水渗湿，健脾，宁心。

【溯　源】《神农本草经》中就有茯苓的记载："［茯苓］味甘，平。主胸胁逆气。忧恚，惊邪恐悸，心下结痛，寒热，烦满，咳逆，口焦舌干，利小便。久服安魂魄养神，不饥，延年。一名茯菟。生太山山谷。"西汉的《史记·龟策传》中，茯苓又叫伏灵，意思是说茯苓是由松的神灵之气伏结而成。

《名医别录》中在茯苓的条目中还增加了茯神记载，其文曰："［茯苓］无毒。止消渴，好睡，大腹淋沥，膈中痰水，水肿淋结，开胸腑，调脏气，伐肾邪，长阴，益气力，保神守中，其有根者，名茯神。茯神：味甘，平。主辟不祥，治风眩、风虚、五劳、七伤，口干，止惊悸，多恚怒，善忘，开心益智，安魂魄，养精神。生太山大松下。二月、八月采，阴干。"此书中茯苓和茯神是分别记录的，且二者功效也不同，说明在晋代以前已经将茯苓和茯神区别对待了。

在炮制方面，南朝刘宋时期的《雷公炮炙论》中对于茯苓的炮制方法有了详细的描述，其文曰："［茯苓］凡采得后，去皮、心、神，了，捣令细，于水盆中搅令浊，浮者去之，是茯苓筋，若误服之，令人瞳子并黑睛点小，兼目盲，甚记之。"这也说明茯苓和茯神在炮制上也是区别对待的。之后陶弘景的《本草经集注》对茯苓的记载基本和《神农本草经》及《名医别录》一致，同时陶弘景提到了当时已经有人工栽培茯苓的情况，并且提出自然生长的质量佳。其文曰："今出郁州，彼土人乃故斫松作之，形多小，虚赤不佳。自然成者，大如三四升器，外皮黑细皱，内坚白，形如鸟兽龟鳖者，良。作丸散者，皆先煮之两三沸，乃切，曝干。白色者补，赤色者利，世用甚多。"

唐代的《药性论》在记录茯苓的同时提出了赤茯苓的概念，其文曰："［茯苓］臣，忌米醋。能开胃，止呕逆，善安心神，主肺痿痰壅，治小儿惊痫，疗心腹胀满，妇人热淋。赤者破结气。"这里的赤者便是赤茯苓，它是指茯苓皮下内层带淡红色的部分。之后在《新修本草》中，茯苓以伏苓为正名记载，并有一些产地和品质的记载："今大山（太山）亦有伏苓，白实而块小，不复采用。今第一出华山，形极粗大。雍州南山亦有，不如华山者。"五代时期的《日华子本草》《蜀本草》对于茯苓的记载基本没有变化。

宋代的《嘉祐本草》引用了《淮南子》的一段原文，曰："下有茯苓，上有菟丝。注云：茯苓，千岁树脂也。菟丝生其上而无根。一名女萝也。"又同时引用《典术》，曰："茯苓者，松脂入地千岁为茯苓，望松树赤者下有之。"同时代的《本草图经》有更为详细的记载，曰："［茯苓］生泰山山谷，今泰、华、嵩山皆有之。出大松下，附根而生，无苗、叶、花、实，作块如拳在土底，大者至数斤，似人形、龟形者佳。皮黑，肉有赤、白二种。或云是多年松脂流入土中变成，或云假松气于本根上生。"由于古人的局限性，认为茯苓是松脂入地之后形成的，其实这是不正确的。

明代陈嘉谟的《本草蒙筌》将茯苓分为白茯苓与赤茯苓两种，在功效上赤茯苓入心、脾、小肠，属己、丙、丁，泻利专主；白茯苓入膀胱、肾、肺，属辛、壬、癸，补益兼能。对于产地，陈嘉谟记载云贵（云南、贵州）独佳。在形态上的记载为："［茯苓］小如鹅卵，大若匏瓜。犹类龟鳖人形，并尚沉重结实（四五斤一块者愈佳）。"在炮制方面的记载为："咀片水煎，黑皮净削。研末丸服，赤筋尽淘。（茯苓中有赤筋，最损目，为丸散久服者，研细末，入细布袋中，以冷水揉摆，如作葛粉状，澄取粉，而筋滓在袋中者，弃去不用，若煎汤则不须尔）。"明代李时珍的《本草纲目》在茯苓条目下也分别记载了赤茯苓、茯苓皮、茯神。对于形态和质量优劣，李时珍也有记载，曰："[茯苓]茯苓有大如斗者，有坚如石者，绝胜。其轻虚者不佳，盖年浅未坚故尔。"

清代的《本经逢原》中出现了一种栽培品，曰："[茯苓]一种栽莳而成者曰莳苓，出浙中，但白不坚，入药少力。"《本草从新》在茯苓一条中附了赤茯苓、茯苓皮、茯神这三样。其中在茯苓条中写道："[茯苓]松根灵气结成。产云南，色白而坚实者佳。去皮（产浙江者，色虽白而体松，其力甚薄。近今茯苓颇多种者，其力更薄矣）。"又在赤茯苓条中写道："白者入肺、膀胱气分，赤者入心、小肠气分。（时珍曰：白入气，赤入血）。益心脾，白胜；利湿热，赤胜。"《本草求真》在茯苓一条中也明确提出："[茯苓]苓有赤白之分，赤入小肠，白入膀胱。白微有补，赤则止泻湿热。一气一血，自不容混如此。"可见到了清代中期对于茯苓的运用有着白茯苓、赤茯苓的区别。

到了民国时期，《增订伪药条辨》中记载了茯苓的造假品，并提出了鉴别方法，其文曰："茯苓，当取整个切片，照之微有筋膜者，真，切之其片自卷，以结白为上。近来有一种镜片，多以米粉和苓末假造混充。闻又有以米粉包裹松根造成整个者，亦宜细辨。"

《药材资料汇编》中茯苓、茯神共处一条，将茯苓分为两种，一种为家种品，一种为野生品。其中野生品以云南所产的品质较佳，俗称云茯苓。

2008年版《上海市中药饮片炮制规范》中，茯苓为多孔菌科真菌茯苓的干燥菌核。其中白色部分，或趁鲜切块（片）后干燥，称为白茯苓；淡棕红色部分，或趁鲜切块（片）后干燥，称为赤茯苓；带皮茯苓，或趁鲜切块（片）后干燥，称为带皮苓；有松根的部分，或趁鲜切块（片）后干燥称为茯神；干燥外皮称为茯苓皮；菌核中的干燥松根，称为茯神木。至此我们很清晰地看到了茯苓家族的所有成员。

【按　语】上海地区在处方应付中，写茯苓应给白茯苓。但是地区不同习惯不同，笔者在云南行医期间当地药房需要医生写明白茯苓或赤茯苓，如果单写茯苓药房是不发药的，同行可参考。

白茯苓、赤茯苓、茯神、茯苓皮、带皮苓、茯神木这六种药物在功效上有所不同，因此在选择上须多加注意。

特别要指出的是，赤茯苓不是朱茯苓。朱茯苓是指朱砂拌茯苓，它只是茯苓的一种炮制品。朱砂拌茯苓是每100g白茯苓用朱砂2g均匀搅拌，能增强宁心安神的功效。

中药发汗法：药材除去杂质后堆置，然后摊开晾至表面干燥，再进行堆积发汗，反复多次，至药材表面出现皱纹，其内部水分大部分散失后阴干，此方法适用于不易干燥的药材，如玄参、茯苓等。

第二节
赤小豆

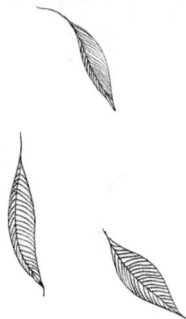

【来　源】根据 2020 年版《中华人民共和国药典》，本品为豆科植物赤小豆或赤豆的干燥成熟种子。秋季果实成熟而未开裂时拔取全株，晒干，打下种子，除去杂质，再晒干。

【性味归经】甘、酸，平。归心、小肠经。

【功　效】利水消肿，解毒排脓。

【溯　源】赤小豆最早在《神农本草经》中就有记载，与生大豆共同记载于大豆黄卷的条文中，其文曰："［赤小豆］主下水，排痈肿脓血。"

《名医别录》则将赤小豆与生大豆分开，单独列为一条，曰："［赤小豆］味甘，酸，平，温，无毒。主治寒热、热中、消渴，止泄，利小便，吐逆，卒澼，下胀满。又，叶名藿，主治小便数，去烦热。"

陶弘景的《本草经集注》在记录赤小豆时加了一段注，其文曰："［赤小豆］大、小豆共条，犹如葱、薤义也。以大豆为蘗，芽生便干之，名为黄卷，用之亦熬，服食家所须。煮大豆，主温毒、水肿殊效。复有白大豆，不入药。小豆性逐津液，久食令人枯燥矣。"此处陶弘景解释了《神农本草经》为了符合载药 365 味这个"一年之数"，所以将赤小豆和生大豆记载于一个条目下，同样的情况还有葱和薤，并且提出长期服用赤小豆是有副作用的，会使人的津液过度减少。还指出白色的大豆是不入药的。

唐宋时期的《药性论》《新修本草》《蜀本草》《开宝本草》《嘉祐本草》均只记载了赤小豆主下水、排痈肿脓血的功效，并无其产地和植物形态的说明。

提及产地的是在《本草图经》中，曰："[赤小豆]今江淮间尤多种莳。"《本草衍义》中更是提到了赤小豆的主要食用地，曰："[赤小豆]关西河北，京东、西多食之。"

明代的《救荒本草》中对赤小豆外形的描述就颇为详细，其文曰："《本草》旧云江淮间多种莳，今北土亦多有之。苗高一二尺。叶似豇豆叶微团艄。开花似豇豆花微小，淡银褐色，有腐气，人故亦呼为腐婢。结角比绿豆角颇大，角之皮色微白带红。其豆有赤、白、鳌色三种。味甘、酸，性平，无毒。合鲊食成消渴，为酱合鲊食成口疮，人食则体重。"此处对赤小豆植物形态的描述，与我们今日所用的赤小豆植物形态很接近。《本草蒙筌》则提到赤小豆以颜色辨别其优劣，其文曰："[赤小豆]地土各处俱种，胭脂赤者为良。"

明代李时珍的《本草纲目》对赤小豆也有着详细的记载，曰："[赤小豆]此豆以紧小而赤黯色者入药，其稍大而鲜红、淡红色者，并不治病。俱于夏至后下种，苗科高尺许，枝叶似豇豆，叶微圆峭而小。至秋开花，似豇豆花而小淡，银褐色，有腐气。结荚长二三寸，比绿豆荚稍大，皮色微白带红。三青二黄时即收之，可煮可炒，可作粥、饭、馄饨馅并良也。"李时珍所记载的赤小豆植物形态与《救荒本草》中提及的赤小豆相似，也与我们今日所用的赤小豆相符。此外，还提及一种稍大而鲜红、淡红色的食用赤小豆是不入药的，这与我们今日在市场上所见的赤豆类似。值得注意的是，《本草纲目》在记载赤小豆别称的时候出现了疏漏，将赤小豆的一种别名记载为红豆，李时珍又将相思子的别名也记载为红豆，从此后世出现了赤小豆和相思子混淆的记载。

清代的《本草求真》中记载了赤小豆和相思子的区别，曰："[赤小豆]取紧小而赤黯色者良。若半黑半红为相思子，非赤小豆也。"《本草从新》中提到了其与相思子的鉴别，曰："[赤小豆]甘，酸，平。……以紧小而赤黯色者入药，其稍大而鲜红淡红色者，并不治病。今肆中半粒红半粒黑者，是相思子。"因此我们可以推测在清代中期，赤小豆与相思子可能发生了用药混淆的情况，所以以上两本书同时提到赤小豆与相思子的外形区别。此情况至清末时可能发生得更为普遍，清末的《本草便读》中提及："[赤小豆]赤小豆即今之杜赤豆。以紧小、色赤者为佳。今药店中之赤小豆，半红半黑，谓之相思子，即红豆也，有毒不堪用。"在清末的《植物名实图考》中也记载："[赤小豆]医肆以相思子半红半黑者充之，殊误人病。"可以看出相思子与赤小豆从清代中期至清代末期出现了混淆。笔者猜测李时珍将赤小豆与相思子的别名都称为红豆，可能是清朝发生用药混淆的原因之一。

《药材资料汇编》中对赤小豆的植物形态进行了描述："其豆细小，形如腰子，色紫红，并有白色纹眼。市场上对相思子亦有称为赤小豆者，实系错误，两物不能混为一起。"

《中华本草》具体说明了赤豆与赤小豆的来源问题，书中指出李时珍虽指出稍大而鲜红、淡红色者不入药，但因这两种植物不易区分，赤豆作赤小豆用的历史已久。现今商品赤小豆包括上述两种植物来源，但市场习惯认为赤小豆质量更优。

2015 年版《中华人民共和国药典》中记载了赤小豆有两种来源，一种叫赤小豆，另一种叫赤豆，并明确了赤小豆的植物来源。

【按　语】赤小豆在有些地方又叫红豆或赤豆，而相思子也叫作红豆，所以一定要鉴别清楚，千万不可用红豆一词指代药材。

赤小豆的功效在各代本草的记载中是比较一致的，比较特殊是《日华子本草》，书中提到的是赤豆粉，其文曰："赤豆粉，治烦，解热毒，排脓，补血脉。解油衣粘缀甚妙。叶食之，明目。"从功效来判断，赤豆粉应该就是赤小豆，但是"补血脉"的功效又与之不相符合，故记载于此，存疑。

赤小豆本身作为一味利水祛湿的药材，在历代本草中记载的功效基本一致，但在别称上与相思子容易发生混淆，因此在开具处方的时候应了解当地药房的实际情况，以免用错。

第三节

金钱草

【来　源】根据 2020 年版《中华人民共和国药典》，本品
为报春花科植物过路黄的干燥全草。夏、秋二季采收，
除去杂质，晒干。

【性味归经】甘、咸，微寒。归肝、胆、肾、膀胱经。

【功　效】利湿退黄，利尿通淋，解毒消肿。

【溯　源】金钱草是一味临床常用药材，但金钱草在不同的地区的俗称各
不相同，别名达 20 余种，因此各地金钱草的植物来源并不统一。在上海地区，
金钱草亦被称为对坐草。

对于金钱草的记载最早可以追溯到清代的《百草镜》，相对于其他药材来
说，金钱草是相对比较"年轻"的药材。

清代的《本草纲目拾遗》中引用了《百草镜》对金钱草的记载，记载了
药名、植物形态、功效等各方面内容。《本草纲目拾遗》中将金钱草记载为神
仙对坐草，又名蜈蚣草，这种草生长于山间道路两侧，植物形态为蔓生、叶相
对、叶子青而圆、夏季开黄花、每节有二朵，这一系列描述与我们今日所用的
金钱草形态基本一致。功效引用《采药方》中的描述，为退黄、补虚。根据以
上记载笔者认为神仙对坐草即为金钱草，其文曰："［神仙对坐草］一名蜈蚣
草。山中道旁皆有之，蔓生，两叶相对，青圆似佛耳草，夏开小黄花，每节间
有二朵，故名。……《百草镜》云：此草清明时发苗，高尺许，生山湿阴处，
叶似鹅肠草，对节，立夏时开小花，三月采，过时无。王安《采药方》：一名
地蜈蚣。黄疸初起，又治脱力虚黄。"

清代的《植物名实图考》中金钱草以过路黄为正名记载。在此书中记载了两种过路黄，笔者认为书中"过路黄（二）"更接近于金钱草，其文曰："［过路黄］江西坡塍多有之。铺地拖蔓，叶如豆叶，对生附茎。叶间春开五尖瓣黄花，绿跗尖长，与叶并苗。"

《药材资料汇编》中既有金钱草又有神仙对座草（蜈蚣草），而且是分开条目记载，根据两种药材的外形、功效等描述，笔者认为神仙对座草与金钱草更接近，而原书中的金钱草应该不是今日所用之金钱草。神仙对座草的植物形态为茎细蔓，两叶相对，色青，形圆，如佛耳草。夏日开小黄花，每节间生两朵，形如对座。其全草供药用。产于江苏苏州、震泽，浙江长兴、安吉。能治脱力虚黄、反胃、噎膈，水肿膨胀，疝气等症。

2005 年版《中草药与民族药药材图谱》中记载了金钱草、广金钱草、连钱草三种药材。其中金钱草的植物来源记载为报春花科植物过路黄，产地为四川，以茎叶完整、叶片多、色青绿者为佳。

2008 年版《上海市中药饮片炮制规范》中同时记载了对坐草和连钱草。在连钱草的备注中写着"本市处方中药名金钱草习惯付连钱草"。也就是说，在 2008 年之后，在上海地区金钱草＝连钱草，这属于地方性用药。但在该书中连钱草的植物来源记载为唇形科植物活血丹的干燥地上部分。对坐草的植物来源是报春花科植物过路黄的干燥全草，对坐草的习用名称为大叶金钱草和过路黄。虽然两者的植物来源并不相同，但药物功效却是类似的，在 2008 年至 2018 年，上海地区金钱草的使用与全国其他地区是有差异的，这点值得临床医生注意。

《金世元中药材传统鉴别经验》中，金钱草的植物来源记载与 2015 年版《中华人民共和国药典》一致。主产地为长江流域各省区，包括四川宜宾、乐山、内江、南充，陕西汉中、安康等地区，河南南阳地区，湖北襄阳地区，江苏、浙江、安徽、江西、湖北等。伪品有聚花过路黄，在四川通常作风寒草来使用，不用于治疗胆道结石病。在全国不同地区会用不同的来源的植物作为金钱草，如唇形科植物活血丹（2008 年版《上海市中药饮片炮制规范》又叫连钱草）；伞形科植物天胡荽、积雪草（落得打）。这些药材在植物形态上与过路黄有明显的区别，因此临床医生需要甄别。

在 2018 年版《上海市中药饮片炮制规范》中，金钱草被用作正式名称，对坐草是金钱草的别名。其植物来源与 2015 年版《中华人民共和国药典》的记载一致。

【按　语】大叶金钱草、过路黄、对坐草均为金钱草的别名。2008 年至 2018 年，连钱草在上海地区曾作为金钱草使用。2018 年版《上海市中药饮片炮制规范》颁布之后，金钱草的植物来源规定为报春花科植物过路黄的干燥全草，与现行版《中华人民共和国药典》相一致。

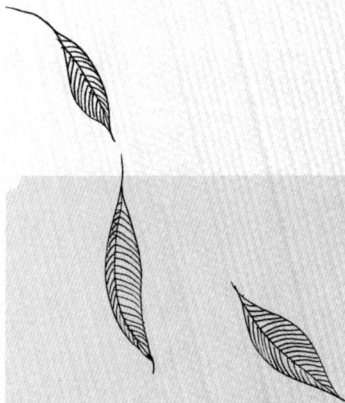

第五章

芳香化湿药

第一节

苍术

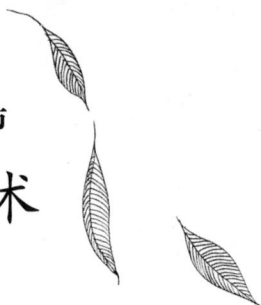

【来　源】根据 2020 年版《中华人民共和国药典》，本
品为菊科植物茅苍术或北苍术的干燥根茎。春、秋二
季采挖，除去泥沙，晒干，撞去须根。

【性味归经】辛、苦，温。归脾、胃、肝经。

【功　效】燥湿健脾，祛风散寒，明目。

【溯　源】苍术与白术曾统称为术（详见白术篇）。关于何时开始与白术
有了区分，各学者的观点不一致。因赤术的植物形态和产地与今日之苍术相
近，笔者认为南朝梁代陶弘景的《本草经集注》是将术分为白术和赤术的最早
著作。其文曰："［术］郑山，即南郑也。今处处有。以蒋山、白山、茅山者为
胜。十一月、十二月、正月、二月采好，多脂膏而甘。……术乃有两种：白术
叶大有毛而作桠，根甜而少膏，可作丸散用；赤术叶细无桠，根小苦而多膏，
可作煎用。"

宋代的《本草图经》同样将赤术与白术共载于一条中，据记载当时将苍术
作为术的情况可能为主流，其文曰："［术］生郑山山谷、汉中、南郑。今处处
有之，以嵩山、茅山者为佳。春生苗，青色无桠。一名山蓟，以其叶似蓟也。
茎作蒿秆状，青赤色，长三、二尺以来；夏开花，紫碧色，亦似刺蓟花，或有
黄白花者；入伏后结子，至秋而苗枯；根似姜，而旁有细根，皮黑，心黄白
色，中有膏液紫色。二月、三月、八月、九月采，曝干。干湿并通用，今八月
采之，服食家多单饵之。……凡古方云术者，乃白术也，非谓今之术矣。"

宋代的《本草衍义》中，苍术和白术分开记载，并记载了炮制方法，其文

曰："[苍术] 其长如大拇指，肥实，皮色褐，气味辛烈，须米泔浸洗，再换泔，浸二日，去上粗皮。"

金元时期的《医学启源》对于苍术与白术的区别有了更多的记载，其文曰："[苍术] 气温，味甘，主治与白术同。若除上湿、发汗，功最大。若补中焦、除湿，力少。《主治秘要》云：其用与白术同，但比之白术气重而体沉。治胫足湿肿，加白术。泔浸，刮去皮用。"

元代的《汤液本草》认为苍术与白术是不可相互代替混用的，因苍术发汗而白术止汗。其文曰："[苍术]《本草》但言：术，不分苍、白。其苍术别有雄壮之气，以其经泔浸火炒，故能出汗，与白术止汗特异，用者不可以此代彼。"

明代《本草品汇精要》中记载了苍术性状上具有"白霜"的特点，道地产区在茅山、蒋山、嵩山，其文曰："[苍术] 其味苦甘而烈，惟春及秋冬取者为佳，易生白霜者是也。……道地：茅山、蒋山、嵩山者为胜。"

明代《本草约言》记载苍术气味辛烈，除上焦湿邪佳，并可避山中瘴气，书中也记载白术以补为主，有敛汗的功效，而苍术以治为主，具有发汗的作用，不可混用。其文曰："[苍术] 散风寒湿气，辟山岚瘴气，无分表里；疗重痛于身首，散结肿于皮肤，最能发汗；消积滞而除腹胀，快脾胃而进饮食，尤能宽中。其性本燥，长于治湿。然气味辛烈，除上焦湿气之功尤切。……二术功用颇同，俱能补脾燥湿。但白术者补性多，且有敛汗之功；苍术治性多，惟专发汗之能。凡入剂中，不可代用。"

明代《本草纲目》同时记载了苍术、白术和赤术，言白术性温而和，苍术性温而燥，其文曰："[苍术]【时珍曰】《异术》言术者山之精也，服之令人长生辟谷，致神仙，故有山精、仙术之号。术有赤、白二种，主治虽近，而性味止发不同。……【时珍曰】白术甘而微苦，性温而和。赤术甘而辛烈，性温而燥，阴中阳也，可升可降，入足太阴、阳明，手太阴、阳明、太阳之经。忌同白术。"

明代《药鉴》记载了苍术的功效，其补中不及白术，发汗胜于白术，还可辟瘴气和治疗时行瘟疫。其文曰："[苍术] 消痰结窠囊，去胸中窄狭。治身面游风、风眩头痛甚捷，辟山岚瘴气、时气瘟疫尤灵。……但补中除湿，力不及白，若宽中发汗，功过于白。"

明代《本草原始》中记载了苍术的植物形态和产地，其文曰："[苍术]以茅山者为良。苗高二三尺，其叶抱茎而生，梢间叶似棠梨，其脚下叶有三五叉，有锯齿小刺。根苍黑色，故名苍术。……茅山苍术，坚小肉白，气味甘辛。他山苍术，块大肉黄，气味辛烈。又有一种苍术，皮白肉白，坚硬而实，气味亦甘辛，较之茅山者次之，北人每呼为南苍术，比西山者胜。"

清代《本草新编》对苍术发汗的功效有着独特的见解，其文曰："[苍术]苍术之妙，全在善于发汗，其功胜于白术。凡发汗之药，未有不散人真气者。苍术发汗，虽亦散气，终不甚也。虚人感邪，欲用风药散之者，不若用苍术为更得。盖邪出而正又不大伤，汗出而阳又不甚越也。"

清代《本经逢原》将苍术产地优劣做了梳理，其文曰："[苍术]苦、辛、温，无毒。产茅山者，味甘形瘦多毛，最良；吴郡诸山者次之；楚中大块、辛烈气燥者为下。"

清代《本草便读》记载赤术即为苍术，产地以江苏茅山最佳，饮片形态有"朱砂点"为特征，这与现代苍术的鉴别特点一致。其文曰："[苍术]汉时名赤术，处处山谷皆有之。而以江苏茅山者为上。其形较白术为小，切之内有朱砂点。"

《药材资料汇编》记载苍术为菊科植物，由于产区甚广，大致分为四种：关苍术、津苍术、汉苍术和京茅术。其中津苍术品质较差，关苍术品质较优。京茅术中所含的朱砂点比其他几种苍术更明显，主销江、浙地区。在功效上记载了焚烧苍术可以辟湿气，有消毒灭菌之功。而且在此书中，茅术的功效和苍术是分开记载的，茅术功效与苍术有异。苍术甘温辛烈，为芳香性健胃及发汗药，有兴奋精神作用，对慢性胃肠炎及妇人冷感头痛有效。茅术发汗、除湿、散郁、逐痰，疗效较强。

1977年版《中华人民共和国药典》中苍术的来源有两个，为菊科植物茅苍术或北苍术的干燥根茎，断面具有明显"朱砂点"特征的是茅苍术，长时间暴露后可析出白毛状的结晶，习称"起霜"。二者均以质坚实、断面朱砂点多、香气浓者为佳。能燥湿，健脾，明目。用于脘腹胀痛，吐泻，水肿，痰饮，肢体、关节酸重，夜盲症。

1994年版《上海市中药炮制规范》中，将苍术和茅术分开记载。苍术为菊科植物北苍术，如书写苍术、炙苍术、炒苍术、焦苍术均付麸炒苍术。茅术为菊科植物茅苍术，而茅术还具有通用名称，如苍茅术、茅苍术、南京术、穹窿术，如书写茅术、炙茅术、炒茅术、焦茅术均付麸炒茅术。二者在功效上相似，书中记载茅术的功效优于苍术，功效均为燥湿健脾、祛风，散寒，明目。适用于脘腹胀满，泄泻，水肿，脚气痿躄，风湿痹痛，风寒感冒，夜盲症等。生用燥湿力强；米泔水浸和炒用减弱其燥性；制用性较平和；治夜盲症宜生用。

在 2008 年版《上海市中药饮片炮制规范》中北苍术和茅苍术归于苍术条目，功能与主治与 1994 年版《上海市中药炮制规范》一致，但未见茅苍术优于北苍术的记载。

《金世元中药材传统鉴别经验》中记载苍术的别名有茅苍术、南苍术和北苍术三个。因品种和产地不同有南北之分，南苍术为菊科植物茅苍术的干燥根茎，北苍术为菊科植物北苍术的干燥根茎，南北苍术均为野生。南苍术主产于江苏句容（茅山）、镇江、溧水，湖北襄阳、南樟，河南桐柏、唐河等地；浙江、安徽、江西亦产。以河南桐柏、安徽太平、江苏句容（茅山地区）所产质量最佳，但产量少。湖北产量大，但较江苏产品个大质松，多集散在汉口，故称汉苍术。而北苍术主产于河北、山西、陕西等省。此外，内蒙古、辽宁、吉林、黑龙江、山东、甘肃等地亦产。北京地区所辖山区产量甚丰，如平谷、密云、怀柔、延庆、昌平、门头沟、房山等区均产，且加工稍细，畅销全国，为苍术的主流品种。南北苍术在品质上均以质坚实、断面朱砂点多、香气浓者为佳。但经验认为，南苍术品质较优。从病证虚实而言，虚证用白术，实证用苍术。

《中药材商品规格等级标准汇编》记载苍术最早的产地为陕西汉中地区，后来逐步扩展到江苏南京地区、河南嵩山地区、湖北黄冈地区，并认为江苏茅山地区所产苍术品种最佳。现代以江苏茅山地区为苍术的道地产区，而湖北、河南、河北等省产量较大。在目前市场上苍术药材大多为北苍术野生品，但由于野生资源逐渐紧缺，部分地区已开始人工种植；茅苍术多为栽培品，多出口。

【按　语】苍术的别名和习用名称有茅苍术、南苍术、北苍术、苍茅术、茅术、南京术、穹窿术等。

第二节

豆蔻

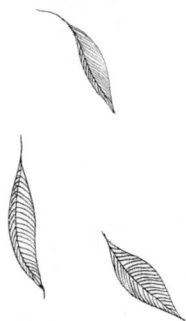

【来　源】根据 2020 年版《中华人民共和国药典》，本品为姜科植物白豆蔻或爪哇白豆蔻的干燥成熟果实。按产地不同分为原豆蔻和印尼白蔻。

【性味归经】辛，温。归肺、脾、胃经。

【功　效】化湿行气，温中止呕，开胃消食。

【溯　源】豆蔻是一味常用中药材，上海地区一般将豆蔻称为白豆蔻。其最早记载于宋代的《开宝本草》，谓："[白豆蔻]出伽古罗国，呼为多骨。形如芭蕉，叶似杜若，长八九尺，冬夏不调，花浅黄色，子作朵如葡萄，初出微青，熟则变白，七月采之。"据记载，白豆蔻是一种舶来品。

《本草图经》对白豆蔻的记载更为详细，曰："[白豆蔻]出伽古罗国，今广州、宜州亦有之，不及蕃舶者佳。苗类芭蕉，叶似杜若，长八九尺而光滑，冬夏不凋；花浅黄色；子作朵如葡萄，生青熟白，七月采。张文仲治胃气冷，吃食即欲得吐，以白豆蔻子三枚，捣筛，更研细，好酒一盏，微温调之，并饮三两盏佳。又有治呕吐，白术等六物汤，亦用白豆蔻，大抵主胃冷，即宜服也。"可以看出在宋嘉祐年间，白豆蔻已经完成了从舶来品到本国种植的过程，而且临床对豆蔻的使用是以温中和胃为主。

明代的《本草纲目》也记载了白豆蔻，李时珍曰："白豆蔻子圆大如白牵牛子。其壳白厚，其仁如缩砂仁，入药去皮炒用。"其形状和颜色大抵与我们今天用的白豆蔻一致。

清代的《本经逢原》对豆蔻的功效有了详细的描述，曰："[白豆蔻]辛香上升，入脾肺二经，散肺中滞气，治脾虚疟疾，呕吐寒热，能消能磨，流行三焦，营卫一转，诸证自平。……若火升作呕，蕴热作痛者，勿服。"《本草从新》在《本经逢原》的基础上特别记载了"番舶者良"的字句，可见白豆蔻到清代还是有进口的。

《药材资料汇编》记载豆蔻为襄荷科（一般指姜科）豆蔻属多年常绿草本，习用名称为白豆蔻。以越南、柬埔寨、泰国为主产地，印度、斯里兰卡、印度尼西亚亦有产。我国广西近越南边境亦有少量出产，但品质稍差于进口。其味辛微苦，为芳香性健胃驱风药，有镇呕作用，对于消化不良、呕吐、胃痛及胸膈膨胀有效。又作调味料，并能解酒毒治宿醉。

《金世元中药材传统鉴别经验》中收载豆蔻，其别名有白豆蔻、圆豆蔻、紫蔻三种，为姜科植物白豆蔻或爪哇白豆蔻的干燥成熟果实。原产于柬埔寨、泰国、越南、缅甸，称为"原豆蔻"，爪哇白豆蔻原产于印度尼西亚，称为"印尼白蔻"，现我国海南、云南和广西有栽培。品质以个大、饱满、果皮薄而完整、皮色洁白、气味浓者为佳。过去有白豆蔻、原豆蔻、小豆蔻之分，药用最多的为白豆蔻。有的分豆蔻仁和豆蔻皮，一般均为统货。其味辛，性温。归肺、脾、胃经。具有化湿消痞，行气温中，开胃消食的功效。临床用于湿浊中阻，不思饮食，湿温初起，胸闷不饥，寒湿呕逆，胸腹胀痛，食积不消等症状。

【按　语】在2020年版《中华人民共和国药典》中，有"豆蔻"之名的药材一共有四种，分别为豆蔻、草豆蔻、肉豆蔻、红豆蔻。

《名医别录》曰："［豆蔻］味辛，温，无毒。主温中，心腹痛，呕吐，去口臭气。生南海。"《千金翼方》和《新修本草》也都有基本相同的记载。根据豆蔻"生南海"的记载其产地当为整个岭南地区，故推测宋以前所用的豆蔻包含了白豆蔻及草豆蔻。

首次记载今日所用豆蔻是在宋代的《开宝本草》，叫白豆蔻，其别名为多骨，而后世医家撰写的本草书籍一般都会将白豆蔻与草豆蔻分开记载。白豆蔻以辛香散寒为主，也因其辛香性极强，所以我们在使用的时候须后下。

第三节

草豆蔻

【来　源】根据 2020 年版《中华人民共和国药典》，本品为姜科植物草豆蔻的干燥近成熟种子。夏、秋二季采收，晒至九成干，或用水略烫，晒至半干，除去果皮，取出种子团，晒干。

【性味归经】辛，温。归脾、胃经。

【功　效】燥湿行气，温中止呕。

【溯　源】在宋代以前并无草豆蔻这一称谓，只有豆蔻这一称谓。在《名医别录》中出现豆蔻一词，曰："[豆蔻] 味辛，温，无毒。主温中，心腹痛，呕吐，去口臭气。生南海。"之后的《千金翼方》和《新修本草》也都引用了这段。但都未说明是哪种豆蔻，只有"生南海"这三个字我们可以推测为岭南地区，为我们留下一段线索。白豆蔻是舶来品，故推测宋以前所用的豆蔻是草豆蔻。

到了宋代的《开宝本草》，为了区分当时的舶来品白豆蔻和本土的豆蔻，特别在豆蔻这一条中加入了注解："此草豆蔻也，下气止霍乱。"由此可见，在宋代开始已有意识地将草豆蔻和白豆蔻区分开。之后的《本草图经》也同样将豆蔻与白豆蔻分开记载，并且对于豆蔻的形态进行了细致的描述："[豆蔻] 即草豆蔻也。生南海，今岭南皆有之。苗似芦，叶似山姜、杜若辈，根似高良姜。花作穗，嫩叶卷之而生，初如芙蓉（《纲目》有花微红三字），穗头深红色，叶渐展，花渐出，而色渐淡，亦有黄白色者。南人多采以当果实，尤贵。"

明代陈嘉谟所著的《本草蒙筌》中对于草豆蔻的记载更为详细，曰："交趾（国名）多生，岭南亦有。苗类杜若梗，根似高良姜。花作穗，嫩叶卷之而生，叶渐舒，花渐出，如芙蓉淡红；实结苞，至秋成壳而熟，秋方老，壳方黄，似龙眼微锐。外皮有棱（如栀子棱），无鳞甲；中子连缀（亦似白豆蔻多粒），甚辛香。应时采收，曝干收贮。入剂剥壳取子，行经惟胃与脾。去膈下寒，止霍乱吐逆；驱脐上痛，逐客忤邪伤。酒毒尤消，口臭即解。（谟）按：草豆蔻用治中脘冷疼，鲜有得其真者，市家多以草仁假代，安获奇功？考究《图经》，著明形色，俾后医士过目即知。匪但可取效病人，抑亦不受欺于卖者也。"陈嘉谟不仅详细地说明了草豆蔻的形状和功效，而且还提到了当时有药商用其他药材冒充草豆蔻的情况。

明代李时珍的《本草纲目》对豆蔻也有着详细的记载，并且与前人说法基本一致。但需要注意的是，李时珍在记载中将草豆蔻和草果视为一种药材，将两个称谓混用，这和当今的实际情况不符，因此需要加以注意。（关于草果的详细情况会在草果一节中单独论述。）

可能是受到《本草纲目》的影响，清代的《本经逢原》虽将草豆蔻和草果分为两个条目记述，但也将草果和草豆蔻视为一物。直到《本草从新》才将两者明确区分开来，其记载分别是"［草豆蔻］闽产名草寇"和"［草果］滇、广所产名草果"。同时对两种药材的形状进行了描述：草豆蔻形如龙眼而微长，皮黄白，薄而棱峭，仁如砂仁，辛香气和；草果形如诃子，皮黑厚而棱密，子粗而辛臭。从《本草从新》开始对草豆蔻和草果的描述才和当今临床实际情况相符。

《金世元中药材传统鉴别经验》收载草豆蔻为姜科植物草豆蔻的干燥近成熟种子。主产于广东，海南万宁、陵水、三亚、文昌、屯昌、儋州、澄迈、云南临沧、墨江及广西玉林、钦州等地。品质以个圆、均匀、整齐、质坚实、无散碎、饱满、香气浓者为佳。商品草豆蔻一般均为筒装，习惯认为产于海南万宁者为佳。此外，书中还记载了一种云南草蔻，是本种的变种光叶云南草蔻，分布于广东、广西、云南。果实较小，卵圆形。商品称"小草蔻"，与草豆蔻同等入药。其种子较小，有的药商常与砂仁掺杂，伪充砂仁销售，但其种脊有条纵沟，气味淡。注意与砂仁区分。

【按　语】在2020年版《中华人民共和国药典》中有豆蔻之名的就有肉蔻、红豆蔻、豆蔻、草豆蔻四种，民间也有将草豆蔻称为大草寇、草寇仁的，但最容易与草豆蔻混淆的是豆蔻（白豆蔻）和草果。它们虽然都来自姜科植物，但其药力有轻有重，且各自的侧重点不同，因此要区别运用。《本草从新》对于草豆蔻和草果的功效记载如下。草豆蔻：暖胃健脾，燥湿祛寒；草果：破气除痰，消食化积。

在宋代之前古代文献中记载的豆蔻就是指草豆蔻。宋代之后草豆蔻和（白）豆蔻是明确区分的。在明代李时珍的《本草纲目》至清代的《本经逢原》之间，可能将草豆蔻与草果混为一谈。从《本草从新》开始，草豆蔻、（白）豆蔻和草果才真正地作为三种不同的药材出现。

第四节
草果

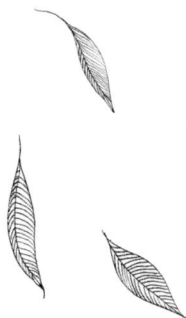

【来　源】根据2020年版《中华人民共和国药典》，本品为姜科植物草果的干燥成熟果实。秋季果实成熟时采收，除去杂质，晒干或低温干燥。

【性味归经】辛，温。归脾、胃经。

【功　效】燥湿温中，截疟除痰。

【溯　源】在李时珍的《本草纲目》中就有提到草果，曰："草豆蔻、草果虽是一物，然微有不同。今建宁所产豆蔻，大如龙眼而形微长，其皮黄白薄而棱峭，其仁大如缩砂仁而辛香气和。滇广所产草果，长大如诃子，其皮黑厚而棱密，其子粗而辛臭，正如斑蝥之气。"根据李时珍的记载，当时可能是将草豆蔻和草果作为一种药材使用的，但是李时珍已经将草果和草豆蔻的区别进行了记录。

明末陈廷采的《本草汇言》中则将草果仁与草豆蔻分开记载，曰："生闽、广。长大如荔枝。其皮黑厚，有直纹。内子大粒成团。凡入剂，取子锉碎用。但其气熏人，最辛烈。"将草果的特点描绘得相当清楚。

清代的《本草便读》对草果的功效又有了进一步的记载，其文曰："[草果]滇、广所产。形如诃子。皮黑厚。其仁粗大。其气辛烈而臭。其性热。其所入、所用虽与草豆蔻相仿。而刚猛恶浊之气不同。"表明草果辛温燥烈，气浓味厚，其燥湿、温中之力都强于草豆蔻。

《药材资料汇编》中收载草果为蘘荷科（一般指姜科）豆蔻属多年生草本，在我国云南金平、屏边、麻栗坡、马关、西畴、文山，以及西双版纳和普洱都有出产，广西睦边亦有少量出产。越南产量较大，过去由香港输入。为芳香性健胃药，用于呕吐，能解酒毒，并能祛痰、逐寒、温中、去臭、截疟，以及作调味品。此外，在此条备注中特别记载道："草果文献上与草豆蔻混合一起，但实际，草果与草豆蔻是两种植物，应该分列。"

《金世元中药材传统鉴别经验》收载草果，其别名为草果仁，草果子，其来源为姜科植物草果的干燥成熟果实。主产于云南西畴、马关、文山、屏边、麻栗坡，广西的靖西、睦边和贵州的罗甸等地。近年来，也有越南、老挝边贸输入部分商品。以个大、颗粒饱满、色红棕、香气浓者为佳。其味辛，性温。归脾、胃经。具有燥湿温中，除痰截疟的功效。临床用于寒湿内阻，脘腹胀痛，痞满呕吐，疟疾寒热。

【按　语】草果与草豆蔻同时被收录于 2020 年版《中华人民共和国药典》中，为两种药材。但在有些古文献中草果与草豆蔻没有完全区分，这可能和对草果的认识有一个逐步发展的过程有关。笔者推测最初可能因两药功效相近故而混合使用，随着中医的发展，医家发现草果的燥烈药性与草豆蔻还是有区别的，因此开始将两种药完全分开使用。

在很长一段时间内，在古文献中草果和草豆蔻是不分的，混在一起，但它们实际上来源于两种不同的植物。宋之前只有豆蔻之名，但当时记载的豆蔻与我们今天所用的豆蔻（白豆蔻）不是同一种药材，因此在研究古文献的时候一定要加以甄别。

第五节

广藿香

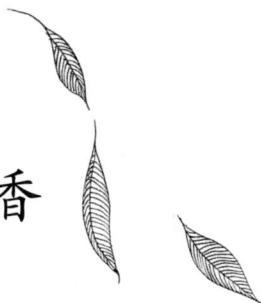

【来　源】根据 2020 年版《中华人民共和国药典》，本品为唇形科植物广藿香的干燥地上部分。枝叶茂盛时采割，日晒夜闷，反复至干。

【性味归经】辛，微温。归脾、胃、肺经。

【功　效】芳香化浊，和中止呕，发表解暑。

【溯　源】藿香之名最早记载于东汉杨孚所著的《异物志》中，曰："藿香，交趾有之。"说明藿香的产地在交趾（今越南河内地区）。

《名医别录》中并无藿香单独的记载，它与沉香等有香味药材或植物共存一条目，能治风水毒肿，去恶气，并且藿香可治疗霍乱、心痛。其文曰："［沉香］薰陆香、鸡舌香、藿香、詹糖香、枫香并微温。悉治风水毒肿，去恶气。薰陆、詹糖去伏尸。鸡舌藿香治霍乱、心痛。枫香治风瘾疹痒毒。"

南朝梁代陶弘景所著的《本草经集注》将沉香、薰陆香、鸡舌香、藿香、詹糖香、枫香共列一条，视为香料。在治疗恶核毒肿时将其作为药用，曰："此六种香皆合香家要用，不正复入药，唯治恶核毒肿，道方颇有用处。"

唐代《备急千金要方》中出现了含有藿香的方剂，名为藿香汤，能治毒气吐下，腹胀，逆害乳哺，说明在唐代藿香开始作药用。其文曰："治毒气吐下，腹胀，逆害乳哺，藿香汤方。藿香一两，生姜三两，青竹茹、甘草各半两。上四味㕮咀，以水二升煮取八合，每服一合，日三。有热，加升麻半两。"

宋代《嘉祐本草》并未将藿香单独列出，而是零星记载于沉香条目中，并未提及藿香的药用价值。其文曰："日华子又云：藿香，味辛。……《南州异物志》云：藿香，出海边国。形如都梁，可著衣服中。……《南方草木状》云：藿香，味辛。榛生，吏民自种之，五、六月采，曝之。乃芬尔。出交趾、九真诸国。"

宋代《本草图经》中关于藿香的记载不多，主要引用《俞益期笺》《南方草木状》等书，根据书中记载，当时藿香在岭南地区有种植，宋代医家用藿香治疗吐逆，与今日的广藿香功效类似。其文曰："藿香，旧附五香条，不著所出州土，今岭南郡多有之，人家亦多种植。二月生苗，茎梗甚密，作丛，叶似桑而小薄。六月、七月采之，曝干。乃芬香，须黄色，然后可收。又金楼子及《俞益期笺》皆云：扶南国人言：众香共是一木，根便是旃檀，节是沉水，花是鸡舌，叶是藿香，胶是薰陆。详《本经》所以与沉香等共条，盖义出于此。然今南中所有，乃是草类。《南方草木状》云：藿香榛生，吏民自种之，正相符合也。范晔《和香方》云：零藿虚燥，古人乃以合熏香。《本经》主霍乱心痛，故近世医方治脾胃吐逆，为最要之药。"

金元时期的《医学启源》记载藿香为温辛药，能治脾胃，可助胃气，补胃气，升阳。并引《主治秘要》所言，藿香需要去枝茎用叶。其文曰："[藿香]气微温，味甘辛，疗风水，去恶气，治脾胃吐逆，霍乱心痛。《主治秘要》云：性温，味苦，气厚，味薄，浮而升，阳也。其用，助胃气。又云：甘苦，纯阳，补胃气，进饮食。去枝茎用叶，以手搓用。"

元代《汤液本草》中藿香的功效扩大了，如煎汤漱口可治口臭。其文曰："[藿香]《本草》云：主脾胃呕逆，疗风水毒肿，去恶气，疗霍乱心痛，温中快气。治口臭，上焦壅，煎汤漱口。入手足太阴，入顺气乌药则补肺，入黄芪四君子汤则补脾。"《本草发挥》引李东垣所言，其助脾开胃止呕的功效与广藿香类似。其文曰："东垣云：藿香芳馨之气，特助脾开胃止呕。"

明代《滇南本草》中记载了土藿香，此土藿香的性味功效与历代本草记载的藿香并不相同，如藿香味辛，性微温；土藿香味苦，性温凉。此外，土藿香还能研末外用。根据《滇南本草》成书地区推断土藿香应该为今云南境内昆明以南地区的地方用药。其文曰："[土藿香]味苦，性温凉。治胃热，治小儿牙根溃烂，出脓流血，嘴肿口臭。为末，枯矾少许。或刀伤木刺，血流不止。土藿香末搽上即愈。不入矾，加龙骨少许。"

明代《本草品汇精要》记载了有用棉花叶充当藿香的情况。其文曰：

"【赝】棉花叶为伪。"

明代《本草约言》记载藿香为吐逆要药，其文曰："［藿香］味辛，气微温，阳也，可升可降，入手、足太阴经。开胃口，能进饮食；止霍乱，仍除呕逆。去枝茎用叶，以其芳馨之气助脾故也。治吐逆最要之药也。"

明代《本草蒙筌》记载了藿香的种植地在岭南郡州，七月采收，当时市场上有用棉花叶、茄叶冒充藿香的情况。其文曰："［藿香］味辛、甘，气微温。味薄气厚，可升可降，阳也。无毒。岭南郡州，人多种莳。七月收采，气甚芬香。市家多搀棉花叶、茄叶假充，不可不细择尔。拣去枝梗入剂，专治脾肺二经。"

明代《本草纲目》记载了藿香的植物形态，此时藿香的入药部位较金元时期有所变化，叶、枝、梗一并入药。其文曰："【时珍曰】豆叶曰藿，其叶似之，故名……【时珍曰】藿香方茎有节中虚，叶微似茄叶。洁古、东垣惟用其叶，不用枝梗。今人并枝梗用之，因叶多伪故耳。"

明代《本草原始》记载了藿香的植物形态，同时也记载了藿香叶、枝、梗同用的现象。其文曰："［藿香］圆茎，叶颇类茄叶而小，亦像豆叶。古人惟用其叶，不用枝梗。今人并枝梗用之，因叶多伪故耳。"

明代《药镜》记载藿香配砂仁盐炒可治霍乱，藿香加丁香、滑石可疗夏日吐泻。其文曰："［藿香］开胃以助脾，理肺以快气。止嗅暑秽之痛呕，疗感山岚而寒热。芬芳堪敌口臭，燥热以致结阳。得砂仁与炒盐，平中恶之霍乱；加丁香与滑石，止吐泻于炎天。"

明末清初《本草乘雅半偈》记载藿香的产地在岭南地区，为人工栽培。书中藿香的植物形态混杂了土藿香的一些特征。其文曰："［藿香］出交趾、九真、武平、兴古诸国。吏民多种之，今岭南颇饶，所在亦有。二月宿根再发，亦可子种。苗似都梁。方茎丛生，中虚外节。叶似荏苏，边有锯齿。七月擢穗，作花似蓼。房似假苏，子似茺蔚。五六月未擢穗时，采茎叶曝干。可着衣中，用充香草。逾时则性缓无力矣。洁古、东垣惟用藿叶，为能敷布宣发，后世因藿叶多伪，并枝茎用之，今枝茎尤多伪耳。"

清代《本草新编》的作者陈士铎对藿香的药解与前代有诸多不同之处，提出藿香亦有副作用。其文曰："［藿香］或问藿香散暑气，子未言也？不知藿香虽散暑气，亦散真气也。用藿香以散暑，是犹执热以止热，余所以不言耳。虽霍乱亦暑症之一，然用藿香以定霍乱，实取其降气，非取其消暑，又不可不知也。或问藿香为定喘奇方，而子何以未言？夫藿香定喘，乃言感暑气而作喘也，非藿香于治暑之外而更定喘也。余所以只言其治霍乱逐邪，而不言其定喘。夫喘症多生于虚，误认虚喘为实喘，下喉即便杀人。故不敢言藿香之定喘，实有微意耳。"

清代《本草备要》记载藿香的产地在交广，交广属于岭南地区，植物形态与历代本草书籍记载类似，同时提出了使用藿香的禁忌，并非所有的呕逆者可用。其文曰："［藿香］快气和中，开胃止呕，胃弱、胃热而呕者忌用。……出交广，方茎有节，叶微似茄叶。古惟用叶，今枝茎亦用之，因叶多伪也。"

清代《本经逢原》记载藿香以广产者为佳。由于藿香的叶子不多，因此，当地人用排草叶冒充。作者张璐也认识到藿香并非能治疗所有的呕吐、呕逆，如阴虚火旺引起的胃虚呕逆就不能使用。此外，该书还记载了一种江浙地区所产的藿香，能消食，但茎能耗气，所以用药时应谨慎。根据产地，推测这种藿香可能为后世的土藿香（即 2018 年版《上海市中药饮片炮制规范》中的藿香）。其文曰："［藿香］辛，微温，无毒。广产者良，但叶甚少，土人每以排草叶伪充，最难辨别。须于茎上择取色绿未经霉坏者方效。……但阴虚火旺，胃虚作呕，内无留滞者不可用，恐反伤正气，引邪内入。江浙土产者伐胃消食，其茎能耗气，用者审之。"

在清康熙年间日本的《炮炙全书》记载了用棉花叶、茄叶来掺假的情况，同时日本当地有一种埋藿香气味芳香，但非真正的藿香。其文曰："［藿香］甘、辛，微温。拣去枝梗，水洗用。市家多掺棉花叶、茄叶假充，不可不细辨。肆中有名埋藿香者非真，其名青叶者可用。自种，五、六月盛时摘叶阴干，甚芳郁，最为佳。"

清代《植物名实图考》中收录了两种藿香，藿香和野藿香。依据书中图鉴及文字描述，有学者认为书中的藿香为今日唇形科植物藿香，而野藿香为今日唇形科植物广藿香。藿香种植在江西和湖南地区。野藿香的植物形态描述符合广藿香的特点。其文曰："［藿香］《南方草木状》有之，《嘉祐本草》始著录。今江西、湖南人家多种之，为辟暑良药。盖以其能治脾胃，吐逆，故霍乱必用之。……野藿香，南安山中多有之。形如藿香，叶色深绿，花色微紫，气味极香，疑即古所谓熏草叶如麻者。盖自兰草今古殊名，而蕙亦无确物矣。"

清代《本草便读》将藿香与紫苏做了比较，认为二者功效类似，但紫苏入血分，而藿香的芳香之味更重，藿香的理气药效要强于紫苏。其文曰："［藿香］藿香、紫苏二味。性味功用，大抵相似。但紫苏色紫，能行血分；藿香之香过于苏，理气之功胜之，行血之力不及。至于宣中解郁。其理一也。"

民国时期的《增订伪药条辨》中，出现了三种藿香，产于岭南地区的叫广藿香；雷州、琼州等地所产的叫海南藿香或洋藿香（但在后世洋藿香和海南藿香是区分的）；江浙所产的叫土藿香。其中产于岭南的广藿香被视为道地药材。而江浙产的土藿香即今日的藿香入药亦优，不亚于广藿香。最次的为海南藿香，被作者曹炳章称为"用之无益而有害"。

民国时期的《饮片新参》收录广藿香和杜藿香两种。根据功效推断，广藿香应为古代文献记载中的藿香。广藿香色青灰，叶有细线，性味为辛香温微苦，功能为快气宽中，开胃止呕，去恶，进饮食，治霍乱，止呕用叶，利气用梗，胃热呕吐者忌用；杜藿香色青绿，性味为辛香微温平，功能为散风清暑，解肌，化湿热，止呕吐，汗多烦渴者慎用。

《药材资料汇编》将广藿香、海南藿香、土藿香、洋藿香共同收录在藿香条中。在当时的处方中会出现广藿香、土藿香、鲜藿香三种，均为唇形科植物。广东省广州市郊石牌乡（现广州市天河区石牌街道）和河南（即珠江南岸）大塘一带，高明区新桥乡，高要区（肇庆）禄步等地所产者，一般都称广藿香。产于海南岛及台湾者称南藿香，又称海南藿香，其种亦由大陆移植。野生于上海浦东、龙华等地者为土藿香，亦属唇形科草本，叶状与藿香相似，伏季开花，花开在枝的顶端，呈穗状，到伏后秋初，茎存叶落，因此土藿香在夏末秋初时，都采用新鲜枝叶作为药用（即鲜藿香）。此外，在太仓、海门等处，以及湿热带地区都有野产，但数量不多。还有一种洋藿香，产自印度、南洋，经石叻运沪，已久不进口，市上绝迹。但无论哪种藿香，在此书中的性味功效记载是一样的，为微温，无毒。止呕逆、开胃顺气。

1962 年版《上海市中药饮片炮制规范》收载了广藿香和土藿香两种，在此基础上还附有相对应的梗的治疗作用。广藿香的通用名称叫南藿香。其性味辛，微温。能芳香化湿，和中止呕，主治暑邪寒热，头痛胸腹胀闷，呕吐泄泻，食欲不振。广藿梗又叫南藿梗，能理气宽中，化湿浊。主治胸闷呕吐，胃呆苔腻。医生如果处方书写藿香，药房给付土藿香，在鲜货季节应用鲜藿香。土藿香性味辛，微温。能发表解暑，化湿醒脾。主治暑邪寒热，头痛胸闷，呕恶腹泻，胃呆苔腻。土藿梗的处方应付也有记载，如处方书写藿梗、藿香梗均配土藿梗，但在鲜货季节时应用鲜藿梗。其功效主治与广藿梗相似。

1973年版《上海市中药饮片炮制规范》中同样收载了广藿香和土藿香，二者均为唇形科植物，与1962年版相比去除了梗的药用记载。因此处方给付有了变化，如写广藿香梗付广藿香；写藿香、藿香梗均付土藿香，写鲜土藿香应付鲜品，如果无鲜品付干品，鲜药1两可折付干药5钱。此外，广藿香和土藿香均不宜火烘，以防香气散失。

1977年版《中华人民共和国药典》将广藿香和藿香（土藿香）收载为正名。广藿香来源于唇形科植物广藿香的干燥地上部分。枝叶茂盛时采割，日晒夜闷，反复至干。藿香来源于唇形科植物藿香的干燥地上部分。夏、秋二季枝叶茂盛或花初开时采割，阴干，或趁鲜切段阴干。广藿香以叶多、香气浓者为佳。1977年版《中华人民共和国药典》中广藿香与藿香（土藿香）的性味、功能主治一致。但在用量上有差别，广藿香用量为4.5~9g，藿香（土藿香）为6~12g，其共同的性味为味辛，微温。能祛暑解表，化湿和胃。用于暑湿感冒，胸闷，腹痛吐泻。

1980年版《上海市中药饮片炮制规范》中广藿香与藿香的来源都为带叶嫩枝。同时藿香也成为上海地区土藿香的正名，两者功效主治一致。

1994年版《上海市中药炮制规范》中广藿香与藿香来源是带嫩茎的叶，与1980年版《上海市中药饮片炮制规范》略有区别，功效也有区别。1994年版中广藿香芳香化浊，开胃止呕，发表解暑。适用于湿浊中阻，脘痞呕吐，暑湿倦怠，胸闷不舒，寒湿闭暑，腹痛吐泻，鼻渊头痛等症。藿香祛暑解表，化湿和胃。适用于暑湿感冒，胸闷，腹痛吐泻等症。

2008年版《上海市中药饮片炮制规范》中将广藿香梗与藿香梗单独列出，但主治功效一致，为理气宽中，化浊和胃，用于暑热头痛，胸脘痞闷，呕吐泄泻，食欲不振。

《金世元中药材传统鉴别经验》收录了广藿香，其别名为藿香。原产于菲律宾、马来西亚等东南亚国家。据说由南洋华侨传入我国广州，初种扩向海南宝岗一带，后移至石牌、东面、棠下，为广东省著名的十大道地药材之一。以广州市郊石牌、棠下的产品质量最优，可惜种植藿香基地大部分被市区扩建所占用，故产量甚少。肇庆藿香品质尚好，与石牌藿香接近。广藿香品质以身干、整齐、断面发绿、叶厚柔软、香气浓郁者为佳。在此条目最后附注了唇形科植物藿香即上海地区所用的藿香，但在北京地区仅作鲜藿香药用。

【按　语】广藿香是广东省著名的十大道地药材之一。根据《中华本草》《金世元中药材传统鉴别经验》《中药材商品规格等级标准汇编》以及笔者考证，均认为广藿香为大部分古代文献所记载的藿香。但在明代的《滇南本草》、明末清初的《本草乘雅半偈》、清末的《植物名实图考》等书籍中均有其他藿香的记载，特别是《本草乘雅半偈》和《植物名实图考》中所描述的藿香的植物形态与今日上海地区所用的藿香（土藿香）类似。藿香最初仅用于制作香料，后世才作药用，之后又将广藿香和藿香的功效区分开。而且广藿香的药用部位也在改变，从叶入药，到后世因掺假导致叶、枝、梗共同入药，再到今天广藿香与广藿香梗并用。

总的来说，上海地区处方写藿香付唇形科植物藿香，其习用名称为土藿香，而写广藿香付唇形科植物广藿香，其习用名称为南藿香。

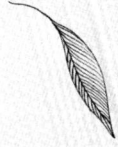

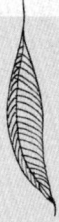

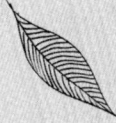

第六章

安神药

第一节

茯神

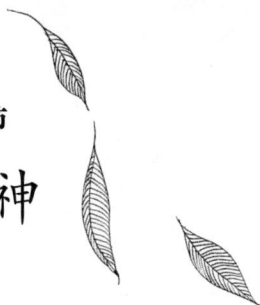

【来　源】根据《中华本草》，本品为多孔菌科植物茯苓菌核中间天然抱有松根（即茯神木）的白色部分。

【性味归经】甘、淡，平。入心、脾经。

【功　效】宁心，安神，利水。

【溯　源】茯神最初记载于《名医别录》中。其文曰："［茯神］味甘，平。主辟不详，治风眩、风虚、五劳、七伤，口干，止惊悸，多恚怒，善忘，开心益智，安魂魄，养精神。生太山大松下。二月、八月采，阴干。"但在茯苓一条也有涉及，曰："［茯苓］无毒。……其有根者，名茯神。"根据《名医别录》的记载，当时以茯苓中间抱有松木根者为茯神。

南朝梁代陶弘景的《本草经集注》中关于茯神的记载与《名医别录》基本相同。陶弘景在注解中将茯苓与茯神写在一起，其中对茯神的形态描述记载为："［茯神］其有衔松根对度者，为茯神，是其次茯苓后结一块也。仙方唯云茯苓，而无茯神。为治既同，用之亦应无嫌。"

唐代的《药性论》中对于茯神的记载如下："［茯神］君，味甘，无毒。主惊痫，安神定志，补劳乏，主心下急痛坚满。人虚而小肠不利，加而用之。"并将茯神中的松木命名为"黄松节"（茯神木）。其主治与茯神也不同，其文曰："其心名黄松节，偏治中偏风，口面㖞斜，毒风，筋挛不语，心神惊掣，虚而健忘。"《新修本草》中并无茯神的单独记载，而是在茯苓一条中提及其形态，且与《本草经集注》相仿。

宋代的《嘉祐本草》将茯神附在茯苓中，其文与《名医别录》一致。《本草衍义》对茯神有着不同的解释,其文曰:"[茯苓]茯神者,其根但有津气,而不甚盛,故止能伏结于本根。既不离其本,故曰茯神。此物行水之功多,益心脾,不可阙也。或曰松既樵矣,而根尚能生物乎?答曰:如马勃菌、五芝、木耳、石耳之类,皆生于枯木、石粪土之上,精英未沦,安得不为物也。"

明代李时珍对茯神也有专门的论述,《本草纲目》云:"[茯神]《神农本草》止言茯苓,《名医别录》始添茯神,而主治皆同。后人治心病必用茯神。故洁古张氏云:风眩心虚,非茯神不能除。然茯苓亦未尝不治心病也。"由此可见当时临床治疗心病时,流行使用茯神。

在《本草从新》中,茯神被附在茯苓条文中,曰:"[茯神]主治与茯苓同,而入心之用居多。开心益智,安魂养神。疗心虚惊悸,多恚善忘。即茯苓抱根生者(以其抱心,故入心之用多)。"在《本草求真》中茯神则被单独列为一条目,其文曰:"茯神(专入心),功与茯苓无异,但神抱心以生,苓则不从心抱,故苓则能入脾与肾,而神则多入心耳。书曰服此开心益智,安魂(肝藏魂)定魄(肺藏魄)。无非入心导其痰湿,故能使心与肾交通之谓耳……"两本书都继承了前代本草书对于茯神的归经说法,并且运用中医"取类比象"的理论来解释茯神入心的原因。

民国时期的《增订伪药条辨》中指出了当时茯神有造假的情况,并记载了鉴别的方法,其文曰:"茯神,真者木心,或在旁,或在中,亦不止一心,切开有筋膜者是也。假者木心在中,且止一心,而无筋膜。"

【按 语】茯神为茯苓有松根的部分,趁鲜切块(片)后干燥。因此与茯苓虽为一物所产,但在入药方面一定要区分开来。

茯神造假的情况屡见不鲜,在民国时期已有,因此我们在购买茯神的时候一定要去正规药店或药房进行采购。

第二节

合欢皮

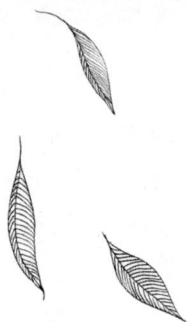

【来　源】根据 2020 年版《中华人民共和国药典》，本品为豆科植物合欢的干燥树皮。夏、秋二季剥取，晒干。

【性味归经】甘，平。归心、肝、肺经。

【功　效】解郁安神，活血消肿。

【溯　源】合欢皮古称为合欢。始载于《神农本草经》，并无今日合欢米与合欢皮之分。其功效主要针对人的情志方面，其文曰："[合欢] 味甘，平。主安五脏，利心志，令人欢乐无忧。久服轻身，明目，得所欲。"

晋代的《古今注》描述了合欢树的形态，与当今合欢树有几分类似，竹林七贤之一的嵇康在自家门前也种合欢树，在其著作《养生论》中提及，可见合欢在养生方面有着不俗的地位。其文曰："合欢，树似梧桐，枝叶繁互相交结，每风来辄自相解，了不相牵缀。树之阶庭，使人不忿。嵇康种之舍前。"

《名医别录》记载了合欢树的产地，文曰："[合欢] 无毒。生益州。"

南朝梁代的《本草经集注》引用了嵇康所著的《养生论》对于合欢的叙述，并记载其产地一般在长江以北，其文曰："[合欢] 嵇公《养生论》亦云：合欢蠲忿，萱草忘忧。诗人又有萱草，皆云即是今鹿葱，而不入药用。至于合欢举世无识之者。当以其非治病之功，稍见轻略，遂致永谢。犹如长生之法，人罕敦尚，亦为遗弃也。洛阳华林苑中，犹云合欢如丁林，唯不来江左尔。"

唐代的《新修本草》合欢条目的【谨案】中，描述了合欢树的植物形态，与今日豆科植物合欢比较接近。此外，还记载了合欢的另一个别名合昏。其文曰："[合欢] 此树，生叶似皂荚槐等，极细，五月花发，红白色，所在山涧中有之。今东西京第宅山池间亦有种者，名曰合欢，或曰合昏。秋实作荚，子极薄细。"

唐代的《本草拾遗》首次以合欢皮作为正名来记载，但其功效主要为杀虫，无安神功效的记载，其记载的合欢树叶的生物特性与今日合欢树叶相似。其文曰："［合欢皮］杀虫。捣为末，和铛下墨，生油调，涂蜘蛛咬疮，及叶并去垢。叶至暮即合，故云合昏也，一名茸树，一名械。"

五代时期的《日华子本草》中将夜合欢作为合欢皮的正名，合欢树作为别名，功效上也无安神，但出现了消痈肿、续筋骨的功效记载，其文曰："［夜合欢］杀虫，煎膏，消痈肿，并续筋骨。叶可洗衣垢，又名合欢树。"

五代时期的《蜀本草》中，有对合欢树的形态描写，与《古今注》的描写基本一致，其文曰："［蜀本音义云］树似梧桐，枝弱叶繁，互相交结，每一风来，辄似相解了，不相牵缀。树之阶庭，使人不忿。"

宋代的《本草图经》对于合欢树的植物形态描写得十分详细，且与今日豆科合欢树基本一致，在功效的记载上引用了韦宙《独行方》中的一个治疗肺痈的偏方。其文曰："［合欢］夜合也。生益州山谷，今近京雍洛间皆有之，人家多植于庭除间。木似梧桐，枝甚柔弱；叶似皂荚槐等，极细而繁密，互相交结，每一风来，辄似相解了，不相牵缀；其叶至暮而合，故一名合昏；五月花发，红白色，瓣上若丝茸；然至秋而实作荚，子极薄细。采皮及叶用，不拘时月。""韦宙《独行方》：胸心甲错，是为肺痈，黄昏汤主之。取夜合皮掌大一枚，水三升，煮取半分，再服。"

宋代的《本草衍义》描述了合欢皮的生物特性，其树叶在夜间会合拢，所以又称为夜合花。在功效上，作者寇宗奭对《本草拾遗》与《日华子本草》中提出的合欢皮能杀虫、续骨是持怀疑态度的，其文曰："［合欢］其色如今之醮晕线，上半白，下半肉红，散垂如丝，为花之异。其绿叶至夜则合，又谓之夜合花。陈藏器、日华子皆曰皮杀虫，又曰续筋骨。经中不言。"

明代的《本草蒙筌》将合欢皮又称为交枝树，产地为雍洛。树叶的形态像槐树，树干部分像梧桐。药用部位为皮和叶。功效上基本概括为解郁，皮煎膏可以续骨，叶绞汁可去衣服污垢，其文曰："［合欢］味甘，气平。无毒。多产雍洛（并属河南），每植庭除。叶如槐叶甚密繁，木似梧桐但枝软。其枝互相交合，风来辄自解开，故因名曰合欢，俗又呼为交枝树也。采皮及叶，不拘月时。利心志补阴，安五脏明目。令人事事遂欲，时常安乐无忧。皮采煎稠膏，散肿痛续断筋骨；叶捣绞浓汁，浣衣服去黑垢霉。"

明代的《本草纲目》中，对于合欢皮的异名记载更多，分别有萌葛、乌赖树、尸利洒树之称，而合欢皮的药用部位需要除去粗皮炒用，至于形态、功效皆与历代本草书籍无异，其文曰："按王璆《百一选方》云：夜合俗名萌葛，越人谓之乌赖树。"

明代的《本草原始》中记载了合欢产地从益州到京雍、洛间的变化，其药用部位为木皮，如欲消痈肿、续筋骨须将合欢皮煎膏，其文曰："［合欢］始生益州山谷，今近京雍、洛间皆有之。""［木皮］气味：甘，平，无毒。主治：安五脏，和心志，令人欢乐无忧，久服轻身明目，得所欲。煎膏，消痈肿，续筋骨，杀虫。捣末和铛下墨，生油调，涂蜘蛛咬疮。用叶洗衣垢。折伤疼痛，研末酒服二钱匕。和血消肿止痛。"

清代的《本经逢原》直接以合欢皮作为正名记录，作者张璐认为合欢皮的补阴效果较好，并且记载了合欢皮单用、合阿胶煎、合白蜡煎的不同功效。其文曰："［合欢皮］合欢属土与水，补阴之功最捷。单用煎汤，治肺痈唾浊。合阿胶煎膏，治肺萎、吐血皆验。与白蜡同熬膏，为长肌肉、续筋骨之要药，而外科家未尝录用，何也？按：合欢所主诸病，不过长肌肉、续筋骨，故用以填补肺之溃缺。"

清代的《本草求真》对于合欢皮能长肌肉、续筋骨的用法提出较前人更为详细的解释，认为合欢皮不仅要与白蜡熬膏同用，且必须要用大剂量才能奏效。其文曰："［合欢皮］与白蜡熬膏，而为长肉生肌，续筋接骨之药，然气缓力微，用之非止钱许可以奏效，故必重用久服，方有补益怡悦心志之效矣。"

在清代的《植物名实图考》中，合欢又叫马缨花，因其花的形态，在京师地区又叫绒树，其文曰："［合欢］《本经》中品，即马缨花。京师呼为绒树，以其花似绒线，故名。"

清代的《本草便读》中以合欢作为正名记载，书中描述了其植物形态、异名、生物特性，与今日的合欢皮基本一致。其药用部位为皮与花。在治疗不寐方面，提出不寐之证可由多种原因引起，不能因为合欢有夜合之名就滥用的见解。其文曰："［合欢］合欢，一名乌树，又名夜合。……用皮用花，各随所便。皮可行皮，花能养血。""至于不寐一证，各有成病之由。不可因其有夜合之名而滥用之也。"

民国时期的《饮片新参》将合欢花与合欢皮分开记载，归于理气之药。此书中描述的合欢花从形态上来看更像我们今日用的合欢米，并非花。功效上，合欢花、合欢皮都具有治疗不眠或者安神的功效，但对于外感引起的不眠患者是禁用的。用法上合欢花生用要包煎。具体归纳见表6-1。

表6-1 《饮片新参》中对合欢花与合欢皮的记载

	合欢花	合欢皮
形色	色青黄，朵小形如茶子	色灰，皮有皱纹
性味	香苦甘平	苦涩微香温
功能	和心志，开胃，理气，解郁，治不眠	平肝开郁，安神止汗
分量	八分至一钱半	一钱半至三钱
用法	生用，包煎	生用
禁忌	外感不眠者勿用	外感不眠、风热自汗者忌用

《药材资料汇编》中合欢皮条中附有合欢花、合欢米。产地为江浙地区，以江苏苏州、南京，安徽宣城，浙江兰溪较多。其中合欢皮行销全国，合欢花主销广东，合欢米销上海。性能效用为甘、平，无毒。为强壮兴奋剂，有制尿及驱虫作用，并能缓和身心、调心脾、安五脏。又为跌打接骨药。米、花功效相同。

在2008年版《上海市中药饮片炮制规范》中，收录合欢皮与合欢米。在合欢米条目中有条备注值得注意：①本品在1994年版《上海市中药炮制规范》中名合欢花，与《中华人民共和国药典》收载合欢花的药用部位不同，现改名为合欢米。②上海地区习惯以合欢米作合欢花使用。这就清晰地解释了在上海地区，合欢米就是合欢花的原因。功效上合欢皮解郁安神，活血消肿。用于心神不安，忧郁失眠，肺痈疮肿，跌扑伤痛。合欢米解郁安神。用于心神不安，忧郁失眠。

【按　语】从文字记述来看，合欢的来源自古以来还是比较一致的。但在《金世元中药材传统鉴别经验》中记载了一种豆科植物山合欢被误用为合欢，这种山合欢稍有辣舌感。此外，合欢的别名有很多，如夜合欢、合昏、夜合欢皮、合欢花、合欢米。因此，在服用合欢的时候一定要甄别清楚用的是哪味药材。

第三节

秫米

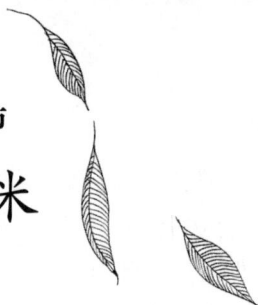

【来　源】根据 2018 年版《上海市中药饮片炮制规范》，本品为禾本科植物粟的干燥成熟种子。果实成熟时采收，取种子，去净杂质，晒干。

【性　味】甘，微寒。

【功　效】和胃安神。

【溯　源】我国是一个历史悠久的农业国家，农耕自始至终伴随着我国的历史发展，各式各样的粮食药材随着时代的更替其真正所指的品种已经混乱不清，张冠李戴的情况也不少见，本篇所论述的秫米就是这一类情况的典型代表。要弄清秫米的源头必须从先秦时期说起。

秫在《尔雅》中就有记载："众，秫。"晋代郭璞注解为"谓黏粟也"。汉代《说文解字》中对秫的解释为："秫：稷之黏者。从禾米，象形，食聿切，秫或省禾糜也。"推测当时的古人将秫与稷视为一物。稷在《说文解字》中也有记载，曰："稷：斋也。五谷之长。从禾畟声，子力切。古文稷省。"根据记载，稷又等同于斋，为五谷之首。根据笔者推测，因为秫＝稷＝斋，而稷为五谷之长，可能在当时稷为一个大类，秫只是稷的下属的一个小类。

从本草书籍的记载来看，笔者发现秫米二字最早出现在《名医别录》中，但也有学者认为《神农本草经》中的粟米就是秫米。笔者仅从明确记载"秫米"二字的《名医别录》说起。

《名医别录》曰："[秫米]味甘，微寒。止寒热，利大肠，治漆疮。"因书中并未说明其形态特征，仅根据其性味功效判断与当今秫米差别较大，是否所指为一物待考。

据北魏《齐民要术》记载，粱与秫是并称记载的，共同作为农作物来种植。据此，粱也可以叫作秫，粱＝秫。《齐名要术》曰："粱、秫并欲薄地而稀，一亩用子三升半。种与植谷同时。燥湿之宜，杷劳之法一同，谷苗收刈欲晚。"

据南朝梁代陶弘景所著的《本草经集注》对于秫米的注释，当时秫米并不是治病为主，而是用来作酒煮糖，只有在治疗漆疮时才将秫米嚼碎涂抹患处药用。《本草经集注》所载秫米是比较饱满柔软、易消化的，这与现代的秫米不同，推测《本草经集注》所载秫米可能是与大黄米相近的黍的一种。《本草经集注》曰："北人以作酒及煮糖者，肥软而易消；方药不正用，惟嚼以涂漆疮，及酿诸药醪。"

唐代《新修本草》在秫米【谨案】中将多种谷物做了一次汇总，唐代部分地区将粟糯称为秫稻，秫可解释为糯，糯指稻之黏滞者。唐代北方地区用粟秫酿酒，但汁水少于黍米，从侧面说明了粟秫的黏度较高，与《说文解字》中秫的解释吻合。【谨案】的后半部分记载黍稷、粟秫、粳糯这三种谷物都能叫作秫秫。据此推断秫秫是一个大概念，下可分为秫稷、粟秫和粳糯，其中粟秫的黏度较高，在当时也称为秫稻或粟糯。粟秫可以作酒，但作糖的功能没有记载。《新修本草》【谨案】曰："［秫米］此米，功能是稻秫也。今大都呼粟糯为秫稻，秫为糯矣。北土亦多，以粟秫酿酒，而汁少于黍米。粟秫应有别功，但本草不载。凡黍稷、粟秫、粳糯，此三谷之秫秫也。"

唐代《食疗本草》中，将秫米归为不可经常食用的谷物，同时记载了秫米的药用功效，同时将秫米的根部的功效也做了记载，并且也有北方用来酿酒的记载，其文曰："［秫米］其性平，能杀疮疥毒热。拥五藏气，动风，不可常食。北人往往有种者，代米作酒耳。又，生捣和鸡子白，敷毒肿良。根煮作汤，洗风。又，米一石，曲三升，和地黄一斤，茵陈蒿一斤，炙令黄，一依酿酒法。服之治筋骨挛急。"

五代时期的《日华子本草》中记载了秫米的功效与用法，与前朝相比多了一个治疗犬咬伤的功效。其文曰："［秫米］无毒。犬咬、冻疮，并嚼敷。"

宋代《嘉祐本草》引唐代颜师古的古籍，认为秫米像黍米但比黍米粒小，曰："臣禹锡等谨按颜师古《刊谬正俗》云：今之所谓秫米者，似黍米而粒小者耳，亦堪作酒。"

宋代的《本草图经》虽将秫米单独列一条目，但关于秫米的全部信息都记录在丹黍米条中，由此可见《本草图经》的作者认为丹黍米就是秫米，或者秫米就是丹黍米的一种。从具体描述来看，秫米至此还是以种植在北方为主，黏性大的称为秫，可以酿酒。黏性小的或没有黏性的被称为黍，用来吃。北方人称秫为黄米，也可以叫作黄糯，虽可以酿酒但比糯稻要差。其文曰："[丹黍米]旧不载所出州土。陶隐居云：出北间，江东亦时有种，而非土所宜，今京东西、河、陕间皆种之。然有二种米：黏者为秫，可以酿酒；不黏者为黍，可食。""北人谓秫为黄米，亦谓之黄糯，酿酒比糯稻差劣也。"

宋代的《本草衍义》中记载了秫米刚捣碎的时候为淡黄白色，不宜作为米食，因其黏性大所以还是酿酒比较好，并未记录秫米的功效。其文曰："[秫米]初捣，出淡黄白色，经久，色如糯，用作酒者是此米。亦不堪为饭，最黏，故宜酒。"

明代的《食物本草》中对于秫米的记载基本延续历代对秫米的描述，曰："[秫米]味甘，微寒。止寒热，利大肠，疗漆疮，杀疮疥毒热，拥五脏气，动风。作饭最黏，惟可作酒，汁亦少。"

明代的《本草纲目》中李时珍从文字演变角度得出的结论是秫米即是黄米。因按当时的俗称秫米为糯粟，北方人称为黄糯或黄米。李时珍认为秫即粱米或者粟米品种中带黏性的一种。在秫米的功效上李时珍较前代记载得更为详细。其文曰："[秫]古者以粟为黍、稷、粱、秫之总称，而今之粟，在古但呼为粱。后人乃专以粱之细者名粟，故唐朝孟诜《本草》言人不识粟，而近世皆不识粱也。大抵黏者为秫，不黏者为粟。故呼此为籼粟，以别秫而配籼。北人谓之小米也。"又曰："秫字篆文，像其禾体柔弱之形，俗呼糯粟是矣。北人呼为黄糯，亦曰黄米。酿酒劣于糯也。""秫即粱米、粟米之黏者。有赤、白、黄三色，皆可酿酒、熬糖、作糍糕食之。""治肺疟，及阳盛阴虚，夜不得眠，及食鹅鸭成癥，妊娠下黄汁。"

清代的《本经逢原》中秫米被称为糯米，秫米磨粉作粥有滋补脾肺的功效，但用此秫米作糕饼却不易消化，其文曰："[秫米]俗云糯米，益气补脾肺，但磨粉作稀糜，庶不黏滞，且利小便，以滋肺而气化下行矣。若作糕饼，性难运化，病患莫食。"

清代的《本草从新》记载秫米即黄米，按照是否带有黏性来判断是否为秫米。其文曰："[秫]粱米、粟米之黏者为秫。"对于功效的记载与《本草纲目》一致。

清代的《本草便读》对秫米的记载较前代更为详细并有代表性，历代本草鲜有人解释为何《黄帝内经》所载的半夏秫米汤可以治疗失眠，本书做了相关的解释，并且对于秫米的分类思路清晰，参考价值高。其文曰："[秫]治阴虚之不寐，性却甘凉。利肺壅以通肠，质偏黏腻（秫即今之细米粟。以谓之粱米。一云粟之黏者为秫，粳者为粟。亦犹黍稷黏者为黍，不黏者为稷。唯以上之物。皆可为粮，皆可养脾胃。古人以秫为肺谷，肺病宜食之。秫性甘寒，故能养肺阴。利大肠、治阴虚不眠等证。皆取益阴退阳。有黏缓之意也）。"

当今对于秫米为何物仍有争论，如在《现代汉语词典（修订本）》（1996年12月第192次印刷）中，秫的解释为高粱（多指黏高粱）。在上海辞书出版社2009年5月出版的《古汉语字典》中，秫也被解释为黏高粱。但笔者对上海市中医医院中药房所用的秫米进行了调查，确认为禾本科植物粟的干燥成熟种子，这与2008年版《上海市中药饮片炮制规范》中记载的秫米来源一致。上海地区习用名称为秫米，功效为和胃安神。用于胃失安和，夜不安眠。

【按　语】禾本科植物粟米的种子为我们今天百姓叫的黄小米，另外还有一种大黄米为禾本科黍的种子。

秫米在古代本草书籍中经常不予记录，导致秫米的药用记载缺乏连贯性，特别是半夏秫米汤中的秫米究竟为何物，都无定论。此间原因很多：第一，由于中国地域广阔，同样称五谷，南方与北方所指的种类就不完全相同。第二，禾本科的谷物种类以及变异品在不断地变化中，种子也在不断地进化，黍、稷、粱、稻、薏苡、蜀黍等谷物多多少少都存在变异品或栽培品。经过几千年的演变，古时之秫米是否为当今之秫米也存在不确定性。第三，自古以来名称的混用一直存在，粱＝秫、秫＝黍、稷＝斋等名称互换就反复出现，比较公认的是大部分记载秫米的本草书籍均记载了黏者为秫米。第四，功效上，明代晚期之后与之前的本草书籍中记载的秫米功效存在差异。综合以上四点，笔者认为《黄帝内经》中的半夏秫米汤中的秫米可能与我们今日所用秫米不同。因此，秫米和胃安神的功效可能是以方测药，逆向推理的结果。《中华人民共和国药典》没有记载秫米，《中药学》教材多也未收录，而且历代本草书籍的记载颇有矛盾之处，所以临床到底如何运用秫米值得医者思考。当今社会秫米经常被老百姓用作保健食品长期食用，是否合理也值得探讨。

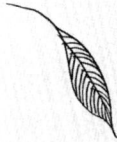

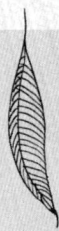

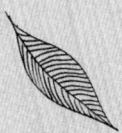

第七章

温里药

第一节
附子

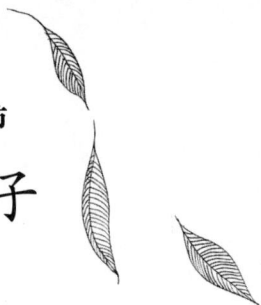

【来　源】根据 2020 年版《中华人民共和国药典》，本品为毛茛科植物乌头子根的加工品。6 月下旬至 8 月上旬采挖，除去母根、须根及泥沙，习称泥附子。加工成下列规格。

盐附子：选择个大、均匀的泥附子，洗净，浸入胆巴的水溶液中过夜，再加食盐，继续浸泡，每日取出晒晾，并逐渐延长晒晾时间，直至附子表面出现大量结晶盐粒（盐霜）、体质变硬为止，习称盐附子。

黑顺片：取泥附子，按大小分别洗净，浸入胆巴的水溶液中数日，连同浸液煮至透心，捞出，水漂，纵切成厚约 0.5cm 的片，再用水浸漂，用调色液使附片染成浓茶色，取出，蒸至出现油面、光泽后，烘至半干，再晒干或继续烘干，习称黑顺片。

白附片：选择大小均匀的泥附子，洗净，浸入胆巴的水溶液中数日，连同浸液煮至透心，捞出，剥去外皮，纵切成厚约 0.3cm 的片，用水浸漂，取出，蒸透，晒干，习称白附片。

【性味归经】辛、甘，大热。有毒。归心、肾、脾经。

【功　效】回阳救逆，补火助阳，散寒止痛。

【溯　源】附子最早记载于《神农本草经》，列为下品，大毒，别名为茛。其文曰："［附子］味辛，温。主风寒，咳逆，邪气，温中，金疮，破癥坚积聚，血瘕，寒湿踒躄，拘挛膝痛，不能行步。"

魏晋时期的《吴普本草》记载附子产于广汉（四川省），其文曰："［附子］一名茛。神农：辛。岐伯、雷公：甘，有毒。李氏：苦，有毒，大温。或生广汉。八月采。皮黑肌白。"

《名医别录》称附子为百药长，产地在今日四川省内。《名医别录》将采收季节作为区分乌头和附子的方法，其文曰："［附子］味甘，大热，有大毒。主治脚疼冷弱，腰脊风寒，心腹冷痛，霍乱转筋，下痢赤白，坚肌骨，强阴。又堕胎，为百药长。生犍为及广汉。八月采为附子，春采为乌头。"

南朝梁代的《本草经集注》记载附子的采收时期为八月上旬，这与当今采收附子的时节接近，并认为附子以八角者良，其文曰："［附子］附子以八月上旬采也，八角者良。凡用三建，皆热灰炮令折，勿过焦，惟姜附汤生用之。世方动用附子，皆须甘草，或人参、干姜相配者，正以制其毒故也。"

唐代《本草拾遗》认为附子并无八角，八角之名是陶弘景强加于附子的。此外，作者陈藏器记载了附子通过不同的炮制方法可以治疗耳聋和喉痹，其文曰："［附子］无八角，陶强名之，古方多用八角附子，市人所货，亦八角为名。附子醋浸削，如小指，纳耳中，去聋。去皮炮令坼，以蜜涂上炙之，令蜜入内，含之，勿咽其汁，主喉痹。"

宋代《本草图经》细分了乌头、乌喙、天雄、附子、侧子，这些药材都是一种植物所生，但是产地以及加工部位不同。乌头为母根，这与今天相同，附子类的药材药用须炮制减毒。其文曰："［侧子］乌头、乌喙，生朗陵山谷。天雄生少室山谷。附子、侧子生犍为山谷及广汉，今并出蜀土。然四品都是一种所产，其种出于龙州。……其苗高三四尺以来，茎作四棱，叶如艾，花紫碧色，作穗，实小紫黑色如桑椹。……其长三二寸者，为天雄。割削附子旁尖芽角为侧子，附子之绝小者亦名为侧子。元种者，母为乌头。其余大小者皆为附子。以八角者为上。如方药要用，须炮令裂去皮脐，使之。"

宋代《本草衍义》将乌头、乌喙、天雄、附子、侧子五种归在同一条目中。其文曰："［附子］凡五等，皆一物也。只以大小、长短、似像而名之。后世补虚寒，则须用附子，仍取其端平而圆、大及半两以上者，其力全，不僭。风家即多用天雄，亦取其大者。以其尖角多热性，不肯就下，故取敷散也。此用乌头、附子之大略如此。余三等，则量其材而用之。其炮制之法，经方已著。"

金元时期《医学启源》仅记载了黑附子，其气热，味大辛，但并未记载有毒，笔者推测书中所载的黑附子可能为附子的炮制品。黑附子能除肾中寒邪，如佐以白术更被誉为除寒湿圣药。书中引《主治秘要》记载，黑附子能去脏腑沉寒、补阳气不足、温暖脾胃。其文曰："〔黑附子〕气热，味大辛，其性走而不守，亦能除肾中寒甚，以白术为佐，谓之术附汤，除寒湿之圣药也。治湿药中宜少加之，通行诸经，引用药也。及治经闭。……其用有三：去脏腑沉寒一也；补助阳气不足二也；温暖脾胃三也。然不可多用。慢火炮制用。"

元代《汤液本草》同样也只记载黑附子，但此书中记载的黑附子为大毒、大热之品，能行诸经，又为"三焦命门之剂"。其文曰："〔黑附子〕气热，味大辛，纯阳。辛、甘温，大热，有大毒。通行诸经引用药。入手少阳经三焦、命门之剂。"

明代《本草品汇精要》记载了在明代初期，附子的道地产区在四川梓州（今四川三台县），其文曰："〔附子〕后世补虚寒则须用附子，仍取其端平而圆大及半两以上者，其力全。……道地：梓州蜀中。"

明代《本草蒙筌》中记载了附子、乌头、乌喙、天雄、侧子、射罔、木鳖子七种药材皆以乌头作为母根或原苗，但是功效、性状各有不同，而且均具有毒性。其文曰："〔附子〕附子、乌头、乌喙、天雄、侧子、射罔、木鳖子七名，实出一种，但治各有不同。今尊《会编》，附其总论：天雄长而尖者，其气亲上，故曰非天雄不能补上焦阳虚。附子圆而矮者，其气亲下，故曰非附子不能补下焦阳虚。乌头原生苗脑，形如乌鸟之头，得母之气、守而不移，居乎中者也。侧子散生傍侧，体无定在。其气轻扬，宜其发四肢克皮毛，为治风疹之神妙也。乌喙两岐相合，形如鸟嘴。其气锋锐，宜其通经络利关节，寻蹊达径而直抵病所也。煎为射罔，禽兽中之即死。非气之锋锐捷利者，能如是乎？又有所谓木鳖子，乃雄、喙、乌、附、侧中有呲穗者。其形摧残，其气消索。譬如疲癃残疾之人，百无一能，徒为世累，且又令人丧目，宜其不入药用也。"

明代《本草纲目》中李时珍较早提出了川乌和草乌，并记载附子为乌头着附者，如母子一般相互依附。草乌头、白附子在当时俗称为黑附子、川乌头，并记载当时乌头类药材使用比较混乱。书中记载附子生用发散，熟用峻补，但无论生熟皆须炮制。其文曰："［附子］其母名乌头。【时珍曰】初种为乌头，象乌之头也。附乌头而生者为附子，如子附母也。乌头如芋魁，附子如芋子，盖一物也。别有草乌头、白附子，故俗呼此为黑附子、川乌头以别之。诸家不分乌头有川、草两种，皆混杂注解，今悉正之。……其初种之小者为乌头，附乌头而旁生者为附子。……附子生用则发散，熟用则峻补。生用者，须如阴制之法，去皮脐入药。熟用者，以水浸过，炮令发坼，去皮脐，乘热切片再炒，令内外俱黄，去火毒入药。"

明代《药鉴》仅记载大附子，《本草原始》记载大附子为附子的别称，但根据书中所记载的功效又不完全契合，所以大附子是否即为附子存疑待考，其文曰："［大附子］血药用之，行经而能补血；气药用之，行经而能补气。非大虚寒之症，不可轻用。孕妇勿用。"

明代《本草原始》记载明末附子产于四川境内，药材在性状上根像山芋，皮黑体圆底平，俗称黑附子或大附子。采收季节在八月上旬，以有八角者为良，并且重量能达到一两者为佳。此外，还记载了一种白附子。可见明代附子的别称多，具体所指何种药材比较混乱。其文曰："［附子］始生犍为山谷及广汉，今出蜀土。其根仿佛山芋，皮黑体圆底平。以八月上旬采、八角者良。一个重一两者，气全堪用。附乌头而生，如子附母，故名附子。别有一种附子色白而小，故俗呼此为黑附子，亦呼大附子。"

明代《药镜》中仅记载黑附子，其文曰："［黑附子］祛上焦之风寒，则咳逆呕哕治也；祛中焦之寒邪，则腹痛霍乱治也；祛下焦之风湿，则蹝躄拘挛治也；祛血分之虚寒，则癥瘕瘀积治也。"

据明末清初《本草乘雅半偈》作者卢之颐考证，附子以四川绵州、龙州产者为最佳，附乌头而旁生的叫附子，这个观点与历代本草书籍记载类似。其文曰："［附子］出犍为山谷及少室。近以蜀道绵州、龙州者良，他处虽有，力薄不堪用也。绵州即故广汉，领县凡八。唯彰明出附子，彰明领乡凡二十，唯赤水、廉水、昌明、会昌出附子，而赤水为多。……初种之化者为乌头；少有旁尖，身长而乌，附乌头而旁生，虽相须，实不相连者曰附子。"

清代《本草新编》中记载附子、川乌、天雄为一物，以大小来区分，而且天雄过热，不作药用，而川乌的热性又太弱，不如附子。此外，书中对附子的毒性做注释，认为附子的毒是阳毒，以治人的阴寒之毒，称"以毒攻毒"。其文曰："［附子］味辛，气温、大热，浮也，阳中之阳，有大毒。大者为天雄，小者为川乌。天雄过热，不可用；川乌热太劣，不若附子之适于用也。""或问附子有毒，用之得当，可以一服即回阳，有毒者固如是乎？附子之妙，正取其有毒也。斩关而入，夺门而进，非借其刚烈之毒气，何能祛除阴寒之毒哉。夫天下至热者，阳毒也，至寒者，阴毒也。人感阴寒之气，往往至手足一身之青黑而死，正感阴毒之深也。阴毒非阳毒不能祛，而阳毒非附子不胜任。以毒治毒，而毒不留，故一祛寒而阳回，是附子正有毒以祛毒，非无毒以治有毒也。"

清代《本草备要》记载附子以西川彰明赤水产者最佳，品质以皮黑体圆、带有八角、重一两以上者为佳。其文曰："［附子］辛、甘，有毒，大热纯阳。其性浮而不沉，其用走而不守，通行十二经，无所不至。能引补气药以复散之元阳，引补血药以滋不足之真阴，引发散药开腠理，以逐在表之风寒，引温暖药达下焦，以祛在里之寒湿。……母为乌头，附生者为附子，连生者为侧子，细长者为天雄，两岐者为乌喙。五物同出异名。""附子以西川彰明赤水产者为最。皮黑体圆，底平八角，重一两以上者良。"

清代《本经逢原》对于附子的品质和规格记载得更为详细，其文曰："［附子］古方以一两一枚者为力全，近时专取大者为胜。……其性热有毒，必正节、角少、顶细、脐正者为上，顶粗、有节、多鼠乳者次之，伤缺偏绉者为下。"

清代《本草从新》记载附子由原来的野生品转为栽培品，但是栽培品的药力弱于野生品，陕西产的附子叫西附，四川产的附子叫川附，以川产者为胜。其文曰："［附子］从前附子皆野生，所产甚罕。价值甚高，而力甚大。近今俱是种者，出产多而价值贱，力甚薄，土人以盐腌之，愈减其力。陕西出者名西附，四川出者名川附，川产为胜。川附体松而外皮多细块，西附体坚而外皮光洁，以皮黑体圆、底平八角、顶大者良。"

清代《植物名实图考》中记载当时附子皆为栽培品，野生品叫射罔，用来制作毒箭，书中对附子花有详细的描述。其文曰："［附子］今时所用，皆种生者，南人制为温补要药。其野生者为射罔，制为膏以淬箭，所中立毙，俗谓见血封喉，得油则解，制膏者见油则不成。其花色碧，殊娇纤，名鸳鸯菊。《花镜》谓之双鸾菊，朵头如比邱帽，帽拆，内露双鸾并首，形似无二，外分二翼、一尾。凡花诡异者多有毒，甚美、甚恶，物亦有然。"

民国时期《医学衷中参西录》中张锡纯称附子为"补助元阳之主药"，能升能降、能内能外、能收能散。此外，张锡纯还记载了当时药房所售的附子外形。其文曰："［附子］味辛，性大热，为补助元阳之主药，其力能升能降，能内达能外散，凡凝寒锢冷之结于脏腑、着于筋骨、痹于经络血脉者，皆能开之、通之。而温通之中，又大具收敛之力，故治汗多亡阳，肠冷泄泻，下焦阳虚阴走，精寒自遗，论者谓善补命门相火，而服之能使心脉跳动加速，是于君相二火皆能大有补益也。……今药房中所鬻之乌附子，其片大而且圆者即是天雄，而其黑色较寻常附子稍重，盖因其力大而色亦稍变也。"

民国时期的《增订伪药条辨》记载附子以蜀地产者最佳，又以底平有角、皮如铁、内肉色白、重两许者最好。而陕西产者为西附，黑色干小，不如川产者。

《药材资料汇编》中记载乌头，附子、草乌、白附列于乌头条目之中，习称天雄、刁附、侧子等，皆属于乌头。乌头即附子之母，如乌之头，故名；而以川产者良，遂又有川乌之称。附子附乌头而生，如子之附母，故又名附子。即附子为乌头的子根，而川乌为乌头的母根。产地为四川江油、彰明两地，在涪江东西两岸平原上，为四川省特产。栽培品在涪江西岸的江油境内，土壤黄，其产品皮色黄亮，俗称铜皮，其个形较为圆壮。栽植于涪江东岸彰明境内，土壤灰黑，其产品皮色黑，俗称为铁皮，其个形较瘦长，一般认为较差。在性能效用上，附子小量用兴奋强心，又可用于贫血衰弱畏寒、足胫拘挛、慢性下痢，补命门真火，逐风寒温邪，治恶寒、四肢骨节沉重或木呆不仁、厥冷、腹痛。

1994年版《上海市中药炮制规范》中收录咸附子，通用名称为盐附子，处方应付中，写生附子付咸附子。性味辛、咸，大热，有毒。因附子有毒，用量为3~5g，孕妇忌用。附子按照《医疗用毒性药品管理办法》规范管理至今。

2008年版《上海市中药饮片炮制规范》中附子来源为毛茛科植物乌头子根的加工品，按加工方法不同分为盐附子、黑顺片、白附片、黄附块、附片（附片、附瓣）。在习用名称上根据不同的炮制品拥有不同的名称，盐附子——咸附子；熟附片——淡附子、黑附块、制附子；白附片——明附片、明附块。在处方应付中，写附子付熟附子，写生附子付盐附子。而且在最后的【备注】中也写明了上海市处方写淡附片习惯付熟附片。因此，在上海市医疗机构中一般情况下无生附子。用量上较1994年版《上海市中药炮制规范》中有所放宽，为3~15g。功效上根据不同炮制品会有所差异。盐附子能温阳，散寒湿，多作外敷用；熟附片、白附片、黄附块能回阳救逆，补火助阳，逐风寒湿邪，用于亡阳虚脱，肢冷脉微，阳痿，宫冷，心腹冷痛，虚寒吐泻，阴寒水肿，阳虚外感，寒湿痹痛。

《金世元中药材传统鉴别经验》记载附子主产于四川绵阳地区，沿涪江两岸中坝镇（现江油市中坝街道）、河西镇、太平镇、彰明县（现彰明镇）、治城镇、三合镇、永顺镇等。其中以中坝产者品质最优，为道地药材，畅销全国及出口。此外，陕西地区的城固、南郑、勉县、洋县也为历史上的产区，但产量较少。中华人民共和国成立后又发展了很多新产区，其中以四川凉山彝族自治州布施（沿金沙江流域，西溪河地区）产量最大；其他如云南丽江地区的永胜、大理地区的巍山，湖北的竹山、竹溪、房县等地均有少量出产。由于产地土质、气候等自然条件的影响，所产附子有些变形，如云南永胜产品形状近圆球形；美姑产品较细长（因不受买方欢迎，现已不种）。鲜附子称为泥附子。因附子含乌头碱，有剧毒，采收后 24 小时内必须放入胆水（制食盐的副产品，主要成分为氯化镁）内浸渍，以防腐烂，并可消除毒性。之后根据加工方法不同分为盐附子、黑顺片、白附片。一般盐附子以个大、体重、色灰黑、表面起盐霜者为佳。黑顺片以身干、片大、均匀、皮黑褐色、切面油润有光泽者为佳。白附片以身干、片大、均匀、色黄白、半透明者为佳。功效上能回阳救逆，补火助阳，逐风寒湿邪。孕妇禁用。

2018 年版《上海市中药饮片炮制规范》中附子的用量与 2008 年版有所不同，2008 年版规定附子用量为 3~15g，而且在 2018 年版中增加了盐附子的用量为 3~5g，孕妇禁用。

根据《中药材商品规格等级标准汇编》记载，附子产地分布最早记载于西汉时期的《范子计然》："附子，出蜀（今四川）、武都（今甘肃南部）中白色者善。"说明附子产于四川距今已有 2000 多年的历史。

【按　语】白附子（禹白附）、关白附与附子并非一物，特别是白附子，并非白附片（附子的炮制品）。据 2018 年版《上海市中药饮片炮制规范》记载，白附子为天南星科植物独角莲的干燥块茎，也叫禹白附。

附子为乌头子根的观点在古代已被提及，但同时被提及的往往还有乌头、天雄。根据《本经疏证》所言"乌头，老阴之生育已竟者也；天雄，孤阳之不能生育者也；附子，即乌头、天雄之种，含阴苞阳者也"，笔者认为这三者之间可以简单地看成家庭关系，乌头即母亲，天雄即父亲，只有乌头才能孕育附子，而天雄无法孕育附子。而我们今天把乌头的母根叫川乌，子根叫附子，天雄为乌头的块根。

第二节

干姜

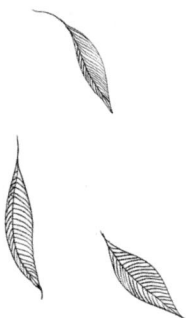

【来　源】根据 2020 年版《中华人民共和国药典》，本
品为姜科植物姜的干燥根茎。冬季采挖，除去须根和
泥沙，晒干或低温干燥。趁鲜切片晒干或低温干燥者
称为干姜片。

【性味归经】辛，热。归脾、胃、肾、心、肺经。

【功　效】温中散寒，回阳通脉，温肺化饮。

【溯　源】姜作为我们平时使用的一味重要佐料，在《论语·乡党》中就
有相关的记载，曰："食不厌精，脍不厌细。……不撤姜食。不多食。"干姜作
为药材的记载最早出现在东汉时期的《神农本草经》中，并且当时干姜和生姜
被认作为一味药材。其文曰："[干姜]味辛，温。主胸满，咳逆上气，温中，
止血，出汗，逐风湿痹，肠澼下痢。生者尤良，久服去臭气，通神明。"

《名医别录》对于干姜的记载相较于《神农本草经》更为详细，虽然干姜仍与
生姜记载于一条，但其功效有了较明显的区别，其文曰："[干姜]大热，无毒。主
治寒冷腹痛，中恶，霍乱，胀满，风邪诸毒，皮肤间结气，止唾血。生姜，味辛，
微温。主治伤寒头痛、鼻塞，咳逆上气，止呕吐。生犍为及荆州、扬州。九月采。"

在南朝梁代的《本草经集注》中，陶弘景明确提出干姜有着产地的要求，
并且记载了制作干姜的具体方法，其文曰："[干姜]今惟出临海、章安，两三
村解作之。蜀汉姜旧美，荆州有好姜，而并不能作干者。凡作干姜法，水淹三
日毕，去皮置流水中六日，更去皮，然后晒干，置瓮缸中，谓之酿也。"

唐代的《药性论》对于干姜的记载较之前又有不同，其文曰："[干姜]

臣，味苦、辛。治腰肾中疼冷，冷气，破血去风，通四肢关节，开五脏六腑，去风毒冷痹，夜多小便。干者治嗽，主温中，用秦艽为使。主霍乱不止，腹痛，消胀满冷痢。治血闭，病人虚而冷，宜加用之。"之后的《日华子本草》对于干姜的功效记载又有稍许不同，其文曰："[干姜]消痰，下气，治转筋，吐泻，腹脏冷，反胃干呕，瘀血扑损，止鼻洪，解冷热毒，开胃，消宿食。"虽然诸本草对于干姜的记载有出入，但是其温中散寒的功效记载是基本一致的。

宋代的《本草图经》对干姜的产地、外形、采摘时节、炮制方法有了更为详细的记载，该书将干姜记录在生姜的条文中，其文曰："[生姜]生犍为山谷及荆州、扬州，今处处有之，以汉（四川广汉）、温（浙江温州）、池州（安徽池州）者为良。苗高二三尺；叶似箭竹叶而长，两两相对；苗青；根黄；无花实。秋采根，于长流水洗过，日晒为干姜。汉州干姜法：以水淹姜三日，去皮，又置流水中六日，更刮去皮，然后暴之，令干，酿于瓮中，三日乃成也。"

明代的《本草蒙筌》将干姜、生姜、炮姜、生姜皮合在一条目中记载，其文曰："去皮日曝，又名干姜。……干辛专窜而不收，堪治表，解散风寒湿痹，鼻塞头疼，发热狂邪。"

明代《本草纲目》中，李时珍对于干姜有着更为详细的描述，曰："干姜以母姜造之。今江西、襄、均皆造，以白净结实者为良，故人呼为白姜，又曰均姜。凡入药并宜炮用。"同时，李时珍认为"干姜能引血药入血分，气药入气分，又能去恶养新，有阳生阴长之意，故血虚者用之；而人吐血、衄血、下血，有阴无阳者，亦宜用之。乃热因热用，从治之法也。"

清代的《本经逢原》在干姜条目下记载了"其嫩者曰白姜"。同时详细地记载了炮姜的炮制方法，其文曰："炮法：厚切，铁铫内烈火烧，勿频动，俟铫面火燃，略喋以水，急挑数转，入坛中，勿泄气，俟冷则里外通黑，而性不烈也。"此书在干姜条目【发明】中比较了干姜与炮姜的区别，曰："干姜禀阳气之正，虽烈无毒，其味本辛，炮之则苦，专散虚火。……凡血虚发热、产后大热，须炮黑用之，有血脱色白、夭然不泽、脉濡者，宜干姜之辛温以益血，乃热因热用、从治之法也。"

清代的《本草从新》对于干姜的记载曰："[干姜]辛，热。逐寒邪而发表温经，燥脾湿而定呕消痰，同五味，利肺气而治寒嗽。开五脏六腑，通四肢关节，宣诸络脉。治冷痹寒痞，反胃下利，腹痛癥瘕积胀。开胃扶脾，消食去滞。母姜晒干为干姜。白净结实者良（如惧其散，炒黄用或炒微焦。市医将干姜泡淡用之，殊属可笑）。"

清代的《本草求真》记载："干姜专入胃。其味本辛，炮制则苦，大热无毒，守而不走。凡胃中虚冷，元阳欲绝，合以附子同投，则能回阳立效。故书则有附子无姜不热之句，与仲景四逆、白通、姜附汤皆用之。"同时也提到"白净结实者良，母姜晒干为干姜"。

清代的《本草便读》记载："干姜，即生姜之宿根老母姜，置流水中，浸三日，刮净皮，晒干为之，又名军姜。辛热性燥。不如生者之散表，而热燥过之。入脾胃，逐寒燥湿，是其所长。与肺肾药同用，亦能入肺肾，观小青龙之治饮邪咳嗽，肾著汤之治寒湿腰痛可知。炮黑则辛少苦多，燥散之性已减，温守之力独优。能入血分，协助补药之力。故营血虚寒而欲温补者，非此不为功。即纯虚而无寒者，亦可用之，不温则虚不复也。"书中记载干姜有一个别名叫军姜。

《药材资料汇编》中干姜是以均姜的名称来记载的，其他的别名还有甘姜和白姜。其形态记载为：叶有柄，长披针形，头端尖锐。夏月顶生黄绿色小花，呈穗状花序。地下块根，如掌状，供药用。在产地方面记载为：四川犍为麻柳场、建版场、龙华场等处为主产地。龙华场所产者体瘦、皮粗多筋、色带黄，品质较次，但产量很大。建版场所产者块大肥壮、皮细肉白、多粉质，品质优良。成都双流、温江、什邡、金堂等处所产者叫都姜，色白多筋，品质较差，多数切白姜片。其他如陕西汉中地区城固、安康，亦产少量，以及广东、江苏、浙江、山东诸省都有出产（台州产者称台干姜）。

2008 年版《上海市中药饮片炮制规范》中，干姜的习用名有均姜、泡姜、淡干姜。其来源就是姜科植物的姜，与 2020 年版《中华人民共和国药典》一致。

【按　语】姜类是一个很大的家族，在 2020 年版《中华人民共和国药典》中就有干姜、炮姜、片姜黄、生姜、姜黄、高良姜众多名称相似的药材。而干姜自身的别名就不止一两个，经笔者考证有均姜、泡姜、淡干姜、军姜、甘姜、白姜等众多名称。而在古代医籍中往往会写成"乾薑"。所以在阅读古代医籍时需要留心辨别。

生姜、干姜、炮姜三者都来源于同一姜科植物，但炮制手法不同导致了其功效也有不同，生姜偏于解表散寒，干姜偏于温中散寒，而炮姜则长于温经止血。临床使用时一定要辨证清楚再用药。

第三节
高良姜

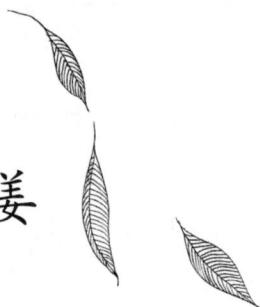

【来　源】根据 2020 年版《中华人民共和国药典》，本品为姜科植物高良姜的干燥根茎。夏末秋初采挖，除去须根和残留的鳞片，洗净，切段，晒干。

【性味归经】辛，热。归脾、胃经。

【功　效】温胃止呕，散寒止痛。

【溯　源】高良姜最早记载于《名医别录》中，其文曰："［高良姜］大温。主治暴冷，胃中冷逆，霍乱腹痛。"

南朝梁代陶弘景的《本草经集注》中对于高良姜的记载正文与《名医别录》相同，不过陶弘景加了注，曰："［高良姜］出高良郡。人腹痛不止，但嚼食亦效。形气与杜若相似，而叶如山姜。"

唐代的《药性论》记载："［高良姜］使。能治腹内久冷，胃气逆，呕吐，治风破气，腹冷气痛，去风冷痹弱，疗下气冷逆冲心，腹痛吐泻。"

唐代的《新修本草》中，高良姜正文后的【谨案】云："生岭南者，形大虚软，江左者细紧，味亦不甚辛，其实一也。今相与呼细者为杜若，大者为高良姜，此非也。"根据记载显示当时高良姜的品种可能不止一种。

唐代的《本草拾遗》谓之曰："［高良姜］味辛，温。下气，益声，好颜色。煮作饮服之，止痢及霍乱。"

五代时期的《日华子本草》记载："［高良姜］治转筋泻痢，反胃呕食，解酒毒，消宿食。"

宋代的《本草图经》对高良姜有着较前代更为详细的记载，其文曰："[高良姜]旧不载所出州土，陶隐居云：出高良郡，今岭南诸州及黔、蜀皆有之，内郡虽有，而不堪入药，春生，茎叶如姜苗而大，高一二尺许；花红紫色如山姜。二月、三月采根，曝干。古方亦单用，治忽心中恶，口吐清水者，取根如骰子块，含之，咽津逡巡即差。若臭亦含咽，更加草豆蔻同为末，煎汤常饮之，佳。"从其植物形态描述来看十分接近当今所用的高良姜。

明代陈嘉谟的《本草蒙筌》曰："[高良姜]味辛、苦，气大温。纯阳。无毒。高良系广属郡，今志改名高州姜。乃地土所生，形多细小而紧。健脾消食，下气温中，除胃间冷逆冲心，却霍乱转筋泻痢。翻胃呕食可止，腹痛积冷堪驱。结实秋收，名红豆蔻。善解酒毒，余治同前。"这里陈嘉谟误以为红豆蔻是高良姜的产物，其实这是不正确的，红豆蔻应为大高良姜的干燥果实，而并非高良姜。笔者认为可能是明代将高良姜与大高良姜混用，或认为二者为一种药材所致。

明代李时珍的《本草纲目》中，也出现了与《本草蒙筌》相同的错误，李时珍将红豆蔻直接附在高良姜后，其释名曰："蛮姜《纲目》子名红豆蔻。【时珍曰】陶隐居言此姜始出高良郡，故得此名。按高良，即今高州也。汉为高良县，吴改为郡。其山高而稍凉，因以为名，则高良当作高凉也。"通过此段也可以看出明代认为高良姜和红豆蔻是长在一种植物上的。

明代的《本草汇言》中引用了陶氏的说法，曰："[高良姜]陶氏云：此姜始出高良郡，故名。今岭南诸州、浙闽诸处，及黔、蜀皆有之。春末始发叶，丛生。叶瘦如碧芦，未开花先抽一干，有大籜包之。籜拆花见，一穗数十蕊，淡红，鲜妍如桃杏花蕊。重则下垂，如葡萄。又如火齐璎珞及剪彩鸾枝之状。有花无实，不与草豆蔻同种。每蕊有两瓣相并，如比目连理也。"

清代的《本经逢原》《本草从新》中都出现了把红豆蔻作为高良姜果实的错误。清代的《本草求真》与《本草从新》一样将高良姜记载为良姜，并且还与干姜鉴别，曰："[高良姜]此虽与干姜性同，但干姜经炮经制，则能以去内寒，此则辛散之极，故能以辟外寒之气也。"书中认为高良姜以祛除外来寒邪为主。

清代的《本草便读》对于高良姜的主治记载为"除寒止心腹之疼""散逆治清涎之呕"，功效总结为"温脾暖胃四字足以尽之"。

清代的《植物名实图考》中虽以高良姜之名记载，但却叙述了一种滇产的高良姜，其文曰："[高良姜]滇生者叶润根肥，破茎生葶，先作红苞，光焰炫目。苞分两层，中吐黄花，亦两长瓣相抱。复突出尖，黄心长半寸许，有黑纹一缕，上缀金黄蕊如半米。另有长须一缕，尖擎小绿珠。"从其描述来看更接近今天的喙花姜属的植物的特点。

《药材资料汇编》中，除了高良姜，还记载了山姜和红豆蔻。高良姜为"茎圆直立，高达六七尺。叶为披针形，中肋之左右有许多平行脉。九月间开绿白色小花，花被不整齐，并有暗红色斑点。其根茎匍匐地下，有环节，多须根，供药用"。而山姜为"花叶形状与良姜相似，惟叶背有柔软绒毛。夏日抽茎开白色红点花，作总状花序。花后结实，为椭圆形浆果，熟则呈橙红色，名山羌子，又名红豆蔻，供药用"。书中明确指出高良姜和山姜为不同的两种药材，高良姜主产于雷州半岛的徐闻、海康两县。据笔者考证，此处历史上属高良郡，与历代本草书籍对于高良姜的产地记载一致。

【按　语】高良姜虽也是姜科植物，但与生姜、干姜来源于不同植物。大高良姜与高良姜也是完全不同的两种药材，而红豆蔻是大高良姜的果实，不可混淆。如果处方书写良姜，应给付高良姜。

高良姜始载于《名医别录》，后世历代本草均有记载，与现代情况不同的是，古代可能将高良姜与大高良姜混为一物，将大高良姜的果实红豆蔻认为是高良姜的果实。现在红豆蔻在临床上运用不多，我们在古代医籍中接触得更多，大家不要误认为红豆蔻是高良姜的果实。

第四节
肉桂

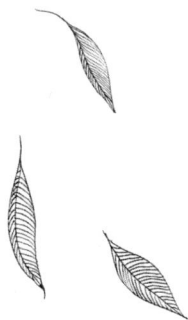

【来　源】根据 2020 年版《中华人民共和国药典》，本品为樟科植物肉桂的干燥树皮。多于秋季剥取，阴干。

【性味归经】辛、甘，大热。归肾、脾、心、肝经。

【功　效】补火助阳，引火归元，散寒止痛，温通经脉。

【溯　源】"桂"一词古已有之，先秦时期就有许多文献记载了桂的内容。《山海经·南山经》中开篇就记载："南山经之首曰䧿山。其首曰招摇之山，临于西海之上，多桂，多金玉。"《山海经·海内南经》曰："桂林八树在番隅东。"《尔雅》中也有其记载，曰："梫，木桂。"但这两本书中出现的"桂"并没有实际的食用、药用记载，只是给我们留下了一个记载和一个可能性的产地"番隅"（可能为今天广东番禺）。有食用价值的记载是在《礼记·檀弓上》中，其文曰："曾子曰：丧有疾，食肉、饮酒，必有草木之滋焉，以为姜桂之谓也。"姜与桂一起作为调味料来使用。

现存最早的医药书《五十二病方》就记载了桂的药用价值，而且出现次数也不算少，但都未说明是哪种桂，是肉桂还是桂枝。其文曰："【诸伤】……膏、甘草各二，桂、畺（薑）、椒……毁一垸音（杯）酒中，饮之，日【壹】饮……"在《神农本草经》中出现了两种桂，一种叫牡桂，另一种叫菌桂，但都未记载其植物形态，我们只能从其产地和功效上推理和猜测。其文曰："[牡桂]味辛，温。主上气咳逆，结气，喉痹，吐吸，利关节，补中益气。久服通神，轻身，不老。""[菌桂]味辛，温。主百病，养精神，和颜色，为诸药先聘通使。久服轻身，不老，面生光华，媚好常如童子。"《神农本草经》中与菌桂和牡桂相关的内容见表 7-1。

表 7-1 《神农本草经》中菌桂和牡桂的对比

药物	功效	性味	产地
菌桂	治百病，养精神，和颜色，为诸药先聘通使。久服轻身，不老，面生光华，媚好常如童子	辛，温，无毒	生山谷岩崖间
牡桂	主治上气咳逆，结气，喉痹，吐吸，利关节，补中益气。久服通神，轻身，不老	辛，温，无毒	生南海，山谷

通过比较发现，二者之间的性味比较相似，但功效上还是存在差异。产地方面，牡桂与我们今天的肉桂是比较接近的。汉代的南海郡是东南濒南海，西到今广西贺州，北连南岭，包括今粤东、粤北、粤中和粤西的一部分，辖番禺、龙川、博罗、四会 4 地（据《汉书》记载，郡治番禺）。因此笔者认为《神农本草经》中的菌桂与牡桂都有可能是当时肉桂的来源。

魏晋时期的《吴普本草》记载了桂，但只留下了一个异名，并无其他记载，曰：“[桂]一名止唾。”《名医别录》中分别记载了菌桂、牡桂、桂三种。与《神农本草经》相比，对菌桂的产地的记载更为详细，且加了一定的药材形态，笔者认为原文中描述的“无骨，正圆如竹”就意味着其药用部位是除去菌桂中间的木质部，外形像竹子（卷筒形）的枝皮。其文曰：“[菌桂]无毒。生交趾、桂林山谷岩崖间，无骨，正圆如竹。立秋采。”而牡桂在功效上最明显的不同就是多了一个“出汗”，曰：“[牡桂]无毒。主治心痛，胁风，胁痛，温经通脉，止烦，出汗。生南海。”《名医别录》对桂的记载内容颇多，其中对于功效的记载几乎囊括了当今所用桂枝和肉桂的所有功效。其文曰：“[桂]味甘、辛，大热，有毒，主温中，利肝肺气，心腹寒热，冷疾，霍乱，转筋，头痛，腰痛，出汗，止烦，止唾、咳嗽、鼻衄，能堕胎，坚骨节，通血脉，理疏不足，宣导百药，无所畏。久服神仙，不老。生桂阳。二月、七八月、十月采皮，阴干。”

晋代的《南方草木状》记载了三种桂，从产地来看与之前的《名医别录》中的三种桂比较吻合，都位于广东、广西、交趾等地，其植物特性为“冬夏常青”，其文曰：“[桂]出合浦。生必以高山之巅，冬夏常青，其类自为林间，无杂树。交趾置桂园。桂有三种：叶如柏叶，皮赤者为丹桂；叶似柿叶者为菌桂；其叶似枇杷叶者为牡桂。《三辅黄图》曰：甘泉宫南有昆明池，池中有灵波殿，皆以桂为殿柱，风来自香。"其中"叶似柿叶"和"叶似枇杷叶"与肉桂的叶子形态比较接近，但"叶如柏叶"就与肉桂的树叶相去甚远，不知为何物，还需进一步考证。

南朝梁代陶弘景所著的《本草经集注》也同样记载了菌桂、牡桂和桂这三种桂。对于产地的记载与之前的历代本草书籍记载几乎一致。药用方面根据陶弘景所注，入药用得最多的是桂。而从药材形态来看，菌桂从原来的"正圆如竹"变成了"惟嫩枝破卷成圆"，而且陶弘景也提出疑问觉得此种菌桂并非真的菌桂；牡桂为"状似桂而扁广殊薄，皮色黄，脂肉甚少，气如木兰，味亦类桂"；桂则是"以半卷多脂者单名桂"。综合其性状来看，桂与牡桂颇为相似，极有可能为一物，且也与我们今日所用肉桂类似。其文曰："[菌桂]交趾属交州，桂林属广州，而《蜀都赋》云：菌桂临崖。今世中不见正圆如竹者，惟嫩枝破卷成圆，犹依桂用，恐非真菌桂也。《仙经》乃有用菌桂，云三重者良，则判非今桂矣，必当别是一物，应更研访。""[牡桂]南海郡即是广州。今世用牡桂，状似桂而扁广殊薄，皮色黄，脂肉甚少，气如木兰，味亦类桂，不知当是别树，为复犹是桂生，有老宿者尔，亦所未究。""[桂]案《本经》唯有菌桂、牡桂，而无此桂，用体大同小异，今世用便有三种，以半卷多脂者单名桂，入药最多，所用悉与前说相应。《仙经》乃并有三种桂，常服食，以葱涕合和云母蒸化为水者，正是此种尔。今出广州湛惠为好，湘州、始兴、桂阳县即是小桂，亦有，而不如广州者，交州、桂州者形段小，多脂肉，亦好。经云：'桂叶如柏叶，泽黑，皮黄心赤。'齐武帝时，湘州送桂树，以植芳林苑中，今东山有山桂皮，气粗相类，而叶乖异，亦能凌冬，恐或者牡桂，诗人多呼丹桂，正谓皮赤尔。北方今重此，每食辄须之。盖《礼》所云姜桂以为芬芳也。"

唐代的《新修本草》虽也记载了菌桂、牡桂和桂三种，但在【谨按】中将牡桂和桂视为一物，而菌桂已不入药用。其中肉桂和桂枝同时被牡桂和桂作为异名来使用。桂心被收录在牡桂中。同时解释了古方中用的木桂也是牡桂。桂枝和肉桂虽为牡桂或桂的异名，但还是有区别的，根据牡桂或桂的老嫩来命名。其各谨按如下，曰："[菌桂]菌者，竹名；古方用筒桂者是，故云三重者良。其筒桂亦有二三重卷者，叶似柿叶，中三道文，肌理紧薄如竹。大枝小枝皮俱是菌桂。然大枝皮不能重卷，味极淡薄，不入药用。今惟出韶州。""［牡桂］《尔雅》云：梫，木桂。古方亦用木桂，或云牡桂，即今木桂，及单名桂者，是也。此桂花子与菌桂同，唯叶倍长，大小枝皮俱名牡桂。然大枝皮肌理粗虚如木兰，肉少味薄，不及小枝皮也。小枝皮肉多，半卷。中必皱起，味辛美。一名肉桂，一名桂枝，一名桂心。出融州、柳州、交州甚良。""［桂］菌桂，叶似柿叶，中有纵文三道，表里无毛而光泽。牡桂叶长尺许，陶云小桂，或言其叶小者。陶引经云：叶似柏叶，验之殊不相类，不知此言从何所出。今案桂有二种，唯皮稍不同，若菌桂老皮坚板无肉，全不堪用。其小枝皮薄卷，及二三重者，或名菌桂，或名筒桂。其牡桂嫩枝皮，名为肉桂，亦名桂枝。其老者，名牡桂，亦名木桂，得人参等良。本是菌桂，剩出单桂条，陶为深误矣。"

同样在唐代，在《本草拾遗》中，作者陈藏器记载了桂这一条，并且认为"菌桂、牡桂、桂心"为一物，以柳州、象州（今广西柳州、象州）最多，当地人用厚、薄、老、嫩来划分，曰："［桂］按菌桂、牡桂、桂心，以上三色并同是一物。""从岭以南际海，尽有桂树，惟柳、象州最多。味既辛烈，皮又厚坚。土人所采，厚者必嫩，薄者必老。以老薄者为一色，以厚嫩者为一色。"

五代时期的《蜀本草》中，肉桂被记载在牡桂条目中，书中引用《蜀本图经》的记载，将肉桂作为牡桂的异名记载，其文曰："［牡桂］牡桂叶狭，长于菌桂叶一二倍，其嫩枝皮半卷，多紫肉中皱起，肌理虚软，谓之桂枝，又名肉桂，削去上皮，名曰桂心，药中以此为善。其厚皮者，名曰木桂。二月、八月采皮，晒干之。"

宋代的《本草图经》中出现了官桂，但官桂为何物，在宋代就存在疑惑，可能与其他桂都相互混用，并且在此书中也第一次提到菌桂是肉桂的说法，曰："［桂］今岭表所出，则有筒桂、肉桂、桂心、官桂、板桂之名，而医家用之，罕有分别者。旧说菌桂正圆如竹，有二三重者，则今所谓筒桂也。筒、菌字近，或传写之误耳。或云即肉桂也。牡桂，皮薄色黄少脂肉，气如木兰，味亦相类，削去皮，名桂心。今所谓官桂，疑是此也。桂是半卷多脂者，今所谓板桂，疑是此也。"

宋代寇宗奭在其《本草衍义》中只记载了桂，但在此条目中将几种桂的关系做了一个整理，他认为治疗伤寒不用菌桂和牡桂，因为此二种桂的药性并不是大热，仅为温，所以难以治疗寒证。而且此书还记载了当时出现的一种官桂，可惜的是作者本身也弄不清是什么，也并未说明肉桂为何种桂。其文曰："［桂］大热。《素问》云：辛甘发散为阳。故汉张仲景桂枝汤，治伤寒表虚皆须此药，是专用辛甘之意也。《本草·第一》又云：疗寒以热药。故知三种之桂，不取菌桂、牡桂者，盖此二种，性只温而已，不可以治风寒之病。独有一字桂，《本经》言甘辛大热，此正合《素问》辛甘发散为阳之说，尤知菌、牡二桂不及也。然《本经》止言桂，仲景又言桂枝者，盖亦取其枝上皮。其木身粗厚处，亦不中用。诸家之说，但各执己见，终无证据。今又谓之官桂，不知缘何而立名。虑后世为别物，故书之。又有桂心，此则诸桂之心，不若一字桂也。"

宋代的《大观本草》引用其他书籍，阐述了《伤寒论》中发汗用桂枝的缘故，并且在此段中说明了当时的桂已经分辨不清了，也并未提及"肉桂"一词，曰："《别说》云谨按：诸家所说桂之异同，几不可用考。今交、广商人所贩，及医家见用，唯陈藏器一说最近。然筒厚实、气味重者，宜入治脏及下焦药；轻薄者，宜入治头目发散药。故《本经》以菌桂养精神，以牡桂利关节，仲景《伤寒论》发汗用桂枝，桂枝者，枝条，非身干也。取其轻薄而能发散。今又有一种柳桂，乃桂之嫩小枝条也。尤宜入治上焦药用也。"

金元时期的《医学启源》中将肉桂单独记载，比较特别的是，书中引用《主治秘要》中对于肉桂的用法为"去皮，捣细用"，这与《伤寒论》中张仲景对于桂枝的用法"去皮"比较相似。但由于此书中并没有关于肉桂的详细形态或说明，只留下了其功效，因此也只能是猜测。其文曰："［肉桂］气热，味大辛，补下焦火热不足，治沉寒痼冷之病，及表虚自汗，春夏二时为禁药也。《主治秘要》云：若纯阳，渗泄止渴。又云：甘辛，阳，大热。去营卫中之风寒。去皮，捣细用。"

元代的《汤液本草》在桂条目中附了桂心、肉桂和桂枝。此书的作者王好古对于何为"官桂"有着与历代医家不同的解释。王好古认为这是因为人们觉得几种桂的书写太烦琐，统一写作"官桂"，就犹如"黄檗"写作"黄柏"，"薑"写作"姜"一样。王好古还认为本草所说的菌桂、牡桂和板桂只是厚薄不同，大致区别就是细薄的为枝、为嫩，厚脂的为肉、为老，不经水而味薄的叫"柳桂"。功效上，以张仲景的经方为例，用桂枝发表，用肉桂补肾。其文曰："［桂］《衍义》所言，不知何缘而得官之名，予考《本草》有出观、宾、宜、韶、钦诸州者佳，世人以笔画多而懒书之，故只作官也。如写黄檗作黄柏，作姜同意。""本草所说菌桂、牡桂、板桂，厚薄不同。大抵细薄者为枝、为嫩，厚脂者为肉、为老，处其身者为中也，不必黄色为桂心，但不用皮与里，止用其身中者为桂心，不经水而味薄者，亦名柳桂，易老用此，以治虚人，使不生热也。""仲景汤液用桂枝发表，用肉桂补肾，本乎天者亲上，本乎地者亲下，理之自然，性分之所不可移也。一有差易，为效弥远。岁月既久，习以成弊，宜后世之不及古也。"《药象》谓：肉桂大辛，补下焦热火不足，治沉寒痼冷，及治表虚自汗。春夏二时为禁药。"《心》云：桂枝气味俱轻，故能上行，发散于表；内寒，则肉桂；补阳，则柳桂。桂，辛热散经寒，引导阳气。若正气虚者，以辛润之。散寒邪，治奔豚。"

同为元代的《本草发挥》对于"官桂"却有不同的注释，并加入朱丹溪关于官桂的说法，前者认为是以产地命名，后者认为是以品质命名。其文曰："[桂] 今又谓之官桂，不知何缘而立名。或云'官'字即'观'字之文，盖产于观州者佳，故号'观桂'也。深虑后世以为别物，故于此书之。""丹溪云：名曰官桂者，以桂多品，取其品之高者，可以充贡，而名之曰官桂，乃贵之之辞也。"

明代的《本草蒙筌》中，肉桂被记载在桂的条目中，是指皮厚肉多的那部分。功效上性热，善于治疗下焦寒冷。官桂在此书中就变成了质量上乘的代名词了，曰："[桂] 官桂品极高而堪充进贡，却出观宾。""柳桂系至软枝梢，肉桂指至厚脂肉。""肉桂、木桂性热，堪疗下焦寒冷，并秋冬腹疼，泄贲豚，利水道，温筋暖脏，破血通经。"

明代的《本草纲目》将桂与牡桂合在一条之中，根据李时珍的观点，牡桂被称为大桂，菌桂被称为小桂，是两种完全不同的药物，时珍曰："菌桂主治，与桂心、牡桂迥然不同。昔人所服食者，盖此类耳。"关于形态，时珍曰："桂有数种，以今参访：牡桂，叶长如枇杷叶，坚硬有毛及锯齿，其花白色，其皮多脂。菌桂，叶如柿叶，而尖狭光净，有三纵文而无锯齿，其花有黄有白，其皮薄而卷。今商人所货，皆此二桂。但以卷者为菌桂，半卷及板者为牡桂，即自明白。"李时珍记载"官桂"就是指上等供官之桂，曰："官桂者，乃上等供官之桂也。"同时，李时珍认为桂就是肉桂，曰："桂：此即肉桂也。厚而辛烈，去粗皮用。其去内外皮者，即为桂心。"按照李时珍的记载，简而言之，"牡桂＝桂＝肉桂""菌桂≠桂""官桂＝级别较高的桂"。

明代李中立的《本草原始》在桂的条目中是这样记载的，曰："[桂] 其肉厚辛烈者，为肉桂；去其皮与里，当其中者为桂心；其枝之细小者，为桂枝。"又曰："桂：即官桂。桂之厚者名肉桂。"

清代的《本草备要》单独记载了肉桂的性味功效与性状产地，曰："［肉桂］辛、甘，大热，气厚纯阳。入肝、肾血分，补命门相火之不足，益阳消阴。治痼冷沉寒，能发汗疏通血脉，宣导百药，去营卫风寒，表虚自汗，腹中冷痛，咳逆结气。""出岭南桂州者良。色紫肉厚，味辛甘者，为肉桂。"

清代的《本经逢原》亦将肉桂单列，并且记载在当时用丁皮混充肉桂，因此作者特意将肉桂的形状记录了下来，用的时候还需要去掉粗皮，以及忌葱。之前的板桂在当时被称为西桂，其文曰："［肉桂］辛、甘，大温，无毒。去粗皮用。凡桂皆忌葱，勿见火，以辛香得火转烈，恐动阴血也。色深紫而甘胜于辛，其形狭长，半卷而松厚者良。若坚厚味淡者曰板桂，今名西桂，不入汤药。近世舶上人每以丁皮混充，不可不辨。"

同时代的日本人所著的《炮炙全书》将肉桂、官桂、桂心、桂枝记载在桂心条目之下，作者认为以上各种桂是指一棵"桂"树的不同部位，并且认为官桂不仅是指树的部位，还需要质量的保证才能称为官桂，其文曰："［桂心］甘、辛，大热，有小毒。桂有等，肉桂，乃近根之最厚者，辛烈肉厚；官桂，即在中之次厚者，味稍淡于肉桂，皮薄少脂，因桂多品，而取其品之最高乃上等供官之桂也；桂心，即去其上皮粗皮，而留其近木之味辛而最精者；桂枝，即顶上细枝条。"

清代的《本草从新》比较了肉桂的产地，在眉批中注释各种桂的性味，曰："交趾桂最佳（体松皮直，起花，紫肉，黑油，味甜多辣少，今难得）。其次蒙自桂可用（距交趾不甚远），其次安南桂、东京桂亦可用（以上三宗，体略松，皮直，有花，紫肉，黄油多，黑油少，味甜少辣多）。姚桂、浔桂、紫荆桂（俱体重，皮直，有花皆做上，味甚辣略甜），用之不能治病。洋桂、云南桂（体皆急重，切开，肉内，有白点起丝，味苦辣，尝之舌上稠腻，甚至麻木），皆大有害，万不可用。去粗皮（其毒在皮），不见火（须临用切碎，群药煎好方入，煎一二沸即服）。"

清代的《本草求真》称肉桂为"大补命门相火"，可能当时医家对于附子、肉桂等药有滥用之嫌，故书中指出附子、肉桂虽都是辛温之品，但一定需要辨证施治。其文曰："［肉桂］气味纯阳，辛甘大热，直透肝肾血分，大补命门相火。""今人勿细体会，徒以附、桂均属辛温，任意妄投，不细明别，岂卫生救本辨药者所应尔尔欤？但精亏血少，肝盛火起者，切忌。桂出岭南，色紫肉厚，体松皮嫩。辛甘者佳，得人参良。忌生葱、石脂。锉入药，勿见火。"

清代的《植物名实图考》言牡桂即肉桂，菌桂即筒桂，在当时以产地为"交趾"者为佳。另外提到《本草从新》中所说的"蒙自桂"，这种桂产于"安边""清化"，两地都是在"交趾"境内。蒙自桂的形态特征更像我们今日所用肉桂。其文曰："牡桂即肉桂，菌桂即筒桂，因字形而误，今以交趾产为上，湖南猺峒亦多，不堪服食。""[蒙自桂]桂之产曰安边，曰清化，皆交趾境。其产中华者，独蒙自桂耳；亦产逢春里土司地。余求得一本，高六七尺，枝干与木樨全不相类。皮肌润泽，对发枝条，绿叶光劲，仅三直勒道，面凹背凸，无细枝，尖方如圭。"

清代的《本草便读》对于肉桂的功效与性味归经的记载与我们今日所用肉桂基本一致，其文曰："[肉桂]……入心、肝、脾、肾四经血分。温散血分寒邪，破血结，除癥瘕。同补肾药用，能补命门元阳不足。如格阳、戴阳等证，又能引火归元。如欲补心阳、益脾阳，均可各随佐使。"

民国时期的《医学衷中参西录》中，作者张锡纯将肉桂与附子功效区别进行了阐述，认为元阳将绝，或者浮越脱陷的时候适宜用附子，因为附子味厚，而肉桂是气味都厚，辛散之力强于附子，无法成为救危之药。因此在《伤寒论》中少阴诸方，用的都是附子而不是肉桂。其文曰："附子、肉桂皆气味辛热，能补助元阳，然至元阳将绝，或浮越脱陷之时，则宜用附子而不宜用肉桂。诚以附子但味厚，肉桂则气味俱厚，补益之中实兼有走散之力，非救危扶颠之大药，观仲景《伤寒论》少阴诸方，用附子而不用肉桂可知也。"

民国时期的《增订伪药条辨》中，罗列了几种"桂"树，将当时几种比较常见的伪品肉桂做了个比较，包括用其他树皮来冒充，以及冒充的手法，同时也记载了如何鉴别真假肉桂的方法。书中将肉桂归属于樟科植物，这与我们今天肉桂来源一致。其文曰："真肉桂出桂阳山谷及广州、交趾者最佳，必肉厚气香，色紫黯，有油，味甘，尝之舌上极清甜者，方可用。若尝之舌上不清，及切开有白点者，是洋桂，大害人。洋桂尚不可用。近日有伪造肉桂者，闻用杨梅树皮，其形似桂，晒干，以薄桂熬取浓汁，浸润透心，再晒再浸，以香油润过，致色香即无以辨，屡以此等假桂远贩外府县及穷乡僻壤各小肆混售，害人无算，安得有心人，为之严行禁绝乎？""肉桂为樟科樟属植物，常绿乔木，种类甚多。产越南，广西热带，当分数种：曰清化，曰猛罗，曰安边（产镇安关外），曰窑桂（产窑川），曰钦灵，曰浔桂。此总名也。又有猛山桂（即大油桂），曰大石山，曰黄摩山，曰社山，曰桂平（即玉桂），产云南曰蒙自桂，产广东曰罗定桂，曰信宜桂，曰六安桂。最盛产外国者，为锡兰加西耶，皆名洋桂。"

《药材资料汇编》中，记载当时肉桂的产区很广，品种又多，大体分为进口桂与国产桂两大类。进口桂主产于越南，其中"冷精山"所产野生桂质最优，也就是著名的清化桂，又称为清化玉桂。国产桂主产于我国广西东南部和广东西南的勾漏山脉及云浮山脉间的广大山区。其中品质优良的是产在广西大瑶山区的一种野生桂树，叫瑶桂。根据品种规格不同，还有企边桂、桂楠、夹桂、桂尔通（多充食品香料，统称桂皮）、黄瑶桂（方可称为肉桂，又叫玉桂）等。此外，古书中的"蒙自桂"实际产地在越南北圻与滇边接近的孟山。过去由越贩运到蒙自出售，经药商收购后秘密加工，成品名蒙自桂，并借"绿水"特点，身价百倍；但"绿水"亦是由人工所做，并不是玉桂本身的天然特点。

2008 年版《上海市中药饮片炮制规范》中，明确肉桂的来源为樟科植物肉桂、越南肉桂的干燥树皮。在处方应付中，写桂皮付肉桂。功效与 2020 年版《中华人民共和国药典》相同。

【按　语】与肉桂相关的名称有玉桂、安桂、桂皮、越南玉桂、蒙自肉桂等。肉桂最初与桂枝一样作为异名使用，但由于桂的种类实在太多，肉桂的来源混乱，但大体还是以牡桂或桂枝作为肉桂的主要来源。宋代开始出现官桂，后世多认为官桂就是质量上乘的肉桂。需要注意的是桂花与桂圆不是肉桂树上的产物。

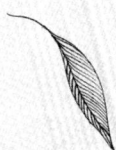

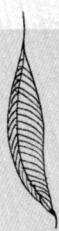

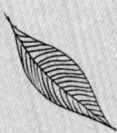

第八章

理气药

第一节
香附

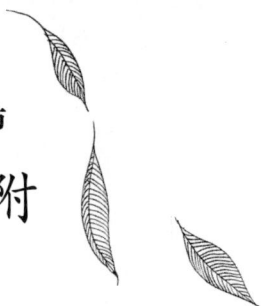

【来　源】根据 2020 年版《中华人民共和国药典》，本品为莎草科植物莎草的干燥根茎。秋季采挖，燎去毛须，置沸水中略煮或蒸透后晒干，或燎后直接晒干。

【性味归经】辛、微苦、微甘，平。归肝、脾、三焦经。

【功　效】疏肝解郁，理气宽中，调经止痛。

【溯　源】现代所用香附来源于莎草根茎，而莎草根用作香附之名最早可以追溯至先秦。《名医别录》将香附记载为莎草根，曰：“[莎草根]味甘，微寒，无毒。主除胸中热，充皮毛。久服利人，益气，长须眉。一名薃，一名侯莎，其实名媞。生田野，二月、八月采。”文中香附的异名在郭璞所注的《尔雅》第八卷中也可见到，其文曰：“薃，侯莎，其实媞。”

南朝梁代的《本草经集注》中，据作者陶弘景所载，莎草根在当时并不入药，古时的人们多用来吟诗作赋。其文曰：“[莎草根]方药亦不复用，《离骚》云：青莎杂树，繁草霍靡。古人为诗多用之，而无识者，乃有鼠蓑，疗体异此。”

唐代《新修本草》莎草根条目【谨案】中描述了莎草根的植物形态，与我们今日之香附基本一致。文中还提及了莎草根的两个异名，一个为雀头香，另一个则是香附子，这是较早出现的香附称谓。其文曰：“[莎草根]此草，根名香附子，一名雀头香，大下气，除胸腹中热，所在有之。茎叶都似三棱，根若附子，周匝多毛，交州者最胜。大者如枣，近道者如杏仁许。荆、襄人谓之莎草根，合和香用之。”

宋代的《本草图经》记载莎草根又名香附子，当时以交州出产者质优，在谨按部分引了《天宝单方图》中的另一种香附，名水香棱，又名草附子或水莎，不过此物与香附功效不同。在陇西地区生长者称为地藾根，长于蜀地者称为续根草，又名水巴戟，在涪都生长者则为三棱草。其文曰："[莎草根]又名香附子，旧不著所出州土，但云生田野，今处处有之，或云交州者胜，大如枣。近道者如杏仁许。苗、茎、叶都似三棱，根若附子，周匝多毛。今近道生者，苗叶如薤而瘦，根如箸头大。二月、八月采。谨按《天宝单方图》，载水香棱，功状与此颇相类，但味差不同。其方云：水香棱，味辛，微寒，无毒，性涩。元生博平郡池泽中，苗名香棱，根名莎结，亦名草附子，河南及淮南下湿地即有，名水莎。陇西谓之地藾根，蜀郡名续根草，亦名水巴戟，今涪都最饶，名三棱草。用茎作鞋履，所在皆有。单服疗肺风，又云其药疗丈夫心肺中虚风及客热，膀胱间连胁下时有气妨，皮肤瘙痒瘾疹，饮食不多，日渐瘦损，常有忧愁，心忪少气等。并春收苗及花，阴干，入冬采根，切，贮于风凉处。"

宋代的《本草衍义》中强调了使用香附必须要去皮的炮制手法，功效以行气为主。其文曰："[莎草]其根上如枣核者，又谓之香附子，亦入印香中，亦能走气，今人多用。虽生于莎草根，然根上或有或无。有薄皱皮，紫黑色，非多毛也。刮去皮，则色白。若便以根为之，则误矣。其味苦。"

金元时期的《医学启源》描述香附子为"甘，阳中之阴，快气"。《汤液本草》对《本草图经》中香附的功效用法做了进一步的阐述，认为宋代的医家已经了解到香附是血中之气药，通过补血益气来止血，既能补血益气又能祛逐瘀血，因此可用以治疗崩漏。其文曰："[香附子]气微寒。味甘。阳中之阴。无毒。"《图经》云："膀胱两胁气妨，常日忧愁不乐，饮食不多，皮肤瘙痒瘾疹，日渐瘦损，心忪少气，以是知益气，血中之气药也。方中用治崩漏，是益气而止血也；又能逐去凝血，是推陈也。与巴豆同治泄泻不止，又能治大便不通，同意。"之后的《本草发挥》引朱丹溪对于香附的用法为童便浸之。朱丹溪认为凡是用到血药，都需要用香附，达到引经的效果。其文曰："丹溪云：香附子必用童便浸。凡血药必用之，以引至气分而生血，此阳生阴长之义也。"

明代开始香附出现了不同性味，在《本草约言》中香附子的性味有了"辛"的记载，其作者薛己解释用童便炮制是为了制约香附的燥热，既为开郁之品又为妇科要药。其文曰："[香附子]味苦、辛，气温，无毒，阴中之阳，可升可降。入血分而行滞血，入气分而行滞气。因有行滞之能，故为开郁之剂。炒黑又能止血，乃血中之气药也。能引血药至气分而生血，故曰妇人之仙药也。""其性热，用童便煮过。""收敛其气，用童便制，降其燥性。"

明代的《本草蒙筌》直接用香附子作为正名记载，以广东高州产者质量佳，植物形态与历代本草描述的莎草根几乎一致，也与我们今天所用香附一致，被称为妇人要药，其文曰："[香附子]味苦、甘，气微寒。气厚于味，阳中之阴也。无毒。近道郊野俱生，高州出者独胜。壮如枣核，周匝有毛。秋取曝干，忌犯铁器。"

明代的《本草纲目》将莎草与香附子共同收录为一条，且都为正名，描述的植物形态与今日的香附类似。在性味上，明代之前的香附，性味基本以性微寒为主，但李时珍在叙述的时候是以味辛来记载的；在修治上为燎去毛，与今日一致；在炮制方法上，有用童子小便、醋、芎䓖、苍术等辅料进行炮制的。其文曰："[莎草　香附子]莎叶如老韭叶而硬，光泽有剑脊棱。五、六月中抽一茎，三棱中空，茎端复出数叶。开青花成穗如黍，中有细子。其根有须，须下结子一二枚，转相延生，子上有细黑毛，大者如羊枣而两头尖。采得燎去毛，曝干，货之。""辛、微苦、甘，平。足厥阴、手少阳药也。能兼行十二经，八脉气分。得童子小便、醋、芎䓖、苍术良。"

明代的《药鉴》一书中，香附的性味为气微热，味甘、辛，气重味轻，实为血中气药。但不同的炮制方法能使香附的性味发生相应的改变，临床多用于妇科，作者杜文燮称香附为女科之圣药。其文曰："[香附]气微热，味甘、辛，气重味轻。乃血中气药，诸血气方中所必用者也。""醋炒理气疼为妙，盐制治肾痛为良。酒炒则热，便煮则凉。同气药则入气分，同血药则入血分，女科之圣药也。"

明代的《本草原始》中香附以莎草根为正名，并且明确记载莎草根即香附子，此书记载香附的气味为甘，微寒，无毒。功效与历代本草书籍相比无太大变化。明代本草书籍中记载香附的性味寒热不定，笔者猜测可能与香附的不同炮制方法造成药性的不同有关。

清代的《本草备要》记载香附性平，莎草根为香附的异名，但功效与历代本草乃至今日功效几乎一致，曰："[香附]性平气香，味辛能散，微苦能降，微甘能和。乃血中气药，通行十二经、八脉气分，主一切气。"

清康熙年间日本的《炮炙全书》一书中香附的性味记载为"甘、苦、辛、涩，微寒"，其性状描述与我国本草书籍几乎一致。其文曰："[香附子]甘、苦、辛、涩，微寒。状如枣核，周匝有毛，曝干，火去毛。忌犯铁器。或生，或酒、醋、盐水、姜汁、童便浸炒，诸法皆从本方。得童便、醋、芎䓖、苍术良。"

清代的《本草经解要》将香附的性味描述为"气微寒。味甘，无毒"。清代香附的药性平寒也各有记载，但其功效的记载基本一致。其文曰："[香附]气微寒，味甘，无毒。除胸中热充皮毛，久服令人益气，长须眉。醋炒。"

清代的《本草求真》将香附的各种炮制品的不同功效做了详细记载，性味则为辛苦香燥，其文曰："[香附米]辛苦香燥。据书备极赞赏，能入肝、胆二经开郁。散滞，活血通经，兼行诸经气分。""又云：生则上行胸膈，外达皮肤；熟则下走肝肾，外彻腰足。炒黑则止血分补虚，盐水浸炒则入血分润燥。青盐炒则补肾气，酒浸炒则行经络，醋浸炒则消积聚，姜汁炒则化痰饮。"

清末的《植物名实图考》将香附从古代至清代做了简要的梳理，曰："[莎草]《别录》中品。《尔雅》：薃，侯莎。其实媞，即香附子也。《唐本草》始著其形状、功用。今为要药，与三棱极相类。唯淮南、北产者子小而坚。俗谓之香附米者佳。"

《药材资料汇编》中香附被作为正名记载，其来源于莎草科多年生宿根草本。春从宿根生苗，高尺许，叶细长，似薤而瘦，具三脊棱而光泽，夏日茎顶生花穗，开青紫色花，结瘦果，药用其地下之根，根多支生，主根隐于下面，新根由老根处接连繁殖，由下而上，或支根发苗，纵横蔓生。产地为浙江、山东、安徽，以浙江金华、兰溪产者最好。

在 2008 年版《上海市中药饮片炮制规范》中，医生处方写香附、炒香附药方均给付制香附。其性味为辛、微苦、微甘，平。归肝、脾、三焦经。功效为行气解郁，调经止痛。用于肝郁气滞，胸、胁、脘腹胀痛，消化不良，胸脘痞闷，寒疝腹痛，乳房胀痛，月经不调，经闭，痛经。

【按 语】与香附相关的名称有莎草根、香附米、香附子、雀头香。香附在古代文献中多数记载为莎草或莎草根，其性味经历了微寒、平、辛、温多次变化，尤其在明清时期变化较频繁。但从植物形态到功效上或认识上基本一致。炮制上古代用童便的也不乏少数，只是目前临床已不用，一般会使用制香附，而现代的制香附是用醋炮制的，如 2008 年版《上海市中药饮片炮制规范》中的制香附：

制香附：将原药材除去杂质。略浸，洗净，置锅内，加黄酒、米醋和水适量与香附成平面，用文火煮透，至汁吸尽。置蒸具内，蒸至外黑内深褐色，晒至外干内润。切薄片，再将蒸时所得汁水拌入，使之吸尽，干燥，筛去灰屑。每100kg生香附，用黄酒10kg，米醋10kg。

第二节
木香

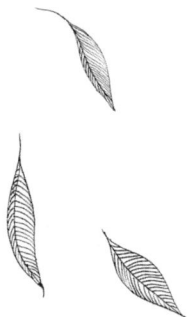

【来　源】根据 2020 年版《中华人民共和国药典》，本品为菊科植物木香的干燥根。秋、冬二季采挖，除去泥沙和须根，切段，大的再纵剖成瓣，干燥后撞去粗皮。

【性味归经】辛、苦，温。归脾、胃、大肠、三焦、胆经。

【功　效】行气止痛，健脾消食。

　　【溯　源】木香始载于《神农本草经》，曰："［木香］味辛，温。主邪气，辟毒疫、温鬼，强志，主淋露。久服不梦寤魇寐。一名木蜜。"木香出现了第一个异名——木蜜。

　　《名医别录》记载了木香的产地——永昌（汉代的永昌郡在今中国云南省西部，以及缅甸克钦邦东部、掸邦东部），曰："［木香］温，无毒。治气劣，肌中偏寒，主气不足，消毒，杀鬼、精物、温疟、蛊毒，行药之精。久服轻身致神仙。一名蜜香。生永昌。"木香出现了第二个异名——蜜香。据《南方草木状》一书记载，蜜香与沉香、鸡骨香、黄熟香、栈香、青桂香、马蹄香、鸡舌香七种同出一种树。而且描述的植物形态和药用部位与我们今日所用的沉香十分相似，曰："蜜香，沉香，鸡骨香，黄熟香，栈香，青桂香，马蹄香，鸡舌香。案此八物，同出一树也。交趾有蜜香树，干似柜柳，其花白而繁，其叶如橘。欲取香，伐之经年，其根干枝节，各有别色也。木心与节坚黑，沉水者，为沉香。"

　　南朝梁代的陶弘景所著的《本草经集注》中，木香的来源发生了改变，据陶弘景所注，在他那个时代"永昌"已经不产木香了，所用的木香为青木香，是一种舶来品，主产地可能在大秦国（大秦是古代中国对罗马帝国及近东地区的称呼）。功效为"治毒肿，消恶气"，这与我们今日所用青木香较接近。此外，当时还有一种合香，但是不入药，是用来驱虫和沐浴的，其注曰："[木香]此即青木香也。永昌不复贡，今皆从外国舶上来，乃云大秦国。以治毒肿，消恶气，有验。今皆用合香，不入药用。惟制蛀虫丸用之，常能煮以沐浴，大佳尔。"据此推测到魏晋南北朝时期，云南产的木香已经被砍伐完了，当时药用转为青木香或沉香，但是据《本草经集注》对于沉香的描述，沉香过于稀少及昂贵，一般不会拿来药用，因此青木香成为当时木香的替代品。可能汉代之前所载的木香与我们今天所用木香不一致。

唐代的《药性论》中并未记载木香的形态，只记载以理气、消瘀止痛为主要功效，曰："[木香]君。治女人血气刺心，心痛不可忍，末酒服之，治九种心痛，积年冷气，痃癖癥块胀痛，逐诸壅气上冲烦闷。治霍乱吐泻，心腹绞刺。"

唐代的《新修本草》记载木香有两种，一种来自昆仑（不是指昆仑山，在我国古代泛指南洋地区），另一种来自西胡（唐人称印度为梵。此外，西域诸国，包括波斯、大秦在内，皆称为胡）。两者品质以出自昆仑者为佳。但根据植物形态的描述，却有点类似于土木香，但到底为何物已无法考证。此外，《新修本草》还是延续《本草经集注》的说法，木香即青木香。笔者翻阅孙思邈的《备急千金要方》，凡是木香皆书写为青木香。书中【谨案】曰："[木香]此有二种，当以昆仑来者为佳，出西胡来者不善。叶似羊蹄而长大，花如菊花，其实黄黑，所在亦有之。"唐代的木香与青木香名字是混用的，书写上，以孙思邈为代表的方子基本都是写青木香，但具体用的哪种木香，笔者目前没找到很确切的证据，可能是川木香、土木香、青木香、木香、沉香混用。

五代时期的《日华子本草》对于木香只记载了功效，而且与我们今日所用木香功效较为相似，曰："[木香]治心腹一切气，止泻、霍乱、痢疾，安胎，健脾消食，疗羸劣，膀胱冷痛，呕逆反胃。"

同为五代时期的《蜀本草》描述了木香的植物形态，并且认为陶弘景所说的木香不可入药是错误的，但笔者认为《蜀本草》中记载的木香并非陶弘景所说的木香，而可能是川木香。另外，书中还记载了一种院中养殖的木香。蜀本注云："[木香]叶似薯蓣而根大，花紫色。功效极多，为药之要用。陶云：不入药用，非也。今苑中种之，花黄，苗高三四尺，叶长八九寸，皱软而有毛。"

（注：因《蜀本草》在四川著书，根据花紫色，叶大，笔者认为其为川木香的可能性更大，与唐之前的木香不同，也不同于今天的广木香。文末记载的花黄色、有绒毛又栽培在院中的植物很有可能是土木香。）

宋代苏颂的《本草图经》中，木香的进口来源演变成了广州，但在描述植物形态的时候较混乱。文中还记载了江淮地区种植的一种土青木香，这种土青木香在作者苏颂看来是不能入药的。其文曰："［木香］生永昌山谷，今惟广州舶上有来者，他无所出。陶隐居云：即青木香也。根窠大类茄子，叶似羊蹄而长大，花如菊，实黄黑，亦有叶如山芋而开紫花者。不拘时月采根芽为药。以其形如枯骨者良。江淮间亦有此种，名土青木香，不堪入药用。伪蜀王昶苑中亦尝种之，云苗高三四尺，叶长八九寸，皱软而有毛，开黄花，恐亦是土木香种也。"（注：这里记载的土木香可能为马兜铃，此书对木香植物外形的描述基本将木香、土木香、马兜铃都写在一处了。）

宋代的《本草衍义》首次将木香与青木香分开记载。但是根据书中描述的植物形态和产地，笔者认为此书中的青木香可能是土木香。其文曰："［木香］专泄决胸腹间滞塞冷气，他则次之。得橘皮、肉豆蔻、生姜相佐使，绝佳，效尤速。又一种，尝自岷州出塞，得生青木香，持归西洛。叶如牛蒡，但狭长，茎高三四，花黄，一如金钱，其根则青木香也。生嚼之，极辛香，尤行气。"这里也记载了木香配伍陈皮、肉豆蔻、生姜的相须用法。

元代的《医学启源》认为广州产的木香质更优，但是该书并未说明木香是通过广州进口来的还是产自广州。其文曰："［木香］气热，味辛苦，除肺中滞气，若疗中下焦气结滞，须用槟榔为使……广州者佳。"

元代王好古的《汤液本草》描述木香的功效为理气破气，并无补益作用，曰："［木香］气热。味辛苦。纯阳。味厚于气。阴中阳也。无毒。《象》云：除肺中滞气，若治中、下焦气结滞，须用槟榔为使。《珍》云：治腹中气不转运，和胃气。《心》云：散滞气，调诸气。《本草》云：治邪气，辟毒疫瘟鬼，强志，主淋露，疗气劣，肌中偏寒，主气不足，消毒，温疟蛊毒，行药之精。《本经》云：主气劣、气不足，补也；通壅气，导一切气，破也。安胎、健脾胃，补也；除癥癖块，破也。与本条补破不同，何也？易老以为破气之剂，不言补也。"

明代陈嘉谟的《本草蒙筌》中，青木香已经被归入马兜铃的根了，与我们今天青木香的来源一致。而木香当时还是产自国外，从闽广进口。在用法上，记载为在煎热汤的时候应该在要服用之前再投入，笔者认为应是我们今天所说的"后下"。此外，陈嘉谟与王好古不同，他提出了木香又补又泻的观点。陈嘉谟认为木香如果与补药配伍就有补益作用，如果与泻药同用则有疏泄作用。其文曰："［木香］味甘、苦，气温。味厚于气，降也，阴中阳也。无毒。出自外番，来从闽广。形如枯骨，苦口粘牙。凡欲用之，勿见火日。合丸散日际熏干，煎热汤临服投末。""恐与补药为佐则补，与泻药为佐则泻，故云然也。"

明代的《本草纲目》中李时珍对木香的名称演化进行了梳理：木香，原名蜜香，后讹传为木香，亦称青木香，后人将马兜铃根称为青木香，故木香又改称为南木香、广木香。当时又出现了一种蔷薇被叫作木香，与木香相似。其文曰："［木香］草类也。本名蜜香，因其香气如蜜也。缘沉香中有蜜香，遂讹此为木香尔。昔人谓之青木香。后人因呼马兜铃根为青木香，乃呼此为南木香、广木香以别之。今人又呼一种蔷薇为木香，愈乱真矣。……木香，南番诸国皆有。《一统志》云：叶类丝瓜，冬月取根，晒干。"

明代的《本草原始》中，描述了广木香的形状及如何判断优劣。其文曰："［木香］广木香，形如枯骨者佳，肉色青者优，黄白者次之，色黑油者下。"同为明代的《本草汇言》首次将广木香作为正名记载。

清代的《本草备要》对于木香的来源有粗略的记载，分为三种木香：广木香、土木香和青木香。青木香是进口来的，形味有形如枯骨、味苦粘舌的特征。曰："［木香］番舶上来，形如枯骨，味苦粘舌者良，名青木香。今所用者，皆广木香、土木香。"

清代的《本草从新》木香条的眉批中，记载了清乾隆时期青木香不等于马兜铃根，在当时马兜铃根称为土青木香，而青木香被称为广木香或南木香，其形状描述与之前的《本草备要》一样。曰："［木香］番舶上来，形如枯骨，味苦粘舌者良，名青木香（今人皆称为广木香、南木香）。""（木香内有番白芷，状同，但色微黑，体松。今人称马兜铃根为土青木香）。"同样，清乾隆时期的《本草求真》也说明了青木香并非马兜铃根。其文曰："番船上来，形如枯骨，味苦粘舌者良，名青木香，非今所用马兜铃根者是。"

清末吴其濬的《植物名实图考》中记载了两种木香，都以木香作为正名。笔者认为二者的不同点在于其中一种为观赏植物，是类似蔷薇花的木香变异种，而另一种为历代本草书记载的木香。笔者倾向于历代本草书记载的木香为药用木香。在《植物名实图考》的作者吴其濬书写历代本草记载的木香时，通过前后文献对于产地的对比，认为当时所用的木香与古代的木香并非同一种药材，宋代的《本草衍义》画的都是类似马兜铃的植物。在吴其濬所在的时代，木香用来治气疗效颇佳，其文曰："［木香］《本经》上品。宋《图经》著其形状，云出永昌山谷。今惟舶上来者，他无所出。按《本经》所载，无外番所产，或古今异物。近时用木香治气极效，盖《诸蕃志》所谓如丝瓜者。凡番产皆不绘，兹从《本草衍义》图之。然皆类马兜铃蔓生者，恐非西南徼所产。"

《药材资料汇编》中，木香有了科学的分类，确定为菊科木香，青木香也再次归为马兜铃根。木香在当时主要有两大类，一类为广木香，另一类为川木香。广木香中包含了番木香（习称广木香）和云木香，其中番木香又分老山木香（简称老木香）、新山木香（简称印木香）两种。云木香的名称也有一段故事，大致是说抗战前有个叫张茂明的鹤庆人，从印度带回了木香种子，在云南丽江鲁甸村秘密种植，且生长良好，获得巨大利益，后来有农民出高价向张家购买种子，才开始大量种植，逐年推广，行销各地，才有了云木香之名。而川木香又分为川木香、越巂木香（又叫雅安木香）、大理木香、祁州木香（当地叫"青木香"，但与南方青木香不同）。性味功效为辛温无毒，为芳香性健胃、发汗、收敛药，能行气、导滞、止痛、治痢、驱虫、防腐、清肺热等。对于川木香与广木香两大类的疗效是否一致的问题，该书认为自古文献记载混乱，无法确定。

2008年版《上海市中药饮片炮制规范》中，规范了处方应付，医生如果写炙木香、炒木香、煨木香均付蜜麸炒木香。

2018年版《上海市中药饮片炮制规范》中，木香的习用名称包括广木香、南木香、云木香。来源与2020年版《中华人民共和国药典》一致。

【按　语】自古以来木香与青木香的记载就比较混乱，其产地、来源等均反复变化，连称谓都混淆不堪，所以在阅读古籍时需要注意这一点。

汉代至魏晋时期的木香产于云南永昌，且别名为蜜香，与当时的沉香共用一个别名，推测晋之前的木香可能为云南产的沉香。到了南北朝时期，陶弘景记载永昌产的木香已经消失，至于是因砍伐过度还是受气候影响现已无从考证，但当时陶弘景直言木香就是青木香，产地上依赖于大秦国进口。陶弘景的记载影响了后世，唐代孙思邈在其著作中多用青木香而无木香。但是唐代的木香进口来源于昆仑（南洋地区）以及西胡，不局限于大秦国，来源变多也就意味着木香的种类变得复杂了。宋代开始木香进口地变为广州，江淮地区产一种木香叫土青木香（疑为马兜铃）。在宋代的《本草衍义》中木香与青木香已经分开记载，根据描述此时的青木香更像土木香，土木香的别名也称青木香。明代的《本草蒙筌》将青木香归于马兜铃根，这点在李时珍的《本草纲目》中得到印证，李时珍也认为古时候的青木香为马兜铃根。但到了清代，青木香＝广木香、南木香＝我们今天用的木香。马兜铃根＝土青木香，这点在《本草从新》《本草求真》中有明确记载。到了中华人民共和国成立之后才重新确认。

　　木香生用与煨品的功效在古籍中是有明确记载的，一般认为生用理气，煨品则实大肠。在煎法上，生木香应采用后下的方法为佳。在 2008 年版《上海市中药饮片炮制规范》中就记载生木香长于行气止痛，蜜麸炒木香长于实肠止泻。

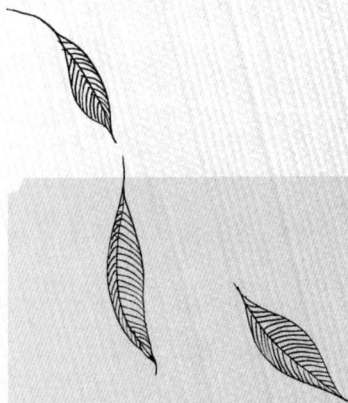

第九章

化痰止咳药

第一节
半夏

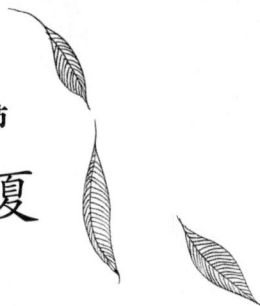

【来　源】根据 2020 年版《中华人民共和国药典》，本品为天南星科植物半夏的干燥块茎。夏、秋二季采挖，洗净，除去外皮和须根，晒干。

【性味归经】辛，温。有毒。归脾、胃、肺经。

【功　效】燥湿化痰，降逆止呕，消痞散结。

【溯　源】早在战国的《礼记·月令》中就有半夏的记载："五月半夏生。盖当夏之半也，故名。""鹿角解，蝉始鸣。半夏生，木堇荣。"半夏这一称谓是根据时节来命名的。

东汉的《神农本草经》中半夏被列为下品，在《神农本草经》中被列为下品的往往都是具有毒性的药物。其文曰："［半夏］味辛，平。主伤寒，寒热，心下坚，下气，喉咽肿痛，头眩，胸胀，咳逆，肠鸣，止汗。一名地文，一名水玉。"

晋代的《吴普本草》记载了半夏的植物形态，曰："［半夏］一名和姑。生微丘，或生野中。叶三三相偶。二月始生，白华圆上。"

《名医别录》中提到了生半夏与熟半夏，首次记载了半夏炮制后功效的变化，并且记载了半夏的产地。其文曰："［半夏］生微寒、熟温，有毒。主消心腹胸中膈痰热满结，咳嗽上气，心下急痛坚痞，时气呕逆，消痈肿，胎堕，治萎黄，悦泽面目。生令人吐，熟令人下。用之汤洗，令滑尽。一名守田，一名示姑。生槐里。五月、八月采根，曝干。"

南北朝的《雷公炮炙论》对于半夏的炮制有着明确的记载，提到了用白芥子和醋炮制的方法，曰："［半夏］若修事半夏四两，用捣了白芥子末二两，头醋六两，二味搅令浊，将半夏投于中，洗三遍用之。半夏上有隙涎，若洗不净，令人气逆，肝气怒满。"

在南朝梁代的《本草经集注》中，陶弘景记载了半夏的产地，品质的优劣，炮制方法以及半夏配伍生姜以减轻毒性的观点，其文曰："［半夏］槐里属扶风，今第一出青州，吴中亦有，以肉白者为佳，不厌陈久，用之皆汤洗十许过，令滑尽，不尔戟人咽喉。方中有半夏，必须生姜者，亦以制其毒故也。"在此书中还记载了一味叫虎掌的药材与半夏十分相似，后世亦有称为掌叶半夏，陶弘景注释："极似半夏，但皆大，四边有子如虎掌。"

唐代的《药性论》对于半夏的描述主要还是以炮制与功效为主，曰："［半夏］使，忌羊血、海藻、饴糖，柴胡为之使。有大毒。汤淋十遍去涎，方尽其毒，以生姜等分制而用之。能消痰涎，开胃，健脾，止呕吐，去胸中痰满，下肺气，主咳结。新生者，摩涂痈肿不消，能除瘤瘿气。气虚而有痰气，加而用之。"

唐代苏敬等编撰的官修本草《新修本草》曰："［半夏］半夏所在皆有，生泽中者，名羊眼半夏，圆白为胜。然江南者，大乃径寸，南人特重之。顷来互相用，功状殊异，问南人说：苗，乃是由跋。陶注云：虎掌极似半夏，注由跋，乃说鸢尾，于此注中，似说由跋。三事混淆，陶竟不识。"说明在唐代半夏出现了与其他植物混淆的情况。

五代时期的《日华子本草》对于半夏性味的描述为"碱"，可能是因为生半夏的毒性引起的味觉上的感受。其文曰："［半夏］味碱、辛。治吐食反胃，霍乱转筋，肠腹冷，痰疟。"

宋代的《本草图经》更为详细地记载了半夏的植物形态、产地、采集、功效等内容，其文曰："［半夏］生槐里川谷，今在处有之，以齐州者为佳。二月生苗，一茎，茎端三叶，浅绿色，颇似竹叶而光，江南者似芍药叶；根下相重生，上大下小，皮黄肉白；五月、八月内采根，以灰裹二日，汤洗曝干。一云：五月采者虚小，八月采者实大，然以圆白陈久者为佳。其平泽生者甚小，名羊眼半夏。又由跋绝类半夏，而苗高近一二尺许，根如鸡卵大，多生林下，或云即虎掌之小者，足以相乱。半夏主胃冷呕哕，方药之最要。"

宋代的《本草衍义》一书中记载当时的医家只重视半夏的祛痰作用，却不理解半夏的祛痰作用其实是健脾的结果，其文曰："[半夏]今人惟知去痰，不言益脾，盖能分水故也。脾恶湿，湿则濡而困，困则不能制水。经曰：湿胜则泻。一男子夜数如厕，或教以生姜一两碎之，半夏汤洗。与大枣各三十枚，水一升，瓷瓶中，慢火烧为熟水，时时呷，数日便已。"

明代的《本草蒙筌》详细记载了半夏曲的炮制方法，其文曰："[半夏]味辛、微苦，气平，生寒熟温。沉而降，阴中阳也。有毒。山谷川泽，处处有之。苗起一茎，茎端三叶。根名半夏，八月采收。""久藏入药，同橘皮谓二陈；生嚼戟喉，宜沸汤制七次。仍加姜制，才可投瓶。若研末搀少枯矾，每泡过半夏四两，入枯矾一两共研。拌姜汁捏作小饼。诸叶包裹，风际阴干，此又名半夏曲也。片则刀峻，曲则力柔。"

明代李时珍的《本草纲目》对于半夏的记载更为详细，且对于半夏粉、半夏饼、半夏曲有着具体的描述，还对半夏治痰有着详细的讲解，其文曰："[半夏]今治半夏，惟洗去皮垢，以汤泡浸七日，逐日换汤，晾干切片，姜汁拌焙入药。或研为末，以姜汁入汤浸澄三日，沥去涎水，晒干用，谓之半夏粉。或研末以姜汁和作饼子，日干用，谓之半夏饼。或研末以姜汁、白矾汤和作饼，楮叶包置篮中，待生黄衣，日干用，谓之半夏麹。白飞霞《医通》云：痰分之病，半夏为主，造而为麹尤佳。治湿痰以姜汁、白矾汤和之；治风痰以姜汁及皂荚煮汁和之；治火痰以姜汁、竹沥或荆沥和之；治寒痰以姜汁、矾汤入白芥子末和之，此皆造麹妙法也。"

清代的《本经逢原》记载了半夏的皂荚、白矾、姜汁、竹沥四种炮制方法，以及醋炒、胆汁炒的对应病证，其文曰："[半夏]汤浸，同皂荚、白矾煮熟，姜汁拌、焙干用；或皂荚、白矾、姜汁、竹沥四制尤妙。咽痛醋炒用。小儿惊痰发搐，及胆虚不得眠，猪胆汁炒。入脾胃丸剂，为细末，姜汁拌和作面，候陈炒用。"

清代的《本草从新》提出了应用半夏的禁忌，曰："[半夏]古人半夏有三禁：谓血家、渴家、汗家也。若非脾湿，且有肺燥，误服半夏，悔不可追。"

清代的《植物名实图考》记载了半夏的植物形态，并且提出当时有将贝母和半夏混淆的情况，其文曰："[半夏]《本经》下品。所在皆有，有长叶、圆叶二种，同生一处，夏亦开花，如南星而小，其梢上翘似蝎尾。固始呼为蝎子草，凡蝎螫，以根傅之能止痛。《本草会编》谓俗以半夏性燥，多以贝母代之，不知痰火上攻，昏溃口噤，自非半夏、南星，曷可治乎？半夏一茎三叶，诸书无异词，而原图一茎一叶，前尖后歧，乃似茨菇叶。余曾遣人绘川贝母图，正与此合，岂互相舛误耶？抑俗方只此一物而两用耶？二者皆与图说不相应，非书不备，则别一物。"

《药材资料汇编》对于半夏的记载如下：天南星科多年生草本，自生田野间（麦地尤多）。地下茎白色小球形，一茎直立。顶上生独叶，畸形三小叶组成，叶柄下部茎苞有肉芽。初夏，叶腋生黄绿色之"佛焰苞"，呈肉穗花序，雄花生上，雌花生下。结细小浆果，肉穗之尖端延长如鼠尾。以四川，云南毗邻地区及昭通所产为最优良。

2008 年版《上海市中药饮片炮制规范》记载了许多半夏的习用名称及具体的对应关系，有制半夏 = 姜半夏；仙半夏 = 仙露半夏、露半夏；竹沥半夏 = 竹沥夏；宋半夏 = 宋制半夏、京半夏、苏半夏；青盐半夏 = 盐半夏。在处方应付中，写半夏付制半夏。功能与主治方面，生用外治痈肿痰核；制半夏长于降逆止呕；法半夏长于燥湿化痰；仙半夏长于化痰止呕，和胃燥湿；竹沥半夏长于清化热痰；宋半夏长于化痰，止咳，止呕；青盐半夏与姜半夏相似，其温燥之性稍减。用法上，生半夏原粒者用时捣碎；外用适量，磨汁涂或研末以酒调敷患处。

【按 语】半夏、水半夏、掌叶半夏三者为不同的药材，其中水半夏经常被错用为半夏，也有将半夏叫作旱半夏以与水半夏区分。掌叶半夏即天南星科虎掌，也叫作独角莲或独脚莲。

半夏的炮制古已有之，今天半夏的炮制品主要有清半夏、姜半夏、法半夏、制半夏、竹沥半夏五种，在 2008 年版《上海市中药饮片炮制规范》中均有描述。

1. 清半夏：取净半夏，大小分开，用 8% 白矾溶液浸泡至内无干心，口尝微有麻舌感，取出，洗净，切厚片，干燥。每 100kg 半夏，用白矾 20kg，加水 250kg。

2. 姜半夏：取净半夏，大小分开，用水浸泡至内无干心，另取生姜切片煎汤，加白矾与半夏共煮至透心，取出，晾至半干，切薄片，干燥。每 100kg 半夏，用生姜 25kg、白矾 12.5kg。

3. 法半夏：取净半夏，大小分开，用水浸泡至内无干心，取出；另取甘草适量，加水煎煮二次，合并煎液，倒入用适量生石灰配制的石灰液中，搅匀，加入上述已浸透的半夏，浸泡，每日搅拌 1~2 次，并保持浸液 pH 值在 12 以上，至剖面黄色均匀，口尝微有麻舌感时，取出，洗净，阴干或烘干。每 100kg 半夏，用甘草 15kg、生石灰 10kg。

4. 制半夏：将原药材除去杂质，分档，用 8% 明矾水浸泡至口嚼 5 分钟微有麻舌感，洗去明矾水，取出，晾至半干，切薄片，干燥至七八成干，拌入姜汁，干燥，筛去灰屑。每 100kg 净半夏，用净鲜生姜 18kg 打汁，无鲜生姜时可用干净干姜 3kg 煎汁。

5. 竹沥半夏：将制半夏用鲜竹沥拌匀，使之均匀吸尽。晾干。每 100kg 制半夏，用鲜竹沥 12.5kg。

第二节

浙贝母

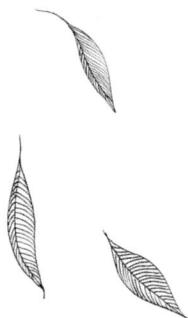

【来　源】根据现行版《中华人民共和国药典》，本品
为百合科植物浙贝母的干燥鳞茎。初夏植株枯萎时采
挖，洗净。大小分开，大者除去芯芽，习称大贝；小
者不去芯芽，习称珠贝。分别撞擦，除去外皮，拌以
煅过的贝壳粉，吸去擦出的浆汁，干燥；或取鳞茎，
大小分开，洗净，除去芯芽，趁鲜切成厚片，洗净，
干燥，习称浙贝片。

【性味归经】苦，寒。归肺、心经。

【功　效】清热化痰，散结消肿。

　　【溯　源】贝母类药材是一个历史悠久的庞大家族，其家族成员众多，历
史跨度达千年之久，在《神农本草经》中就有记载。其文曰："[贝母]味辛，
平。主伤寒烦热，淋沥，邪气，疝瘕，喉痹，乳难，金创，风痉。一名空草。"
根据记载，东汉时期所指的贝母的功效与产地和我们今天的川贝母、浙贝母都
不同，反而更接近于今天的土贝母。

　　浙贝母既然有一个"浙"字，顾名思义是浙江的一味药材，而且是著名的
"浙八味"之一，为浙江道地药材。

　　对浙贝母的记载最早可追溯至唐代，在《新修本草》中注曰："此叶似大
蒜。四月蒜熟时采，良。若十月苗枯，根亦不佳也。出润州（今江苏镇江）、
荆州（今湖北江陵）、襄州（今湖北襄阳）者最佳，江南诸州亦有。"由此可以
看出当时江南地区已经开始广泛种植浙贝母了。

浙江杭州人倪朱谟在《本草汇言》中较明确地将浙贝母和川贝母分开论述。其文曰："贝母，开郁、下气、化痰之药也。……润肺消痰，止咳定喘，则虚劳火结之证，贝母专司首剂。……若解痈毒，破癥结，消实痰，傅恶疮，又以土者为佳。然川者味淡性优，土者味苦性劣，二者以分别用。"这里将本地的贝母称为"土者"，而将四川的称为"川者"。至此贝母按产地区分为浙贝母和川贝母，直至今日依旧如此命名。

从清代的《本经逢原》《本草从新》《本草纲目拾遗》《植物名实图考》等文献来看，清代的贝母主要有川贝、西贝和浙贝三大类。

《金世元中药材传统鉴别经验》收载浙贝母，其来源为百合科植物浙贝母的干燥鳞茎。主产于浙江宁波鄞县（今浙江省宁波市鄞州区）的樟水、鄞江桥地区，又以樟村、密岩两处产量多。现已发展到磐安县，其产量与鄞县相仿，其他还有东阳、永康、余姚。江苏盐城（大丰区）、南通（海门区、如东县）等地亦有少量出产。以鄞县产者质量最优，为浙江省"地道药材"之一。

【按　语】浙贝母最容易和川贝母相混合，二者都为百合科植物，但功效有区别。而土贝母，虽也冠以贝母之名，但此药物来源于葫芦科植物，与前两者完全不同（详见"第三节　川贝母"）。

浙贝母是浙江省宁波市鄞州区樟村的特产，其原产地为杭州笕桥，后移植于鄞州之象山，又称象贝母。文献资料显示，贝母是清康熙年间自象山引入鄞县，至道光年间大量种植，鄞州成为浙贝母的主要产地，也在这时候将象贝改称为浙贝。之后因鸦片的暴利使农民放弃了贝母的种植，以致最后在中华人民共和国成立前象山贝母绝种。中华人民共和国成立之后，经过老一辈的不懈努力，重新将浙贝母移植回鄞州区西南部，使这味道地药材得以复活。

老上海一般称浙贝母为象母，也称为大贝母，在早些年间这些称呼常混用。浙贝母按大小分两种规格，有两种称呼，大者摘除芯芽加工成大贝，小者不摘除芯芽加工成珠贝。

第三节

川贝母

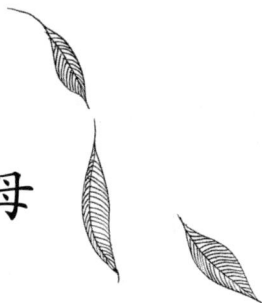

【来　源】根据 2020 年版《中华人民共和国药典》，本品为百合科植物川贝母、暗紫贝母、甘肃贝母、梭砂贝母、太白贝母或瓦布贝母的干燥鳞茎。按性状不同分别习称松贝、青贝、炉贝和栽培品。夏、秋二季或积雪融化后采挖，除去须根、粗皮及泥沙，晒干或低温干燥。

【性味归经】苦、甘，微寒。归肺、心经。

【功　效】清热化痰，润肺止咳，散结消痈。

【溯　源】在《神农本草经》中就有贝母的记载。其文曰："[贝母] 味辛，平。主伤寒烦热，淋沥，邪气，疝瘕，喉痹，乳难，金创，风痉。一名空草。"

《名医别录》中的记载贝母的性味为味苦，微寒，无毒。说明此时的贝母功效性味可能发生了改变，或当时对贝母有了新的认识，但其产地依旧在晋地。此书中将贝母的别名增加到了六个，也进一步说明了当时对于贝母的认识比较混乱。

南朝宋代的《雷公炮炙论》中对贝母进行了鉴别，提到了其中有独颗团、不作两片、无皱者，号曰丹龙精，不入用（据王惠民考证，丹龙精为今天的老鸦瓣，它与贝母不是一种药物）。因此在唐代之前，人们对于贝母已具有一定的鉴别能力。

最早提到川贝母的是明代晚期的《本草汇言》，书中记载：贝母，开郁、下气、化痰之药也。……润肺消痰，止咳定喘，则虚劳火结之证，贝母专司首剂。……若解痈毒，破癥结，消实痰，傅恶疮，又以土者为佳。然川者味淡性优，土者味苦性劣，二者以分别用。自此开始将川贝母单独提出，而后世药书则开始对川贝母多有提及。

《金世元中药材传统鉴别经验》收载川贝母，其来源为百合科植物川贝母（卷叶贝母）、暗紫贝母、甘肃贝母，或梭砂贝母的干燥鳞茎。前三种根据性状不同分别习称"青贝""松贝"和"岷贝"，后者习称"炉贝"。四种川贝母产地也各不相同，川贝母为商品青贝的主流品种之一。主产于四川甘孜地区的康定、雅江、九龙、稻城、得荣、小金、金川；西藏的芒康、贡觉、江达；云南的德钦、贡山、香格里拉；青海的玉树、囊谦、杂多、称多、治多等地。暗紫贝母又称乌花贝母，为商品松贝之主流品种之一。主产于四川的若尔盖、红原（毛尔盖）、松潘、九寨沟（南坪）、茂县、汶川、理县（杂谷脑）、平武、黑水、马尔康；青海的久治、班玛、达日、同仁、同德等。过去集散于四川松潘，故称"松贝"。甘肃贝母为商品青贝母主流品种之一（过去称"岷贝"），主产于四川的康定、雅江、九龙、丹巴、壤塘、小金、金川、马尔康；甘肃陇南地区的岷县、文县、武都、舟曲、宕昌、迭部、曲玛，青海的班玛、久治、达日、甘德等地。梭砂贝母为商品炉贝的主流品种之一。主产于四川的石渠、德格、甘孜、色达、白玉、炉霍、道孚、理塘、阿坝；西藏的芒康、贡觉、江达、昌都；青海的玉树、称多、杂多、治多、囊谦；云南的德钦、贡山、福贡、香格里拉、维西等地。过去多在康定集散（原名"打箭炉"，故称"炉贝"）。由于川贝母产量少，价格昂贵，其伪品也有很多，如一轮贝母（百合科植物一轮贝母的干燥鳞茎）、光慈姑（百合科植物老鸦瓣的干燥球茎）、丽江山慈姑（百合科植物丽江山慈菇的干燥鳞茎）等。金世元先生认为贝母品种很多，在2005年版《中华人民共和国药典》中收载了浙贝母、川贝母（包括松贝、青贝、炉贝）、平贝母、伊贝母和湖北贝母。除浙贝母与湖北贝母的功效略有差异外，川贝母与平贝母、伊贝母功效基本相同。但2005年版《中华人民共和国药典》规定一物一名，也就是说，医师处方开什么，付给什么，不能互相代替。但是，广大医师只知道有浙贝母与川贝母之分，在处方中根据病情需要分别应用。但对于平贝母、伊贝母、湖北贝母之类缺乏了解。这就造成平贝母、伊贝母积压滞销，而川贝母货源长期不足的现象。

【按　语】现在容易和川贝母混淆的主要还是浙贝母，二者都来源于百合科植物，功效也相近，都可以清热化痰，开郁散结，但浙贝母的苦泄之力较川贝母强。还有一种叫土贝母的药材，虽也冠以贝母之名，但此药物来源于葫芦科植物，与前两者完全就是不同药材，功效也有区别。

川贝母和浙贝母在用于清热化痰、开郁散结的情况下临床上基本可以互换使用，但是需要注意以下几点：①川贝母的价格远远高于浙贝母，在治疗痰热咳嗽的时候川贝母的疗效略好于浙贝母，但是在用于散结消肿的时候两者效果区别不大，因此在不同的情况下应酌情使用。②川贝母口味偏甜，浙贝母口味偏苦，对于口味比较敏感的患者，尤其是儿童，可以用川贝母以降低药物的苦味。③川贝母偏于润肺，浙贝母偏于清泻肺热。

【注意点】

1. 川贝母因属于贵重药材，直接熬有时候可能效果不佳，造成浪费，因此打成粉或打碎更容易让人体吸收。

2. 在市场上购买川贝母的时候，可能会看见各种规格的商品，松贝、青贝、炉贝都是川贝母。除此之外的贝母都不能作为川贝母来使用。（注：2009年8月，国家药典委员会组织专家专题审查，确定把瓦布贝母作为川贝母的新植物物种来源收载于2010年版《中华人民共和国药典》。）

3. 因川贝母生长在高山草地上，不易找到，故一天所获数量极少。且主要为野生，产量不高，物以稀而贵，因此川贝母从古至今一直是最常被假冒的药材之一，在《本草纲目拾遗》中古人已有用象贝母充作川贝母的记载，因此建议读者到正规机构购买川贝母。

第四节

土贝母

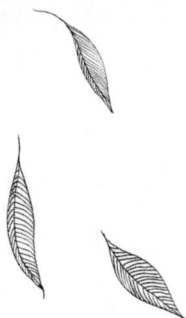

【来　源】根据 2020 年版《中华人民共和国药典》，本品为葫芦科植物土贝母的干燥块茎。秋季采挖，洗净，掰开，煮至无白心，取出，晒干。

【性味归经】苦，微寒。归肺、脾经。

【功　效】解毒，散结，消肿。

【溯　源】贝母入药用，最早记载于春秋战国时期的《万物》，曰"贝母已寒热也"。之后的《神农本草经》中则记录了贝母的功效和产地，并记述贝母生于晋地，这和今天浙贝母及川贝母的产地都不一致。对照 2020 年版《中华人民共和国药典》对于土贝母的功效描述，与《神农本草经》中的记述相类似，而且产地也相符。之后的陶弘景在《本草经集注》中描写了贝母的形状"形似聚贝子"，此描述符合浙贝母的地下鳞茎是由多枚形如贝子状的肥厚鳞片聚集而生成的形态。《名医别录》是一本总结了古典本草的书籍，此书并非一时一人所撰，其中记载了贝母的 9 个功效和 6 个名称。由此可见贝母有一个从古至今不断演化的过程，根据当时的时代背景，大致推断魏晋时期的贝母可能是浙贝母和土贝母两种。

　　唐宋时期明确了贝母的几个产区。《新修本草》《嘉祐本草》和《证类本草》中记载"此叶似大蒜。四月蒜熟时采，良。若十月苗枯，根亦不佳也。出润州（今江苏镇江）、荆州（今湖北江陵）、襄州（今湖北襄阳）者最佳，江南诸州亦有"。宋代苏颂的《本草图经》中记载"生晋地，今河中（今山西永济）、江陵府（今湖北江陵）、郢（今湖北武汉）、寿（今安徽凤台）、随（今湖北随县）、郑（今河南郑州）、蔡（今河南汝南）、润（今江苏镇江）、滁州（今安徽滁州）皆有之。"从中我们可以看出贝母的产地在不断扩大。

此后不但贝母的产地逐渐扩大，而且品种也有增加。明清时期就在土贝母、浙贝母的基础上又分出了川贝母和西贝母（伊利贝母）。

由于古代认识上的局限性，很多时期在用贝母的时候还是存在各种贝母混用的情况，甚至有时不是贝母的植物也会混杂其中。我们今天在临床用药时候也必须分清土贝母、浙贝母和川贝母。

【按　语】土贝母虽冠以贝母之名，但此药物来源于葫芦科的植物，与浙贝母、川贝母完全是不同的药材。在使用的同时一定要鉴别清楚用的是哪一种贝母，万不可混用。土贝母主要以解毒散结为主，川贝母止咳化痰的效果强于浙贝母。

从《神农本草经》考证产地和功效，汉之前使用的贝母以土贝母为主。土贝母在有些地方也叫假贝母。

第五节

陈皮

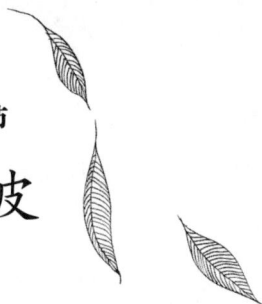

【来　源】根据2020年版《中华人民共和国药典》，本品为芸香科植物橘及其栽培变种的干燥成熟果皮。药材分为陈皮和广陈皮。采摘成熟果实，剥取果皮，晒干或低温干燥。

【性味归经】苦、辛，温。归肺、脾经。

【功　效】理气健脾，燥湿化痰。

【溯　源】东汉《神农本草经》中将陈皮称为橘柚，又名橘皮，主理气、祛湿、消食，久服除口气，这与当今陈皮的功效类似。其文曰："［橘柚］味辛，温。主胸中瘕热，逆气，利水谷。久服去口臭，下气，通神。一名橘皮。"

《名医别录》记载橘柚产于南山地区（据有关文献记载，南山在今秦岭地区，属于长江中游流域）和江南地区，功效较《神农本草经》丰富。其文曰："［橘柚］无毒。主下气，止呕咳，除膀胱留热，下停水，五淋，利小便，治脾不能消谷，气冲胸中，吐逆，霍乱，止泄，去寸白。久服轻身长年。生南山，生江南。十月采。"

晋代的《南方草木状》中分别记载橘和柑两种植物，其中柑归为橘的一个种类，橘的形态描述"白华、赤实、皮馨香"与我们今天看到的橘也十分相似，在汉武帝时期交趾地区（今越南）还专门设有"橘官"以供御用。其文曰："［橘］白华、赤实、皮馨香，有美味，自汉武帝交趾有橘官长一人，秩二百石，主贡御橘。吴黄武中，交趾太守士燮献橘十七实同一蒂，以为瑞异，群臣毕贺。……［柑］乃橘之属。"

南朝梁代的《本草经集注》中记载橘皮有东西之分，并且较早提到了陈年橘皮，其文曰："［橘柚］此是说其皮功尔，以东橘为好，西江亦有而不如。其皮小冷。治气乃言欲胜东橘，北人亦用之，以陈者为良。其肉味甘、酸，食之多痰，恐非益人也。今此虽用皮，既是果类，所以犹宜相从。柚子皮乃可食，而不复入药用，此亦应下气。"

唐代的《药性论》以橘皮作为正名收载，其文曰："［橘皮］臣，味苦、辛。能治胸膈间气，开胃，主气痢，消痰涎，治上气咳嗽。"

唐代《新修本草》中记载了橘皮、柚皮、胡甘、橙，就当时而言分辨不清的情况是存在的，其文曰："［橘柚］柚皮厚，味甘，不如橘皮味辛而苦，其肉亦如橘，有甘有酸，酸者名胡甘。今俗人或谓橙为柚，非也。案《吕氏春秋》云：果之美者。有云梦之柚。郭璞曰：柚似橙而大于橘。孔安国云：小曰橘，大曰柚，皆谓甘也。"

唐代《食疗本草》将橘纳入食物疗法中，并将橘瓤和橘皮的功效分开各自记载。其文曰："［橘］瓤：止泄痢。食之，下食，开胸膈痰实结气。下气不如皮也。瓤不可多食，止气。性虽温，甚能止渴。……皮：主胸中瘕热逆气。"

唐代《本草拾遗》将柑类和橘类做了分类记载，同时作者陈藏器提出橘柚非皮部入药，其文曰："［陈皮］橘、柚本功外，中实冷。酸者聚痰，甜者润肺。皮堪入药，子非宜人。其类有朱柑、乳柑、黄柑、石柑、沙柑；橘类有朱橘、乳橘、塌橘、山橘、黄淡子。此辈皮皆去气调中，实总堪食，就中以乳柑为上。《本经》合入果部，宜加'实'字，入木部非也。岭南有柚，大如冬瓜。"

五代时期《日华子本草》分别将橘、橘皮、橘核、橘囊上筋膜各自入药，且功效各有不同。其文曰："［陈皮］橘，味甘、酸。止消渴，开胃，除胸中膈气；橘皮，暖，消痰止漱，破癥瘕痃癖；橘核，治腰痛，膀胱气肾疼。炒去壳，酒服，良；橘囊上筋膜，治渴及吐酒。炒，煎汤饮，甚验也。"

宋代《本草图经》对橘的植物形态有了较为详细的记载，产地较之前的本草书籍有所增加，但大部分处在长江中下游和岭南地区。而柚的产地在闽中、岭外、江南，与橘主要以大小、形状、颜色差异来区分。因此，宋代的医家基本使用橘类，特别是黄橘和青橘两种，而且二者很像，已经不用柚入药，黄橘以陈久者为良。其文曰："［橘柚］生南山川谷及江南，今江浙、荆襄、湖岭皆有之。木高一二丈，叶与枳无辨，刺出于茎间。夏初生白花，六月、七月而成实，至冬而黄熟，乃可啖。……又闽中、岭外、江南皆有柚，比橘黄白色而大；襄、唐间柚色青黄而实小，皆味酢，皮厚，不堪入药。今医方乃用黄橘、青橘两物，不言柚。……而今之青橘似黄橘而小，与旧说大小苦、辛不类，则别是一种耳。收之并去肉，曝干。黄橘以陈久者入药良。古今方书用之最多，亦有单服者。"

宋代《本草衍义》以橘柚为正名收录，作者寇宗奭认为只有橘的皮与核才能入药，同时橘柚是"六陈"（即陈皮、半夏、枳壳、麻黄、狼毒、吴茱萸）之一。其文曰："[橘柚]橘惟用皮与核。皮，天下甚所须也，仍汤浸去穰。余如经与注。核、皮二者须自收为佳。……然亦取其陈皮入药，此六陈中一陈也。"

金元时期《医学启源》记载橘皮有三个功效，去寒邪、破滞气、益脾胃，但不宜多用以及单独大量使用。其文曰："[橘皮]《主治秘要》云：性寒味辛，气薄味厚，浮而升，阳也。其用有三：去胸中寒邪一也；破滞气二也；益脾胃三也。少用同白术则益脾胃；其多及独用则损人。又云：苦辛，益气利肺，有甘草则补肺，无则泻肺。"

元代《汤液本草》记载了陈皮的配伍关系，以及陈皮的去白和不去白的功效。其文曰："[陈皮]气温。味微苦。辛而苦。味厚，阴也。无毒。《象》云：能益气。加青皮，减半，去滞气，推陈致新。若补脾胃，不去白；若理胸中肺气，须去白。《心》云：导胸中滞气，除客气。有白术则补脾胃，无白术则泻脾胃，然勿多用也。《珍》云：益气利肺，有甘草则补肺，无甘草则泻肺。"

明代《食物本草》记载了橘的主治功效，但未说明其药用部位，因文末与青皮做了比较，笔者推测药用部位为皮部。其文曰："[橘]味辛苦，温，无毒。主胸中瘕热逆气，利水谷，除膈间痰，导滞气，止呕咳吐逆，霍乱泄泻。久服去臭，下气通神，去寸白，理肺气脾胃，降痰消食。……陈皮治高，青皮治低。"

明代《本草蒙筌》以青橘皮为正名收录，产地以广州最好，作者陈嘉谟在按语中记载陈皮与青皮为一物，差别在于采收的时间上，同时在功效上与枳壳和枳实做了比较，认为陈皮与枳壳无异，青皮与枳实无异，但不宜单独长久使用。其文曰："[陈皮]浙郡俱生，广州独胜。……（谟）按：青皮、陈皮一种，枳实、枳壳一种，因其迟早采收，特分老嫩而立名也。嫩者性酷治下，青皮、枳实相同；老者性缓治高，陈皮、枳壳无异。四药主治并以导滞消痞为专，虽高下各行，其泻气则一。单服久服俱损真元，故必以甘补之药为君，少加辅佐，使补中兼泻，泻则兼补，庶几不致于偏胜也。陈皮款下已详发明，余虽未言，举一隅则可以三隅反矣。"

明代《本草纲目》的作者李时珍对橘、柚、柑从形状、大小、颜色等方面做了区分比较，并从其他文献中考证了橘树的植物形态描述；此外，还记载了橘皮以广州产者最好，其次为江西，且当时柑皮会夹杂于陈皮中。其文曰："［橘］夫橘、柚、柑三者相类而不同。橘实小，其瓣味微酢，其皮薄而红，味辛而苦。柑大于橘，其瓣味甘，其皮稍厚而黄，味辛而甘。柚大小皆如橙，其瓣味酢，其皮最厚而黄，味甘而不甚辛。如此分之，即不误矣。按《事类合璧》云：橘树高丈许，枝多生刺。其叶两头尖，绿色光面，大寸余，长二寸许。四月着小白花，甚香。结实至冬黄熟，大者如杯，包中有瓣，瓣中有核也。""橘皮纹细色红而薄，内多筋脉，其味苦辛。柑皮纹粗色黄而厚，内多白膜，其味辛甘。柚皮最厚而虚，纹更粗，色黄，内多膜无筋，其味甘多辛少。但以此别之，即不差矣。橘皮性温，柑、柚皮性冷，不可不知。今天下多以广中来者为胜，江西者次之。然亦多以柑皮杂之。柑皮犹可用，柚皮则悬绝矣。"

明代《药鉴》详细记载了陈皮去白不去白的功效差别，提及了陈皮以年久者为良，但未说明具体年份。其文曰："［陈皮］气温，味辛、微苦，气薄味厚。无毒。可升可降，阳中之阴也。必须年久者为美。去白性热，能除寒发表；存白性温，能补胃和中。"

明代《药品化义》记载陈皮须用广州所产，且要陈年，陈年陈皮燥性的缺点没有了，而行气的效果更佳。其文曰："［陈皮］用广产者佳，取其陈久，燥气全消，温中而不燥，行气而峻，故名陈皮。"

清代《本草新编》认为陈皮需要留白，并对补中益气汤中的陈皮功效做了分析。其文曰："［橘皮］或问陈皮留白为补，去白为攻，然乎？此齐东之语也。……夫陈皮之妙，全在用白，用白则宽中消气，若去白而用红，与青皮何异哉，此世所以'留白为补，去白为攻'之误也。其实，留白非补，和解则有之耳。……或问陈皮用之于补中益气汤中，前人虽有发明，然非定论，不识先生之可发其奇否？夫补中益气汤中用陈皮也，实有妙义，非取其能宽中也。气陷至阴，得升麻、柴胡以提之矣。然提出于至阴之上，而参、芪、归、术，未免尽助其阳，而反不能遽受。得陈皮，以分消于其间，则补不绝补，而气转得益。东垣以益气名汤者，谓陈皮而非谓参、芪、归、术也。"

清代《本经逢原》记载了陈皮的产地在粤东新会，药用部位为皮，功效为消痰运食，同时作者张璐也记载了陈皮以陈年久放者为佳，以及陈皮的去白、留白功效差异。其文曰："[陈皮]苦、辛，温，无毒。产粤东新会，陈久者良。……橘禀东南阳气而生，故以闽粤者最胜。其逾淮而北，则变为枳，此地气使然，与人之乡音习俗无异。橘之文采焕发于外，故其功用都在于皮，专行脾肺二经气分。《本经》主治胸中痰热逆气，为消痰运食之要药。留白则补脾胃，去白则理肺气。"

清代《本草备要》记载陈皮为脾肺气分之药，产于广州地区，须陈放才能消其燥性，其道理与半夏一样，因此二者配伍名曰二陈汤，其文曰："[陈皮]辛能散，苦能燥、能泻，温能补、能和。同补药则补，泻药则泻，升药则升，降药则降。为脾、肺气分之药。……广中陈久者良，故名陈皮。陈则烈气消，无燥散之患。半夏亦然，故同用名二陈汤。"

清代《本草从新》记载了陈皮的性状，以广产者为胜。其文曰："[陈皮]广产为胜，皮厚不脆，有猪棕纹，陈久者良，故又名陈皮。"

清代《本草便读》记载陈皮种类有很多，但只有产于广州的最佳，且需要陈放，入脾、胃气分，能燥湿理气，也是治痰要药。其文曰："[陈皮]橘皮种类甚多。唯广产者最胜。陈者良。味苦、辛，性温，气香，质燥，入脾、胃气分。燥湿理气，散逆和中。同补药则补，同表药则表，同泻药则泻。用盐水炒极能治痰。以其能燥湿理气。亦治痰之本也。"

《药材资料汇编》收载了广陈皮和桔皮两种，均属芸香科植物，广陈皮产区主要在广东新会（现江门市新会区），以马坜、水坜、古井、梅树营等地所产品质最佳。在新会、广州两地出售鲜柑，多以剥皮售肉，小贩将柑皮用小刀开裂三化（四会地区开四化），由药商收集，加工整理后出售。广陈皮规格旧分"字号皮""冈州""红头""极红""苏红""二红""拣红""旱水青皮"等，现分"特级"及"1至6级"，特级皮每张重约三钱，以片张大、肉质厚、外色紫红、有大棕眼、内皮洁白、味甜香郁者为佳，且储藏日久后，越陈越香。"字号皮"主销上海大药店及酒坊，其性能功效为苦、辛，温，无毒，芳香性健胃、发汗、祛痰药，祛湿，化痰，开胃，消食，治胸中瘕热、逆气，通淋便，消膀胱热等。在我国长江以南广大地区，都有柑桔栽培，但种类很多，各地有特种出品，如四川之雪柑，亦叫广柑（实系红桔），福建之红桔，浙江之天台蜜桔和早桔，潮汕之卢柑（蜜桔）和蕉桔（俗称暹罗蜜桔），江西南丰之乳桔，都为著名之桔类，其他柑桔还有很多，且存在变种。但桔皮品种主要有六种，如川桔皮又称川会皮，产自重庆江津、合川、江北、涪陵的广柑，多由重庆桔厂加工，所剥取的果皮，用火炕干，故又名炕皮，产量很大，为陈皮中主要品种，其皮外红黄色，内皮淡黄色，品质尚佳，主销长江流域和北方以及出口；建桔皮，简称建皮，产自福建闽侯、福清、漳州等地的红桔，亦多由桔厂加工剥取，皮质较厚，色深红，产量往昔很大，近年减少；浙江黄岩所产蜜桔，皮分薄，色淡黄，叫台桔皮。其他尚有衢州产的衢皮，江西产的江西桔皮，湖南衡山产的湘桔皮，和各大城市居民食桔后所弃的桔皮，收集后叫土桔皮，一般普通的桔皮，除销北方外，均作香料及提炼香精油。此外，还有潮汕产的卢柑、蕉柑的果皮叫潮皮；产于江西清江（樟树）、新淦等地的甜橙属相近变种的果皮叫樟头红；产于浙江黄岩的橨皮，是桔之优种，皮宽厚而韧，色橙黄，片张大，其厚度胜过广皮，桔瓣作翘状，性苦，无清香味，产量很少，销亦不大。在功效上橨皮与广陈皮相似，均为健胃理气、化痰、下气通顺。

1962 年版《上海市中药饮片炮制规范》中将广陈皮、新会皮、广皮、桔皮均作为陈皮的别名，处方写炙陈皮付炒陈皮，但在处理陈皮的方法条里记载了广陈皮、川陈皮、土桔皮三种陈皮，笔者推测在当时编撰《上海市中药饮片炮制规范》时应该为三种陈皮入药，但统称为陈皮，因此在功效上能理气健脾，燥湿化痰，主治胸腹胀满，反胃呕吐，不思饮食，咳嗽痰多。

1973 年版《上海市中药饮片炮制规范》中橘皮作为正名被收录，为芸香科柑橘属多种植物的干燥果皮，其别名有广陈皮、新会皮、广皮、陈皮、桔皮，书写橘（桔）红、橘（桔）白均付橘皮，写炙橘皮付炒橘皮，其性味功效为苦、辛，温。理气和胃，燥湿化痰。主治为胸腹胀满，反胃呕吐，食欲不振，痰多咳嗽。

1977 年版《中华人民共和国药典》收载陈皮，其来源为芸香科植物橘的干燥成熟果皮，药材分为陈皮和广陈皮两种，均以片大、香气浓者为佳，广陈皮常剖成整齐 3 瓣，基部相连，外表面棕紫色或浅红色，稍粗糙，皱缩，有多数较大的油点，对光照视，油点更加透明清晰，内表面类白色，小麻点较多，质稍柔软，不易折断，气香浓郁，味辛，甘而略苦；陈皮常剥成数瓣，基部相连，有的破裂分离为不规则的片状，外表面橙红色或红棕色，有细皱纹及圆形小油点，对光照视，油点略清晰，内表面浅黄白色，粗糙，有小麻点，质稍硬而脆，易折断，气香，味辛、苦。二者皆能理气，燥湿，化痰。用于胸脘胀满，嗳气呕吐，咳嗽痰多。

《中华本草》记载当时陈皮药材有陈皮和广陈皮两种，其中广陈皮即柑皮，主要为茶枝柑（新会柑）和四会柑的成熟果皮。陈皮产于四川、浙江、福建、江西、湖南等地，多自产自销；广陈皮为茶枝柑、四会柑等的果皮，产于广东新会、四会等地，品质佳，并供出口。

《金世元中药材传统鉴别经验》同样记载陈皮分为广陈皮和陈皮两类，均来源于芸香科植物橘及其栽培变种的成熟果皮（广陈皮为变种茶枝柑果皮），以广陈皮品质为优。广陈皮主产于广东新会、江门（冈州）及四会等地，以新会产量最大，质优；江门产品又称冈州皮，品质较逊；四会产量最少；陈皮主产于重庆江津、綦江、合川、永川、涪陵、江北、南川、长寿等地，称川陈皮；福橘主产于福建的闽侯、闽清、福清、永泰等地，称建陈皮。广陈皮以外表紫红色或深红色、"大棕眼"明显、对光视之半透明、香气浓郁者为佳；陈皮以外表面深红色鲜艳，气香者为佳。

【按　语】根据 2020 年版《中华人民共和国药典》记载，陈皮分为陈皮和广陈皮两种。一般来说，新会陈皮、广陈皮基本是广东新会陈皮的别称，橘皮、桔皮为陈皮的别称。

陈皮从一开始的橘和柚混用到后来的橘与柑混用，以及各类栽培变异品种，现行版《中华人民共和国药典》确定陈皮为芸香科植物橘及其栽培变种的干燥成熟果皮。其产地由长江以南到广州地区，最终形成以长江以南及长江中下游为主的陈皮产区，以及以广州地区为主的广陈皮产区。陈皮留白与去白的功效差别在古籍记载中也一直存在，但今日实际临床及药房不再区分陈皮的留白和去白差异，至于陈皮需要陈放一说，在《本草经集注》就有提及，但需要陈放的具体年份一直没有确切记载。

第六节

梅花

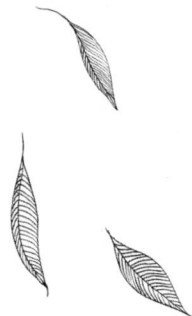

【来　源】根据 2020 年版《中华人民共和国药典》，本品为蔷薇科植物梅的干燥花蕾。初春花未开放时采摘，及时低温干燥。

【性味归经】微酸，平。归肝、胃、肺经。

【功　效】疏肝和中，化痰散结。

【溯　源】梅在中国的栽培历史有三千多年。《诗经》《山海经》和《尔雅》都有记载。与现今梅一般指梅花不同，《诗经》中所言之梅，大抵以收成果实为主。如《小雅·四月》："山有嘉卉，侯栗侯梅。"此梅就是指果实。咏梅诗在唐代以前并不盛行，梅花的地位到宋代才开始确立，与梅花有关的宋词、宋诗有很多。自宋代范成大的《范村梅谱》到现代的《中国梅花品种图志》，其栽培品就有 300 种以上。但作为药用，古诗中几乎没有提及。

明代李时珍的《本草纲目》一书中，在梅的这一条中有绿萼梅和红梅的记载，其文曰："绿萼梅，枝跗皆绿。……红梅，花色如杏。"《本草纲目》未提及梅花的药用价值，其文曰："白梅花古方未见用者。近时有梅花汤：用半开花，溶蜡封花口，投蜜罐中，过时以一两朵同蜜一匙点沸汤服。……故杨诚斋有'蜜点梅花带露餐'及'脱蕊收将熬粥吃'之句，皆取其助雅致、清神思而已。"此处李时珍所指的梅花为白梅花，与我们今日药用梅花来源是不同的。

对于梅花的药用价值有较详细记载的是清代的《本草纲目拾遗》。此书收录了《百草镜》的记载，曰："梅花，冬蕊春开，其花不畏霜雪，花后发叶，得先天气最足，故能解先天胎毒，有红、白、绿萼，千叶、单叶之分，惟单叶绿萼入药尤良。采能不犯人手更佳。含苞者力胜。性寒，或曰平，味酸涩，清香，开胃散郁，煮粥食，助清阳之气上升；蒸露点茶，止渴生津，解暑涤烦。"根据赵学敏按的说法是："《纲目》梅花条下，并无主治，而于蜡梅花下，亦仅言解暑生津而已，不知蜡梅亦并非梅种，其主治亦广，不仅治痘也。"可以看出此时梅花是我们今天所用的绿萼梅和红梅花，同时将梅花和蜡梅花做了区别。根据对梅花功效的记载，可知与我们今日所用梅花比较接近。

《药材资料汇编》中将红、绿梅花收录于同一条中，并且明确表示此种梅花并不结实，其花供药用，分红梅花与绿梅花（又名绿萼梅）两种。此外，还提到一种单瓣花，花瓣白色，萼黄色者，俗称野梅（能结实）的梅花，但不能入药。功效方面，红梅花能利肺气、清头目、涤痰、平肝；绿梅花能开胃散郁、生津止渴、解暑除烦、安神定魄。

2008年版《上海市中药饮片炮制规范》中，记载梅花包括两种，一种是绿色的花萼称绿萼梅，另一种是红色的花萼称红梅花。用于郁闷心烦，肝胃气痛，梅核气，瘰疬疮毒。红梅花长于利肺气，清头目，平肝。

【按　语】梅花是指绿梅花或者红梅花两种，并非蜡梅花。在我们日常处方应付中，写红梅付红梅花，写梅花、绿萼梅均付绿梅花。上海市中医医院医生处方中开具的梅花，药方给付的是绿梅花。

梅的记载是十分悠久的，在《神农本草经》中就有梅实（乌梅）的记载。但梅花作为药用时间不长，我们今日所用的绿梅花或者红梅花在清代才明确作为药材使用。并且此梅花与蜡梅是两种药材，其科属也不同。因此在开具处方的时候请一定要写清楚用的是哪种梅花，以免用错。

第七节

蜡梅花

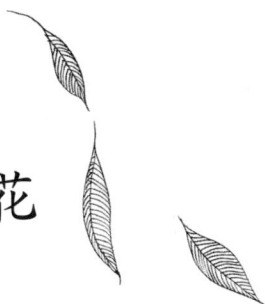

【来　源】根据 2018 年版《上海市中药饮片炮制规范》，本品为蜡梅科植物蜡梅的干燥花蕾。冬季采摘未开放的花蕾，及时干燥。

【性味归经】甘、微苦。归肺、胃经。

【功　效】解暑，生津，止咳。

【溯　源】蜡梅是我国特产的传统名贵观赏花木，有着悠久的栽培历史和丰富的文化内涵。唐代诗人李商隐称蜡梅为寒梅，有"知访寒梅过野塘"的诗句。蜡梅作为药材来使用，可以追溯到明代。

明代李时珍的《本草纲目》中蜡梅又被称为黄梅花。时珍曰："［蜡梅］此物本非梅类，因其与梅同时，香又相近，色似蜜蜡，故得此名。"李时珍将蜡梅分为三种，其文曰："蜡梅小树，丛枝尖叶。种凡三种：以子种出不经接者，腊月开小花而香淡，名狗蝇梅；经接而花疏，开时含口者，名磬口梅；花密而香浓，色深黄如紫檀者，名檀香梅，最佳。结实如垂铃，尖长寸余，子在其中。其树皮浸水磨墨，有光采。"对于花的气味记载是"辛，温，无毒"，主治为"解暑生津"。

明代的《本草汇言》中记载了蜡梅更多的药用功效，其文曰："［蜡梅］蜡梅花、叶：捣烂，敷贴疮疡，极神。出《虞氏方》。"

清代的《本草纲目拾遗》并无蜡梅条目，但是在梅花的条目后有蜡梅的记载，谓之曰："《纲目》梅花条下，并无主治，而于蜡梅花下亦仅言解暑生津而已，不知蜡梅亦并非梅种，其主治亦广，不仅治痘也。"

《药材资料汇编》中记载蜡梅来源于蜡梅科，与梅花科属不同。在其别名上除收录了《本草纲目》的三种蜡梅花名称外，还增加了一种十月黄的称谓。蜡梅花的功效记载为解暑、生津。

2008年的《上海市中药饮片炮制规范》中，其习用名称只有蜡梅花。其功效主治记载为：解暑、生津、止咳。用于热病烦渴，胸闷，咳嗽，百日咳，外治烫、火伤。

【按　语】梅花是指绿梅花或者红梅花两种，并非蜡梅花。

梅花与蜡梅花不是同一种植物，其科属也不同。因此在开具处方的时候一定要写清楚用的是梅花还是蜡梅花。医生开方用药需要分清红梅花、绿梅花、蜡梅花三种梅花类药材。

第八节

天竺黄

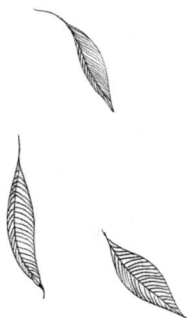

【来　源】根据 2020 年版《中华人民共和国药典》，本品为禾本科植物青皮竹或华思劳竹等秆内的分泌液干燥后的块状物。秋、冬二季采收。

【性味归经】甘，寒。归心、肝经。

【功　效】清热豁痰，凉心定惊。

【溯　源】有学者认为天竺黄最早记载于唐代的《食疗本草》，书中关于慈竹的描写与天竺黄类似。其文曰："[慈竹]夏月逢雨，滴汁著地，生蓐似鹿角，色白。取洗之，和姜酱食之，主一切赤白痢。极验。"

五代时期《日华子本草》记载了天竺黄，功效为治风祛痰，治疗突发性失音以及痫疾，产在南海边。其文曰："[天竺黄]平。治中风痰壅，卒失音不语，小儿客忤及痫疾。此是南海边竹内尘沙结成者耳。"

五代时期《蜀本草》记载天竺黄，其性味寒，治心烦。天竺黄条目中还记载了一种叫竹黄的药物，有学者认为竹黄就是天竺黄，也有学者持反对意见，笔者倾向于前者。其文曰："[天竺黄]寒。主心烦，又《蜀本图经》云：竹节黄白者，味甘，名竹黄，尤石药毒、发热。"

宋代的《开宝本草》引《临海志》记载了天竺黄生于天竺国，此应为误传。天竺黄别名"竹膏"，主小儿惊风，祛诸热，滋养五脏。其文曰："[天竺黄]味甘，寒，无毒。主小儿惊风天吊，镇心，明目，去诸风热。疗金疮止血，滋养五脏。一名竹膏。人多烧诸骨及葛粉等杂之。按《临海志》云：生天竺国。今诸竹内往往得之。"

宋代的《本草衍义》明确记载天竺黄来自竹内，但未写明竹子的品种，功效记载也十分明确，凉心，去风热，特别适合用于小儿。其文曰："［天竺黄］自是竹内所生，如黄土着竹成片，凉心经，去风热，作小儿药尤宜，和缓故也。"

明代《本草品汇精要》记载了天竺黄道地产区在"闽中"，色青白，味甘，性寒，缓，具有香味，能祛风镇惊，药用部位为竹内所产之物，捣碎细末用，其文曰："［天竺黄］道地：闽中。【用】竹中黄。【色】青白。【味】甘。【性】寒，缓。【气】气之薄者，阳中之阴。【臭】香。【主】祛风镇惊。【制】捣细用。"

明代《本草约言》以天竹簧为正名收录，详细记录了古人所认为的天竺黄成因，而且认为天竺黄用竹节当中的最好，在小儿方中用得比较多。其文曰："［天竹簧］竹簧系节内黄粉，旋飞尘沙结成，老竹间或可得，形类黄土，一名竹膏，人多烧诸骨及葛粉等杂之。入足少阳、手少阴经。除惊解烦，小儿多方用之。须辨其片片若竹节者为妙。"

明代《本草纲目》以竹黄作为正名收录，李时珍重新考证了天竺黄的产地及命名。根据吴僧赞宁所云，天竺黄生于南海镛竹，因为这种竹子很大，所以叫天竹，与"天竺国"无关，功效与竹沥类似，但没有竹沥的寒滑之弊。关于天竺黄的成因，其是由这种大竹内的"津气"运化而来，并非"竹内沙尘"所致。其文曰："［竹黄］按吴僧赞宁云：竹黄生南海镛竹中。此竹极大，又名天竹。其内有黄，可以疗疾。本草作天竺者，非矣。等竹亦有黄。此说得之。……竹黄出于大竹之津气结成，其气味功用与竹沥同，而无寒滑之害。"

明代《本草原始》将天竺黄和竹黄分开记载，但均纳入竹的条目中，而且根据天竺黄和竹黄的文字记载来看，天竺黄和竹黄是一物，只是名字不同。天竺黄条目记载了释名、产地和形成，基本与历代本草所记载一致。竹黄条目记载了性味功效以及真伪优劣的区别，一般以牙色者为好。其文曰："［天竺黄］志（《临海志》）曰：生天竺国。大明（《日华子本草》）曰：此是南海边竹内尖沙结成者。宗奭曰：此是竹内所生，如黄土，着竹成片者，故名竹黄。按吴僧赞宁云：竹黄生南海镛竹中。此竹极大，又名天竹，其内有黄，可以疗疾，《本经》作天竺者，非矣。……［竹黄］气味：甘，寒，无毒。主治：小儿惊风天吊，去诸风热，镇心明目，疗金疮，滋养五脏。治中风痰坠，卒失音不语，小儿客忤痫疾。制药毒发热。竹黄，形块大小散碎不同，体轻，有黑、白、牙色之异。味甘,牙色者善;白者次;黑者下。人多烧龙蛟诸骨、蛤粉杂之,宜辨。"

明代《本草乘雅半偈》将竹黄作为正名记载,并且用五运六气的理论阐述天竹的名称及功效。其文曰:"[竹黄]竹具奇偶候节,已言乎篁竹矣。六年而成疃,周甲而再易。若天以六为节,因名曰天竹。天竹者,巨竹也。津气钟而黄中作,复若地以五为制,五六相感,太过不及,于斯见矣。故主风木太过,致诸风热炽,惊风天吊,邪薄癫狂;风木不及,致肝窍盲瞽,失音不语,客忤痫痉。黄中废矣,竹黄功力,使气适至而阳生,适应而扬声,揆度节制,无过不及矣。"

清代《本草备要》以天竹黄作为正名收录,记载其产于南海,功效等同竹沥但性和缓,特别对于大人中风不语和小儿惊痫有特效。其文曰:"[天竹黄]甘而微寒。凉心经,去风热,利窍豁痰,镇肝明目。功同竹沥,而性和缓,无寒滑之患。治大人中风不语,小儿客忤惊痫为尤宜。出南海。大竹之津气结成。片片如竹节者真。"

清代康熙年间日本的《炮炙全书》以天竹黄作为正名收录,从记载来看认为天竺黄并非一定需要产于某种竹子内才能用,在其他诸多竹内所产皆可代替用,但当时有用竹蓐作为天竺黄伪品的情况。其文曰:"[天竹黄]甘,寒。生南海镛竹中,此竹极大,又名天竹,其内有黄,可以疗病。今诸竹内往往得之,亦可代用。……竹黄有从清来者,恐是非真耳。又药肆中采竹上竹蓐以假充,非是。竹黄,即竹内所生,如黄土,着竹成片者,与竹蓐全别,勿用。"

清代《本草从新》记载了天竺黄久用则会寒中,其虽性缓但仍性寒。其文曰:"[天竺黄]甘而微寒。凉心经,去风热,利窍豁痰。镇肝明目。功同竹沥而性和缓,无寒滑之患。治大人中风不语,小儿客忤惊痫为尤宜。久用亦能寒中。出南海。大竹之津气结成。片片如竹节者真。"

清代《本草便读》记载了当时药铺所售的天竺黄形态如"石块",功效上对比了天竺黄与竹沥之间的区别,虽然二者之间性味功效相同,但竹沥能搜经络皮膜之痰,这是天竺黄所不具备的功效,天竺黄唯有镇心定惊最为独特。其文曰:"[天竹黄]天竹黄,乃大竹中脂膜结成黄片。积久而成。今药店中所售者,皆如石块。恐非也。甘,凉,上入心、肺。清热豁痰。其性味、功用,虽与竹沥相仿。而此则不能搜经络皮膜之痰,亦无滑润之性,唯镇心定惊为独得。故小儿惊痫方中多用之，治风者亦犹竹沥之意耳。"

民国时期的《饮片新参》记载天竺黄的形色，其片色白、脆，多淀粉。燥香凉。功效能开风痰，定惊痫，强骨骼，生用。液燥烦渴者忌用。

《药材资料汇编》中对于天竺黄的形成有了新的认识，它是禾本科苦竹或淡竹的节孔中化生石状之块。为竹的一种病态变化，分泌汁液，凝成块片于节上，形似沙砾，色白灰或黑灰不等，间或略带光泽象牙色，质坚脆，水难溶解，但稍呈透明。特别的是，《药材资料汇编》中的天竺黄来源与2020年版《中华人民共和国药典》中天竺黄的来源不同。根据产地不同天竺黄又分为云竺黄、广竹黄、西竹黄、洋竹黄。分别产于我国云南毗邻越南红河流域的屏边，盘龙江流域的麻栗坡和西双版纳；广东连山、怀集、广宁和广西桂平；越南北坼、印度尼西亚的苏门答腊以及马来亚，集散于新加坡。在鉴别真伪的技术上相对比较落后，以能"粘舌"者为正品。性能效用为甘，寒，无毒，为清凉解热药。泻热、豁痰、凉心、安神，用治惊痫，又为中风神经痛药，又治乙型脑炎有效。主治小儿惊风天吊，去诸风热，镇心、明目，疗金疮，失音不语，滋养五脏。

1962年版《上海市中药饮片炮制规范》中记载天竺黄甘，寒，能泄热豁痰，清心安神。主治中风痰迷、惊痫抽搐、高热神昏、痰热壅塞等证。

1980年版《上海市中药饮片炮制规范》中将竹黄作为天竺黄的正名来记载，同时还收录了一种人工竹黄的药材。天竺黄的来源为禾本科植物青皮竹或华思劳竹等秆内的分泌液干燥后的块状物，这与2020年版《中华人民共和国药典》一致。能清热，豁痰，定惊。用于痰热蒙蔽，神昏谵语，小儿高热抽搐，中风不语。人工竹黄与天竺黄虽然功效记载一致，但成分完全不同。

《中华本草》收录天竹黄，但来源为禾本科植物青皮竹、薄竹等竹节间贮积的伤流液，经干涸凝结而成的块状物质。青皮竹常栽培于低海拔地的河边、村落附近，分布于广东、广西。现华东、华中、西南各地广为栽培。薄竹常生于海拔1500~2500m的山地常绿阔叶灌木林中，产于云南等地。均以片块大、色灰白、光亮、质细、体轻、吸湿性强者为佳。在使用方面，无湿热痰火者慎服，脾虚胃寒便溏者禁服。

1994年版《上海市中药炮制规范》中收载了天竺黄和人工天竺黄。其中天竺黄的通用名称为天竹黄、竹黄、竺黄，来源与2020年版《中华人民共和国药典》一致。性味甘，寒。能清热豁痰，凉心定惊。适用于热病神昏，中风痰迷，小儿痰热惊痫、抽搐、夜啼等症。人工天竺黄是以硅酸盐类凝胶为基础制备而成的干燥品，含有少量钠、钾、钙、铝、铁等金属离子及鲜竹沥，与天竺黄不是一物。

2008 年版与 2018 年版《上海市中药饮片炮制规范》也收录了人工天竺黄和天竺黄，其来源、习用名称、性味、功效等均与 1994 年版类似，故不再赘述。

【按　语】根据 2018 年版《上海市中药饮片炮制规范》，天竺黄还有天竹黄、竹黄、竺黄三种习用名称。但人工天竺黄、天竹子或天竺子均非天竺黄。

在历代本草书籍中，以天竺黄、竹黄、天竹黄之名被用作天竺黄正名的最多，而且对各种名称的释名不同，有用地名的，有用五运六气学说的，也有用植物形态的。从功效来看，天竺黄基本具有清热、豁痰、定惊痫等功效，而且小儿方使用居多。由于古代认知受到局限，可能不清楚天竺黄到底是如何产生的，但在今天的用药过程中，一定要用药准确，人工天竺黄、天竹子或天竺子均非天竺黄。此外，有些地区竹黄和天竺黄并非一物，临床医师在开具饮片的时候一定要咨询当地的中药房天竺黄所用为何物。

第九节

大皂角

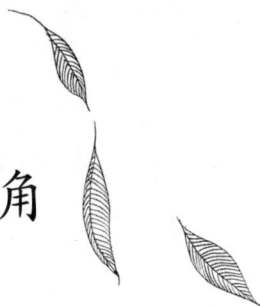

【来　源】根据 2020 年版《中华人民共和国药典》，本品为豆科植物皂荚的干燥成熟果实。秋季果实成熟时采摘，晒干。

【性味归经】辛、咸，温。有小毒。归肺、大肠经。

【功　效】祛痰开窍，散结消肿。

【溯　源】皂荚最早记载于《神农本草经》，书中有功效但无植物形态及产地的记载。其文曰："[皂荚]味辛、咸，温。主风痹，死肌，邪气，风头，泪出，利九窍。杀精物。"

《名医别录》中记载皂荚产于雍州及鲁邹县，以形如猪牙者为佳，这可能是后世猪牙皂的最早记载。其文曰："[皂荚]有小毒。主治腹胀满，消谷，破咳嗽囊结，妇人胞下落，明目，益精。可为沐药，不入汤。生雍州及鲁邹县。如猪牙者良。九月、十月采荚，阴干。"

南朝梁代陶弘景所著的《本草经集注》有关于皂荚虫病的记载，其文曰："[皂荚]今处处有，长尺二者良。世人见其皆有虫孔，而未尝见虫形，皆言不可近，令人恶病，殊不尔。其虫状如草菜上青虫，荚微欲黑，便出，所以难见尔。但取生者看，自知之也。"

唐代《药性论》记载了皂荚浸酒熬膏敷以消肿止痛的用法，其文曰："[皂荚]使。主破坚癥，腹中痛，能堕胎。又曰将皂荚于酒中取尽其精，于火内煎之成膏，涂帛，贴一切肿毒，兼能止疼痛。"

唐代的《新修本草》记载猪牙皂荚为皂荚中最次的一类，与《名医别录》

所记载的"如猪牙者良"正好相反；外形与《本草经集注》中"长尺二者良"不同，《新修本草》中以长六七寸、圆厚节直、皮薄多肉、味浓者为最佳。其文曰："〔皂荚〕此物有三种，猪牙皂荚最下，其形曲戾薄恶，全无滋润，洗垢亦不去。其尺二寸者，粗大长虚而无润，若长六七寸，圆厚节促直者，皮薄多肉，味浓，大好。"

五代时期《日华子本草》记载了皂荚的功效及炮制方法，其文曰："〔皂荚〕皂荚，通关节，除头风，消痰，杀劳虫，治骨蒸，开胃，及中风口噤。入药去皮、子，以酥炙用。"

宋代《本草图经》记载当时药用有两种皂荚，一种是长皂荚，用于疏风，另一种是猪牙皂荚，用来治牙病及积病。其文曰："〔皂荚〕出雍州川谷及鲁邹县，今所在有之，以怀、孟州者为胜。木极有高大者。此有三种。《本经》云：形如猪牙者良。陶注云：长尺二者良。唐注云：长六寸，圆厚节促直者，皮薄多肉，味浓，大好。今医家作疏风气丸、煎，多用长皂荚；治齿及取积药，多用猪牙皂荚。所用虽殊，大抵性味不相远。"

宋代《本草衍义》记载了皂荚子的炮制方法及功效主治，皂荚要选用不饱满的果实，微炙后研末加白矾用，与苍术同焚可辟温疫邪气。其文曰："〔皂荚〕其子炒舂去赤皮、仁。将骨浸软，煮熟，以糖渍之，可食，甚疏导五脏风热壅。其荚不蚛肥者，微炙为末，一两，入生白矾末半两，腻粉半两。风涎潮塞，气不通，水调嚯一二钱；但过咽则须吐涎。凡用白矾者，分隔下涎也。又暑中湿热时，或久雨，合苍术烧，辟温疫邪湿气。"

元代《汤液本草》记载皂荚入足厥阴肝经，并有蜜炙、酥炙之分。其文曰："〔皂荚〕气温，味辛咸，有小毒，引入厥阴经药。"《活人书》：治阴毒。正阳散内用皂荚，引入厥阴也。用之有蜜炙、酥炙、烧灰之异，等分依方。"

明代的《本草约言》称皂荚为"疏气导痰之要药"。其文曰："〔皂荚〕疏气导痰之要药，而疏散之力居多，故能开闭结，亦能豁风痰。"

明代的《本草蒙筌》中，皂荚以怀孟州（今河南省内）所产者为优，而且皂荚可分两种或两种形态，一种叫长板荚，用来理气疏风，另一种叫猪牙荚，用来治齿取积，同时记载了不同炮制方法可有不同功效。其文曰："〔皂荚〕味辛、咸，气温。有小毒。所在各处有生，怀孟州者独胜。……种因有二，用亦各分。理气疏风，长板荚须觅；治齿取积，猪牙荚当求。去弦去子，煨熟俱宜。蜜炙酥炙，烧灰略异。制度凭证，活法在人。堪作散熬膏，勿为丸煎液。搐鼻喷嚏立至，敷肿疼痛即除。和生矾吐风痰，拌炼蜜为导箭。杀痨虫精物，主风痹死肌。利窍通关，破癥堕胎。"

明代《本草纲目》记载了皂荚有三种别称，鸡栖子、乌犀、悬刀，皂荚所结果实外形有不同，一种如猪牙，一种长而肥厚多脂，一种长而瘦薄枯燥，李时珍以多脂者为佳。其文曰："［皂荚］荚之树皂，故名。广志谓之鸡栖子，曾氏方谓之乌犀，外丹本草谓之悬刀。……【时珍曰】皂树高大。叶如槐叶，瘦长而尖。枝间多刺。夏开细黄花。结实有三种：一种小如猪牙；一种长而肥厚，多脂而粘；一种长而瘦薄，枯燥不粘。以多脂者为佳。"

明代的《本草原始》记载当时皂荚又称为皂角，如猪牙状又叫猪牙皂荚或牙皂。其文曰："［皂荚］木极有高大者。叶瘦长而尖，枝间多刺。夏开细黄花。实有三种，一种如猪牙，一种长而肥厚，多脂而粘，一种长而瘦薄，枯燥不粘。皂，黑色也。荚，两相夹合，而中藏子也，故名皂荚。俗呼皂角。《本经》以形如猪牙者为良，故俗皆用猪牙皂荚，每呼为牙皂。"

明代《药镜》记载了皂荚的功效。其文曰："［皂荚］辛散利窍，主风痹死肌，而咳嗽停；胜木者金，主头风泪出，而囊结解。搐鼻喷嚏立至，敷肿疼痛即除。"

明末清初的《本草乘雅半偈》中以五行来解释皂荚的功效。其文曰："［皂荚］皂水色，咸水味，当为五木之水矣。灌铁木中，皂荚始茂，不为金所刑，转以铁为生者，即母令子实，递成生化，木借金为用也。独辛金味胜，故主风痹死肌，风头泪出；以辛泻之，泻之者泻外身之外风也；亦以辛补之，补之者，补内身之风大也。若窍闭即风大不及。精物即外风太过，咸可补之泻之。顾补泻在病主之苦欲，随病主之苦欲，因名药物之补泻耳。"

清代《本草新编》对皂荚提出四个问题，视皂荚为急救药，可治心疼并附药方。其文曰："［皂荚］此物备急用之药，药笼中不可无者也。……或问皂荚开关之药，单用以取捷乎？夫皂荚之功用，不止此也。凡心疼之病，随愈而随发者，必用皂荚，始可除根，此本草所未言也。张夫子曾传余治心痛之方，实有皂荚火炒一两、炒栀子一两、炙甘草五钱、白芍二两、广木香三钱，为细末。老黄米煮粥为丸，如米大，滚水送下即愈，永不再发。是皂荚又可以治心疼也。然而，皂荚非治心疼之药，借其开窍引入于心之中，使诸药直攻其邪也。"

清代《本草备要》以皂角为正名收录，记载有三种皂荚，一种小如猪牙，一种长而枯燥，一种肥厚多脂，以多脂的皂荚为良，而且可以用皂荚末吹入鼻中来治疗中风不省人事。其文曰："[皂角]凡中风不省人事，口噤不能进药。急提头发，手掐人中，用皂角末或半夏末吹入鼻中，有嚏者生，无嚏者肺气已绝，死。……一种小如猪牙，一种长而枯燥，一种肥厚多脂。多脂者良。"

清代《本经逢原》记载皂荚有大皂、小皂和牙皂三种，牙皂治风痰，大皂治湿痰，书中提及当时医家有牙皂使用不当的情况。其文曰："[皂荚]按：大小二皂所治稍有不同，用治风痰，牙皂最胜；若治湿痰，大皂力优。古方取用甚多，然入汤药最少。有疡医以牙皂煎汤，涌吐风痰，服后遍体赤痱，数日后皮脱，大伤元气，不可不慎。至于锁喉风证，尤为切禁，常见有激动其痰，锁住不能吐出，顷刻立毙者。"

清代康熙年间日本的《炮炙全书》同样记载皂荚有三种，一种为猪牙皂荚，一种圆厚短促，一种粗大长虚，以红色肥大无虫蛀的为好。其文曰："[皂荚]咸、辛、温，有小毒。有三种，一种猪牙皂荚，全无滋润，洗垢不去；一种粗大，长虚而无润；一种圆厚短促，皮薄肉多，味薄大好。选赤肥不蛀者，以新汲水浸一宿，铜刀削去粗皮，或酥或蜜，反复炙透，去子弦用。"

清代的《本草求真》以皂角为正名收录，记载了皂荚的四种用法，吹末、煎服、外涂、熏蒸。吹末可通窍，煎服可治风痰喘满，外涂可散肿消毒，熏蒸可通便、治臁疮。皂角分为牙皂和大皂，牙皂治风痰，大皂治湿痰。其文曰："[皂荚]用此吹之导之，则通上下之窍；煎之服之，则治风痰喘满；涂之擦之，则能散肿消毒，以去面上风气；熏之蒸之。"

清代的《本草便读》称皂荚为攻散峻药，无坚不破，皂荚又可分为皂荚、牙皂、肥皂三种，三者形状有区别但功效一致。其文曰："[皂荚]皂角辛、咸，温，有毒。攻散峻厉之品。入肺与大肠。无邪不散，无坚不破，故能开关导滞。以其辛也，故能宣风利窍。以其咸也，故能润下豁痰。又邪在上者用之，可以取吐，如喉痹喉风之属。邪在下者用之，可以攻下，如食积痰结之类。至于外治之效，则杀虫治癣，敷肿毒，止牙疼，信手拈来，头头是道。……皂有三种，形如猪牙者为牙皂，形长三四寸，肉厚多脂者为肥皂，形长七八寸，无肉而瘦者为皂荚，皆可用之。"

民国时期的《饮片新参》收录了肥皂荚和细牙皂荚两种，肥皂荚皮色紫黑，夹背有弦，内黄白，子色紫红。性味辛辣温咸苦激，能破坚积，逐风痰，通关利窍，研末冲服，但是体虚胃弱者大忌；细牙皂荚形色紫红，如猪牙，性味辛酸麻浸润，能涤风涎痰浊，通关窍，破坚杀虫，研末冲，虚体者慎用。

《药材资料汇编》记载了牙皂和皂角刺，皂荚和皂荚子附在皂角刺后，二者均来源于豆科植物，其中牙皂又叫猪牙皂、悬刀。四川产者叫川牙皂，荚细小，又名细牙皂，扁形弯曲两端尖如眉，亦称眉皂，色紫黑，有光泽，为上品。山东产者叫粗牙皂，圆柱状略呈弯形如手指，外色紫褐，有光泽，内色绿，质较差。辛，温，有小毒。能通窍搜风痰，用作冲动药，取喷嚏，亦为痧药之要品。一般工业所用系大皂角。而皂荚又名大皂角，主产于江苏苏州、泰兴、南通等地，形长而扁，外色乌褐而有光泽，能祛痰、利尿、杀虫。

1962年版《上海市中药饮片炮制规范》中收录了皂角和细牙皂，皂角又名皂节、皂荚、肥皂荚、大皂，细牙皂又名猪牙皂。二者均无科属来源记载。皂角辛、咸，温，能通窍，治痰，溃坚，搜风，主治中风口噤，急喉痹塞，风痫，痰喘肿满等证；细牙皂辛，温。能通窍，祛痰。主治牙关紧闭，鼻窍不通，痧气胀闷。二者性味均无有小毒的记载。

1973年版《上海市中药饮片炮制规范》中记载皂荚和细牙皂来源于豆科不同植物。皂荚为豆科植物皂荚的干燥果实，细牙皂为豆科植物猪牙皂的干燥果实。

1977年版《中华人民共和国药典》收录了大皂角和猪牙皂。大皂角为豆科植物皂荚的干燥成熟果实，猪牙皂为豆科植物皂荚的干燥不育果实。由此可见，皂荚与猪牙皂为同一种树的果实，区别在于成熟果实和不育果实。大皂角以肥厚、质硬、色紫褐者为佳，猪牙皂以个小、饱满、色紫褐、有光泽者为佳，二者均有小毒。大皂角能开窍，祛痰，解毒，用于突然昏厥，中风牙关紧闭，喘咳痰壅，癫痫，外治痈疮肿毒；用法用量上，大皂角为1~1.5g，而且多入丸散服，外用适量，研末吹鼻取嚏或调敷患处，或煎汤洗；孕妇及咯血、吐血患者忌服。猪牙皂功效、用量用法、禁忌与大皂角一致。

2008年版《上海市中药饮片炮制规范》中收载了皂荚和猪牙皂，来源与1977年版《中华人民共和国药典》一致，在此版炮制规范中皂荚别名为大皂、大皂角、大皂荚、皂节、皂角，猪牙皂别名为牙皂、细牙皂、猪牙皂角。

《金世元中药材传统鉴别经验》收录猪牙皂，附大皂角、皂角刺、皂角子。

作者记载猪牙皂为豆科植物皂荚因受外伤等影响而结出的畸形干燥果实。产地以山东邹县（现邹城市）产者品质优良，为道地药材；此外，山东历城（现济南市历城区）、肥城、汶上、泰安亦少量出产。四川绵阳、雅安、西昌；陕西安康产量亦丰，其他如河南、湖北、贵州、云南等地皆有分布。北京海淀、房山、门头沟等区也有产。而且此书记载了猪牙皂的栽培方法：先以大皂荚种子进行育苗，到第二年秋后再行移栽，再与猪牙皂的树靠接。靠接成活后原有的皂刺即自动脱落，不再生长。第一年初结实时，一部分为猪牙皂（小皂荚），仍有一部分为大皂荚，应及时用竿顶端捆一铁钩，钩去大皂荚，以利猪牙皂的生长。第二年大皂荚结果较少，但还要用前法除去，否则不但猪牙皂不能成熟，而且两年后又将全部成为大皂荚。猪牙皂以个大、饱满、色紫褐、有光泽者为佳。一般药用习惯多以猪牙皂为主，大皂角多作用外用药及工业使用，或为民间作为肥皂洗涤用。

在 2018 年版《上海市中药饮片炮制规范》中，将皂荚和猪牙皂分别作为正名收录，其中大皂角、大皂荚、皂节、皂角作为皂荚的习用名称；牙皂、细牙皂、猪牙皂角作为猪牙皂的习用名称记载。

【按　语】大皂角与猪牙皂在历代本草记载中功效类似，而且都有小毒，还有可外敷吹鼻、小剂量内服、孕妇禁用等相同点，也就是说二者可以相互替代使用。

此外，除了豆科植物皂荚产的大皂角和猪牙皂外，还有皂角刺和皂角子两味药材，皂角刺主要生长在皂荚树上，其树干、枝均能生棘刺，而且刺上又歧生小刺，锋利刺手，具有消肿托毒、排脓、杀虫的功效，用于痈疽初起或脓成不溃，外治疥癣麻风，常与穿山甲同用治疗疮疡脓成不溃。而皂角子为皂荚的种子，临床中少用，具有润燥通便、消肿解毒的功效，主要用于大便燥结、便血、下痢里急后重、疮痈肿毒等症，孕妇慎用。

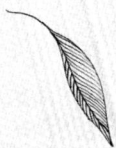

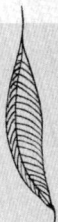

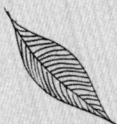

第十章

平肝息风药

第一节
蒺藜

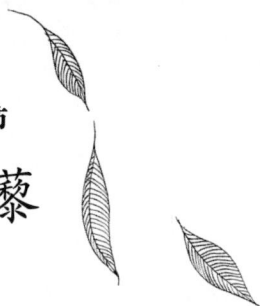

【来　源】根据 2020 年版《中华人民共和国药典》，本品为蒺藜科植物蒺藜的干燥成熟果实。秋季果实成熟时采割植株，晒干，打下果实，除去杂质。

【性味归经】辛、苦，微温。有小毒。归肝经。

【功　效】平肝解郁，活血祛风，明目，止痒。

【溯　源】蒺藜最早在《神农本草经》中就有记载，其名为蒺藜子，主治恶血，破癥结积聚，喉痹，乳难。久服长肌肉，明目，轻身，其被列为上品药。在陶弘景的《本草经集注》中对蒺藜子的外形进行了描述，曰："子有刺，状如菱而小。"《名医别录》对蒺藜的功效有了进一步的扩大，增加了身体风痒、头痛、伤肺、咳逆、止烦、下气等功效。到了唐代，《千金翼方》对蒺藜子的功效和外形同时进行了记录，与之前的记述基本一致。唐代之前的蒺藜子与我们今天用的蒺藜功效和性状大体相同。

但是到了宋代出现了白蒺藜的药物记载，白蒺藜与蒺藜并不是一种药物。宋代《本草图经》中写道："又一种白蒺藜，今生同州沙苑，牧马草地最多，而近道亦有之。绿叶细蔓，绵布沙上；七月开花，黄紫色，如豌豆花而小；九月结实，作荚子，便可采。其实味甘而微腥，褐绿色，与蚕种子相类而差大。"同段中还描述了"然古方云：蒺藜子，皆用有刺者，治风明目最良"。说明在宋代有两种不同的蒺藜，一种叫白蒺藜，生于同州沙苑；另一种则是蒺藜子，其外形特点是带刺。根据白蒺藜的产地判断其接近今天的沙苑子。根据蒺藜子带刺的外形特点，判断其接近今天用的蒺藜。

明代的《本草纲目》中李时珍对蒺藜做了更为详细的总结，引用了《名医别录》《本草图经》《本草衍义》中对于蒺藜子和沙苑蒺藜的记载分别描述。同时他自己也有描述："蒺藜叶如初生皂荚叶，整齐可爱。刺蒺藜状如赤根菜子及细菱，三角四刺，实有仁。其白蒺藜结荚长寸许，内子大如脂麻，状如羊肾而带绿色，今人谓之沙苑蒺藜。以此分别。"书中还收录了白蒺藜，但白蒺藜的功效主治为"补肾，治腰痛泄精，虚损劳乏"。为此李时珍进行了解释："古方补肾治风，皆用刺蒺藜。后世补肾多用沙苑蒺藜。"从《本草纲目》记载的功效来看，白蒺藜更接近于今天的沙苑子。

清代的《本草从新》直接将蒺藜分别写成刺蒺藜和沙苑蒺藜两种。从书中对于两种蒺藜的描述来看，刺蒺藜是我们今天的蒺藜，而沙苑蒺藜是我们今天的沙苑子。至此我们可以看到，从宋代开始到清代中期一直以蒺藜子、刺蒺藜作为蒺藜的药名，而白蒺藜指的是今天的沙苑子。

【按　语】现行版《中华人民共和国药典》中只有蒺藜，没有白蒺藜。雷载权主编的《中药学》（上海科学技术出版社，1995 年第 1 版）只记载刺蒺藜。现今上海地区约定俗成的习惯：白蒺藜＝蒺藜、潼蒺藜＝沙苑子。根据考证后可归纳如下：古代记载刺蒺藜、蒺藜子＝蒺藜，清代中期以前白蒺藜＝沙苑子，清代中期以后沙苑蒺藜＝沙苑子。由于白蒺藜在现代和古代所指的药物是不一样的，所以在阅读古籍时需要注意，以防混淆。

蒺藜主要能平肝解郁，明目止痒，其功效以疏肝为主，因此根据肝经的循行路线，其主要治疗肝阳上亢造成的头晕目眩，肝气郁滞所致的胸胁乳房胀痛。因肝开窍于目，多用于风热上攻所致的目赤等眼部疾病。但蒺藜有小毒，需要注意用量。临床上，对于恶风型的头痛、偏头痛，在辨证方药中加入蒺藜、白芷，疗效颇佳。

沙苑子功效为补肾助阳、固精缩尿、养肝明目，其和蒺藜最主要的区别是补益肝肾、固摄的作用较强，金锁固金丸就以沙苑子为主药。而且沙苑子甘，温，无毒，运用时可适当加量以增强疗效。

在古籍中以蒺藜作为君药的方剂并不多见，主要还是用于治疗眼疾。比较特殊的是，在《备急千金要方》中有单用蒺藜研末冲服治疗白癜风的记载。

由于在宋代之后出现了沙苑蒺藜，导致了医书中记载蒺藜时有各种称谓，如蒺藜子、刺蒺藜、白蒺藜、沙苑蒺藜，甚至有些文献直书蒺藜，因此需要根据不同的情况进一步判断，如以时代判断、以方测药、以主治病证来判断，分清蒺藜和沙苑子。

第二节

全蝎

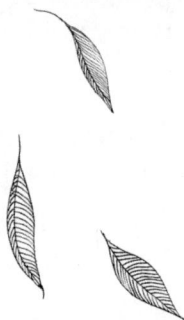

【来　源】根据 2020 年版《中华人民共和国药典》，本品为钳蝎科动物东亚钳蝎的干燥体。春末至秋初捕捉，除去泥沙，置沸水或沸盐水中，煮至全身僵硬，捞出，置通风处，阴干。

【性味归经】辛，平。有毒。归肝经。

【功　效】息风镇痉，通络止痛，攻毒散结。

【溯　源】全蝎首载于五代时期，在《日华子本草》和《蜀本草》中均有记载。《日华子本草》记载十分简略，只有一个正名和性味，其文曰："［蝎］平。"因此，很多学者认为全蝎药用首载于五代时期的《蜀本草》，而且正名为蚰蜒，据史料记载蚰蜒是全蝎的古名称，蝎子体型小而紧，功效为治风，其文曰："［蚰蜒］平。主治诸风。蝎紧小者名蚰蜒。"

宋代《开宝本草》记载蝎有毒，以青州（即山东地区）产的蝎子最佳，形态上以紧小者为好，可治口眼㖞斜、半身不遂等。其文曰："［蝎］味甘、辛，有毒。疗诸风瘾疹，及中风半身不遂，口眼㖞斜，语涩，手足抽掣。形紧小者良。出青州者良。"

宋代《嘉祐本草》关于蝎的记载较为详细，其文曰："蝎紧小者名蚰蜒。段成式《酉阳杂俎》云：鼠负虫巨者，多化为蝎。蝎子多负于背，尝见一蝎负十余子，子色犹白，才如稻粒。陈州古仓有蝎，形如钱，螫人必死。江南旧无蝎，开元初尝有主簿，竹筒盛过江，至今江南往往有之，俗呼为主簿虫。蝎常为蜗所食，先以迹规之，不复去。蝎前谓之螫，后谓之虿。"

宋代《本草图经》记载蝎以青州所产者为良，蝎的产地分布范围为京东西及河陕州郡，即今河南大部分地区和山西的西南部等地，药材以体型紧小者为佳，炮制法为烘干，古今都用蝎子来治中风抽动等症。其文曰："［蝎］旧不著所出州，上注云：出青州者良，今京东西及河陕州郡皆有之。采无时。用之欲紧小者。今人捕得，皆火逼干死收之。……古今治中风抽掣手足及小儿惊搐方多用蝎。"

宋代《本草衍义》记载蝎子为小儿惊风要药，其产地在青州，药用部位有用全体的也有用梢，梢的药力强，根据"梢"字的原义，此处应为蝎尾，蝎的炮制仍是以火烘干。其文曰："大人、小儿通用，治小儿惊风，不可阙也。有用全者，有只用梢者，梢力尤功。今青州山中石下捕得，慢火逼，或烈日中晒。"

明代《本草约言》记载全蝎为治风之要药，其文曰："［全蝎］治风要药。小儿惊搐，方多用之。"

明代《本草蒙筌》记载蝎的产地以陕西江北居多，但是仍以青州所产者最佳，入药部位可用全蝎也可用梢，主治风邪为患。其文曰："［蝎］味甘、辛。有毒。陕西江北俱多，青州出者独胜。……用全用梢，并复炒褐。凭煎汤液，任合散丸。疗小儿风痫，手足抽掣；驱大人风中，口眼㖞斜。却风痰耳聋，解风毒瘾疹。"

明代《本草纲目》记载当时蝎子的入药部位有全蝎和蝎尾两种，蝎尾药力较大，因蝎产于东方，色青属木，故可以治疗厥阴肝病。其文曰："［蝎］今入药有全用者，谓之全蝎；用尾者，谓之蝎梢，其力尤紧。……蝎产于东方，色青属木，足厥阴经药也，故治厥阴诸病。诸风掉眩搐掣，疟疾寒热，耳聋无闻，皆属厥阴风木。故东垣李杲云：凡疝气、带下，皆属于风。蝎乃治风要药，俱宜加而用之。"

明代《药镜》有全蝎裹炙薄荷能治风痰耳聋，其文曰："［全蝎］治小儿瘾疹惊痫，酒炙入麝，脐风口撮皆医；疗大人中风痰毒，裹炙薄荷，风痰耳聋俱豁。"

清代《本草新编》作者陈士铎认为全蝎不可多服，少用可治㖞斜之症。此外，全蝎配伍蜈蚣、穿山甲可治疗漏疮。其文曰："［蝎］味甘、辛，有毒。疗小儿风痫，手足抽掣，祛大人中风，口眼㖞斜，却风痰耳聋，解风毒瘾疹。然不可多服，以其辛而散气也。少少用之，以治㖞斜之症，正相宜耳。……或问全蝎可治漏疮，何子略之？夫全蝎何能消漏也。治漏疮者用之，必药用蜈蚣、穿山甲，使之相制而相成耳。"

清代《本经逢原》称蝎为治厥阴诸风、小儿胎惊的要药，蝎尾配伍少量麝香制成蝎尾膏治胎惊发搐屡效。蝎尾药效更佳，可醋泡炒干用。其文曰："[蝎]去毒及足用。亦有独用其尾者，其功尤捷，滚醋泡去咸，炒干用。……蝎产于东方，色青属木，治厥阴诸风掉眩，及小儿胎惊发搐，最为要药。左半身不遂，口眼㖞斜，语言謇涩，手足抽掣，疟疾寒热，耳聋无闻，疝气带下，无不用之。蝎尾膏治胎惊发搐，用蝎梢二十一枚、麝香少许，屡效。"

清代《本草备要》记载了蝎的禁忌证，药用须去足，蝎尾药力强。其文曰："[蝎]类中风、慢脾惊属虚者忌用。全用去足，焙，或用尾，尾力尤紧。形紧小者良。"

清代《本草便读》言蝎能入肝搜风，实邪者皆可用之。其文曰："[蝎]味辛、咸，有毒。其力在尾。有单用尾者，亦有全用者。入肝搜风，走脏腑，行经络。治大人中风、小儿惊痫，属实邪者皆可用之。至于治疝、治疟，以及女人带下、阴脱等证，无不皆由于肝经风气使然。以蝎产东方，色青属木故也。"

民国时期的《医学衷中参西录》记载了全蝎的形状，虽蝎子有毒，但也善于解毒，与蜈蚣配伍药效更好。其文曰："【蝎子解】蝎子色青，味咸（本无咸味，因皆腌以盐水，故咸），性微温。其腹有小黄点，两行之数皆八。夫青者木色，八者木数，原具厥阴风木之气化，故善入肝经，搜风发汗，治痉痫抽掣，中风，口眼㖞斜，或周身麻痹，其性虽毒，转善解毒，消除一切疮疡，为蜈蚣之伍药，其力相得益彰也。"

《药材资料汇编》中记载了蝎子入药有两个部位，用全体的叫全蝎，用尾巴的叫蝎梢。产地有两处，产于河南的南阳、唐河、舞阳、南召、密县、禹州等地的叫会全虫；产于山东沂蒙山区的临沂、莒南、蒙阴、费县、莱芜、淄川、博山、益都、即墨，江苏的邳州，安徽的宿州等地产的叫东全虫；此外，在陕西的咸阳、醴泉、扶风、武功等以及新疆的吐鲁番和鄯善亦有产。品质以条长大、头尾全、清水瘪肚、色黄绿者为佳。能搜风治惊，用作五疳惊风药，主治诸风瘾疹及中风、半身不遂、口眼㖞斜、语涩、手足拘挛等，并治疮毒及带下。

1962 年版《上海市中药饮片炮制规范》中收录了全蝎，仅记载了性味和功效。其性味甘、辛，平，并未记载有毒，能息风定惊，治惊风抽搐，破伤风，中风，半身不遂，口眼㖞斜。

1973 年版《上海市中药饮片炮制规范》记载全蝎为钳蝎科动物问荆蝎（也是东亚钳蝎）的干燥全体，医生开具处方书写全蝎、全蝎尾均付带尾全蝎，性味甘、辛，平，有毒。能镇痉息风，主治惊风抽搐，破伤风，半身不遂，口眼㖞斜。

1980 年版《上海市中药饮片炮制规范》全蝎的来源为钳蝎科动物东亚钳蝎的干燥全体，在功效上较前两版《上海市中药饮片炮制规范》有扩充，能息风镇痉，祛风攻毒。用于小儿惊风，抽搐痉挛，面神经麻痹，脑血管痉挛，半身不遂，破伤风，淋巴结结核，疮疡肿毒。

《金世元中药材传统鉴别经验》中，全蝎以河南禹州、鹿邑产者最优，尤以禹州狼岗所产者最著名，有"狼冈全虫"之称。近年来，蝎子在产地加工时，为了增加重量加盐过多，大多全蝎虫体上挂有盐霜，这对于疗效有较大影响。因此，全蝎的品质以完整、色青褐或黄褐、干净、身挺、腹硬、脊背抽沟、无盐霜者为佳。

《中药材商品规格等级标准汇编》中，全蝎以山东、河南所产的为道地药材。品质以身干、色鲜、完整、黄绿色，腹中少泥、盐、杂质者为佳。

【按　语】在 2018 年版《上海市中药饮片炮制规范》中全虫、淡全虫、蝎子均指全蝎。根据《金世元中药材传统鉴别经验》《中药材商品规格等级标准汇编》等文献，古代所用全蝎与我们今日所用全蝎为同一物种，但在古代蝎子入药部位有两种，即全蝎和蝎尾，且蝎尾的药效强，但在今天上海地区基本无单独的蝎尾入药。

第三节

蜈蚣

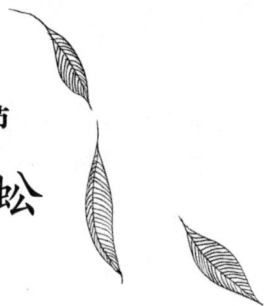

【来　源】根据 2020 年版《中华人民共和国药典》，本
品为蜈蚣科动物少棘巨蜈蚣的干燥全体。春、夏二季
捕捉，用竹片插入头尾，绷直，干燥。

【性味归经】辛，温。有毒。归肝经。

【功　效】息风镇痉，通络止痛，攻毒散结。

【溯　源】蜈蚣最早载于《神农本草经》，在此书中，并未记载蜈蚣的形
状，性味温而有毒，与今日蜈蚣性味一致，功效记载与今日迥异。其文曰：
"［蜈蚣］味辛，温。主鬼疰，蛊毒，啖诸蛇、虫、鱼毒，杀鬼物老精，温疟，
去三虫。"

《名医别录》记载蜈蚣的产地为吴地江南地区，功效也与今日不同，并且
药用者以赤头足者为良。其文曰："［蜈蚣］有毒。主治心腹寒热结聚，堕胎，
去恶血。生大吴江南。赤头足者良。"

南朝梁代的《本草经集注》记载的蜈蚣产区扩大，产量最大的在"京口"
（今江苏省镇江市辖区），这也是今天的主产区之一，其生长在腐烂草堆中。从
记载来看，当时的蜈蚣有两种，黄足蜈蚣不可药用。其文曰："［蜈蚣］今赤足
者，多出京口，长山、高丽山、茅山，亦甚有，于腐烂积草处得之，勿令伤，
曝干之。黄足者甚多而不堪用，人多火炙令赤以当之，非真也。"

五代时期的《日华子本草》记载蜈蚣入药需要炙用，可治癥癖，邪魅，蛇
毒。其文曰："［蜈蚣］治癥癖，邪魅，蛇毒。入药炙用。"

五代时期的《蜀本草》记载蜈蚣以身扁长、发黑，头、足红者为良，但是

也有学者认为这里的蜈蚣为黑头、赤足，笔者认为此处的观点不一致可能与句读有关，结合历代文献应为赤头、赤足。其文曰："[蜈蚣]生山南谷土石间，人家屋壁中亦有，形似马陆，扁长身黑，头、足赤者良。今出安、襄、邓、隋、唐等州，七月、八月采。"

宋代《本草图经》记载的蜈蚣产地大致与前朝本草一致，药用品为赤足蜈蚣，用时去足、炙，能治新生儿口噤及不收乳者。其文曰："[蜈蚣]生吴中川谷及江南，今江、浙、山南、唐、邓间皆有之。多在土石及人家屋壁间，以头、足赤者为胜。七、八月取之，黄足者最多。人以火炙令赤以当之，不堪用也。……今医治初生儿口噤不开，不收乳者，用赤足蜈蚣去足炙末，以猪乳二合调半钱，分三四服，温灌之。"

宋代《本草衍义》记载了蜈蚣咬伤中毒之后的解救方法，并认为蜈蚣能治丹毒瘤。其文曰："[蜈蚣]背光黑绿色，足赤，腹下黄。有中其毒者，以乌鸡屎水稠调，涂咬处，效。大蒜涂之，亦效。复能治丹毒瘤，蜈蚣一条干者，白矾皂子大，雷丸一个，百步二钱，秤，同为末，醋调涂之。"

明代《本草蒙筌》记载蜈蚣的采收季节以端午之际最好，品质以赤头足为良，入药须用慢火烘炙黄，去头足，能去瘀血除积聚，其文曰："[蜈蚣]味辛，气温，有毒。墙壁多藏，各处俱有。端午收者美，赤头足者良。入药慢火炙黄，去净头足研末。啖蛇虺虫鱼恶毒，杀鬼物蛊疰精邪。去瘀血堕胎，逐积聚除疟。"

明代《本草纲目》中李时珍发现在西南之地所产的蜈蚣体型较大，其样貌特征为"节节有足，双须歧尾"，经考证即双须歧尾蜈蚣，因与蛇类似，行窜而疾，又能制蛇，故能截风，为厥阴经药。其文曰："[蜈蚣]蜈蚣西南处处有之。春出冬蛰，节节有足，双须歧尾。……南方有极大者，而本草失载。……盖行而疾者，惟风与蛇。蜈蚣能制蛇，故亦能截风，盖厥阴经药也。故所主诸证，多属厥阴。"

明代《本草原始》记载蜈蚣入药以公的为好，故名蜈蚣，其形态描述与《本草衍义》类似，产于江南之地，文中也提及蜈蚣可制蛇。其文曰："[蜈蚣]背光黑绿色，腹黄足赤。性能制蛇，见大蛇便缘上啖其脑。七、八月采，熏干。因生大吴川谷，入药宜用公者，故曰蜈蚣。"

明代《药镜》记载了蜈蚣的功效和临床应用，其文曰："[蜈蚣]治肿毒，而横痃立退；祛寒热，而温疟自平。去恶血，堕妇人未产之胎；搜邪风，疗小儿急搐之悸。炙研水下，解蛇瘴于岭南；猪胆末调，涂天蛇于手指。"

清代《本经逢原》记载蜈蚣须用赤足蜈蚣，且火炙去足用。此外，有用蜈蚣末治疗破伤风的记载。其文曰："[蜈蚣]辛，温，有毒。火炙去足用。""盖行而疾者，惟风与蛇。蜈蚣能制蛇故亦能截风。厥阴经药也。岭南有蛇瘴，项大肿痛连喉，用赤足蜈蚣二节研细，水下即愈。又破伤风欲死，研末擦牙边，去涎沫立瘥。"

清代《本草备要》记载蜈蚣为"赤足黑头"，入药须火炙，去头足尾甲，并记载了多种功效。其文曰："[蜈蚣]辛，温，有毒。入厥阴肝经。善走能散，治脐风撮口（炙末，猪乳调服），惊痫瘰疬，蛇癥（能制蛇），疮甲（趾甲内恶肉突出，俗名鸡眼睛，蜈蚣焙研敷之，以南星末醋调，敷四围），杀虫（古方治疰嗽多生用之），堕胎。取赤足黑头者，火炙，去头、足、尾、甲，将荷叶火煨用，或酒炙。"

清代《本草便读》也对蜈蚣的功效做了记载，其文曰："[蜈蚣]辛，温，有毒。其性善走，善窜。能制蛇，故入肝经。截风定搐。与夫蛇蛊、蛇伤等证。皆可炙研服之。至于行瘀血，散肿毒，敷治一切外证。皆取其以毒攻毒、搜风杀虫之功而已。"

民国时期《医学衷中参西录》中记载蜈蚣走窜力强，善搜风。此外，还提到所用蜈蚣宜带头足，这样药效会更好，与历代去头足记载不一致。其文曰："[蜈蚣]味微辛，性微温，走窜之力最速，内而脏腑，外而经络，凡气血凝聚之处皆能开之。性有微毒，而转善解毒，凡一切疮疡诸毒皆能消之。其性尤善搜风，内治肝风萌动，癫痫眩晕，抽掣瘛疭，小儿脐风；外治经络中风，口眼歪斜，手足麻木。为其性能制蛇，故又治蛇症及蛇咬中毒。外敷治疮甲（俗名鸡眼，为末敷之，以生南星末醋调敷四周），用时宜带头足，去之则力减，且其性原无大毒，故不妨全用也。"

民国时期的《增订伪药条辨》记载蜈蚣以江苏苏州洞庭山所产最多，又以头红、身黑、有光、体大者为最优，其余如常州产、四川产、浙江余姚市产者均不如苏州所产者，但大抵用者须择长大、头尾全、全身黑而有光者为好，还有种叫马陆的千足虫与蜈蚣形似，不可混用。

《药材资料汇编》对蜈蚣的外形记载比较详细，蜈蚣全体有22个环节，每节有足一对，末端如钩。背面暗绿色，腹面黄褐色，头部暗红色或红褐色。产于浙江海宁（硖石）、桐乡、濮院、屠甸镇者称杭蜈蚣。产于江苏苏州木渎、江阴一带者称苏蜈蚣。产于湖北随县、钟祥、荆门、当阳、宜昌及河南信阳等地者，过去集散于汉口，称汉蜈蚣，亦称排足。浙东舟山群岛的岱山亦有产，过去叫宁蜈蚣。其他如四川、湖南、安徽等地亦产。其味辛，性温，有毒，为镇痉药，内服治小儿惊风并治关节炎，外治痈疽、流注、恶疮、蛇虫蜇伤，有止痛消肿之效。此外，据此书记载蜈蚣的别名有天龙和百足。

1973 年版《上海市中药饮片炮制规范》中，蜈蚣来源为蜈蚣科动物少棘巨蜈蚣的干燥全体，其味辛，性温。能祛风，镇痉，解毒。治惊风抽搐痉挛，破伤风，瘰疬，痈疮，蛇咬伤。

1977 年版《中华人民共和国药典》收载蜈蚣为蜈蚣科动物少棘巨蜈蚣的干燥体，春、夏二季捕捉，用竹片插入头尾，绷直，干燥。全体由 22 个环节组成，最后一节略细小。头部两节暗红色，有触角及毒钩各 1 对；背部棕绿色或墨绿色，有光泽，并有纵棱 2 条；腹部淡黄色或棕黄色，皱缩；自第二节起每体节有脚 1 对，生于两侧，黄色或红褐色，弯作勾形。质脆，断面有裂隙。气微腥，并有特殊刺鼻的臭气，味辛而微咸。以条大、完整、腹干瘪者为佳。能息风镇痉，祛风攻毒。用于小儿惊风，痉挛抽搐，面神经麻痹，破伤风，骨结核，淋巴结结核，溃疡、瘘管久不收口。

《中华本草》收录的蜈蚣来源有两种，即少棘蜈蚣和多棘蜈蚣。少棘蜈蚣主要以陕西、江苏、浙江、河南、湖北等地产量较大；多棘蜈蚣分布于广西、云南等地，体型稍大，具棘较多。二者均以身干、条长、头红身黑绿色、头足完整者为佳。因有毒，故用量不宜过大，血虚生风者及孕妇禁服。

2008 年版《上海市中药饮片炮制规范》中，蜈蚣来源为蜈蚣科动物少棘巨蜈蚣的干燥体。辛，温，有毒。归肝经。息风镇痉，攻毒散结，通络止痛。用于小儿惊风，抽搐痉挛，中风口㖞，半身不遂，破伤风，风湿顽痹，疮疡，瘰疬，毒蛇咬伤。孕妇禁用。

【按　语】蜈蚣在过去或有些地方又叫天龙（如《本草纲目》），但在上海地区天龙为壁虎的别称。

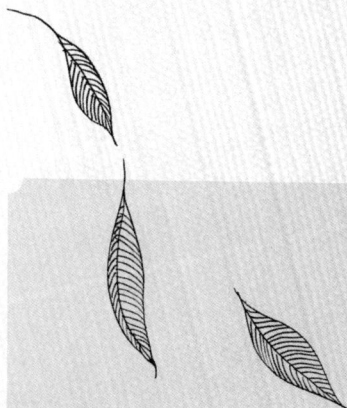

第十一章

活血化瘀药

第一节

丹参

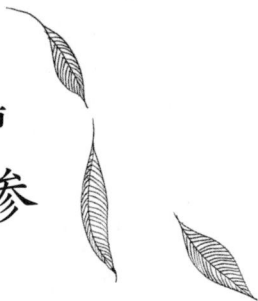

【来　源】 根据 2020 年版《中华人民共和国药典》，本品为唇形科植物丹参的干燥根和根茎。春、秋二季采挖，除去泥沙，干燥。

【性味归经】 苦，微寒。归心、肝经。

【功　效】 活血祛瘀，通经止痛，清心除烦，凉血消痈。

【溯　源】 丹参作为药材记载，首载于《神农本草经》，别名郄蝉草，无植物形态记载。性味与功效与 2020 年版《中华人民共和国药典》基本相似。其文曰："[丹参] 味苦，微寒。主心腹邪气，肠鸣幽幽如走水，寒热积聚，破癥，除瘕，止烦满，益气。一名郄蝉草。"

魏晋时期的《吴普本草》记载了丹参的别名，同时也记载了丹参的产地和植物形态，以及可治疗心腹痛的功效。其文曰："[丹参] 一名赤参，一名木羊乳，一名郄蝉草。神农、桐君、黄帝、雷公、扁鹊：苦，无毒。李氏：大寒。岐伯：咸。生桐柏（今河南与河北交界处的桐柏山），或生太山（即今山东泰安一带）山陵阴。茎华，小方如荏，有毛，根赤。四月华紫。三月、五月采根，阴干。治心腹痛。"

《名医别录》所载丹参的产地及别名与《吴普本草》一致。功效上与《神农本草经》记载略有出入。其文曰："[丹参] 无毒。主养血，去心腹痼疾、结气，腰脊强，脚痹，除风邪留热。久服利人。一名赤参，一名木羊乳。生桐柏山及太山。五月采根，曝干。"

南朝梁代的《本草经集注》在丹参条目的注释中提到，在当时叫桐柏的地名有两处，而丹参产地桐柏在淮水源头（普遍认为淮水源头是河南桐柏县与湖北随州交界的桐柏山太白顶）。与《神农本草经》《吴普本草》不同，在《本草经集注》中记载丹参药性为热，提出丹参性寒的记载为错误，理由是当时服用丹参后会出现眼睛发红的症状。但丹参性微寒应该无异议，当时服用丹参目赤的情况可能因为魏晋南北朝时期盛行炼丹，与世人服用丹药较多有关。其文曰：“［丹参］此桐柏山，是淮水源所出之山，在义阳，非江东临海之桐柏也。今近道处处有，茎方有毛，紫花，时人呼为逐马。酒渍饮之，治风痹。道家时有用处，时人服之多眼赤，故应性热，今云微寒，恐为谬矣。”

唐代的《药性论》记载的功效与前代有不同，其文曰：“［丹参］臣，平。能治脚弱，疼痹，主中恶，治百邪鬼魅，腹痛气作，声音鸣吼，能定精。”

唐代的《新修本草》强调了丹参的采药时节应为冬季，其文曰：“［丹参］此药，冬采良，夏采虚恶。”

五代时期的《日华子本草》记载丹参有一别名为山参，对于丹参功效的记载更为详细。其文曰：“［丹参］养神定志，通利关脉，治冷热劳，骨节疼痛，四肢不遂，排脓，止痛，生肌、长肉，破宿血，补新生血，安生胎，落死胎，止血崩、带下，调妇人经脉不匀；血邪心烦，恶疮疥癣，瘿赘肿毒，丹毒，头痛，赤眼，热温狂闷。又名山参。”

五代时期的《蜀本草》引《蜀本图经》记载了丹参的植物形态。由于《蜀本草》的作者在五代后蜀国（疆域约为今四川大部、甘肃东南部、陕西南部、湖北西部）境内编撰，可以推测《蜀本草》所用之药的产地基本在后蜀国境内，因此书中丹参的产地应为川蜀之地。其文曰：“［丹参］叶似紫苏有细毛，花紫亦似苏花，根赤，大者如指，长尺余。一苗数根。今所在皆有。九月、十月采根。”

宋代的《嘉祐本草》引唐代医家萧炳所言，丹参又名奔马草。用酒浸后可以“治风软脚”。其文曰：“［丹参］萧炳云：酒浸服之，治风软脚，可逐奔马，故名奔马草，曾用有效。”

宋代的《本草图经》中丹参的产地有所扩大。其文曰：“［丹参］生桐柏山川谷及泰山，今陕西、河东州郡及随州亦有之。二月生苗，高一尺许，茎秆方棱，青色；叶生相对，如薄荷而有毛；三月开花红紫色，似苏花；根赤，大如指，长亦尺余，一苗数根。五月采，曝干。又云：冬月采者，良；夏月采者，虚恶。"

明代《滇南本草》明确丹参可以入心经。功效以治疗心、神、血方面为主。其性味为微苦、微温。《妇人明理论》中所记载的"［丹参］一味丹参散，功同四物汤"在《滇南本草》中也有类似的记载。其文曰："［丹参］味微苦，性微寒，色赤相火，入心经。补心生血，养心定志，安神宁心，健忘怔忡，惊悸不寐，生新血，去瘀血，安生胎，落死胎。一味可抵四物汤补血之功。"

明代的《本草品汇精要》中记载的丹参产地与宋代的《本草图经》一致，但丹参的道地产区变为随州，以根粗壮者为佳，采收季节在五月、九月、十月，与我们今天的采收时间接近。其文曰："［丹参］【地】《图经》曰：出桐柏山川谷及泰山、陕西、河东州郡亦有之。道地：随州。【时】生：二月生苗。采：五月、九月、十月取。【收】曝干。【用】根粗壮者佳。【质】类川当归而赤。【色】赤。"

明代的《本草蒙筌》将丹参的功效总结为"专调经脉匀，善理骨节痛"，其文曰："［丹参］味苦，气微寒。无毒。……专调经脉匀，善理骨节痛。生新血去恶血，落死胎安生胎，破积聚癥坚，止血崩带下，脚痹软能健，眼赤肿可消。散瘿赘恶疮，排脓生肉。辟精魅鬼祟，养正驱邪。更治肠鸣幽幽，滚下如走水状。"

明代的《本草纲目》中李时珍提出了五参五色配五脏的观点，丹参入心又叫赤参。书中对于丹参的植物形态与今日丹参基本一致，同时对"一味丹参散，功同四物汤"的说法做了注解。其文曰："［丹参］五参五色配五脏。故人参入脾曰黄参，沙参入肺曰白参，玄参入肾曰黑参，牡蒙入肝曰紫参，丹参入心曰赤参。其苦参则右肾命门之药也。古人舍紫参而称苦参，未达此义尔。……按《妇人明理论》云：四物汤治妇人病，不问产前产后，经水多少，皆可通用。惟一味丹参散，主治与之相同。盖丹参能破宿血，补新血，安生胎，落死胎，止崩中带下，调经脉，其功大类当归、地黄、芎䓖、芍药故也。"

明代的《药镜》中对于不同炮制方法的丹参功效做了记载，其文曰："［丹参］养心神而烦闷解，扶肝气而风热除。补肾之虚，使志定而骨壮。行气与血，医眼赤而消痛。热酒调吞，寒疝顿平，并少腹及阴相引痛者；酒煮温服，堕胎立稳，且调经破瘀兼补新焉。"

清代的《本经逢原》提及丹参性寒，因此对脾胃虚寒之人来说丹参为禁忌，同时不主张孕妇服用，其文曰："[丹参]然其性长于行血，妊娠无故勿服。大便不实者忌之。"

清代《本草备要》记载丹参的为女科要药，其文曰："[丹参]大抵妇人之病，首重调经，经调则百病散。除烦热。功兼四物，一味丹参散，与四物汤同。为女科要药。"

清代的《本草从新》认为丹参虽能补血，但更善行血，如无血瘀慎用，其文曰："[丹参]虽能补血，长于行血，无瘀，斟酌用之。"

清代的《本草便读》称丹参为"调理血分之首药"，虽然有参之名，但补血之力不足，也强调丹参主要以活血为主，因此能祛风痹。其文曰："[丹参]丹参虽有参名。但补血之力不足，活血之功有余，为调理血分之首药。其所以疗风痹、去结积者，亦血行风自灭。血行则积自行耳。"

民国时期的《增订伪药条辨》记载有一种能散血的伪品丹参在市场上售卖，又叫土丹参，作者曹炳章认为郑君所说的土丹参可能为川丹参，也有可能是产于福建的某种土植物，但具体是什么，作者也不清楚。书中记载丹参在古代产于桐柏川谷，这一点与历代本草记载一致。但在民国时期，最好的丹参产于安徽古城，皮色红，肉紫有纹，质燥体松，头大无芦。其次产于滁州全椒县，形状与安徽古城产的一致。产于凤阳、定远、白阳山、漳浒者，芦细质松，多细枝者，较次。产于四川者，头小枝粗，肉糯，有白心者亦次。

《药材资料汇编》中记载丹参的习用名称为紫丹参、血丹参，俗称红根。根据产地分为川丹参、川野丹参、山丹参。川丹参多是家种，主产于四川中江、平武，皮细，色紫红，肉质丰满，枝壮挺直，内色紫褐，主销广东及出口，当时也慢慢成为国内的普销品；川野丹参产于四川中江等地，其外色略同家种，内色紫褐，起老筋，皮粗松泡，枝弯干瘦，与滁州所产山丹参相仿，主销华北及川省域内；山丹参为野生，以安徽滁州，江苏南京为主产地，镇江、句容，安徽太平、含山、全椒、郎溪以及山东莱芜、蒙山、沂北亦有产。家种的丹参根条肥壮，色鲜红。野生品一般根条细弱，毛须较多。其能去瘀生新，活血调经，为妇科要药。

1977 年版《中华人民共和国药典》中丹参来源为唇形科植物丹参的干燥根及根茎。春、秋二季采挖。栽培品较粗大、肥实，直径 0.5~1.5cm。表面红棕色，具纵皱，外皮紧贴不易剥落（这是鉴别丹参真伪的要点），质坚实，断面较平整，略呈角质样。以条粗壮、色紫红者为佳。性味苦，微寒。能祛瘀止痛，活血调经，养心除烦。用于月经不调，经闭，异位妊娠，肝脾肿大，心绞痛，心烦不眠，疮疡肿毒。

2008 年版《上海市中药饮片炮制规范》中，丹参来源亦为唇形科植物丹参的干燥根及根茎。习用名称为赤丹参、紫丹参。其性味亦为苦，微寒。其主治为祛瘀止痛，活血通经，清心除烦。用于月经不调，经闭痛经，癥瘕积聚，胸腹刺痛，热痹疼痛，疮疡肿痛，心烦不眠，肝脾肿大，心绞痛。

《金世元中药材传统鉴别经验》一书中，丹参的别名为紫丹参和赤参。在中华人民共和国成立前丹参基本都是野生品，种植丹参极少，只有四川中江、平武有少量出产，并主销广东及出口。但当时由于药用量增加，仅靠野生品不能满足需求，因此大量种植。其种植品主产陕西商洛、洛南、丹凤、商南；山东临沂、莒南、沂水、苍山、平邑；安徽亳州、太和；河北安国、抚宁、迁西、卢龙；四川中江、成都；内蒙古赤峰；河南嵩县、卢氏；甘肃康县、政和；江苏射阳、兴化；湖北英山、罗田等地。以陕西产量大。丹参以身干，条粗壮，色红，无芦头、须根杂质者为佳。丹参伪品往往会与丹参混杂，如湖南、江西、浙江、福建等省出产的同科同属植物南丹参，表面灰红色，质较硬，易折断，断面不平坦。气微，味苦。还有一种伪品用产自甘肃、四川、云南等省的同科同属植物甘西鼠尾草的根及根茎，四川称红秦艽，表面略呈暗红棕色，根头部常有数个根茎合生，根扭曲呈辫子状，外皮常有部分脱落而显红褐色。质松而脆，易折断，断面不平坦，可见浅黄色维管束。气微，味微苦。在 20 世纪 50 年代丹参缺货时，北京地区曾由四川调入部分此品种。而且据笔者观察，在前几年上海地区非正规贩卖中草药的商铺里也发现过红秦艽。

《中药材商品规格等级标准汇编》中，根据市场流通情况，按照产地的不同，将丹参药材分为"川丹参""山东丹参"和"其他产区丹参"三个规格。在规格项下，根据是否进行等级划分，分成"选货"和"统货"两个等级。在市场调查中发现，野生丹参不能形成商品主流，个别市场以滇丹参或甘西鼠尾草作野生丹参出售。

【按　语】在古籍里会看到紫参，此非丹参。丹参主要别名有赤参、紫丹参、赤丹参。丹参在不正规的市场中伪品较多。川丹参虽然较为出名，但丹参的质量还是应该以身干，条粗壮，色红，无芦头、须根、杂质者为判断标准。

第二节

红花

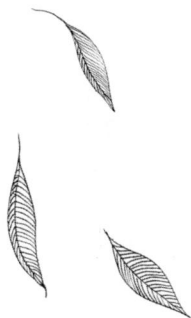

【来　源】根据 2020 年版《中华人民共和国药典》，本品为菊科植物红花的干燥花。夏季花由黄变红时采摘，阴干或晒干。

【性味归经】辛，温。归心、肝经。

【功　效】活血通经，散瘀止痛。

【溯　源】红花为活血常用药，虽与西红花只有一字之差，但其实二者是两种不同的药材。据记载，红花最初被称作红蓝花，在《金匮要略·妇人杂病脉证并治》："妇人六十二种风，及腹中血气刺痛，红蓝花酒主之。"从文中功效推测红花酒能祛瘀止痛。

晋代张华所著的《博物志》中记载了一种红蓝花，张骞出使西域时曾见。有学者认为这种红蓝花即鸢尾科的西红花，但也有观点认为这种红蓝花为菊科的红花。目前并无定论，但至少说明红蓝花一词在汉代就已经出现了（详见"第三节　西红花"）。

唐代的《本草拾遗》首次将红蓝花收录在本草书籍中。文中也引用了《博物志》中张骞得红蓝花一事。同时说明红蓝花已经在仓、魏地种植。性味与2020 年版《中华人民共和国药典》基本一致，用法上与《金匮要略》类似，煮酒服，并且还能当燕脂使用，其药用部位不仅限于花，可用苗和子，功效以活血为主。其文曰："[红蓝花]味辛，温，无毒。主产后血晕，口噤，腹内恶血不尽，绞痛，胎死腹中，并酒煮服。亦主蛊毒下血，堪作燕脂。其苗生捣碎，敷游肿。其子吞数颗，主天行疮，子不出。其燕脂，主小儿聤耳，滴耳中。生梁汉及西域，一名黄蓝。《博物志》云：黄蓝，张骞所得，今仓、魏地亦种之。"

唐代的《外台秘要》同样有红蓝花的记载，书中载有三个红蓝花的药方，其中有一方为单用红蓝花，可以疗肿，其文曰："[红蓝花]崔氏疗一切肿方。取红蓝花熟揉，捣取汁服之，不过再三服便愈。服之多少，量肿大小而进花汁也。"

五代时期的《蜀本草》记载了红蓝花的功效，基本与《本草拾遗》一致，并可为染料，其文曰："[红蓝花]治口噤不语，血结，产后诸疾。堪染红。"

宋代的《开宝本草》和《嘉祐本草》对于红蓝花的记载基本与《本草拾遗》一致，唐宋时期的红蓝花基本以《本草拾遗》的记载为主流观点。

宋代《本草图经》直接指出红蓝花即红花，也叫黄蓝，对其植物形态的描述比较完整，原产地在西域以及梁汉，但到了宋代已经遍布宋朝版图，功效上以治疗产后病为主。其文曰："[红蓝花]即红花也，生梁汉及西域，今处处有之。人家场圃所种，冬而布子于熟地，至春生苗，夏乃有花。下作梂汇，多刺，花蕊出梂上，圃人承露采之，采已复出，至尽而罢。梂中结实，白颗如小豆大。其花曝干，以染真红及作燕脂，主产后病为胜。其实亦同，叶颇似蓝，故有蓝名，又名黄蓝。"

元代的《汤液本草》未沿用《本草图经》的红蓝花即红花一说，而仍以红蓝花为正名记载，书中只记录了红蓝花的功效，并未记录植物形态。其文曰："[红蓝花]气温。味辛。辛而甘温苦。阴中之阳，无毒。《象》云：治产后口噤血晕，腹内恶血不尽，绞痛，破留血神效。搓碎用。《心》云：和血，与当归同用。《珍》云：入心养血，谓苦为阴中之阳，故入心。《本草》云：主产后血晕，胎死腹中，并酒煮服，亦主蛊毒下血。其苗生捣，敷游肿。其子吞数粒，主天行疮子不出。其胭脂，主小儿聤耳，滴耳中。仲景治六十二种风，兼腹中血气刺痛，用红花一大两，分为四分，酒一大升，煎强半，顿服之。"

元代的《本草发挥》中，记载了三位金元名医对红蓝花功效的观点，其文曰："[红蓝花]洁古云：破留血神验。入心养血，谓其苦温，为阴中之阳，故入心。东垣云：红花和血，与当归同用。丹溪云：破留血，养心血。多用则破血，少用则养血。"

明代《救荒本草》以红花菜为正名收录，本草名为红蓝花，异名为黄蓝，与《本草图经》所记载的名称一致。并且在植物形态方面也与《本草图经》类似。又因此书为主要记载明代中原地区可食用植物资源的书籍，所以记载了红花的食用价值。其文曰："［红花菜］本草名红蓝花，一名黄蓝。出梁汉及西域，沧魏亦种之，今处处有之。苗高二尺许。茎叶有刺，似刺蓟叶而润泽，窊面。稍结梂汇，亦多刺。开红花，蕊出梂上，圃人采之，采已复出，至尽而罢。梂中结实，白颗如小豆大。其花曝干，以染真红，及作胭脂。花味辛，性温，无毒。叶味甘。救饥：采嫩叶煠熟，油盐调食。子可笮作油用。"

明代《本草品汇精要》中收录了西红花，名为撒馥兰（可参看西红花），红花仍以红蓝花之名记载。红花以治疗产后血晕等为主，植物形态则按照《本草图经》的记载，本书称红花的道地产区为镇江。其文曰："［红蓝花］红蓝花主产后血晕，口噤，腹内恶血不尽，绞痛，胎死腹中。并酒煮服，亦主虫毒下血，堪作胭脂。……《图经》曰：此即红花也。今处处场圃中，冬月布子于熟地，至春生，苗状如大蓟，茎端作梂汇多刺，五、六月花蕊出梂上，圃人乘露采之，采已复出，至尽而罢。梂中结实白，颗如小豆大，其花可以染真红，但叶颇似蓝，故有蓝名耳。……《图经》曰：出梁汉及西域，今仓魏亦种之。道地：镇江。"

明代的《本草约言》首次将红花代替红蓝花作为正名记载，可惜并未记录植物形态、产地、采收季节等细节，只有功效主治的收录，根据功效记载推测应该就是红蓝花。其文曰："［红花］味辛、苦，气温，无毒，阳中之阴，可升可降。逐腹中恶血，而补血虚之虚。除产后败血，而止血晕之晕。多用则能破血，少用入心养血，与当归同功。""东垣曰：补血虚，盖兼补血药用之，斯行血养血，而有补血之功也。"

明代的《本草蒙筌》仍用红蓝花作为正名记载，书中突出了红花在妇产科方面的药用功效，被作者陈嘉谟誉为"未生圣药"，同时也延续了多用破血、少用养血的观点，并且分开记录了红花各个部位的药用功效。其文曰："［红蓝花］味辛、甘、苦，气温。阴中之阳。无毒。各乡俱莳，五月旋收。因叶似蓝，故此为誉。堪染颜色，可作胭脂。……惟入血分，专治女科。下胎死腹中，为未生圣药。疗口噤血晕，诚已产仙丹。多用则破血通经，酒煮方妙；少用则入心养血，水煎却宜。喉痹噎塞不通，捣取生汁旋咽。天行痘疮难出，研细子末酒吞。苗捣敷游毒殊功，胭脂滴聍耳立效。"

明代的《本草纲目》以红蓝花作为正名收录，但是在条目中已经明确记载红蓝花就是红花。其文曰："［红蓝花］红蓝花即红花也，生梁汉及西域。……红花，二月、八月、十二月皆可以下种，雨后布子，如种麻法。初生嫩叶、苗亦可食。其叶如小蓟叶。至五月开花，如大蓟花而红色。侵晨采花捣熟，以水淘，布袋绞去黄汁又捣，以酸粟米泔清又淘，又绞袋去汁，以青蒿覆一宿，晒干，或捏成薄饼，阴干收之。入药搓碎用。其子五月收采，淘净捣碎煎汁，入醋拌蔬食，极肥美。又可为车脂及烛。"

明代的《药镜》以红花作为正名记载，被誉为产前圣药，其文曰："［红花］通行滞血于周身，必须多服；资养寸心之新血，在乎少尝。下胎死于腹中，产前圣药；疗口噤而血晕，既产仙丹。捣苗梗，敷游毒殊功；夹胭脂，滴聤耳猝效。"

清代的《本经逢原》在红蓝花名称处注解为红花，在功效上提出红花不可过量运用的注意点。其文曰："［红蓝花］即红花，辛，温，无毒。血生于心包，藏于肝，属于冲任，红花汁与之同类，故能行男子血脉，通妇人经水，活血，解痘毒，散赤肿。……少则养血，多则行血，过用使人血行不止，且性兼上行，不可不知。"

清代的《本草备要》和《本草从新》中均以红蓝花为古名、红花为正名收录。在性味归经上，两本书记载也一致，为"辛、苦、甘，温。入肝经而破瘀血，活血"，功效与前代本草基本一致。

清代的《本草求真》中记载红花又因其红色，所以入血，为通瘀活血要药，并提出红花过量使用的不良后果。其文曰："［红花］辛苦而温。色红入血，为通瘀活血要剂。……但用不宜过多，少用则合当归能生，多用则血能行，过用则能使血下行不止而毙。"

清代的《植物名实图考》中，将红花与西红花（藏红花）记录在一起，且此书的作者有一个误解，即西红花（藏红花）产于西藏，因此叫藏红花（具体论述请参考西红花）。书中还记载了当时不法商贩为了赚取更大的利益，用苏方木染色的方法来制作红花。其文曰："［红花］江以南煮苏方木浸之以为朴，而润色以红蓝，色近紫有耀，价贬易售。"

清代的《本草便读》中记载了红花的开花季节为夏季，破瘀活血为其主要功效，其"少用和血，多用行血"的观点与历代本草记载大抵相似，并提到治风先治血，血行风自灭的中医观点。其文曰："［红花］行散之品。专入心肝血分。破瘀活血。是其所长。……红花开于盛夏。……少用和血，多用行血。治风者，亦凡花皆散，又血行风自灭也。"

《增订伪药条辨》中记录了当时市面流通的多种红花，其中以河南归德州产者最好，又叫散红花。安徽亳州产的也叫散红花，但略次。浙江宁波出的叫杜红花，亦佳，为红黄色。日本产的红花又叫洋红花，色淡黄、味薄，此为红花伪品。还有一种片红花，色鲜红，多用于染坊中。因此，作者曹炳章总结认为，红花即红蓝花。生梁汉及西域，今处处有之，人家场圃多种。花如大蓟，色甚清红。气味辛温，功能活血润燥，止痛散肿，通经化瘀。与我们今日所用红花十分类似。

《饮片新参》中，红花的记载为色淡红微黄，如散烟丝，性味香甘微苦，能行瘀，治血，通经。少用生血，但血热而溢者忌用。

《药材资料汇编》中记载红花的来源为菊科，与 2020 年版《中华人民共和国药典》一致，其异名有丹华、红兰花、红蓝花，原产地为西域，后向内地移植。红花主要以品名区分为五档，依次为产自河南的怀红花，四川的川红花，云南的云红花，浙江的杜红花，东北的草红花。红花在港、粤等地又叫川生花。其功效为祛瘀生新，活血通经，为妇科要药之一。

1977 年版《中华人民共和国药典》中记载红花的来源与 2020 年版《中华人民共和国药典》来源一致，均为菊科植物红花的干燥花，以色红黄、鲜艳、质柔软为佳，功效为活血，散瘀，通经。临床主要用于经闭，痛经，恶露不行，腹部肿块，跌扑损伤。

2008 年版《上海市中药饮片炮制规范》中红花的习用名称为草红花和杜红花，来源与 2020 年版《中华人民共和国药典》一致。

【按 语】红花与西红花并非一种药物，红花一般以色红黄、鲜艳、质柔软为佳。其种子又叫白平子。过去新疆地区不产红花，但因为红花不仅可药用，还大量应用于染料、食品、化妆品等，因此中华人民共和国成立后在新疆沙漠地区开始迅速种植，已成为红花的主要产地。但道地药材仍以河南的怀红花为质量最优。

第三节

西红花

【来　源】根据 2020 年版《中华人民共和国药典》，本
品为鸢尾科植物番红花的干燥柱头。

【性味归经】甘，平。归心、肝经。

【功　效】活血化瘀，凉血解毒，解郁安神。

【溯　源】古代就有西红花的相关记载，西晋时期张华所著的《博物志》
记载了一种红蓝花，张骞出使西域时曾遇到过。有学者认为这种红蓝花即鸢尾
科的西红花，但也有观点认为这种红蓝花为菊科的红花。

宋代的《开宝本草》也有记载张骞得红蓝花一事，并且收录红蓝花，但
笔者认为《开宝本草》所记录的红蓝花与张骞所述的红蓝花应该是同名异物。
《开宝本草》记载此花味辛，温，无毒，主要用于产后恶血不尽等，其产地在
梁汉及西域，很可惜书中没有记载红蓝花的外形特点。《开宝本草》曰："［红
蓝花］味辛，温，无毒。主产后血晕口噤，腹内恶血不尽、绞痛，胎死腹中，
并酒煮服。""生梁汉及西域。一名黄蓝。《博物志》云：黄蓝，张骞所得，今
仓、魏地亦种之。"

元代的《饮膳正要》中也有相关西红花的记载，但是此书未记录西红花之
名，称其为咱夫兰。功效为解郁理气，与今日的西红花功效类似，并且在备注
中咱夫兰又被称为回回地面红花。文曰："［咱夫兰］味甘，平，无毒。主心忧
郁积，气闷不散，久食令人心喜。即是回回地面红花，未详是否。"

目前比较公认的对西红花的正式记载是在明代的《本草品汇精要》中，当
时西红花的正名叫撒馥兰，别名叫番红花。产于忽剌散并怯里慢黑里、撒马儿

罕（今伊朗和阿富汗北部地区，撒马儿罕为中亚乌兹别克斯坦的撒马尔罕地区）。其性状描述亦与今日进口西红花类似，具有宽胸、开胃，久服能滋补等功效。文曰："［撒馥兰］主宽胸膈，开胃，进饮食。久服滋下元，悦颜色，及治伤寒发狂。【名】番红花。【苗】谨按：撒馥兰三月莳种于阴处，其根如蒜，硬而有须，抽一茎高六七寸，上着五六叶，亦如蒜叶，细长，绿色，五月茎端开花五六朵，如红蓝花，初黄渐红，六月结子，大如黍花。能疗疾，彼土人最珍重，今亦入贡，合香多用之。【地】出忽剌散并怯里慢黑里、撒马儿罕。"

明代的《本草纲目》也记载了西红花，书中正名为番红花，其别名又有咱夫蓝或撒法郎。其产地为西域回回地面及天方国（即西域地区以及阿拉伯地区）。并提及《博物志》中描述的张骞得红蓝花的事迹，功效与《饮膳正要》类似。文曰："［番红花］番红花出西番回回地面及天方国，即彼地红蓝花也。元时以入食馔用。按张华《博物志》言，张骞得红蓝花种于西域，则此即一种，或方域地气稍异耳。""心忧郁积，气闷不散，活血。久服令人心喜。又治惊悸。"

清代的《本草纲目拾遗》收录西红花，书中名为藏红花，又名土红花。其性状描述为"形如菊"，但此性状描述实在过于模糊，对于鉴别药物意义不大。作者赵学敏还记载了鉴别藏红花真伪的方法。但是赵学敏认为他所记载的藏红花与《本草纲目》记载的番红花并非一种药材，实为两种药材，文曰："［藏红花］藏红花（土红花）出西藏，形如菊。干之可治诸痞。试验之法：将一朵入滚水内，色如血，又入，色亦然，可冲四次者真。《纲目》有番红花，又大蓟曰野红花，皆与此别。"

清末的《植物名实图考》将西红花记录在红花中，由于西红花的记录十分少，从另一个侧面也可以推测在古代红花与西红花曾出现混用。其文曰："［红花］出西藏者为藏红花，即《本草纲目》番红花。"

民国时期的《增订伪药条辨》在红花的条目中记载了多种红花，其中就有一种红花为山西所产，名为西红花，但是此西红花与今天鸢尾科西红花并无关系。文末作者详细记录了西藏红花，称其花丝长，色黄兼微红，性潮润，气微香，入口沁入心肺，效力甚强，为红花中之极品，认为西藏红花是众多红花中药力最强的。这与当今临床实际情况相符。

《药材资料汇编》中收录了西红花，别名为藏红花、番红花。科属和药用部位与现代所用西红花一致。其原产地在欧、亚两洲，主产于西班牙，其次意、德、法、希腊、奥地利以及印度、伊朗等地均有产。在过去有一种鸡牛牌西红花（盒面绘有鸡牛，俗称新式货），系用印度西萌草苗染色，上胶汁所制成，条粗硬，不呈花柱形，色紫红，无光泽，无芳香，是伪品。正品的西红花放入沸水内，花柱射出一线液汁，花芯可泡四次不变色。为治血要药。其性味为辛温无毒，用作健胃镇静及活血通经药，又以热陈酒吞服可治吐血。

2005年版《中草药与民族药药材图谱》中西红花的来源与2020年版《中华人民共和国药典》一致，主产于西班牙，国内主产于上海、浙江、江苏、山东等地。以细长弯曲、色红棕稍显黄棕、鲜艳滋润、香气浓郁者为佳。

2008年版《上海市中药饮片炮制规范》中，西红花的来源、功效、性状描述与2020年版《中华人民共和国药典》一致。呈线形，三分枝，长约3cm。暗红色，上部较宽而略扁平，顶端边缘显不整齐的齿状，内侧有一短裂隙，下端有时残留一小段黄色花柱。体轻，质松软，无油润光泽，干燥后质脆易断。气特异，微有刺激性，味微苦。其习用名称为番红花、藏红花。用量为1~9g，与2020年版《中华人民共和国药典》的1~3g有所差异。

《金世元中药材传统鉴别经验》一书中记载我国自1979年开始从日本引进西红花，在上海、浙江、江苏等地引种成功，所以国内西红花主产于上海宝山、崇明、南汇，浙江建德，江苏江阴、无锡、海门等地。以上海产量最大，约占全国总产量的90%。在20世纪80年代前均系进口，多由印度转入香港，由香港药商转销内地。其规格分为干红花和湿红花两种。品质以柱头暗红色、花柱少、无杂质为佳。常见的伪品有鸡牛牌西红花（也就是《药材资料汇编》所述的鸡牛牌），以及用莲须、黄花菜切丝染色而成的西红花，通体均呈红色，无黄色细丝，置水中浸泡呈片状或丝状，不成喇叭状，水被染成红色。也有用西红花的雄蕊染成红色掺入柱头中，或将提取过西红花苷的劣品复经染色而伪充。以及将菊科植物红花加工以伪充西红花。

2018年版《上海市中药饮片炮制规范》中，其用量与2008年版有所变动，在2018年版中，西红花的用量在0.3~3g，煎服或沸水泡服使用。来源、习用名称、性状、功效均无变化。

【按　语】西红花作为一味名贵药材，其强大的活血功效让其深得医家的青睐，但因其产量低、价格昂贵，所以经常会有人买到假货，或者买到了真品但是用了错误的服用方法。西红花是一味进口药材，非中国本土的药材，它的原产地在今天的伊朗地区，据说在古代伊朗地区就有用西红花治病的，之后传入印度，又从印度传入藏区，从藏区传入中原腹地，也因此得到藏红花或番红花的称谓。但是虽然称为藏红花，但是其产地并不在西藏，因为西藏不适宜西红花的生长。

西红花在古代基本为进口品，国内并无种植，所留下的古文献资料并不多，在中国古代本草文献中，一般认为以明代《本草品汇精要》中的撒馥兰作为西红花药用为首载。我们今日所用西红花分为进口与国产。其中进口西红花等级分为四级，国产西红花分为三级（进口和国产西红花在性状上差异不大，有时专业人士也不易分辨）。在药材市场上有售卖带较长黄色花柱的西红花，俗称扎把子，但不符合药典规定。对西红花的品质评价主要是基于药材颜色、味道、长短和净度性状特征，以颜色暗红、黄色花丝少、味道浓郁、体长且无杂质者为佳。用量上古籍中并无明确记载，依据现行版药典，1~3g 较为合理。

鸡血藤

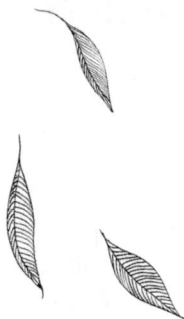

【来　源】根据 2020 年版《中华人民共和国药典》，本品为豆科植物密花豆的干燥藤茎。秋、冬二季采收，除去枝叶，切片，晒干。

【性味归经】苦、甘，温。归肝、肾经。

【功　效】活血补血，调经止痛，舒筋活络。

【溯　源】鸡血藤首载于《本草纲目拾遗》，但是以鸡血藤胶来收录，书中鸡血藤不是以植物入药，而是用鸡血藤的汁熬成的胶或膏入药。据《云南志》和《滇游杂记》记载，鸡血藤需要熬膏使用，这与今日鸡血藤直接用藤茎入药不同。鸡血藤产于猛缅（今云南省临沧市临翔县）、顺宁府（今云南省凤庆、昌宁、云县）。鸡血藤真假鉴定以沸水煎煮有鸡血样药汁流出为真。功效为大补气血，可治风痛湿痹、手足麻木瘫痪等。其文曰："［鸡血藤胶］产猛缅，去云南昆明计程一月有余，乃藤汁也。土人取其汁，如割漆然，滤之殷红，似鸡血，作胶最良。……彼处有店市之，价亦不贵，干者极似山羊血，取药少许，投入滚汤中，有一线如鸡血走散者真。《云南志》：顺宁府出鸡血藤，熬膏可治血症。……《滇游杂记》：云南顺宁府阿度里地方，有一山，绵亘数十里，产藤甚异，粗类棉梁，细似芦苇，中空如竹，剖断流汁，色赤若血，故土人名之为鸡血藤。每岁端阳日，携带釜甑入山斫取，熬炼成膏，泡酒饮之，大补气血，与老人妇女更为得益；或不饮酒者，早晚用开水化服，亦能奏效。……治老人气血虚弱，手足麻木瘫痪等症。男子虚损，不能生育，及遗精白浊，男妇胃寒痛。妇女经血不调，赤白带下。妇女干血劳，及子宫虚冷不受胎。……《滇志》：鸡血藤胶，治风痛湿痹，性活血舒筋。患在上部，饱食后服；在下部，空心酒服；不饮酒者，滚水调服。其色带微绿，有清香气，酒服亦能兴阳。"

清代《植物名实图考》记载了两种鸡血藤，鸡血藤与昆明鸡血藤。鸡血藤产于顺宁府，与《本草纲目拾遗》中鸡血藤胶的产地一致，书中较详细地记载了鸡血藤的植物形态，以及采收至熬膏的过程，其成品为治血分圣药。昆明鸡血藤植物形态与鸡血藤不同，主活血。其文曰："鸡血藤，《顺宁府志》：枝干年久者周围四五寸，小者亦二三寸。叶类桂叶而大，缠附树间，伐其枝，津液滴出，入水煮之，色微红。佐以红花、当归、糯米熬膏，为血分之圣药。……昆明鸡血藤，大致即朱藤，而花如刀豆花，娇紫密簇，艳于朱藤，即紫藤耶？褐蔓瘦劲，与顺宁鸡血藤异，浸酒亦主活血络。"

民国时期的《饮片新参》中记载鸡血藤外形色紫红，有圈，中多细孔，类似今日之鸡血藤，其味苦、涩、香、微甘，能祛瘀血，生新血，流利经脉，治暑痧，风血痹症。但用法为酒炒或生用。

《药材资料汇编》中记载鸡血藤为豆科植物，其茎供药用，也可以熬成胶用，产地为云南富宁，广西百色、梧州、桂林、平乐。鸡血藤以粗如竹、略有纵棱、质硬、色棕红、刀切处有红黑色汁痕为质佳。鸡血藤膏以云南依仁堂（每块半斤）为好，其产品质纯净，以色红黑、有光泽、取少许放入沸水内有一线血丝走散者为正品。广西产品，色黑褐，无光泽，质量稍逊。可作为强壮性补血药，适用于肢体及腰膝酸痛、麻痹不仁等，又用于月经不调或闭止，有活血镇痛之效，藤、膏功效相同。

1962 年版《上海市中药饮片炮制规范》鸡血藤条目中附有鸡血藤膏，鸡血藤膏功效与鸡血藤一致。性味甘、微温，平，能补血活血，舒筋通络。用于血虚，腰膝酸痛，关节不利，风湿痹痛及妇人月经不调等。

1973 年版《上海市中药饮片炮制规范》中仅有鸡血藤，为豆科植物，药用其干燥茎。自 1973 年之后不再出现鸡血藤膏的记载。

1977 年版《中华人民共和国药典》首次确定鸡血藤的基源为豆科植物密花豆的干燥藤茎。秋、冬二季采收，除去枝叶，切片，晒干。质坚硬，气微，味涩。以树脂状分泌物多者为佳，能活血、补血，通络，用于肢体麻木，瘫痪，腰膝酸痛，月经不调，贫血。

《中华本草》收载了鸡血藤的众多异名，其在广东地区又有叫大血藤的，此大血藤并非 2020 年版《中华人民共和国药典》中的大血藤。《中华本草》中鸡血藤的来源为豆科植物密花豆的藤茎，主产于广西、福建，广东、云南亦产，以树脂状分泌物多者为佳。书中记载当时国内鸡血藤的植物来源非常繁杂，约有6个科近30种，常见的有：崖豆藤的藤茎，在福建、江西、广东、广西、云南、四川等地作鸡血藤使用；常春油麻藤的藤茎，在福建等地作鸡血藤使用；网络鸡血藤的藤茎，在南方个别地区亦作鸡血藤使用。

2008年版《上海市中药饮片炮制规范》中鸡血藤来源与1977年版《中华人民共和国药典》一致，但需要干燥切片使用。苦、甘，温。归肝、肾经。能补血，活血，通络。用于月经不调，血虚萎黄，麻木瘫痪，风湿痹痛。

《金世元中药材传统鉴别经验》中，鸡血藤的产地为广东、广西、云南等地，近年来有进口商品，主要来自越南等国，以树脂状分泌物多者为佳。书中记载有将木通科植物大血藤作为鸡血藤伪品的情况，并且记载了一些名称类似的药材，如豆科植物香花崖豆藤又称山鸡血藤，豆科植物常春油麻藤又称常绿油麻藤，豆科植物网络鸡血藤又称昆明鸡血藤。

《中药材商品规格等级标准汇编》中梳理了鸡血藤基源变迁过程（表11-1）。

表11-1 鸡血藤基源变迁梳理

年代	出处	鸡血藤收载名称与基源		说明
清代	《本草纲目拾遗》	鸡血藤胶	木兰科植物内南五味子	考证得到该记载所提到的凤庆鸡血藤、顺宁鸡血藤、凤庆南五味子来源主要是指内南五味子
清代	《植物名实图考》《顺宁府志》	鸡血藤	木兰科植物内南五味子、合蕊五味子	
现代	《中药志》（1960年）《广西实用中草药新选》（1969年）	鸡血藤	豆科植物白花油麻藤	1950—1975年，鸡血藤药材基源记载最为混乱，特别是地方性本草书籍
现代	《广西药物研究所资料》（1962年）	鸡血藤	豆科植物密花豆	最早记载密花豆为鸡血藤原植物

年代	出处	鸡血藤收载名称与基源		说明
现代	《全国中草药汇编》（1975 年）《中药大辞典》（1977 年）	鸡血藤	豆科植物密花豆	参与《中华人民共和国药典》编制的周子静称："在制定 1977 年版《中华人民共和国药典》鸡血藤的起草任务时，笔者为了弄清楚鸡血藤的混用品种，曾深入产区采集标本，与商品鸡血藤对照鉴定，最终认为应以使用时间长、应用面广、产量大的植物密花豆为鸡血藤药材的正品列入《中华人民共和国药典》，其他品种均为各省区的地方用药品种。"
现代	1977 年版《中华人民共和国药典》	鸡血藤	豆科植物密花豆	
现代	1977 年版之后各版《中华人民共和国药典》	鸡血藤	豆科植物密花豆	

【按　语】临床上有鸡血藤、大血藤等名称相近的药材，其中鸡血藤为豆科植物密花豆的干燥藤茎，而大血藤为木通科植物大血藤的干燥藤茎。2020年版《中华人民共和国药典》中还收录了滇鸡血藤，其为木兰科植物内南五味子的干燥藤茎，与鸡血藤不同。

第五节
三七

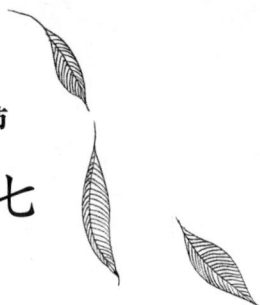

【来　源】根据 2020 年版《中华人民共和国药典》，本品为五加科植物三七的干燥根和根茎。秋季花开前采挖，洗净，分开主根、支根及根茎，干燥。支根习称筋条，根茎习称剪口。

【性味归经】甘、微苦，温。归肝、胃经。

【功　效】散瘀止血，消肿定痛。

【溯　源】三七虽然大名鼎鼎，无人不知，但其用药的历史却不长，汉、唐、宋、元中医书籍中均未见到其身影，直到明代才第一次登上中药的历史舞台。

与中药有关的"三七"一词最早见于明代《仙传外科秘方集》"飞龙夺命丹"中，但这里的"三七"并非指药材三七而是指剂量，飞龙夺命丹的制作歌诀中有"三七海洋研化"的记载。据此书记载，这里的海洋即蜗牛。而三七是数量 21 只的意思，因古代往往会以九九乘法表示数量，如年龄就有"年方二八"的表述，这里的"二八"并非 28 岁，而是 16 岁。因此笔者认为此处的"三七海洋"并非三七加蜗牛，而是 21 只蜗牛。其文曰："血竭蟾酥轻粉，雄黄铜绿朱砂；胆矾寒水麝香加，三七海洋研化。专治疔疮恶毒，脑疽发背无差。如绿豆大二丸佳，细嚼葱酒送下。衣被盖之汗出，返魂救死堪夸。神仙传与世人家，夺命金丹无价。"

据笔者考证明代的《跌损妙方》中所记载的参三七可能才是真正意义上的三七。此书是现存最早的伤科少林派著作，基本以伤科用药为主，书中的诸多方剂中都有参三七，这些方剂都是用于跌打损伤，功效以活血定痛为主，说明参三七在当时跌打损伤的治疗上有重要的地位，这与我们今天所用的三七有着类似的功效。但是书中所载参三七只有其名而并无植物形态的描述，此参三七是否就是今日之三七？笔者认为证据不充分，存疑待考。

明代的《本草纲目》是最早比较完整记载三七的古籍，据李时珍所言，三七最初生长于广西南丹地区，并非云南，并且产量稀少，十分珍贵，因此，有金不换的别名。在南方军队中是治疗金疮要药。此外，李时珍对三七植物形态的描述比较详细，对于后世研究三七的原植物有很重要的参考价值。在三七的条目中，还有三七叶的记载。其文曰："[三七]彼人言其叶左三右四，故名三七，盖恐不然。或云本名山漆，谓其能合金疮，如漆粘物也，此说近之。金不换，贵重之称也。……生广西南丹诸州番峒深山中，采根曝干，黄黑色。团结者，状略似白及；长者如老干地黄，有节。味微甘而苦，颇似人参之味。或云：试法，以末掺猪血中，血化为水者乃真。近传一种草，春生苗，夏高三四尺。叶似菊艾而劲厚，有歧尖。茎有赤棱。夏秋开黄花，蕊如金丝，盘纽可爱，而气不香，花干则吐絮如苦荬絮。根叶味甘，治金疮折伤出血，及上下血病甚效。云是三七，而根大如牛蒡根，与南中来者不类，恐是刘寄奴之属，甚易繁衍。……此药近时始出，南人军中用为金疮要药，云有奇功。……叶：折伤跌扑出血，敷之即止，青肿经夜即散，余功同根。"

明代的《本草原始》中记载三七原名为山漆，而三七是其俗称。药用功效是能合金疮，止血，散血，定痛。此外，还记载了易与三七混淆的其他药材，如竹节参"恐是刘寄奴之属"，并且记载了当时的三七伪品定风草。其文曰："[三七]原名山漆，谓其合金疮，如漆粘物也。三七者，俗称耳。……市多以定风草充之，但色白、体轻、味薄为异。"

清代的《本经逢原》中三七在植物形态上以广产形如人参者为真，带节者为假，此外，还记载了一种庭院的栽培品，用苗捣碎来敷肿毒（当代也有人在自己家中种三七，但此三七可能为土三七。笔者曾亲眼见到友人家中花盆里种植的就是土三七）。书中对三七的功效记载与《本草纲目》相似。其文曰："[三七]名山漆，一名金不换。甘、微苦，温，无毒。广产形如人参者是，有节者非。……一种庭砌栽植者，以苗捣敷，肿毒即消，亦取散血之意。"

清代的《本草备要》中也记载三七与类似药材，但未记载如何分辨。其文曰："[三七]从广西山洞来者，略似白及、地黄，有节，味微甘，颇似人参。……云是三七，治金疮折伤血病甚效，与南中来者不同。"

清代的《本草求真》较早提出三七既能止血，亦能活血化瘀。其文曰："[三七]甘苦微寒而温，世人仅知功能止血住痛，殊不知痛因血瘀则痛作，血因敷散则血止。……广产形如人参者是。"

清代的《本草纲目拾遗》中并未将三七作为正名记载。书中记载了金不换，但此书中的金不换并不是指三七，而是指"救命王"。《本草纲目拾遗》中的三七被记载于昭参条目中，书中引用《金沙江志》所言，昭参即人参三七，产于昭通府（今云南省东北部），其植物形态为"肉厚而明润，颇胜粤产，形如人参中油熟一种……状较参红润，大小亦不等，味微苦甜，皮上间有带竹节纹者。"根据其植物形态，与五加科三七不同，更像是竹节参。书中又引用《宦游笔记》的记载，该描述与历代本草记载的三七十分类似，其文曰："[三七]三七，生广西南丹诸州番峒中，每茎上生七叶，下生三根，故名三七。土人入山采根曝干，色微黄，形似白及，长而有节者，其味微甘而苦，颇类人参。人参补气第一，三七补血第一。味同而功亦等。故人并称曰人参三七。为药品中之最珍贵者。"作者赵学敏为了补充说明，又引常中丞的《笔记》以及《识药辨微》所言："人参三七以形圆而味甘如人参者为真，其长形者，乃昭参水三七之属，尚欠分晰也。……人参三七，外皮青黄，内肉青黑色，名铜皮铁骨。此种坚重，味甘中带苦，出右江土司，最为上品。大如拳者治打伤，有起死回生之功。价与黄金等。"根据赵学敏引用多家医书的记载，推测作者对于竹节参与五加科三七也不甚了解，可能他也无法鉴别清楚。其文曰："人参三七，出右江土司边境，形如荸荠，尖圆不等，色青黄，有皮，味甘苦，绝类人参，故名。彼土人市入中国，辄以颗之大小定价，每颗重一两者最贵，云百年之物，价与辽参等。余则每颗以分计钱，计者价不过一二换而已。昭参无皮，形如手指，绝无圆小者，间有短扁形者，亦颇类白及样。《金沙江志》所载：以为即人参三七，恐未确，故附存刘说以备考。"

清代的《本草新编》将三七以三七根为正名收录，产地以西粤最佳，外形与人参类似，功效上能止血又能补益。其文曰："[三七根]各处皆产，皆可用。惟西粤者尤妙，以其味初上口时，绝似人参，少顷味则异于人参耳，故止血而又兼补。他处味不能如此，然以治止血，正无不宜也。"

清代的《植物名实图考》中指出《本草纲目》中所记载的"叶似菊艾"的三七是土三七，土三七在江西、湖广、滇南等地都有使用。据《广西通志》所载"三七出恭城"说明在清末三七的产地仍以广西为主，在田州也开始有三七的记载（田七称谓的由来）。所载植物形态与历代本草描述相似。其文曰："广西通志：三七，恭城出，其叶七，茎三，故名。根形似白及，有节，味微甘，以末掺猪血中化为水者真。……其所述叶似菊艾者，乃土三七，江西、湖、广、滇南皆用之。《滇志》：土富州（今富宁县）产三七，其地近粤西，应是一类。尚有土三七数种，俱详草药。余在滇时，以书询广南守，答云：三茎七叶，畏日恶雨，土司利之，亦勤培植，且以数缶蒔寄。……余闻田州至多，采以煨肉，盖皆种生，非野卉也。"

清代《本草便读》记载，三七种植的种类繁多，但药物的质量仍以广产为佳，广产三七味苦为主。其文曰："[三七]近时人家所种者。其类甚多。而皆不及广产者良。广产者苦多甘少。其形如参。故谓之参三七。无瘀者勿用。"

民国时期《医学衷中参西录》中，三七记载味苦微甘，性平，善化瘀血，又善止血妄行，为吐衄要药。同时强调了有类似药材"云是三七"而非"三七"，说明当时仍有混淆。对于三七既能活血又能止血的观点，张锡纯有自己的理解："三七之性，既善化血，又善止血，人多疑之，然有确实可征之处。如破伤流血者，用三七末擦之则其血立止，是能止血也；其破处已流出之血，着三七皆化为黄水，是能化血。"

民国时期的《增订伪药条辨》中，用田三七作为正名收录，并提到当时有羼术造假混充三七的情况。关于野生三七与种植三七，作者曹炳章也有说明，其文曰："三七，原产广西镇安府，在明季镇隶田阳，所产之三七，均贡田州，故名田三七。消行甚广，亦广西出品之大宗也。有野生种植之分，其野生形状类人形者，称人七，非经百年不能成人形，为最难得最道地。……其他普通野生者，皮黄黑色，肉色黄白兼红润皆佳。种植者，如绿豆色亦佳，黄色次之。产湖、广者，名水三七，黄黑色，皮皱有节，略次。产广东者，名竹节三七，形似良姜，有节而长，色淡红，别有用处专能。如无节苗者，名萝葡三七，皆次。顷广东出有一种，有芦，肉色白，名新三七，更次。伪者以白芷做成，实害人匪浅，不可辨也。"

《药材资料汇编》中三七的原产地演变为田州，而主产地变成了云南文山（开化），因此又叫开化三七。砚山、麻栗坡、马关、广南、富宁等地均有产。广西田阳（田州）因土壤不佳，移植镇安、睦边、靖西，但产量不及云南大。在种植三年后，秋季开花结果前挖掘的根叫春七。冬季采实后挖掘的根叫冬七。其中春七含养分丰富，品质优良。成品颗粒圆整（或呈花鼓筒状），质结体重，外表青黑者称"铁皮"；呈紫褐色者称"铜皮"。"铁皮"内色亦是青黑，体质较重，为佳。"铜皮"内色间有灰白，体较松，年份不足，为次。中华人民共和国成立后三七的规格分为60头、80头、120头、160头、200头，此外还有"大二外"（200~250头）、"小二外"（250~300头）和"无数头"（300头以上）之分。这是根据每500g的个数计算，加工修剪下的支根称"剪口七"，老根及根尾称"七尾"。三七为止血要药，对吐血、衄血、下血、尿血、月经过多、产后流血不止等有效，用于跌打损伤，有止痛、消肿作用（为云南白药主要原料之一）。熟食则大补，功同人参。南方多用本品与鸡肉同煮作膳食，为补品。此外，此书还以土三七为正名单独记载了菊科植物土三七，明确此物与五加科植物三七不同，多作民间草药，市上药铺很少有卖，用于涂毒虫刺蜇伤，有消毒之功。

1977年版《中华人民共和国药典》中规定三七的来源为五加科植物三七的干燥根。秋季花开前采挖。与2015年版《中华人民共和国药典》大抵相似。在功效上分为生品和熟品，且用量也不同。生品散瘀止血，消肿定痛。用于咯血，吐血，胸腹刺痛，崩漏，跌扑肿痛，外伤出血，其用量在3~9g；熟品能补血和血。用于失血，贫血，其用量为9~15g。孕妇忌用生品。

2008年版《上海市中药饮片炮制规范》中，三七为五加科植物三七的干燥根及根茎，与2015年版《中华人民共和国药典》一致。其习用名称有人参三七、山漆、田漆、参三七。支根习称"筋条"，根茎习称"剪口"。在用法用量上为3~9g，如研粉吞服，一次用1~3g。功效上无生、熟之分，均为散瘀止血，消肿定痛。用于咯血，吐血，衄血，便血，崩漏，外伤出血，胸腹刺痛，跌扑肿痛。孕妇慎用。

《金世元中药材传统鉴别经验》中，三七的别名记载更多，有山漆、金不换、参三七、田三七、田七、滇三七、旱三七。今主产于云南文山（砚山、西畴、马关、麻栗坡、广南、富宁、丘北），广西靖西、德保、凌云、那坡、田阳等地。虽主产于云南，但实为云南、广西土地接壤的近邻地区。从三七的形状及其内外色泽的特征来看，有"铜皮铁骨"和"狮子头"的习称。一般以个大、肥满，体重坚实，断面灰棕色，无裂隙者为佳。

【按　语】三七的别名为田七、田漆、参三七、人参三七等。因与三七名称类似的药物很多，如景天三七、土三七、大叶三七、竹节三七等，需要我们用心分辨。在上海地区习惯将"大叶三七"除去外皮的干燥块状根茎称为珠子参。上海地区如写"参叶"也并非人参叶，而是大叶三七的干燥叶。竹节参又被称为竹节三七。

三七从有记载至今仅有600年左右，其最初期只是作为一味伤科用药，在后续的数百年间其功效逐渐走向完善，特别是现代通过对三七的毒理、药理、药效和临床研究，证明三七在活血化瘀方面有较好的疗效，临床上进一步扩大了三七的应用范围。

关于历代都有涉及的土三七，据现代研究表明其具有肝功能损害的毒副作用，因此当今临床已经不再使用土三七了。

第六节

牛膝

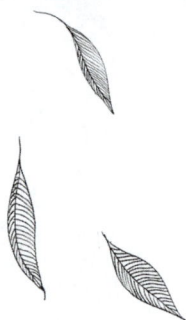

【来　源】根据 2020 年版《中华人民共和国药典》，本品为苋科植物牛膝的干燥根。冬季茎叶枯萎时采挖，除去须根和泥沙，捆成小把，晒至干皱后，将顶端切齐，晒干。

【性味归经】苦、甘、酸，平。归肝、肾经。

【功　效】逐瘀通经，补肝肾，强筋骨，利尿通淋，引血下行。

【溯　源】牛膝最早记述于《神农本草经》，其文曰："[牛膝]味苦，酸。主寒湿痿痹，四肢拘挛，膝痛不可屈，逐血气，伤热火烂，堕胎。久服轻身，耐老。一名百倍。"通过《神农本草经》的记述，牛膝当时并无产地之分，而久服轻身、耐老的记述说明了牛膝的滋补效用自古就已经被发现。

陶弘景在《本草经集注》中对于牛膝名称的由来做出了解释，曰："[牛膝]今出近道蔡州者，最长大柔润，其茎有节，似牛膝，故以为名也。"自此以后牛膝之名就一直沿用至今。

《名医别录》中将牛膝的性味从苦味改成了酸、平，同时也提及其产地在河内（今河北省一带，《史记正义》：古帝王之都，多在河东、河北，故呼河北为河内。）及临朐，二月、八月、十月，采根，阴干。在功效上《名医别录》记述："主伤中少气，男子阴消，老人失溺，补中续绝，填骨髓，除脑中痛、腰脊痛，妇人月水不通，血结，益精，利阴气，止发白。"可以看出此时的医家对于牛膝功效的认识比较接近于今天牛膝的功效。

到了唐代之后牛膝的产地以怀产者为最佳。如《千金翼方》载有"怀州产牛膝"。又如宋代的《本草图经》载"牛膝，生河内川谷及临朐，今江、淮、闽、粤、关中亦有之，然不及怀州者为真"。《本草蒙筌》也记载牛膝产地在怀庆。

清代的《本草从新》则记载牛膝以出怀庆府、长大肥润者良。可见唐代之后怀牛膝就是牛膝。但2020年版《中华人民共和国药典》却没有记载怀牛膝，而只有牛膝，根据记录的功效可判断其所指即怀牛膝。

【按　语】2020年版《中华人民共和国药典》收载了两种牛膝，分别为牛膝和川牛膝。但在临床使用过程中还会遇到土牛膝，三者的功效有着各自的侧重点，使用时须分清，切不可混为一谈。牛膝在一些中药处方中为了方便书写会写成"牛夕"。也有些医生仍会书写怀牛膝，但不管牛夕也好，怀牛膝也罢，这些称谓都是指的牛膝。

牛膝和川牛膝的功效基本相同，但牛膝偏重补肝肾、强筋骨，川牛膝偏于活血祛瘀，牛膝除了补益作用较强外，对于头痛、牙痛、眩晕等人体上部症状疗效明显，而川牛膝对于跌打损伤疗效为优。历代医家一般都认为牛膝的功效要强于川牛膝，如张锡纯《医学衷中参西录》对于牛膝的记述如下："此药怀产者佳，川产者有紫、白两种色，紫色佳。"

牛膝为著名的引经药，其善引气血下注，引诸药下行，如果需要药力下行，牛膝是不可或缺的一味药材。同时因为牛膝引药力下行的作用较强，如果遇到梦遗滑精、血崩不止、气虚下陷则需要谨慎应用。

牛膝在使用过程中往往会采用炮制品。目前比较常见的炮制品为酒牛膝和盐牛膝两种。牛膝酒制后补肝肾、强筋骨、逐瘀止痛作用增强。用于腰膝酸痛、筋骨无力、经闭癥瘕。而盐制后则引药下行走肾经，增强通淋行瘀的作用。用于小便淋漓涩痛，尿血，小便不利。

第七节

川牛膝

【来　源】根据 2020 年版《中华人民共和国药典》，本品为苋科植物川牛膝的干燥根。秋、冬二季采挖，除去芦头、须根及泥沙，烘或晒至半干，堆放回润，再烘干或晒干。

【性味归经】甘、微苦，平。归肝、肾经。

【功　效】逐瘀通经，通利关节，利尿通淋。

【溯　源】川牛膝始见于唐代《仙授理伤续断秘方》，在其中的活血丹、大活血丹与乌丸子中均有记载，如活血丹中选用酒浸川牛膝配伍川芎、麝香、荆芥等，治跌扑伤损，折骨断筋，疼痛浮肿。叫见川牛膝崭露头角时是作为一味治疗跌打损伤的药物。

宋代杨士瀛的《仁斋直指方》对川牛膝也有提及，曰："小便淋痛，或尿血，或沙石胀痛，用川牛膝一两，水二盏，煎一盏，温服。"说明川牛膝具有利尿通淋的功效，在宋代已被用于临床。

明清时期对于川牛膝的认识除了上述的功效外还增加了补益肝肾，且经常与牛膝（怀牛膝）相互比较。如《景岳全书》中左归丸中的佐药就为酒蒸川牛膝，可益肝肾，强腰膝，健筋骨。张秉成的《本草便读》中写道："怀产者，象若枝条，下行力足；川产者，形同续断，补益功多（牛膝今江、淮、闽、粤等处皆有之，唯以怀庆及川中所产者为良。亦地土之各有异宜，故功用亦有差等耳。性善下行，制炒则补益肝肾，生用则专去恶血，二者而已。怀牛膝根细而长，川牛膝根粗而大。欲行瘀达下则怀胜，补益肝肾则川胜耳）。"对于川牛膝的补益作用古代名方多有运用，除了著名的左归丸外，天麻钩藤饮也是运用川牛膝来起到补益肝肾的作用。

川牛膝于唐代始用于治疗跌打损伤，发展至宋代开始运用其利尿通淋的功效，而在明清则认识到川牛膝也有补益的作用。虽然在 2015 年版《中华人民共和国药典》中川牛膝的补益功效未被记录，更注重于治疗经闭癥瘕、胞衣不下、跌扑损伤、风湿痹痛、足痿筋挛、尿血、血淋等症，而且临床上也更多地运用牛膝（怀牛膝）来补益肝肾，但是川牛膝的补益作用亦可供同道参考。

【按　语】2020 年版《中华人民共和国药典》记载了牛膝和川牛膝。但在临床中还会遇到土牛膝，三者的功效有着各自的侧重，使用时须辨证论治后再处方。此外，在四川、云南、贵州等省还使用麻牛膝，麻牛膝虽然也是苋科植物，但是功效与牛膝和川牛膝有区别，不可混用。

牛膝与川牛膝虽都来源于苋科植物，但其功效有差异，牛膝长于补肝肾，而川牛膝长于活血。

第八节

土牛膝

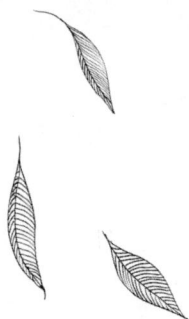

【来　源】 根据 2018 年版《上海市中药饮片炮制规范》，本品为苋科植物牛膝野生品的干燥根。

【性味归经】 甘、微苦、微酸，寒。入肝、肾经。

【功　效】 活血散瘀，清热解毒，利尿。

【溯　源】 牛膝的品种众多，目前市场上有流通的就有牛膝（怀牛膝）、川牛膝、麻牛膝、味牛膝、云牛膝、白牛膝、土牛膝、广东土牛膝，由于来源不同，所以功效及临床应用也有很大差别。上海地区目前用到的为牛膝（怀牛膝）、川牛膝和土牛膝。

宋代的《本草图经》中就有提及土牛膝，曰："今福州人单用土牛膝根，净洗，切，焙干，捣，下筛，酒煎，温服。云治妇人血块极效。"明代的《本草纲目》也有所记载，曰："〔牛膝〕处处有之，谓之土牛膝，不堪服食，惟北土及川中人家栽莳者为良。"说明李时珍认为各地野生的牛膝就是土牛膝。这两本书都记载了土牛膝，但对于土牛膝的记述相当简单，推测在当时土牛膝可能并不是一味常用药材。

《药材资料汇编》中将土牛膝附在川牛膝之后，具体是这样写的："土牛膝又称杜牛膝，上海近郊荒地有野生一种叫土牛膝，其茎叶与怀牛膝相同，亦属苋科植物，立冬季挖掘，其根晒干就成。"并称其"治喉痛有特效"。由此上海地区使用土牛膝的来源有了依据，对于其利咽喉的功效也有了记载。

【按　语】 土牛膝在 2020 年版《中华人民共和国药典》中并未收录，在其他地方也有类似土牛膝的药材，如广东土牛膝，也有叫杜牛膝的，但这些都不是苋科植物，所以和土牛膝不能混为一谈。因此在使用土牛膝的时候一定要认准其科属和产地，以免发生用药错误。

牛膝、川牛膝与土牛膝在来源、产地、性状、化学成分及功效方面均有差异，临床上应加以区别，以保证疗效及安全。

第九节

土鳖虫

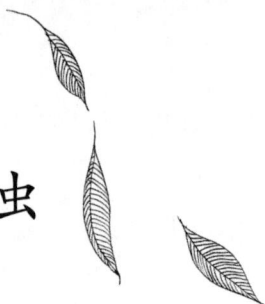

【来　源】根据 2020 年版《中华人民共和国药典》，本品为鳖蠊科昆虫地鳖或冀地鳖的雌虫干燥体。捕捉后，置沸水中烫死，晒干或烘干。

【性味归经】咸，寒。有小毒。归肝经。

【功　效】破血逐瘀，续筋接骨。

【溯　源】土鳖虫最早记载于东汉时期的《神农本草经》，其收载正名为䗪虫，别名为地鳖。味咸，性寒，能治心腹寒热，血积，癥瘕，破坚，下血闭，这与土鳖虫的功效类似；生长在川泽和沙中，以及墙壁下的湿润处，这与土鳖虫生长环境比较类似，但因无外形的描述，因此无法完全肯定䗪虫就是土鳖虫。其文曰："〔䗪虫〕味咸，寒。主心腹寒热洗洗，血积，癥瘕，破坚，下血闭，生子大良。一名地鳖。"

魏晋时期的《吴普本草》收录䗪虫，但只留有一别名叫土鳖，其文曰："〔䗪虫〕一名土鳖。"

《名医别录》收载䗪虫为正名，土鳖为别名，且记载了䗪虫的产地，生于河东（今山西省内，黄河以东地区），但今日土鳖虫主产区并无山西。其文曰："〔䗪虫〕有毒。一名土鳖。生河东，及沙中，人家墙壁下土中湿处。十月取曝干。"

南朝梁代的《本草经集注》对䗪虫有了外形的描述，其身形较扁像鳖，因此又叫土鳖，这种土鳖有甲，不会飞行，根据作者陶弘景所描述的䗪虫形状与今日土鳖虫比较类似，且笔者更倾向于类似冀地鳖（冀地鳖多生活于厨房、灶脚及阴湿处）。其文曰："［䗪虫］形扁扁如鳖，故名土鳖，而有甲，不能飞，小有臭气，今人家亦有之。"

唐代《药性论》主要记载了䗪虫的功效主治。其文曰："［䗪虫］使，畏屋游，味苦、咸。治月水不通，破留血积聚。"

唐代《新修本草》描写了土鳖虫的形状，类似于鼠妇虫。其文曰："［䗪虫］此物好生鼠壤土中及屋壁下，状似鼠妇，而大者寸余，形小似鳖，无甲，但有鳞也。"

宋代《本草图经》收录了䗪虫，其文曰："［䗪虫］张仲景治杂病方：主久瘕积结，有大黄䗪虫丸，又大鳖甲丸中并治妇人药，并用䗪虫，以其有破坚积，下血之功也。"

宋代《本草衍义》描写了土鳖虫的形状，类似于簸箕，因此，又叫簸箕虫，可治乳脉不行。其文曰："［䗪虫］今人谓之簸箕虫，为其像形也。乳脉不行，研一枚，水半合，滤清服。勿使服药人知。"

明代《本草纲目》记载土鳖虫的功效为破血。其文曰："［䗪虫］处处有之，与灯蛾相牝牡。……行产后血积，折伤瘀血，治重舌木舌口疮，小儿腹痛夜啼。"

清代《本经逢原》记载了土鳖虫药用须去足。其文曰："［䗪虫］咸，寒，有毒。或去足炒用，或酒醉死、去足捣汁用。……䗪虫扶土而善攻隙穴，伤之不死，与陵鲤不殊，故能和伤损，散阳明积血。"

清代《本草从新》中地鳖虫为䗪虫的别名，体质虚弱之人需慎用。其文曰："［䗪虫］咸，寒。有毒。去血积，搜剔极周，主折伤，补接至妙。煎含而木舌冰消，水服而乳浆立。虚人有瘀，斟酌用之。"

清代《本草求真》记载䗪虫又叫土鳖，认为土鳖虫有续筋接骨的功效。其文曰："［䗪虫］即属地鳖。又名土鳖者是也。味咸性寒。其物生于土中。伏而不出，善攻隙穴，以刀断之，中有汁如浆。斗接即连，复能行走，故书载跌扑损伤，续筋接骨，义由此耳。真奇物也！"

清代《本草便读》明确记载䗪虫即地鳖虫，其功效类似虻虫、水蛭，但比虻、蛭药性缓和。其文曰："［䗪虫］䗪虫即地鳖虫。咸寒。有小毒。入肝经。功专搜逐一切血积。治折伤。续筋骨。功虽同于虻、蛭。而性颇缓。通乳者，亦行经活血之意耳。"

《增订伪药条辨》中，记载了将蔗虫作为䗪虫的讹传，同时确认了䗪虫即为地鳖虫，大黄䗪虫丸中使用的䗪虫即为地鳖虫。其文曰："［䗪虫］可见䗪虫与蔗虫，性味不同，形质亦异。古人定方用药，各有主义，胡得妄行配制，以失效用。……惟䗪虫确是地鳖虫，即仲景大黄䗪虫丸等用之；以化癥瘕去瘀血，端不能以甘蔗虫代之。"

《药材资料汇编》中将地鳖虫作为正名收录，䗪虫作为别名，根据产地不同分为四种：主产于江苏南通、海门、启东、无锡、苏州，上海崇明，浙江杭州、海宁（硖石）、崇德等地的为苏地䗪虫；主产于河南辉县，河北保定、安国等地的为大土元；主产于江汉地区江陵、武汉一带的为汉地鳖虫；主产于福建浦城、建阳等地的为金边地鳖虫。其中金边地鳖虫为主销出口品。值得注意的是，还有一种水产䗪虫生于苏南地区湖泽池沼间，民间用于老人夜溺频繁有效，为武汉地区所畅销。广东食品店所售之龙虱子，与䗪虫为不同品种。

1962年版《上海市中药饮片炮制规范》以地鳖虫为正名，土别虫、䗪虫为别名，其性味咸，寒，有毒，破瘀血，清癥瘕，续折伤。用于妇人经闭，血积癥瘕，跌打损伤等。

1973年版《上海市中药饮片炮制规范》记载了地鳖虫的来源，为鳖蠊科昆虫地鳖的干燥全体。医生书写地鳖虫、炙地鳖虫均付炒地鳖虫，其性味咸，寒，有小毒。破瘀血，续筋骨。

1977年版《中华人民共和国药典》收录土鳖虫，䗪虫为土鳖虫的别名，来源为鳖蠊科昆虫或冀地鳖的雌虫干燥体，以完整、色紫褐者为佳。性味咸，寒，有小毒，能破瘀血，续筋骨，用于筋骨折伤，腹部肿块，经闭，瘀血腹痛。孕妇忌服。

《中华本草》以䗪虫作为土鳖虫的正名收载，其来源为鳖蠊科动物地鳖或冀地鳖的雌虫全体，䗪虫以河南产量最大，品质以完整、油润光泽、无泥者为佳。冀地鳖多生活于厨房、灶脚及阴湿处。分布于河北、陕西、甘肃、青海、河南、湖南等地。地鳖则生活于地下或沙土间，多见于粮仓底下或油坊阴湿处。全国大部分地区均有分布。

2008年版《上海市中药饮片炮制规范》以土鳖虫作为正名收载，来源记载与2015年版《中华人民共和国药典》一致，其习用名称为地鳖虫（地鳖），金边地鳖虫（冀地鳖），庶虫。写鳖虫、炙土鳖虫均付炒土鳖虫。其性味归经为咸，寒，有小毒，归肝经，能破瘀血，续筋骨，用于筋骨折伤，瘀血经闭，癥瘕痞块。孕妇禁用。

《金世元中药材传统鉴别经验》中认为古今所用的土鳖虫功效虽然类似，但来源还不够精准，因为现代入药的土鳖虫有两种来源，而且其生活习性和性状是有区别的，故金世元认为还需要进一步考证。地鳖主产于江苏、安徽、河南、湖北、湖南、四川等地。冀地鳖主产于河北、北京、山东、浙江等地。此外，地鳖又叫苏土元，冀地鳖又叫大土元，但都以身干、个整齐、黑褐色、无泥土者为佳。

《中药材商品规格等级标准汇编》中记载，安徽亳州申楼村土元养殖品种全部为地鳖，考察时未发现冀地鳖，市场上土鳖虫药材以养殖为主，主要来源为安徽、河南、河北、山东、江苏、四川等地，市场上未购买到野生品。但品质仍以完整、色紫褐者为佳。

【按　语】土鳖虫在历史记载中多数以䗪虫作为正名记载，此外，还有簸箕虫、庶虫等别名。

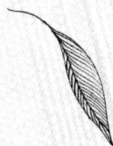

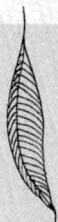

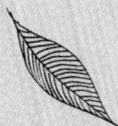

第十二章

补气药

第一节
人参

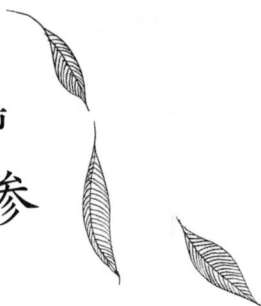

【来　源】根据 2020 年版《中华人民共和国药典》，本品为五加科植物人参的干燥根和根茎。多于秋季采挖，洗净经晒干或烘干。栽培的俗称园参；播种在山林野生状态下自然生长的称林下山参，习称籽海。

【性味归经】甘、微苦，微温。归脾、肺、心、肾经。

【功　效】大补元气，复脉固脱，补脾益肺，生津养血，安神益智。

【溯　源】人参作为我国一味重要的中药，其药用历史十分悠久，在明代中叶之前使用的基本上是上党人参，但由于各种原因，上党地区的人参逐渐消失，辽参和朝鲜人参随之取代了上党人参的主导地位。但历代医家认为上党人参优于辽参和朝鲜人参。在《神农本草经》中就有记载："［人参］味甘，微寒。主补五脏，安精神，定魂魄，止惊悸，除邪气，明目，开心益智。久服轻身，延年。一名人衔。一名鬼盖。"《说文解字》一书中作"人薓"，"薓"是参的异体字，同时明确了汉代的人参产地上党（是山西省东南部的一个秦代古地名；汉代，上党郡范围缩小，分置出乐平郡，后演变出辽州，即今晋中东南），曰："人薓，药草，出上党，从草浸声。"

魏晋时期的《吴普本草》收录了人参的一些别名，并描述了其形态和产地，虽然其形态与我们今日所用人参类似，但产地是有差异的。其文曰："［人参］一名土精，一名神草，一名黄参，一名血参，一名人微，一名玉精。神农：甘，小寒。桐君、雷公：苦。岐伯、黄帝：甘，无毒。扁鹊：有毒。或生邯郸。三月生，叶小兑，核黑，茎有毛。三月、九月采根，根有头、足、手，面目如人。"

《名医别录》记载的人参产地范围较前有所扩大，从上党到辽东，也奠定了采收要用竹刀刮的传统和最初的炮制规范（无令见风：即不要风干）。其文曰："[人参]微温，无毒。主治肠胃中冷，心腹鼓痛，胸胁逆满，霍乱吐逆，调中，止消渴，通血脉，破坚积，令人不忘。一名神草，一名人微，一名土精，一名血参。如人形者有神。生上党及辽东。二月、四月、八月上旬采根，竹刀刮，曝干，无令见风。"

根据陶弘景在《本草经集注》中的注解，当时的人参产地与《名医别录》和《吴普本草》相近，其植物形态与今日之人参比较类似，同时此书还记载了人参的保存方法并比较了各地人参的优劣。其注曰："[人参]上党郡在冀州西南。今魏国所献即是，形长而黄，状如防风，多润实而甘。世用不入服，乃重百济者，形细而坚白，气味薄于上党。次用高丽，高丽即是辽东。形大而虚软，不及百济。百济今臣属高丽，高丽所献，兼有两种，止应择取之尔。实用并不及上党者，其为药切要，亦与甘草同功，而易蛀虫。唯纳器中密封头，可经年不坏。人参生一茎直上，四五叶相对生，花紫色。高丽人作人参赞曰：三桠五叶，背阳向阴。欲来求我，椴树相寻。椴树叶似桐甚大，阴广，则多生阴地，采作甚有法。今近山亦有，但作之不好。"

唐代的《新修本草》基本按照前人所述记载，产地方面也依旧是上党地区与辽东地区并存。

宋代的《开宝本草》中记载人参的产地开始向朝鲜东移，且认为紫团参（有学者认为是党参）也能作为人参药用，在【今注】中写道："人参见用，多高丽、百济者。潞州太行山所出，谓之紫团参，亦用焉。陶云：俗用不入服，非也。"

宋代的《嘉祐本草》引萧炳对人参的保存方法中提到"人参和细辛密封，经年不坏"，这与今天的"对抗同贮养护"的观点是一致的。

宋代的《本草图经》中提到了一种新罗人参，但是其药效不及上党人参，还提到一种在江淮地区所产的一种称土人参的植物，其虽有人参的称谓，但与人参是两种不同的药物。此外，还记载了一种辨别上党人参真伪的方法。其文曰："[人参]生上党山谷及辽东，今河东诸州及泰山皆有之。又有河北榷场及闽中来者，名新罗人参，然俱不及上党者佳。其根形状如防风而润实。春生苗，多于深山中背阴，近椵（音贾）漆下湿润处。初生小者，三四寸许，一桠五叶；四五年后生两桠五叶，末有花茎；至十年后，生三桠；年深者生四桠，各五叶。中心生一茎，俗名百尺杆。三月、四月有花，细小如粟，蕊如丝，紫白色；秋后结子，或七八枚，如大豆，生青熟红，自落。根如人形者神。二月、四月、八月上旬采根，竹刀刮去土，曝干，无令见风。泰山出者，叶秆青，根白，殊别。江淮出一种土人参，叶如匙而小，与桔梗相似，苗长一二尺，叶相对生，生五七节，根亦如桔梗而柔，味极甘美；秋生紫花，又带青色；春秋采根，不入药，本处人或用之。相传欲试上党人参者，当使二人同走，一与人参含之，一不与，度走三五里许，其不含人参者，必大喘，含者气息自如者，其人参乃真也。"

到了《本草衍义》寇宗奭的时代，用的很多都是高丽人参，但效果不如上党人参。其文曰："［人参］今之用者，皆河北榷场博易到，尽是高丽所出，率虚软味薄，不若潞州上党者味厚体实，用之有据。土人得一窠，则置于版上，以色丝缠系，根颇纤长，不与榷场者相类。根下垂有及一尺余者，或十歧者。其价与银等，稍为难得。"

明代的《本草蒙筌》记载了多种人参，有紫团参、白条参、黄参、高丽参、新罗参，陈嘉谟认为黄参（辽参）功效最好。对于人参形态的描述为"肖人形神具，类鸡腿力洪"，这与我们今日所用人参的形态类似。其文曰："［人参］味甘，气温、微寒。气味俱轻，升也，阳也，阳中微阴。无毒。东北境域有，阴湿山谷生。《高丽志》赞云：三桠五叶，背阳向阴；欲来求我，椴树相寻。种类略殊，形色弗一。紫团参紫大稍扁，出潞州紫团山；白条参。白坚且圆，出边外百济国。黄参生辽东上党，黄润有须梢纤长。高丽参近紫体虚，新罗（国名）参亚黄味薄。并堪主治，须别粗良。独黄参功效易臻，人衔走气息自若。肖人形神具，类鸡腿力洪。"

明代的《本草纲目》对于人参的记载十分详细，根据李时珍所言，在当时已经全部使用辽参，因为其他地方的农民认为人参对土地有害。并且当时出现了许多人参的伪品，比如沙参、荠苨、桔梗、土人参，为了区分这些伪品，李时珍特地详细描述了人参的形态。书中还提到一些不法药贩先将人参煮取汁液后再出售的现象。同时李时珍对于人参畏五灵脂与藜芦的禁忌上有着自己的观点。其文曰："［人参］人薆年深，浸渐长成者，根如人形，有神，故谓之人薿、神草。……上党，今潞州也。民以人参为地方害，不复采取。今所用者皆是辽参。其高丽、百济、新罗三国，今皆属于朝鲜矣。其参犹来中国互市。……辽参连皮者黄润色如防风，去皮者坚白如粉，伪者皆以沙参、荠苨、桔梗采根造作乱之。沙参体虚无心而味淡，荠苨体虚无心，桔梗体坚有心而味苦。人参体实有心而味甘，微带苦，自有余味，俗名金井玉阑也。其似人形者，谓之孩儿参，尤多赝伪。近又有薄夫以人参先浸取汁自啜，乃晒干复售，谓之汤参，全不任用，不可不察。……古方疗月闭四物汤加人参、五灵脂，是畏而不畏也。又疗痰在胸膈，以人参、藜芦同用而取涌越，是激其怒性也。此皆精微妙奥，非达权衡者不能知。"

清代的《本草备要》提到人参生用与熟用功效是有差异的，其文曰："[人参] 补剂用熟，泻火用生。" 同为清代的《本草求真》将人参的功效提高到了几乎神化的地步，曰："[人参] 功与天地并行不悖。是犹圣帝御世，抚育万民，参赞化育，功与天地并立为参。此参之义所由起，而参之名所由立也。" 对于《本草求真》的观点笔者认为言过其实。

清代的《植物名实图考》中记录了当时人参以辽东、吉林产的药效最好，曰："[人参] 昔时以辽东、新罗所产，皆不及上党；今以辽东、吉林为贵，新罗次之；其三姓、宁古塔亦试采，不甚多。"

民国时期的《增订伪药条辨》直接定义辽东所产的人参为真人参，并且根据其形态描述与我们今日所用人参相似，曰："真人参，以辽东产者为胜。连皮者，色黄润如防风；去皮者，坚白如粉。肖人形，有手、足、头面，毕具香，有神，故一名神草。"

《药材资料汇编》中记载了园参和野山人参两类，其中园参为栽培品。园参是利用野山人参种子和小枝苗移植的方法栽培出来的，这项技术其实已有二百年左右的历史了，园参的产地也在吉林、辽东等地。野山人参自然生长于野山丛林，每枝形态均各不同，部分类似人形，产地分布在吉林、辽宁及黑龙江，其中以吉林省的长白山区为主要产地，与历代本草描述的人参基本一致。

2008 年版《上海市中药饮片炮制规范》中将人参进行了分类，栽培品称为园参，侧根或须根称人参须，根茎称人参芦，播种于山林中自然生长的又称林下山参。在处方应付中写人参付生晒人参、写参芦付人参芦、写参须付人参须。

【按　语】中药中带有参字的药物实在太多了，玄参、苦参、太子参、南沙参、北沙参、党参等。但叫人参的一定是五加科植物人参的干燥根和根茎。其余的参都不能称为人参。

关于人参的注意点有很多，特别是人参的品名和炮制方法，下面列举一些常用品供大家参考。

（1）园参：五加科植物人参的栽培品，质量较优的名为"扒货"。

（2）生晒参：把鲜参清洗干净后，用烘干设备烘干的人参。包括园参、山参、野山参、林下参等人参种类。

（3）林下山参：播种在山林中自然生长的人参，习称"籽海"。

（4）白参：有两种解释，一种就是生晒参。另一种又可以称为"糖参"，将鲜园参置沸水中浸烫后取出，用针将参体扎刺小孔，再浸于浓糖液中2至3次，每次10至12小时，取出干燥。

（5）红参：五加科植物人参的栽培品（习称园参）经蒸制后的干燥根及根茎。

（6）野山参：自然生长于野山丛林，每支形态均各不同，部分类似人形。

（7）移山参：是山参的一种。移山参分"山移"和"家移"两种，均具有野山参的部分特征。

（8）高丽参：又叫朝鲜人参。其原植物与国产人参相同，原货中有皱皮走浆的则作"白高参"。高丽红参：五加科植物人参产自朝鲜半岛的6年生栽培品经蒸制、成型后的干燥根及根茎。

人参"大补元气"的功效在金代张元素的《医学启源》之前并未提及，在明代早期也没有，但清代之后，几乎所有写到人参的书籍都会提到补元气。笔者认为可能是明代早期之前用的人参基本上是上党人参，补元气的药效不明显，而到了明代中叶之后用的基本是辽参，辽参力雄，造成人参的功效发生了改变。

根据《伤寒论》涉及人参的条文，以大补元气的功效来解释其功效基本是解释不通的，所以笔者认为《伤寒论》中的人参应该不是当今的辽参，供各位医家开方用药时参详。

第二节

党参

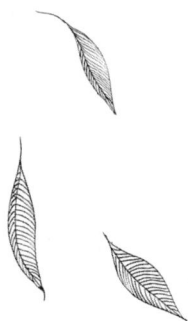

【来　源】根据 2020 年版《中华人民共和国药典》，本品为桔梗科植物党参、素花党参或川党参的干燥根。秋季采挖，洗净，晒干。

【性味归经】甘，平。归脾、肺经。

【功　效】健脾益肺，养血生津。

【溯　源】因人参价高，党参价廉，临床经常将党参作为人参的替代品。但历代医书所载均为五加科的人参，党参作为人参替代品使用的历史很短暂。

汉代的《说文解字》中，"参"字就是指上党地区的人参，汉代上党地区的人参即五加科的人参，并非桔梗科的党参。

目前普遍认为党参最早在清代有比较明确的记载，清乾隆年间的《本草纲目拾遗》将其分为上党参和防风党参。其文曰：《百草镜》云：[上党参]一名黄参，黄润者良，出山西潞安、太原处。有白色者，总以净软壮实味甜者佳。嫩而小枝者，名上党参。老而大者，名防党参。味甘性平，治肺虚，能益肺气。"

清代《本草纲目拾遗》中作者赵学敏将防风党参单独分开记载，书中引《翁有良辨误》记载了这种党参具有"狮子头"的外形特征，产地以山西太行山潞安州附近的为佳，陕西次之，川产的移栽品是不入药的，且无"狮子头"这一特征。当时就有党参代替人参的用法。其文曰：《翁有良辨误》云：党参功用，可代人参，皮色黄而横纹，有类乎防风，故名防党。江南徽州等处呼为狮头参，因芦头大而圆凸也，古名上党人参。产于山西太行山潞安州等处为胜，陕西者次之。味甚甜美，胜如枣肉。近今有川党，盖陕西毗连，移种栽植，皮白味淡，类乎桔梗，无狮头，较山西者迥别，入药亦殊劣，不可用。味甘平，补中益气，和脾胃，除烦恼，解渴，中气微虚，用以调补，甚为平安。"

清代的《本经逢原》中在人参条目中记载了上党人参，此参产于山西太行山，功效上并无峻补之力，而有清肺之功，且无沙参的寒性。但此处上党人参是否是今日之党参，目前并无定论，其文曰："产山西太行山者，名上党人参，虽无甘温峻补之功，却有甘平清肺之力，亦不似沙参之性寒专泄肺气也。"

清代《本草从新》将根部具有"狮子盘头"的特征作为党参鉴别真伪的要点，其文曰："今真党参久已难得。肆中所卖党参。种类甚多，皆不堪用，唯防风党参，性味和平足贵。根有狮子盘头者真，硬纹者伪也（白党，味微甘而甚淡，功力远不及尔）。"

清代《本草求真》中作者黄宫绣反对将党参代替人参，认为党参并无人参能治重疾的功效，其文曰："且余尝见虚弱之证，亟当人参峻补，以救垂绝。而医猥用党参替代，以致病卒不起，并令豪贵之家朝夕代茶，以致肺受剥削，病潜滋长，此皆误用之害，人但习而不察耳！附记以为世之粗工妄用党参戒。"

清代《植物名实图考》记载，党参在山西产得比较多，作者吴其濬指出党参是蔓生植物，根会产生大量白汁，与人参有很大的区别，而且已经有人工种植的记载。其文曰："［党参］山西多产。长根至二三尺，蔓生，叶不对，节大如手指，野生者根有白汁，秋开花如沙参，花色青白，土人种之为利，气极浊。"

清代《本草便读》将党参记载于人参条目下，明确了党参的道地产区在山西潞安地区，但党参药力不及人参。其文曰："党参，出山西潞安者为上，其余所出者皆次之。甘平之性。用以培补脾、肺元气颇佳。若虚盛而危急者，亦非所宜，非人参之大力不能也。"

民国时期的《增订伪药条辨》记载了当时在市场上售卖的党参伪品有两种，一种是黄色党参，用栀子熬汁染色而来，服用后会涌吐；另一种叫小潞党参，这种党参皮色红，是用矾红染色而来，味涩不甘。而上党地区（据作者曹炳章考证在山西长子县）产的潞党参，头如狮子头，皮细起皱纹，近头部皮略有方纹，体糯糙，黄色，内肉白润，味甜鲜洁，为党参中之最佳品。书中还记载了其他产地的党参，如陕西的介党、甘肃文县的文元党也算佳品。质量较次的为川党，又叫副文元，这种党参产在川陕毗连处，质硬，皮粗宽，纹粗，肉色呆白，味淡。产于禹州的禹潞党、叙富的叙富党也都是粗皮直纹，质硬，肉燥，呆白色，味淡，为质量较次之品。质量最差的是产于吉林的吉林党，这种党参皮宽，粗而糙，头甚大，如狮子头，肉白燥而心硬，味淡有青草气，价格便宜。

民国时期的《饮片新参》中将潞党参作为党参的正名来记载，其色淡黄，中心白，性味甘香温，功能补脾肺，益气，治虚，外感中满者忌用。

《药材资料汇编》记载党参为桔梗科多年生宿根草本。此书认为党参最早的产地在山西长治，因秦代为上党郡，故名党参，隋代改为潞州，故名潞党，后来在陕西、甘肃又有党参出产，因此称为西潞党。在1959年时党参被称为白皮党。党参性味甘平，无毒，功效为补脾胃，生津液，用作强壮健胃药，用于一切衰弱症，有强身之效，治慢性肠胃病及早期糖尿病。

1973年版《上海市中药饮片炮制规范》中党参的来源为桔梗科植物党参的干燥根，通用名称有潞党、台党、文元党，性味甘，平，功效为补中益气，用于治疗脾胃虚弱，肺气不足，体倦无力，食少，腹泻。

1977年版《中华人民共和国药典》中党参的来源为桔梗科植物党参，以条粗壮，质柔润，气味浓，嚼之无渣者为佳。

1994年版《上海市中药炮制规范》与1973年版相比较来源一致，通用名称有四个，分别是文元党参、台党参、西潞党参、潞党参。临床医师如写炒党参应付麸炒党参。

2008年版《上海市中药饮片炮制规范》中党参的来源变为三个，分别为桔梗科植物党参、素花党参或川党参的干燥根。功效为补中益气，健脾益肺。用于脾肺虚弱，气短心悸，食少便溏，虚喘咳嗽，内热消渴，麸炒增强健脾作用。

《金世元中药材传统鉴别经验》中党参的别名为台党参、潞党参、西党参和凤党，同时还记载了三种党参来源的产地情况。①党参（潞党）主要分布于华北、东北、西北部分地区，全国许多地区引种，产于山西平顺、壶关、黎城、长治、陵川、武乡、潞城及河南林县（今河南省林州市）等地，商品称为潞党；产于陕西凤县、甘肃两当（两省交界处）的称为凤党或西党；产于辽宁本溪、桓仁，吉林和龙、汪清、敦化、永吉，黑龙江穆棱、青冈、五常等地的称为东党；产于甘肃定西、渭源、陇西等地的称为白条党；沿山西五台山、代县、应县、浑源、阳高、天镇等地，以及太行山山脉的野生品称为台党。其他北方各省山区皆有野生。中华人民共和国成立前，党参产量最大的应属山西长治地区的潞党参；当今产量最大的当属甘肃定西地区渭源产的白条党。其畅销华南并出口。②素花党参（文党）商品称文党，又称文元党、纹党、晶党，也称西党，主产于甘肃东南部，四川北部，沿白龙江流域的甘肃文县、武都，四川南坪（今九寨沟县）、平武、青川等地。其中以甘肃文县、四川南坪产量最大，以文县中寨产品质量最优。③川党参（条党）商品称为单枝党，又称条党、八仙党、板桥党、大宁党，主产于重庆市巫山、巫溪、奉节，湖北恩施、利川，陕西岚皋、镇平、平利等地，以巫山、大宁河（小三峡）产品质量最优。党参的品质以条大粗壮，皮松肉紧，有狮子盘头芦及横纹，质柔润，味香甜、嚼之无残渣者为优。以山西潞党和台党，甘肃、四川的文党，陕西、甘肃的凤党质量为优，为道地药材。其中文党、条党习销上海、江浙、广东、福建、台湾及出口。除此之外，党参还有其他品种尚未列入正品，如管花党参又叫白党、叙府党参，产在贵州、云南、四川西南部，有较大的狮子盘头及不明显的横纹，全体多有纵皱纹及点状须根痕。产于新疆和西藏的新疆党参（直立党参）和分布在华北、东北、中南各省区的羊乳，又叫四叶参、奶参、山海螺（东北称白蟒肉），是桔梗科植物羊乳（四叶参）的干燥根。在有些地区作党参用，有些民间地区用羊乳来催乳和滋补强壮。

《中药材商品规格等级标准汇编》中根据党参不同产地和基源，将目前市场主流党参药材分为潞党参、白条党参、纹党参、板桥党参四个规格。通过市场调研和产地调研，发现商品党参主要以人工栽培为主。野生党参资源有限，又称野党参，仅在山西、甘肃有少量分布，一般作为精品礼盒出售。

【按　语】明党参不是党参，明党参为伞形科植物明党参的干燥根。

太子参

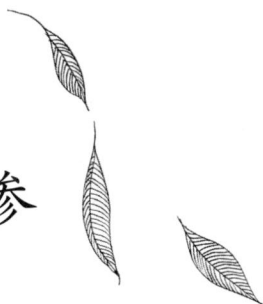

【来　源】 根据 2020 年版《中华人民共和国药典》，本品为石竹科植物孩儿参的干燥块根。夏季茎叶大部分枯萎时采挖，洗净，除去须根，置沸水中略烫后晒干或直接晒干。

【性味归经】 甘、微苦，平。归脾、肺经。

【功　效】 益气健脾，生津润肺。

【溯　源】 太子参又称孩儿参，太子参之名，一般认为首见于清代《本草从新》。此书中将太子参附在人参条目里，与参条、参须、参芦、参叶同属一类。书中眉批称太子参"大补元气"，但是对于太子参的植物形态并无详细记载，因此笔者认为此处的太子参并非石竹科植物孩儿参的块根。其文曰："[太子参]（大补元气）虽甚细如参条，短紧坚实，而有芦纹，其力不下大参。"

清代《本草纲目拾遗》将太子参单独列出，作者赵学敏引《百草镜》记载，认为太子参为外形较小的辽参，辽参即五加科植物人参。因苏州卖参的商人们从辽参中挑选出短小的来出售，太子参之名由此而来，但其本质上还是人参，这可能就是《本草从新》中记载太子参可"大补元气"的原因。实际上清代的太子参与今日的太子参所指并非一物。其文曰："《百草镜》云：太子参，即辽参之小者，非别种也，乃苏州参行，从参包中拣出短小者，名此以售客。味甘苦，功同辽参。"

民国时期的《增订伪药条辨》中，太子参记载于人参条目中，而且作者曹炳章引《龙江乡土志》中记载，"白抄参、移山参、太子参"都属于人参的栽培品或炮制品。因此，民国时期所用的太子参仍为五加科人参。其文曰："《龙江乡土志》云：野山参，有米珠在须，其纹横，秧子参多顺纹，无米珠。所谓秧种者，即凤凰城及船厂产者是也。凤凰城之货，形色白秀，体松而瘦长，皮色多皱纹。皮熟者少，味甜，因用糖汁煮过，无余味，近人所谓白抄参、移山参、太子参，皆其类也。"

《饮片新参》中分别记载了太子参和孩儿参，其中太子参归于人参条目中，孩儿参则单独列为一条目。书中记载太子参"质甘如糖，形小，实无补益之力"。孩儿参又称小人参，其色淡黄，质软，条细，性味为甘润、微苦，平，功效为补脾肺元气，止汗生津，定虚悸，实证及湿热者忌用。此书中记载的孩儿参与当今太子参比较接近。

《药材资料汇编》记载太子参属于石竹科植物，与长白山地区所产的太子参不是同一种植物，太子参存在同名异物的情况。此书中的太子参主产区为江苏句容、南京、镇江、溧阳、宜兴等地，近年来苏北沭阳、新浦，山东临沂等地以及胶东亦有大量出产。山东产者枝条较粗，多生坯，江南产者多熟坯。以长江中游为主要销售地。在效用上为小儿滋补剂。

1962年版《上海市中药饮片炮制规范》中记载太子参的通用名称为孩儿参，因此在上海地区太子参和孩儿参为同一种药材。功效为补气养胃，主治身体虚弱，神疲少气，心悸怔忡，失眠健忘，潮热汗多，小儿消瘦食少等。

1973年版《上海市中药饮片炮制规范》中以孩儿参作为正名记载，太子参为通用名称。性味甘、苦，微寒，功效为益气生津，主治气虚少力，口干，自汗，病后体弱。此版本未特指孩儿参为小儿补益剂或治疗小儿的消瘦食少等儿科用药。

1977年版《中华人民共和国药典》中以孩儿参作为正名记载，为石竹科植物孩儿参的干燥块根，表面黄白色，较光滑，微有纵皱纹，凹陷处有须根痕，质硬而脆，断面平坦，淡黄白色，角质样；或类白色，有粉性，气微，味微甘。以条粗、色黄白者为佳。能益气，健脾，生津，用于脾虚体倦，食欲不振，病后虚弱，心悸口干。

1994年版《上海市中药炮制规范》中以太子参作为正名收录，孩儿参为通用名称。需要除去须根，置沸水中焯后干燥使用，能益气健脾，生津润肺，用于脾虚体倦，食欲不振，病后虚弱，气阴不足，自汗口渴，肺燥干咳等症。

《金世元中药材传统鉴别经验》中明确记载当今所用太子参原为江苏民间草药，与清代《本草从新》《本草纲目拾遗》记载的太子参不同，为临床常用不寒不燥的滋补常品。野生太子参分布地区很广，栽培品主产于江苏南京、句容等地，安徽巢湖、滁州，浙江长兴、泰顺，福建福安、福鼎、霞浦，山东临沂，江西九江、武宁，上海崇明。当时安徽宣城、福建柘荣、贵州施秉，已成为太子参三大产区。以身干、条长粗肥、质坚、无须根、黄白色为佳。

《中药材商品规格等级标准汇编》中较详细地记载了太子参的产地变化。据记载，20世纪70年代之后，太子参逐渐发展为栽培种植，据考证，太子参已有百年的栽培历史，传统产区有山东、安徽、江苏、福建等地。江苏句容为太子参药材的道地产区。1967年，福建柘荣从杭州玲珑山引种太子参，于1972年开始大面积种植。贵州施秉于1993年从福建柘荣引种太子参，并形成一定种植规模，当时年产量占全国总产量的近1/3。太子参的栽培主产区呈现从北到南变迁的趋势，形成了安徽宣州、福建柘荣、贵州施秉三大主产区。

【按　语】孩儿参和太子参在很长一段时间里互为别名或通用名称。珠子参和太子参是不同药物，其为五加科植物珠子参或羽叶三七的干燥根茎。

太子参虽在清代就有记载，但清代到民国时期实际所用的均为五加科人参，此观点在后世的《药材资料汇编》《金世元中药材传统鉴别经验》《中药材商品规格等级标准汇编》中都有记载。因此，在清代到民国时期的医书中如出现太子参，所指应为人参而非今日之太子参。

第四节

黄芪

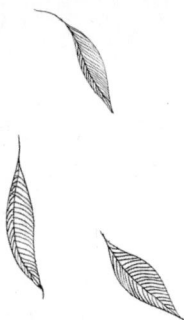

【来　源】根据 2020 年版《中华人民共和国药典》，本品为豆科植物蒙古黄芪或膜荚黄芪的干燥根。春、秋二季采挖，除去须根和根头，晒干。

【性味归经】甘，微温。归肺、脾经。

【功　效】补气升阳，固表止汗，利水消肿，生津养血，行滞通痹，托毒排脓，敛疮生肌。

【溯　源】黄芪作药用始载于东汉《神农本草经》，原名为黄耆，异名为戴糁。其功效以治痈疽、排脓为主，书中未记载黄芪的产地和植物形态。其文曰："[黄耆]味甘，微温。主痈疽，久败疮，排脓止痛，大风癞疾，五痔，鼠瘘，补虚，小儿百病。一名戴糁。"

《名医别录》中记载黄芪的产地为蜀郡（今四川等地）、白水（白水今日为何地目前有山西、陕西、湖北等多种观点）、汉中（属今陕西地区）。由于产地众多，导致别名繁多，功效较《神农本草经》变得更为丰富。其文曰："[黄芪]无毒。主治妇人子藏风邪气，逐五脏间恶血，补丈夫虚损，五劳羸瘦，止渴，腹痛泄痢，益气，利阴气。生白水者冷，补。其茎、叶，治渴及筋挛，痈肿，疽疮。一名戴椹，一名独椹，一名芰草，一名蜀脂，一名百本。生蜀郡、白水、汉中。二月、十月采，阴干。"

南朝梁代的《本草经集注》中，黄芪的产地有了优劣之分，当时认为黄芪的道地产区为陇西（今甘肃省天水、兰州等地）和洮阳（今甘肃省卓尼县），以色黄白甜为佳。较次的产自黑水宕昌（甘肃省南部），并且第一次出现红色黄芪的记载。其文曰："[黄芪]第一出陇西、洮阳，色黄白甜美，今亦难得。次用黑水宕昌者，色白肌肤粗，新者，亦甘温补；又有蚕陵、白水者，色理胜蜀中者而冷补，又有赤色者，可做膏贴用。"

唐代的《药性论》中记载了黄芪的别称王孙，功效主治为补益，治疗背痈、虚喘等。当时对不同产地的黄芪做了功效的细分。其文曰："[黄芪]一名王孙。治发背，内补，主虚喘，肾衰耳聋，疗寒热。生陇西者下，补五脏。蜀白水赤皮者，微寒，此治客热用之。"

唐代的《新修本草》记载了黄芪的植物形态，与今日的黄芪外形类似，当时蜀汉之地产的黄芪已不再使用，其主要产地变化为原州（今甘肃、宁夏之地）和华原（今陕西省铜川市耀州区）。其文曰："[黄芪]谨按：此物，叶似羊齿，或如蒺藜，独茎或作丛生。今出原州及华原者最良，蜀汉不复采用之。"

五代时期的《日华子本草》记载了四种芪，分别为黄芪、白水芪、赤水芪、木芪，但都未记载各自的植物形态，只有功效的描述。各种芪功效各异，与现代黄芪功效大部分相同。其文曰："[黄芪]恶白鲜皮。助气，壮筋骨，长肉，补血，破癥癖，瘰疬瘿赘，肠风，血崩带下，赤白痢，产前后一切病，月候不匀，消渴，痰嗽，并治头风热毒，赤目等。药中补益，呼为羊肉。又云：白水芪，凉，无毒。排脓，治血，及烦闷热毒，骨蒸劳，功次黄芪。赤水芪，凉，无毒，治血，退热毒，余功用并同上。木芪，凉，无毒。治烦，排脓，力微于黄芪，遇阙即倍用之。"

五代时期的《蜀本草》引《蜀本图经》对黄芪植物形态的记载，描述与唐代的《新修本草》基本相同，产地以原州、宜州（今广西壮族自治区河池市）、宁州（今云南省华宁县宁州镇）为佳。

宋代的《本草图经》中对于植物形态的描写较之前的本草书籍更为详细，其叶似羊齿状仍有记载，同时也出现用苜蓿根作假冒充黄芪的情况。河东、陕西地区产量最大，同时也记载了三种黄芪——白水芪、赤水芪、木芪，其中白水芪药效最佳。其文曰："[黄芪]生蜀郡山谷，白水汉中，今河东、陕西州郡多有之。根长二三尺以来。独茎，作丛生，枝杆去地二三寸；其叶扶疏作羊齿状，又如蒺藜苗；七月中开黄紫花；其实作荚子，长寸许。八月中采根用。其皮折之如绵，谓之绵黄芪。然有数种，有白水芪，有赤水芪，有木芪，功用并同，而力不及白水芪。木芪，短而理横。今人多以苜蓿根假作黄芪，折皮亦似绵，颇能乱真。但苜蓿根坚而脆，黄芪至柔韧，皮微黄褐色，肉中白色，此为异耳。"

宋代寇宗奭的《本草衍义》将黄芪、防风并列为一条，所着笔墨不多，仅记载此二者为相须而用，其文曰："[黄芪]防风、黄芪世多相须而用。"

金元时期的《医学启源》将黄芪纳入戊土类（十天干配五行，戊对应土），当时黄芪的性味与用法与当今相似，以治虚劳导致的自汗以及可以补脾兼托毒为主，并被称为疮疡必用之药。其文曰："[黄芪]气温，味甘平，治虚劳自汗，补肺气，实皮毛，泻肺中火，脉弦，自汗。善治脾胃虚弱，疮疡血脉不行，内托阴证，疮疡必用之药也。"

元代的《汤液本草》除引用各家流派的学说以外，还提出了黄芪为"上中下内外三焦之药"的观点，同时记载了李东垣认为黄芪、人参、甘草三味为"退热圣药"。其文曰："[黄芪]治气虚盗汗并自汗，即皮表之药，又治肤痛，则表药可知。又治咯血，柔脾胃，是为中州药也。又治伤寒尺脉不至，又补肾脏元气，为里药，是上中下内外三焦之药。……东垣云：黄芪、人参、甘草三味，退热之圣药也。"

明代的《本草品汇精要》记载了优质的黄芪折断后会有绵状物，类似甘草，皮黄色，肉白色，气味带有豆腥味。功效为补中益气。黄芪的伪品依旧为苜蓿根。这是较早提出黄芪补中益气功效的书籍。其文曰："【用】根折之如绵者为好。【质】类甘草而皮褐。【色】皮黄肉白。【味】甘。【性】微温、平、缓。【气】气之厚者，纯阳。【臭】微腥。【主】补中益气。……【赝】苜蓿根为伪。"

《本草约言》写道黄芪有三种，绵芪最佳。在炮制及使用方面，疮疡用生黄芪，补虚用蜜炙黄芪。其文曰："[黄芪]种有三品，惟绵芪极佳。世采苜蓿根假充谋利，不知此坚脆味苦，能令人瘦；绵芪柔软味甘，能令人肥。不可不察。治疮疡生用，补虚损蜜炒用。"

《本草蒙筌》记载黄芪有三种，功效类似，但在药效上有差异，也以绵芪为最佳，绵芪产地为山西。药效佳的黄芪需要选用直根，皮色褐润，肉为白色，中间为黄色，嚼之有甘甜者。其文曰："[黄芪]味甘，气微温。气薄味厚，可升可降，阴中阳也。无毒。种有三品，治无两般。……绵芪出山西沁州绵上，此品极佳。……务选单股不岐，直如箭干，皮色褐润，肉白心黄，折柔软类绵，嚼甘甜近蜜。如斯应病，获效如神。市多采苜蓿根假充，谓之土黄耆谋利。"

《本草纲目》中李时珍称黄芪为"补药之长"，其性状描述为叶似槐叶又似蒺藜叶，花为黄紫色，根以紧实者为良，功效记载了历代医家药书所载，可见黄芪的功效有一个演变的过程，非单以补气见长。其文曰："［黄耆］耆，长也。黄耆色黄，为补药之长，故名。今俗通作黄芪。……黄耆叶似槐叶而微尖小，又似蒺藜叶而微阔大，青白色。开黄紫花，大如槐花。结小尖角，长寸许。根长二三尺，以紧实如箭竿者为良。……痈疽久败疮，排脓止痛，大风癞疾，五痔鼠瘘，补虚，小儿百病。（《本经》）妇人子脏风邪气，逐五脏间恶血，补丈夫虚损，五劳羸瘦，止渴，腹痛泄痢，益气，利阴气。（《别录》）主虚喘，肾衰耳聋，疗寒热，治发背，内补。（甄权）助气壮筋骨，长肉补血，破癥癖，瘰疬瘿赘，肠风血崩，带下赤白痢，产前后一切病，月候不匀，痰嗽，头风热毒赤目。（《日华》）治虚劳自汗，补肺气，泻肺火心火，实皮毛，益胃气，去肌热及诸经之痛。（元素）主太阴疟疾，阳维为病苦寒热，督脉为病逆气里急（好古）。"

明代的《药鉴》中黄芪的功效被总结为四类，为补中益气之要药，亦可以用于非实热证的"痘家"，蜜炙能止汗，生用能发汗。其文曰："［黄芪］气薄，味甘，性温。无毒。升也，阳也。其用有四：温分肉而实腠理，益元气而补三焦，内托阴症之疮痍，外固表虚之盗汗。……蜜炙用之，大能止汗，生用又能发汗。人参非此则不能补，故为补中益气之要药也。用之于痘家，与前参同，但实热之症，比参尤加谨焉。"

明末的《药镜》记载了黄芪的两个禁忌证，里虚及表邪者忌用。笔者认为需要根据具体情况辨证论治。其文曰："［黄芪］里虚者忌服，恐升气于表而里愈虚；表邪者勿施，恐益邪于皮而表不发。"

明末清初的《本草乘雅半偈》记载当时黄芪以产于白水、原州、华原山谷者为最佳，其植物形态与之前的本草书籍描述大致相似。其文曰："［黄芪］出蜀郡汉中，今不复采。唯白水、原州、华原山谷者最胜，宜、宁二州者亦佳。春生苗，独茎丛生，去地二三寸。作叶扶疏，状似羊齿，七月开黄紫色花，结小尖角，长寸许。八月采根，长二三尺，紧实若箭干，皮色黄褐，折之柔韧如绵，肉理中黄外白，嚼之甘美可口。"

清代的《本经逢原》根据黄芪的炮制方法不同阐述了黄芪的不同功效，生黄芪入表，炙黄芪入里益气，并且黄芪会引起胀气。其文曰："［黄芪］甘，温，无毒。入益气药炙用，入解表及托里药生用。肥润而软者良，坚细而枯者，食之令人胸满。"

清代的《本草从新》中详细记载了黄芪的禁忌证及其缘由，其文曰："［黄芪］按：黄芪极滞胃口。胸胃不宽者勿用。实表，有表邪及表旺者勿用。助气，气实者勿用。多怒则肝气不和，亦禁用。阴虚者宜少用，恐升气于表而里愈虚尔。熬膏良。"

清代黄宫绣的《本草求真》认为黄芪为补气药中之最，又为疮疡圣药，产地为山西，以大而肥润箭直为良。在炮制方法上，蜜炙黄芪须捶扁再蜜炙（现在蜜炙黄芪直接取蜂蜜拌入黄芪，省掉了捶扁的步骤，导致黄芪内部基本就是生黄芪），气虚肺寒用酒炒黄芪，肾虚用盐制黄芪。其文曰："［黄芪］味甘性温，质轻皮黄肉白，故能入肺补气，入表实卫。为补气诸药之最，是以有耆之称。且著其功曰：生用则能固表，无汗能发，有汗能收。是明指其表实则邪可逐。故见无汗能发，表固则气不外泄，故见有汗能止耳。又著其功曰：熟则生血生肌，排脓内托。是盖指其气足，则血与肉皆生，毒化脓成。而为疮疡圣药矣。……出山西黎城。大而肥润箭直良，瘦小色黑坚硬不软者。服之令人胸满。……血虚肺燥，捶扁蜜炙。发表生用。气虚肺寒，酒炒。肾虚气薄，盐汤蒸润，切片用。"

清代陈士铎对黄芪补气生血有着独特的见解，他在《本草新编》中对当归补血汤进行了深入阐述。其文曰："［黄芪］其功用甚多，而其独效者，尤在补血。夫黄芪乃补气之圣药，如何补血独效。盖气无形，血则有形。有形不能速生，必得无形之气以生之。黄芪用之于当归之中，自能助之以生血也。夫当归原能生血，何借黄芪，不知血药生血其功缓，气药生血其功速，况气分血分之药，合而相同，则血得气而速生，又何疑哉。或疑血得气而生，少用黄芪足矣，即不少用，与当归平用亦得，何故补血汤中反少用当归而倍用黄芪？不知补血之汤，名虽补血，其实单补气也。失血之后，血已倾盆而出，即用补血之药，所生之血不过些微，安能遍养五脏六腑，是血失而气亦欲失也。在血不能速生，而将绝未绝之气，若不急为救援，一旦解散，顷刻亡矣。故补血必先补气也。但恐补气则阳偏旺而阴偏衰，所以又益之当归以生血，使气生十之七而血生十之三，则阴阳有制，反得大益。生气而又生血，两无他害也。"

民国时期的《医学衷中参西录》中，黄芪的功效也与现行版《中华人民共和国药典》中的黄芪功效比较贴近，其以补气之力最优，且能补气又能升气。其文曰："黄耆性温，味微甘，能补气，兼能升气，善治胸中大气下陷。……谓主痈疽，久败疮者，以其补益之力能生肌肉，其溃脓自排出也。表虚自汗者，可用之以固外表气虚。小便不利而肿胀者，可用之以利小便。妇女气虚下陷而崩带者，可用之以固崩带。为其补气之功最优，故推为补药之长，而名之曰耆也。"

民国时期的《增订伪药条辨》记载了当时黄芪的伪品名为介芪，或叫盖芪，这种盖芪服后能让人汗流不止。对于黄芪正品也有详细的记载，黄芪以山西绵上产者为佳，又叫绵芪，色黄带白，紧实如箭竿，因此，又叫北箭芪。最地道的黄芪双缚成把，其货直长，糯软而无细枝，细皮皱纹，切断有菊花纹，兼有金井玉栏之纹，色白黄，味甜鲜洁，带有绿豆气。

《药材资料汇编》中将当时全国各地的黄芪根据地区划分为黑龙江齐齐哈尔的卜奎芪；黑龙江东都宁安（宁古塔）的宁古塔芪；内蒙古赤峰市、乌兰察布市为主的正口芪；大青山脉武川、武东、固阳等地的武川芪；山西浑源的浑源芪；山西管涔山系的大岚芪；山西交城、介休、沁县，以绵山产品著称的绵芪；陕西绥德、志丹、黄陵等地产的壮芪；甘肃岷县白龙镇、宕昌、武都等地产的红芪。黄芪的种类繁多，过去上海所称的西芪，是用浑源芪的大条好货运到太原加工而成，其主销上海及江浙等地。性味甘，微温，无毒，功效益气固卫，托疮生肌，用作和缓强壮药及利尿止痛排脓剂，又为疮疡痈疽以及痘症不起之要药，又因有制糖作用，能治糖尿病。这是较早的明确提出黄芪能治疗糖尿病的记载。

在 1977 年版《中华人民共和国药典》中，黄芪的来源有三种植物，分别为豆科的膜荚黄芪、蒙古黄芪、多序岩黄芪，其中膜荚黄芪和蒙古黄芪称为黄芪，多序岩黄芪被称为红芪，均以条粗长、皱纹少、断面黄白色、粉性足、味甜者为佳。但 2015 年版《中华人民共和国药典》中已不再将红芪作为黄芪的来源。黄芪的功效为补气固表，利尿，托毒排脓，生肌。

2008 年版《上海市中药饮片炮制规范》中黄芪的来源有两类，为膜荚黄芪和蒙古黄芪，这与 2015 年版《中华人民共和国药典》一致。经炮制，麸炒黄芪长于补气；蜜炙黄芪用于补中益气。

《金世元中药材传统鉴别经验》一书中，将黄芪的产地做了汇总。黄芪产于我国北方，以山西浑源、应县、繁峙、代县种植为最早，至今有 500 多年的历史。在当时商品中山西浑源、应县产的膜荚黄芪，内蒙古产的蒙古黄芪，以根条粗直、粉质好、味甜、具有浓郁豆香气等性状特点，被称为道地药材。后山东文登、莒县，甘肃定西、渭源、通渭、陇西、岷县等地大量栽培来供应市场。但无论野生还是栽培，均来源于膜荚黄芪和蒙古黄芪。又因产地土壤不同，名称各异，如产于黑龙江、吉林等地的黑色土壤生长的黄芪，表皮呈棕褐色，俗称黑皮芪；产于齐齐哈尔（卜奎）的称卜奎芪；产于宁安的称宁古塔芪；产于山西、内蒙古的黄芪，表皮颜色相对较浅，多呈淡棕色，故称白皮芪。由于黄芪的使用率比较高，因此，伪品从古至今一直存在。有豆科植物紫花苜蓿的干燥根；豆科白香草苜蓿的干燥根；豆科植物锦鸡儿的干燥根；锦葵科植物圆叶锦葵的干燥根；锦葵科植物欧锦葵的干燥根；锦葵科植物蜀葵的干燥根；豆科植物蓝花棘豆的干燥根。所以，在使用时一定要先甄别黄芪的真伪。

在 2018 年版《上海市中药饮片炮制规范》中黄芪的习称有大有芪、北口芪、西黄芪、黄耆、绵黄芪。

《中药材商品规格等级标准汇编》中，将栽培黄芪分为三个等级，大选、小选、统货。仿野生黄芪分为四个等级，特等、一等、二等、三等。随着当代黄芪用量增加，野生药材难以满足实际所需，因此于 20 世纪 60 至 70 年代开始栽培，并逐渐以栽培为主，目前黄芪的种植分为移栽芪种植和仿生芪种植，移栽芪种植主流区域是甘肃、内蒙古；仿生芪的主流种植区域是山西（浑源及周边县市）、陕西（子洲县）、内蒙古（武川县）等地，由于生长年限长，药材个体明显大于移栽芪，总产量远低于移栽芪。从性状质量评价来看，以色黄白、质柔韧、味甜美为佳。

【按　语】与黄芪相关的名称有红芪、金翼黄芪、梭果黄芪、多花黄芪、塘谷耳黄芪、扁茎黄芪、绵毛黄芪等。

黄芪作为一味历史悠久的药材，从古至今其产地、功效、种类、炮制等方面皆有变化。我们如今使用的黄芪来源为膜荚黄芪和蒙古黄芪。古代的蜜炙黄芪在炮制方法上是先捶扁再蜜炙，但目前在上海市场上基本见不到用这种方法炮制的饮片。

第五节

甘草

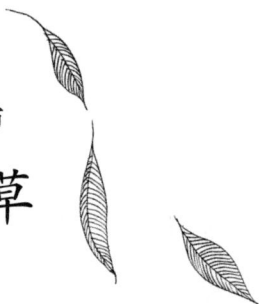

【来　源】根据 2020 年版《中华人民共和国药典》，本品为豆科植物甘草、胀果甘草或光果甘草的干燥根和根茎。春、秋二季采挖，除去须根，晒干。

【性味归经】甘，平。归心、肺、脾、胃经。

【功　效】补脾益气，清热解毒，祛痰止咳，缓急止痛，调和诸药。

【溯　源】甘草的历史可追溯至先秦，在中国古代第一部诗歌总集《诗经》中以及中国第一部词典《尔雅》中都有甘草的记载，只是在当时并不是叫甘草而是叫苓或蘦，虽然这是现代学者们的普遍看法，但笔者对于《尔雅》中记载"蘦，大苦"仍存疑惑，此处存疑待考。

在长沙马王堆汉墓中出土的《五十二病方》中已经明确记载了甘草二字，说明在战国至西汉时期，甘草已经作药用，《五十二病方》中甘草主要应用于诸外伤及痈疽等症，其文曰："伤者，以续【蠿（断）】根一把，独□长支（枝）者而廷（梃），黄衿（芩）二梃，甘草□廷（梃），秋乌豪（喙）二……者二瓯，即并煎□孰（熟），以布捉取，出其汁，以陈缊□□[傅之]。""睢（疽），以白蔹、黄耆（蓍）、芍药、甘草四物者（煮），□、畺（薑）、蜀焦（椒）、树（茱）臾（萸）四物而当一物，其一骨……日四饮。一欲溃，止。"

东汉《神农本草经》将甘草列入上品，有两个异名，美草和蜜甘，有功效的记载但无植物形态描述。其文曰："[甘草]一名蜜甘。味甘，平。主五藏六腑寒热邪气。坚筋骨，长肌肉。倍力，金疮，尰，解毒。久服轻身，延年。一名美草。"

《名医别录》记载了甘草产区，位于河西积沙山及上郡（今陕西省北部，甘肃，内蒙古鄂尔多斯、阿拉善等地），这与当今的甘草产区有重合之处，功效上甘草能解百毒，能调和七十二种石类药材以及一千二百种草药，异名较《神农本草经》增加了"蕗"和"蜜草"。其文曰："[甘草]无毒。主温中，下气，烦满，短气，伤脏，咳嗽，止渴，通经脉，利血气，解百药毒，为九土之精，安和七十二种石，一千二百种草。一名蜜甘，一名美草，一名蜜草，一名蕗。生河西积沙山及上郡。二月、八月除日采根，曝干，十日成。"

南朝梁代《本草经集注》中记载当时甘草产地由原来的河西、上郡改为蜀汉汶山、东夷青州（今山东省内）、羌地枹罕（今甘肃临夏一带）等地，以枹罕产者为最佳，并且首次提出甘草为"国老"的概念。此书首次出现植物形态的记载。此外，还记载了一种紫甘草可以代甘草使用。其文曰："[甘草]河西、上郡不复通市。今出蜀汉中，悉从汶山诸夷中来，赤皮、断理，看之坚实者，是枹罕草，最佳。枹罕，羌地名。亦有火炙干者，理多虚疏。又有如鲤鱼肠者，被刀破，不复好。青州间亦有，不如。又有紫甘草，细而实，乏时可用。此草最为众药之主，经方少不用者，犹如香中有沉香也。国老即帝师之称，虽非君，为君所宗，是以能安和草石而解诸毒也。"

唐代《药性论》记载了甘草的功效主治，为诸药之君，因此担负国老之名。其文曰："[甘草]君，忌猪肉，诸药众中为君。治七十二种乳石毒，解一千二百般草木毒，调和使诸药有功，故号国老之名矣。主腹中冷痛，治惊痫，除腹胀满，补益五脏，制诸药毒，养肾气内伤，令人阴痿。主妇人血沥，腰痛，虚而多热，加而用之。"

五代时期的《日华子本草》记载了甘草的功效并提出入药须炙用。其文曰："[甘草]安魂定魄，补五劳七伤，一切虚损，惊悸，烦闷，健忘，通九窍，利百脉，益精养气，壮筋骨，解冷热。入药炙用。"

宋代《嘉祐本草》引《诗经》和《尔雅》，记载蘦和苓即为甘草。其文曰："[甘草]臣禹锡等谨按《尔雅》云：蘦，大苦。注：今甘草也，蔓延生，叶似荷青黄，茎赤有节，节有枝相当。疏引《诗·唐风》云：采苓采苓，首阳之巅，是也。"

宋代《本草图经》中对于甘草的植物形态有比较详细的记载，在当时甘草就有数种来源，但以"坚实断理者为佳"，产于陕西及河东州郡，据作者苏颂考证，《尔雅》中的"蘦"通《诗经》的"苓"，又引张仲景、孙思邈等人的甘草应用原则，阐述了甘草能解毒的药性。其文曰："［甘草］生河西川谷积沙山及上郡，今陕西及河东州郡皆有之。春生青苗，高一二尺；叶如槐叶；七月间开紫花，似奈；冬结实作角子如毕豆；根长者三四尺，粗细不定，皮赤，上有横梁，梁下皆细根也。二月、八月除日采根，曝干，十日成，去芦头及赤皮，今云阴干用。今甘草有数种，以坚实断理者为佳。其轻虚纵理及细韧者不堪，惟货汤家用之。谨按《尔雅》云：蘦，大苦。释曰：蘦，一名大苦。敦璞云：甘草也，蔓延生，叶似荷青黄，茎赤有节，节有枝相当。或云蘦似地黄。《诗·唐风》云：采苓采苓，首阳之巅，是也。蘦与苓通用。首阳之山在河东蒲坂县，乃今甘草所生处相近，而先儒所说苗叶，与今全别，岂种类有不同者乎？张仲景《伤寒论》有一物甘草汤、甘草附子、甘草干姜、甘草泻心等汤。诸方用之最多，又能解百毒，为众药之要。孙思邈论云：有人中乌头、巴豆毒，甘草入腹即定。方称大豆解百药毒，尝试之不效，乃加甘草为甘豆汤，其验更速。"

宋代《本草衍义》记载的甘草的植物形态以及产地与《本草图经》记载的类似，作者寇宗奭认为甘草入药须炮炙，生甘草性微凉。其文曰："［甘草］枝叶悉如槐，高五六尺，但叶端微尖而糙涩，似有白毛。实作角生，如相思角，作一本生。子如小扁豆，齿啮不破。今出河东西界，入药须微炙，不尔亦微凉。生则味不佳。"

金元时期的《医学启源》主要记载了甘草的功效主治，炙甘草和生甘草的性味不同，生则大凉，炙则温，还能补三焦元气。此外，引《主治秘要》记载，认为甘草功效有五种，和中、补阳气、调诸药、解药性、去寒邪，书中较早提出了甘草梢的功效。其文曰："［甘草］气味甘，生大凉，火炙之则温，能补三焦元气，调和诸药相协，共为力而不争，性缓，善解诸急，故有国老之称。《主治秘要》云：性寒味甘，气薄味厚，可升可降，阴中阳也。其用有五：和中一也；补阳气二也；调诸药三也；能解其太过四也；去寒邪五也。腹胀则忌之。又云：甘苦，阳中阴也，纯阳、养血、补胃。梢子，去肾茎之痛，胸中积热，非梢子不能除。去皮，碎用。"

元代《本草发挥》记载了金元时期各医家对甘草的论述。其文曰："［甘草］成无己云：甘草甘平以除热。又云：脾欲缓，急食甘以缓之，用甘补之。

人参、白术之甘，以缓脾气，调中。……东垣云：生甘草补脾胃不足，大泻心火。又云：甘草味甘，生寒炙温，纯阳。阳不足者，补之以甘。又云：炙之以散表寒，除邪热，去咽痛，除热，缓正气，缓阴血，润肺。……丹溪云：生甘草大缓诸火邪。下焦药宜少用，恐太缓不能自达。"

明代《本草品汇精要》对甘草的品质、颜色、性味、功效主治、禁忌等内容进行了记载，其形状"类黄芪"，颜色为"皮赤肉黄"，并提出"中满者勿服"的禁忌。其文曰："[甘草]【用】根坚实有粉而肥者为好。【质】类黄芪，皮粗而赤。【色】皮赤肉黄。【味】甘。【性】平、温、缓。【气】气味俱厚，阳也。【臭】香。【主】生泻火，炙和中。……【反】甘遂、大戟、芫花、海藻，恶远志。【制】炙去芦头，刮赤皮。生亦可用。……【禁】中满者勿服。"

明代《本草约言》记载了生、炙甘草的功效主治和临床应用，而且作者薛己认为，甘草可升可降，可上可下，视为居中之道；此外，对于甘草梢和甘草节的应用也有记载。其文曰："[甘草]味甘，气平、寒、温，无毒，阳也，可升可降，入足厥阴、太阴、少阴经。生之则寒，炙之则温。生则分身，梢而泻火，炙则健脾胃而和中。解百毒而有效，协诸药而无争。以其甘能缓急，故有国老之称。梢止茎中之涩痛，节消疮毒之肿结，二者生用之能也。然味甘而性壅，故中满者忌之。……甘草味之极甘者，当云上发可也，《本草》反言温中下气，何耶？盖甘有升降浮沉，可上可下，可内可外，有和有缓，有补有泻，居中之道尽矣。"

明代《本草蒙筌》记载甘草的产地位于陕西川谷，因其味甘甜故名甘草，甘草生用、炙用以及甘草、甘草梢、甘草节、甘草子均有不同的功效，但梢、节、子须生用，不用炙品。此外，在禁忌方面，中满者不可用，使用下焦药时宜少用，呕吐者不可用。其文曰："[甘草]产陕西川谷，逢秋后采根。因味甘甜，故名甘草。……生泻火，炙温中。梢去尿管涩痛，节消痈疽瘚肿。子除胸热，三者宜生。……中满证恐甘能作胀，切禁莫加；下焦药因性缓难达，务宜少用。凡诸呕吐，亦忌煎尝。"

明代《本草纲目》作者李时珍对《尔雅》所载的蘦提出了与前人不同的看法，认为蘦并非甘草。书中对甘草做了形状描述，当时甘草选用"大径寸而结紧断纹者"，又被称为粉草。在甘草反藻、戟、遂、芫的问题上李时珍持反对的态度，并以金元医家的实例佐证。其文曰："[甘草]按沈括《笔谈》云：《本草注》引《尔雅》蘦大苦之注为甘草者，非矣。郭璞之注，乃黄药也，其味极苦，故谓之大苦，非甘草也。甘草枝叶悉如槐，高五六尺，但叶端微尖而糙涩，似有白毛，结角如相思角，作一本生，至熟时角拆，子扁如小豆，极坚，齿啮不破，今出河东西界。寇氏《衍义》亦取此说，而不言大苦非甘草也。以理度之，郭说形状殊不相类，沈说近之。今人惟以大径寸而结紧断纹者为佳，谓之粉草。其轻虚细小者，皆不及之。刘绩《霏雪录》，言安南甘草大者如柱，土人以架屋，不识果然否也。"【时珍曰】甘草与藻、戟、遂、芫四物相反，而胡洽居士治痰澼，以十枣汤加甘草、大黄，乃是痰在膈上，欲令通泄，以拔去病根也。东垣李杲治项下结核，消肿溃坚汤加海藻。丹溪朱震亨治劳瘵，莲花饮用芫花。二方俱有甘草，皆本胡居士之意也。故陶弘景言古方亦有相恶相反者，乃不为害。非妙达精微者，不知此理。"

明代《药鉴》对于甘草梢（子）和甘草节的功效记载更为详细。其文曰："［甘草］生用则寒，炙之则温；生用泻火，炙则温中。能补上中下三焦元气，和诸药解诸急。所谓黄中通理、厚德载物之君子也，故称国老。热药用之缓其热，寒药用之缓其寒。补阳不足，中满禁用。梢子生用，去茎中之痛。胸中积热，非梢子不能除。节治肿毒，大有奇功。养血补胃，身实良方。"

明末清初《本草乘雅半偈》对甘草进行了一次考证，其别名有蕗草、灵通、国老、美草，产于陕西河东州郡以及汶山等地，植物形态与历代本草记载类似，品质以"坚实断理者佳"。其文曰："［甘草］一名蕗草、灵通、国老、美草。出陕西河东州郡，及汶山诸夷处。春生苗，高五六尺，叶如槐，七月开花，紫赤如柰，冬结实作角如毕豆，根长三四尺，粗细不定，皮亦赤，上有横梁，梁下皆细根也。以坚实断理者佳，轻虚纵理，细韧者不堪用。"

清代《本草新编》作者陈士铎认为甘草确实反甘遂，但对于历代认为"中满者不可用甘草"则另有看法。其文曰："［甘草］反甘遂，不可同用，同用必至杀人。""或问中满症忌甘，恐甘草助人之胀乎？不知中满忌甘，非忌甘草也。中满乃气虚中满。气虚者，脾胃之气虚也。脾胃喜甘，安在反忌甘草。因甘草性缓，缓则入于胃而不即入于脾。胃气即虚，得甘草之补，不能遽然承受，转若添其胀满者，亦一时之胀，而非经久之胀也。故中满之症，反宜用甘草，引人参、茯苓、白术之药，入于中满之中，使脾胃之虚者不虚，而后胀者不胀，但不可多用与专用耳。盖多用则增满，而少用则消满也。专用则添胀，而同用则除胀也，谁谓中满忌甘草哉。"

清代《本草备要》作者汪昂认为甘草可谓"药中良相"，甘草本应重用，但当时的风气是甘草的使用量不断减少，诚为可笑。其文曰："[甘草]昂按：甘草之功用如是，故仲景有甘草汤、甘草芍药汤、甘草茯苓汤、炙甘草汤，以及桂枝、麻黄、葛根、青龙、理中、四逆、调胃、建中、柴胡、白虎等汤，无不重用甘草，赞助成功。即如后人益气、补中、泻火、解毒诸剂，皆倚甘草为君。必须重用，方能见效，此古法也。奈何时师每用甘草不过二三分而止，不知始自何人。相习成风，牢不可破，殊属可笑。附记于此，以正其失。"

清代的《本草从新》记载甘草产于大同，以"大而结者"称粉草，较细的名统草，生用炙用功效不同。此外，还附录了甘草头和甘草梢，对于甘草反大戟、芫花、甘遂、海藻持客观的态度。其文曰："[甘草]大而结者良。出大同，名粉草。细者名统草。补中炙用宜大者，泻火生用宜细者。……[甘草头]消肿导毒，宜入吐药。……[甘草梢]止茎中痛，淋浊证用之。白术、苦参、干漆为使。恶远志。反大戟、芫花、甘遂、海藻，然亦有并用者。"

清代《植物名实图考》比较系统性地描述了甘草的植物性状及甘草的历史产地脉络，对于《尔雅》所说的"蘦即甘草"存有疑惑。其文曰："[甘草]药之国老，妇稚皆能味之。郭景纯博物，注《尔雅》：蘦，大苦。曰：今甘草也，蔓延生，叶似荷，或云蘦，似地黄。甘草殊不蔓生，亦不类荷，盖传闻异，或传写讹，与地黄尤非类，或之者，疑之也。陶隐居亦云：河西上郡，今不复通市，今从蜀汉中来，坚实者是枹罕草，最佳。晋之东边，西陲隔绝，江左诸儒，不复目验。宋《图经》谓河东蒲坂，甘草所生，先儒注首阳采芩，苗叶与今全别，岂种类不同云云，殆以旧说流传，不敢显斥。沈存中乃谓《郭注》蔓延似荷者为黄药，今之黄药，何曾似荷？《尔雅翼》云：不惟叶似荷，古之莲字，亦通于蘦。则直以音声相通，不复顾形实迥别矣。《广雅疏证》斥沈说之非，而以《图经》诸说为皆不足信，经生家言，墨守故训，固与辨色尝味、起疴肉骨者，道不同不相谋也。余以五月按兵塞外，道傍辙中，皆甘草也。谛叶玩花，郊车载之。闻甘、凉诸郡尤肥壮，或有以为杖者，盖其地沙浮土松，根荄直下可数尺，年久则巨耳。"

清代《本草便读》记载了甘草的主治功效以缓为要。其文曰："甘草，色黄，味甘，属土。为脾胃之正药。能补诸虚，善解百毒，以诸药遇甘则补，百毒遇土则化之意。凡甘药皆能缓中，甘草味极甘。故热药得之缓其热，寒药得之缓其寒。同补药则补，同泻药则泻。缓一切火，止一切痛。惟中满因于邪滞者不宜用之，外科方中最宜。但甘草味过于甘，若多服、单服，则中气喘满，令人呕吐。"

民国时期的《医学衷中参西录》中记载甘草主缓、主和、能解毒，炙用则补，因此使用炙甘草时需要考虑胀满证。其文曰："［甘草］性微温，其味至甘。得土气最全。万物由土而生，复归土而化，故能解一切毒性。甘者主和，故有调和脾胃之功；甘者主缓，故虽补脾胃而实非峻补。炙用则补力较大，是以方书谓胀满证忌之。"

《饮片新参》较为系统地记载了甘草的性状、功效、用法等，其形色为色黄，长圆形，中有纹圈细孔。性味奇甘，功擅和药解毒，炙用补脾胃，生用泻火生津。生草节消癖肿止痛，草梢治阴茎肿痛。呕吐、胸满、痞闷者忌用。

《药材资料汇编》记载了甘草的来源为豆科植物，以根茎入药，因其折断时有粉末，味甜，故有蜜草、粉草之称。其产区很广，大致分为三类：第一类以内蒙古河套四周为主产地，可分梁外草、王爷地草、西镇草、上河川草、下河川草五种；第二类为陕北三边、甘肃河西走廊所产的西北草；第三类为东北草，主销食品工业做蜜饯、制酱用，过去日本销路很大。总的来说，内蒙古草条匀质结，皮细多粉，质优；西北草条杂皮粗，体松粉性少，质较次。以上两类供药用。东北草体泡松，带芦头，但味特甜，供食品工业用。其味甘性平，可做调味药，能掩盖其他药品恶味（起消毒作用），镇咳去痰，新药甘草流浸膏等制剂就是治咳嗽的。在药厂做人丹等是必需原料，工业上卷烟、糖果及其他制酱油、蜜饯等，亦不能少此，故用途极为广泛，不但供全国需要，亦是出口的重要商品之一。在当时在内蒙古呼和浩特、青海西宁、甘肃张掖设立甘草厂就地加工，煎成甘草膏，运销全国各地和出口。此外，该中还收录了苦甘草，且之后历版上海市中药饮片炮制规范中均有收载，但苦甘草并非甘草。

1962年版《上海市中药饮片炮制规范》记载甘草别名有四个，即粉甘草、蜜草、国老草、西粉草。处方应付方面，写炙甘草付蜜炙甘草，写清炙甘草付炒甘草。性味甘，平。能补中益气，解毒祛痰。主治中气不足，脾胃不和，腹痛吐泻，咳嗽痰多，痈疽肿毒，咽喉痛。此外，还记载了甘草节和甘草梢，功效也不同，甘草节清热解毒，用于痈疽热疖肿痛；甘草梢能利水通淋，主治小便不畅，尿道作痛。未涉及甘草、甘草节和甘草梢的药物"十八反"内容。

1973年版《上海市中药饮片炮制规范》中将甘草的来源定为豆科植物甘

草的干燥根及地下根状茎，别名只有一个叫粉甘草，但此时处方应付方面，写甘草节、甘草梢均付甘草，写蜜炙甘草付炙甘草，写清炙甘草付炒甘草。性味甘，平。能和中益气，解毒，祛痰。主治脾胃不和，腹痛，胃痛，咳嗽痰多，痈疮肿毒，咽喉痛。

1977年版《中华人民共和国药典》中甘草的来源有三个，分别为甘草、胀果甘草、光果甘草。以皮细紧、色红棕、质坚实、断面色黄白、粉性足者为佳。性味甘，平。能清热解毒，止咳祛痰，补脾和胃，调和诸药。用于咽喉肿痛，咳嗽，心悸，脘腹虚痛，溃疡病，疮疡。但不宜与大戟、芫花、甘遂同用。

1980年版《上海市中药饮片炮制规范》中甘草的别名有三个，分别为粉甘草、甘草节、甘草梢。与1962年版《上海市中药饮片炮制规范》相比较，多了甘草的用药配伍禁忌，记载为"本品不宜与大戟、芫花、甘遂同用"，要注意的是，此时并无海藻反甘草的记载，在之后版本的《上海市中药饮片炮制规范》均有甘草的配伍注意事项。

1994年版《上海市中药炮制规范》中再次将甘草、甘草节、甘草梢分开记载，此时甘草的别名为国老、粉甘草，处方应付方面，写炙甘草付蜜炙甘草，写清炙甘草、清甘草均付炒甘草。能补脾益气，清热解毒，祛痰止咳，缓急止痛，调和诸药。适用于脾胃虚弱，倦怠乏力，心悸气短，咳嗽痰多，脘腹、四肢挛急痛，痈肿疮毒等症；并能缓解药物毒性、烈性。生用长于清热解毒，祛痰止咳；炒用较为中和；蜜炙用长于补中益气，并能润肺。不宜与大戟、芫花、甘遂、红大戟、海藻同用。甘草梢用于清热解毒，甘草节用于利水通淋。

《中华本草》中记载甘草的来源为豆科植物甘草、光果甘草、胀果甘草的根及根茎。甘草生于向阳干燥的钙质草原、河岸沙质土等地，分布于我国东北、华北、西北等地；光果甘草又叫洋甘草，原产于欧洲地中海区域，北非、中亚和西伯利亚亦有生长，我国新疆亦有分布，且可生于干旱的盐碱性荒地；胀果甘草生于沙质土中，分布于我国甘肃、新疆等地。在用法用量上一般内服煎汤2~6g，调和诸药用量宜小，作为主药用量宜稍大，可用10g左右；用于中毒抢救，可用30~60g。凡入补益药中宜炙用，入清泻药中宜生用。外用适量，煎水洗、渍，或研末敷。但是湿浊中阻而脘腹胀满、呕吐及水肿者禁服。长期大量服用可引起脘闷、纳呆、水肿等，并可产生假性醛固酮增多症。反大戟、芫花、甘遂、海藻。

2008 年版《上海市中药饮片炮制规范》中甘草、甘草梢、甘草节分开记载，甘草性味甘、平，能补脾益气，清热解毒，祛痰止咳，缓急止痛，调和诸药。用于脾胃虚弱，倦怠乏力，心悸气短，咳嗽痰多，脘腹、四肢挛急疼痛，痈肿疮毒，缓解药物毒性、烈性。本品生用长于清热解毒，祛痰止咳；炒用较为中和；蜜炙用长于补脾和胃，益气复脉。在用药配伍禁忌上只有京大戟、芫花、甘遂三味，无海藻。甘草梢与甘草节的记载与 1994 年版《上海市中药炮制规范》一致。

《金世元中药材鉴别经验》中记载甘草以其根味甘甜而得名，是我国特产，又是常用的药材之一。具有清热泻火、补脾缓解、调和诸药、解百毒的功效，广泛应用于临床，有"十方九草"之说。此外，甘草还是制造糖果、卷烟、酱油等的原料，又是大宗出口药材，在国内外药材市场上享有盛誉。其别名为粉甘草、粉草、甜甘草、国老。甘草产地分布很广，质量不一，商品规格较复杂。为了简化规格，以内蒙古为中心，将甘草划分为西草和东草两类。西草系指内蒙古西部及陕西、甘肃、青海等地所产的甘草，也包括新疆产的胀果甘草和光果甘草。东草系指内蒙古东部及东北、河北、山西等地所产的甘草。以上两类甘草，以西草条粗、皮细、粉性足为优；东草条细、不去头斩尾、纤维多、粉性差，质次。20 世纪 70 年代以来，甘草在甘肃、内蒙古、山西、宁夏、东北、陕西、新疆等地，大力发展人工种植。当前甘草商品供应实际以家种为主，尤以甘肃定西地区陇西等县产量最大。在品质上西草以条粗，皮色红、细，体重坚实（有骨气），口面光洁，粉性大，折断时有粉尘飞出、中央抽缩下陷成小坑者为佳；东草以条粗、外皮红、内色黄者为佳（东草多做酱油、卷烟、糖果等）。此外，甘草的道地药材为产于内蒙古鄂尔多斯市黄河以南杭锦旗（库布齐沙梁以外的产品）的梁外草，以及主产于内蒙古巴彦淖尔市磴口一带，包括杭锦后旗（陕坝）和五原县的王爷地草。

《中药材商品规格等级标准汇编》中十分详细地记载了甘草的历史产地脉络走向，最初产于山西、陕西、甘肃一带，山东、青海等地也有零星分布，这可能与历代京城建都于中原有关，而后以上地区资源趋于贫乏而向甘肃开发，逐渐有较多的关于西羌甘草的使用。实际上我国边疆省区甘草资源极为丰富，但是由于当时内蒙古、宁夏、东北以及新疆等地人员稀少、交通不便，又远离中原，因而自然资源保存较好，而且也很少有记载。直到 20 世纪初，宁夏盐池的西镇甘草才开始闻名，新疆的甘草直至 20 世纪 50 至 60 年代大面积开荒造田才引起人们的重视。

【**按　语**】甘草别名有国老、美草、粉甘草、粉草、甜甘草等，但是苦甘草并不是甘草。苦甘草为豆科植物苦豆子除去须根的干燥根，又叫金锁匙、苦豆根。

甘草因其味甘而得名，且作为药材使用历史悠久，又因能和诸药、解诸毒，被尊称为国老。甘草的配伍禁忌问题一直困扰着我们，从一般原则来说，甘草不宜配伍的药材有海藻、大戟、芫花、甘遂四个，古籍里也往往提及，但特例也是有的，如《本草纲目》中所记载的朱丹溪、李东垣、胡洽居士等人就不按此规则用药，但也能取得不错的疗效。中华人民共和国成立后上海地区编撰的《药材资料汇编》，以及 1962 年版、1973 年版《上海市中药饮片炮制规范》中均未记载甘草的配伍禁忌，1980 年版、2008 年版《上海市中药饮片炮制规范》中虽有配伍禁忌，但未记载甘草不宜与海藻共用，仅 1994 年版《上海市中药炮制规范》和 2018 年版《上海市中药饮片炮制规范》中有甘草与海藻的配伍禁忌记载，可见甘草与海藻的配伍禁忌还值得进一步研究。

第六节
白术

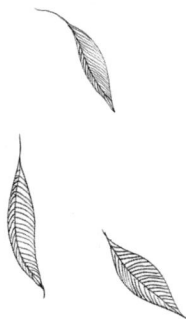

【来　源】根据 2020 年版《中华人民共和国药典》，本品为菊科植物白术的干燥根茎。冬季下部叶枯黄、上部叶变脆时采挖，除去泥沙，烘干或晒干，再除去须根。

【性味归经】苦、甘，温。归脾、胃经。

【功　效】健脾益气，燥湿利水，止汗，安胎。

【溯　源】白术与苍术在古代很长的一段时期中是共用术之名来记载的，在先秦的《尔雅》中就有这样一段记载，曰："术，山蓟。杨枹蓟。"因此术有个别名叫山蓟。

术作为药用早在《五十二病方》中就有记载，但写作"朮"。在《神农本草经》中，也只有术的记载。然而，此处的术别名为山蓟，这与《尔雅》所记载的别名一致，但功效与今日不同。其文曰："术，一名山蓟。味苦，温，无毒。治风寒湿痹，死肌，痉、疸。止汗，除热，消食。作煎饵。久服轻身，延年，不饥。生山谷。"

魏晋时期的《吴普本草》记载术有四个别名。其文曰："［术］一名山连，一名山芥，一名天苏，一名山姜。"

《名医别录》记载了术分布于陕西、四川等地，功效与今日不同。其文曰："［术］味甘，无毒。主治大风在身面，风眩头痛，目泪出，消痰水，逐皮间风水结肿，除心下急满，及霍乱，吐下不止，利腰脐间血，益津液，暖胃，消谷，嗜食。一名山姜，一名山连。生郑山、汉中、南郑。二月、三月、八月、九月采根，曝干。"

晋代的《南方草木状》中，术又名乞力伽，产地在濒海，医家刘涓子（《刘涓子鬼遗方》的作者）经常使用术来作丸养生。其文曰："[乞力伽]药有乞力伽，术也。濒海所产，一根有至数斤者。刘涓子取以作煎，令可丸，饵之长生。"

南朝梁代陶弘景所著的《本草经集注》将术分为两种，白术和赤术。而且这两种术的叶与白术和苍术叶形态类似。产地又以蒋山、白山、茅山为最佳（当今茅山所产苍术称茅苍术），品质较好。其文曰："[术]郑山，即南郑也。今处处有。以蒋山、白山、茅山者为胜。十一月、十二月、正月、二月采好，多脂膏而甘。……术乃有两种：白术叶大有毛而作桠，根甜而少膏，可作丸散用；赤术叶细无桠，根小苦而多膏，可作煎用。昔刘涓子取其精而丸之，名守中金丸，可以长生。东境术大而无气烈，不任用。"

唐代《药性论》首次记载了白术，但未记载苍术及赤术，此书原版亡佚，也有学者认为此处的白术应该仍然是术，"白"字是后世医家辑上去的。笔者认为后世加上"白"字的可能性较大，因为从该条文记载的功效来看包含了白术与苍术的功效，而且在唐代官方药典《新修本草》中也只有记载术，未将白术和苍术分开记载，内容记载与陶弘景的《本草经集注》一致。与前代本草不同，此书将白术忌口写在了性味功效的前面，并且记载了美颜的功效。其文曰："[白术]君，忌桃、李、雀肉、菘菜、青鱼。味甘、辛，无毒。能主大风痛痹，多年气痢，心腹胀痛，破消宿食，开胃，去痰涎，除寒热，止下泄。主面光悦，驻颜，去䵳。治水肿胀满，止呕逆，腹内冷痛，吐泻不住，及胃气虚冷痢。"

五代时期的《日华子本草》首次记载苍术，但仅有4个字"苍术，去皮"。因此，是白术去皮后称为苍术，还是苍术另有一物，此处语义不详。在别名上，"术"又叫"吃力伽"，与《南方草木状》的"乞力伽"读音相似，笔者推测"吃力伽"与"乞力伽"应为一物。其文曰："[术]治一切风疾，五劳七伤，冷气腹胀，补腰膝，消痰，治水气，利小便，止反胃呕逆，及筋骨弱软，疰癖气块，妇人冷，癥瘕，温疾，山岚瘴气，除烦，长肌。用米泔浸一宿，入药如常用。又名吃力伽。苍术，去皮。"

宋代的《本草图经》延续了陶弘景对于术的认识，将术分为两种，作者苏颂认为，在古方中提到的术为白术。宋代白术的产地比较靠近今天白术的产地，植物形态与今日的白术比较接近。其文曰："[术]陶注《本草》云：白术叶大而有毛，甜而少膏；赤术细苦而多膏是也。其生平地而肥，大于众者，名杨枹蓟，今呼之马蓟。然则杨枹即白术也。今白术生杭、越、舒、宣州高山岗上，叶叶相对，上有毛，方茎，茎端生花，淡紫碧红数色，根作桠生，二月、三月、八月、九月采根，曝干。以大块紫花者为胜，又名乞力伽。凡古方云术者，乃白术也，非谓今之术矣。"

宋代寇宗奭所著的《本草衍义》中将白术附在苍术条目中，说明宋代的医家已经开始区分白术和苍术，并且在功效上也体现了两者的不同，如寇宗奭认为平胃散中应使用苍术，而非白术。根据本书记载当时苍术是主流，而白术因为稀少反而受到医家的追捧。其文曰："[白术]粗促，色微褐，气味亦微辛，苦而不烈。古方及《本经》只言术，未见分其苍白二种也。只缘陶隐居言术有两种。自此人多贵白者。今人但贵其难得，惟用白者，往往将苍术置而不用。如古方平胃散之类，苍术为最要药，功尤速。殊不详《本草》元无白术之名，近世多用，亦宜两审。"

金元时期的《医学启源》将白术与苍术分开记载。引《主治秘要》对白术功效的总结，大部分记载与今日白术功效有重合之处。其文曰："[白术]……《主治秘要》云：性温，味微苦，气味俱薄，浮而升阳也。其用有九：温中一也；去脾胃中湿二也；除脾胃热三也；强脾胃，进饮食四也；和脾胃，生津液五也；主肌热六也；治四肢困倦，目不欲开，怠惰嗜卧，不思饮食七也；止渴八也；安胎九也。"

元代的《汤液本草》也记载一开始并无苍、白术之分。书中记载了张元素对白术的观点，认为白术和苍术功效有类似之处，只不过苍术味厚。其文曰："洁古云：温中去湿，除热，降胃气，苍术亦同，但味颇厚耳，下行则用之。甘温补阳，健脾逐水，寒淫所胜，缓脾生津去湿，渴者用之。……洁古又云：非白术不能去湿，非枳实不能消痞。除湿利水道，如何是益津液？……《本草》在术条下，无苍、白之名，近多用白术治皮间风，止汗消痞，补胃和中，利腰脐间血。通水道，上而皮毛，中而心胃，下而腰脐，在气主气，在血主血。"

明代的《本草品汇精要》记载了白术的道地产区在杭州于潜，今天在"浙八味"中仍有白术的地位。品质以白而坚硬，少油者为好。功效主要为除湿健脾。其文曰："[白术]【道地】杭州於潜佳。……【用】根坚白、不油者为好。【质】类生姜而皮粗皱。【色】土褐。【味】甘。【性】温、泄、缓。【气】味厚气薄，阴中阳也。【臭】香。【主】除湿健脾。"

明代的《本草蒙筌》记载白术以浙江产者为佳，而且将其分为两种，一种叫浙术，另一种叫歙术，歙术较浙术更佳。其文曰："[白术]味苦、甘、辛，气温。味厚气薄，可升可降，阳中阴也。无毒。浙术种平壤，颇肥大，由粪力滋溉；歙术产深谷，虽瘦小，得土气充盈。采根秋月俱同，制度烘曝却异。浙者大块旋曝，每润滞油多；歙者薄片顿烘，竟干燥白甚。凡用惟白为胜，仍觅歙者尤优。"

明代李时珍在《本草纲目》中将术分为白术与苍术，据他考证苍术为山蓟，白术为枹蓟。因扬州附近白术多，所以白术叫杨枹或枹蓟，当时又叫吴术。古书言术为吃力伽是西域的称呼，白术以白而非肥为佳，植物形态与今日的白术相同。其文曰："[术]按《六书本义》，术字篆文，象其根干枝叶之形。《吴普本草》一名山芥，一名天蓟。因其叶似蓟，而味似姜、芥也。西域谓之吃力伽，故《外台秘要》有吃力伽散。扬州之域多种白术，其状如枹，故有杨枹及枹蓟之名，今人谓之吴术是也。枹乃鼓槌之名。古方二术通用，后人始有苍、白之分，详见下。……苍术，山蓟也，处处山中有之。苗高二三尺，其叶抱茎而生，梢间叶似棠梨叶，其脚下叶有三五叉，皆有锯齿小刺。根如老姜之状，苍黑色，肉白有油膏。白术，枹蓟也，吴越有之。人多取根栽莳，一年即稠。嫩苗可茹，叶稍大而有毛。根如指大，状如鼓槌，亦有大如拳者。彼人剖开曝干，谓之削术，亦曰片术。陈自良言白而肥者，是浙术；瘦而黄者，是幕阜山所出，其力劣。昔人用术不分赤白。自宋以来，始言苍术苦辛气烈，白术苦甘气和，各自施用，亦颇有理。并以秋采者佳。春采者虚软易坏。嵇含《南方草木状》云：药有吃力伽，即术也。濒海所产，一根至数斤者，采饵尤良。"

明末的《本草原始》记载了白术的植物形态，三种不同种类的白术，有云头术、狗头术、鸡腿术，皆以白色为佳。其文曰："[白术]始生郑山山谷，汉中南郑。春生苗，青色无桠。茎作蒿干状，青赤色。长三二尺以来。夏开花紫碧色，或黄白色，似刺蓟花，故《本经》载名山蓟。根类姜，故《别录》名山姜。扬州之域多种白术，状如枹，故一名杨枹。枹乃鼓槌之名。按《六书本义》，术字篆文，象其根干枝叶之形。……云头术生平壤，形虽肥大，由粪力故也，易生油。狗头术、鸡腿术虽瘦小，得土气充足也，甚燥白。凡用不拘州土，惟白为胜。"

明末清初的《药镜》称白术为"胃脾之功臣""湿热之苕帚（古代的清洁

用具）"。其文曰："[白术]白术之为性也，惟其纳食，所以止吐，胃脾之功臣；惟其行痰，所以敛汗，湿热之苦幕。利小便而肿退，实大腑而泻停。"

清代陈士铎在《本草新编》中提出白术虽能健脾燥湿，但滥用白术会损耗人体津液，对于白术的分析独辟蹊径，很有见地。其文曰："[白术]或问白术健脾去湿，为后天培土圣药，真缓急可恃者也。虽然人知白术益人，而不知白术之损人也。白术利水，则其性必燥。世人湿病，十居其四，而燥症十居其六。肺气之燥也，更用白术以利之，则肺气烁尽津液，必有干嗽之忧；胃气之燥也，更用白术以利之，则胃气炎蒸津液，必有口渴之虑；脾气之燥也，更用白术以利之，则脾气焦枯津液，必有肠结之苦。盖宜于湿者，不宜于燥也。去湿既受其益，则添燥安得不受其损哉。"

清代《本草备要》记载浙江产的白术最佳，又叫云头术，宣、歙（宣州、歙县均在安徽省）产的狗头术不如云头术。其文曰："[白术]肥白者出浙地，名云头术；燥白者出宣、歙，名狗头术，差胜于浙。"

清代《本经逢原》将白术分为云术、台术、狗头术，同时记载经过不同方法炮制的白术功效的区别。其文曰："[白术]一名山姜。甘，温，无毒。云术肥大气壅。台术条细力薄，宁国狗头术皮赤稍大，然皆栽灌而成，故其气浊，不若於潜野生者气清，无壅滞之患。入诸补气药，饭上蒸数次用；入肺胃久嗽药，蜜水拌蒸；入脾胃痰湿药，姜汁拌晒；入健脾药，土炒；入泻痢虚脱药，炒存性用；入风痹痰湿利水破血药，俱生用。"

清代《本草从新》记载白术分为野白术和种白术两种。优质的野白术产于浙江於潜，又称天生术。其次产于安徽宣、歙，称狗头术。种白术产于浙江台州燕山及江西。野白术与种白术在功效上是有区别的。其文曰："[野白术]产於潜者最佳，今甚难得，即浙江诸山出者，俱可用，俗称为天生术。有鹤颈甚长，内有朱砂点，术上有须者尤佳，以其得土气厚。须乃其余气也。其次出宣、歙者，名狗头术。……[种白术]止可用以调补常病之虚者，及病后调理脾胃。若生死关头，断难恃以为治。阴虚燥渴，肝肾有筑筑动气者，勿服。产浙江台州燕山。亦以冬月采者为佳。并无鹤颈与须，反肥大于野术，熬膏良（云术形长大，性燥劣，人或切片以杂之）。江西白术，其形甚小，与浙江野术相似，虽有鹤颈而甚短。其体坚实。其味苦劣（如野术不可得，唯用台术为稳，余俱不可用）。"

清代《本草纲目拾遗》也对野生白术的稀缺有记载，产于於潜，以县治后鹤山产者为最佳，又叫於术。其性状如鹤颈鹤头，据金世元先生考证，这种鹤颈鹤头的白术在中华人民共和国成立后已灭绝。其文曰："[於术]即野术之产於潜者，出县治后鹤山者为第一，今难得，价论八换。其形有鹤颈鹤头，羽翼足俱全，皮细带黄，切开有朱砂点，其次出北乡，皮色带黑不黄。茅翼云：产徽州者皆种术，俗称粪术。乃粪力浇灌大者，肥而无鹤颈。野生者名天生术，形小，有鹤颈甚长，内有朱砂点，术上有须者尤佳，以得土气厚也。於术亦野生，出於潜，产县治龙脉土上者，其内点真似朱砂，猩红如洒血。鹤颈肉芦干之清香，产他处，内或无点纯白，或有黄点，总不及龙脉上产者为上品。冬月采取，形味方全。一种江西术，其形甚小，与野术相似，虽有鹤颈而甚短，其体坚实，其味苦劣，不可用。"

清代《本草求真》称白术为"脾脏补气第一要药"，善补脾阳。可治疗风寒湿痹，同时将补脾药做了比较，也提到了苍术。其文曰："[白术]味苦而甘，既能燥湿实脾，复能缓脾生津。且其性最温，服则能以健食消谷，为脾脏补气第一要药也。……盖补脾之药不一。白术专补脾阳。""生则较熟性更鲜补不滞腻，能治风寒湿痹。及散腰脐间血。并冲脉为病，逆气里急之功。……非若山药止补脾脏之阴，甘草止缓脾中之气，而不散于上下，俾血可生，燥症全无。苍术气味过烈，散多于补。人参一味冲和，燥气悉化。补脾而更补肺。所当分别而异视者也。"

清代的《本草便读》记载白术产浙江、安徽等地，以於潜野生品为最佳，当地人会种植白术，采收季节在冬天，因此又叫冬术，为补脾正药，这与今日观点一致。其文曰："[白术]白术产浙江、安徽等处。以於潜野生者为佳。土人皆用种法种之。冬采者为冬术。以冬令则精华汇聚于根也。为补脾之正药。"

民国时期的《医学衷中参西录》记载了白术与其他药物的配伍关系，张锡纯以白术属土的五行理论解释其药性。其文曰："白术性温而燥，气香不窜，味苦微甘微辛。善健脾胃，消痰水，止泄泻。治脾虚作胀，脾湿作渴，脾弱四肢运动无力，甚或作疼。与凉润药同用，又善补肺；与升散药同用，又善调肝；与镇安药同用，又善养心；与滋阴药同用，又善补肾。为其具土德之全，为后天资生之要药。故能于金、木、水、火四脏，皆能有所补益也。"

民国时期曹炳章在《增订伪药条辨》中记载："白术种类甚多，云术肥大气壅，台术条细力薄，宁国狗头术，皮赤稍大，皆栽灌而成，故其气甚浊，却少清香之味。当以浙江於潜野生者，名於术，为第一。"民国时期仍以野生於术为最佳，天生野於术，体轻，质瘦小，性糯，味甘，色紫，皮细宽而层叠，芦软而圆，有凤头鹤颈之相，切开有朱砂斑点，气甚香。当时有商家以江西种术来冒充野生於术。此外，白术还有纽扣术、冬术、带叶术、茅术、毛术等众多品种。

《药材资料汇编》里将白术定为菊科，以浙江为主产地。浙、皖、闽、赣四省毗邻山地和湘赣毗邻山地都有生产，大多数都是家种，但亦有野生。以浙江东阳、磐安、新昌、嵊州为中心，其四周邻县如永康、缙云、仙居、天台、宁海、奉化都有出产，以上统称浙东白术，产品相仿；浙西余杭、小孤山、闲林埠一隅山地，亦有小量栽培，其品质特佳，称为杭白术，主销大城市大药铺，较为著名。冬术系白术生晒而来，又叫生晒术，以冬天太阳晒干，需时很久，一时不易干燥（鲜子以四斤干一斤）。做冬术的原料，多取奉化、东岙、西岙和宁海朱岙所产的白术，因该地所产之货质嫩筋少，东阳、新昌之货如短壮、有如意头者亦可做，在当地切成术片，叫冬术片，取干较易，色泽较佳。余杭鲜术，名叫泡贡，以鲜货出售，主销上海大药铺，由药铺自己加工，制成冬术配方。功效为健脾、润肠。此外，白术还可分为平江术、江西术、徽术、太原术、紫皮术、飞子术、於术、带叶术。其中历来被古代医家视为珍品的於术产地在浙江於潜天目山，深山野生，其形细瘦弯曲，如鹤形，叫鹤形野术，外皮红润光泽，内心有朱砂点，味极清香，现在产量很稀少，市上绝见。但这些种白术性能效用相似，能补脾和中，补气活血。

1977年版《中华人民共和国药典》并未细分白术种类，来源为菊科植物白术的干燥根茎。以个大、质坚实、断面色黄白、香气浓者为佳。功效为健脾燥湿。用于脾虚食少，腹胀，腹泻，痰饮眩晕，水肿，胎动不安。

1994年版《上海市中药炮制规范》中记载的白术来源与1977年版《中华人民共和国药典》一致。但有两个通用名称，台术和烘术。在处方应付中，写白术、炒白术、焦白术、炙白术均付麸炒白术。能健脾益气，燥湿利水，止汗，安胎。适用于脾虚食少，腹胀泄泻，痰饮眩悸，水肿，自汗，胎动不安等症。白术的不同炮制品，所体现的功效也各有特点。生品长于燥湿，消痰利水；麸炒长于健脾燥湿；制用减弱其燥性；炒炭善于止泻。

2008年版《上海市中药饮片炮制规范》中白术的习用名称有七个，为台术、於术、生晒术、冬术、冬白术、晒白术、烘术。在处方应付中，写白术、炒白术、焦白术、炙白术均付蜜麸炒白术，与1994年版《上海市中药炮制规范》中的麸炒不同，而为蜜麸炒。

《金世元中药材传统鉴别经验》中白术的别名为贡白术。主产于浙江的磐安（新渥镇、冷水镇、深泽镇等）、东阳（千祥镇等）、新昌（沙溪镇等）、嵊州；毗邻的仙居、天台、义乌、奉化、缙云等市、县亦有部分出产，统称浙白术。其中以磐安、东阳、新昌、嵊州的产品质量为最佳，销往全国及出口，为浙江著名的道地药材之一。品质以个大、质坚实、断面黄白色、香气浓者为佳。注意个大体轻、表面光滑无皱纹者多为火大炕空，质次。此外，还记载了浙东白术、冬术、鹤形於术、金钱於术和种术。其中鹤形於术、金钱於术和种术这三种於术原产于浙江於潜县，与古籍所记载一致。在中华人民共和国成立后该货源均已断绝。为了解决该药的货源问题，20世纪50年代采用新昌、嵊州等地的白术种子，引种浙江於潜县进行种植，用生晒方法加工者称为於术，但本品自20世纪60年代起亦绝迹。

2018年版《临证方药量效求真》对于白术的用量提出与常规不同的观点，在2015年版《中华人民共和国药典》中白术的常规剂量在6~12g，但据此书查阅文献来看，白术用量30g以下，偏于取其甘温益气之旨，轻清外浮以助表阳，以补为主，可益气健脾；用至30g以上则以通利为主，可治疗功能性便秘。现代研究表明，白术有增强人体免疫功能、抗炎、镇痛、抗肿瘤等作用。

【按　语】白术别名有很多，今天我们常用的有於（于）术、於（于）白术、台术、鸡腿术、狗头术、冬术、冬白术等。与之区别的是苍术。

秦汉时期是不区分白术与苍术的，统称为术，南北朝时期陶弘景开始对白术和赤术进行了区分，但记载比较模糊。这个情况延续至宋代。元代开始白术成为医家用药的主流。在本草古籍中，历代医家都十分推崇浙江野生於潜白术，这种白术形如鹤颈鹤头，切开有朱砂斑点，气甚香。但由于药材资源的过度开发以及不科学的采挖，导致此品种的野生数量不断减少乃至绝迹，因此阅读古籍时对于白术的疗效记载需要结合现代的具体情况加以思考。

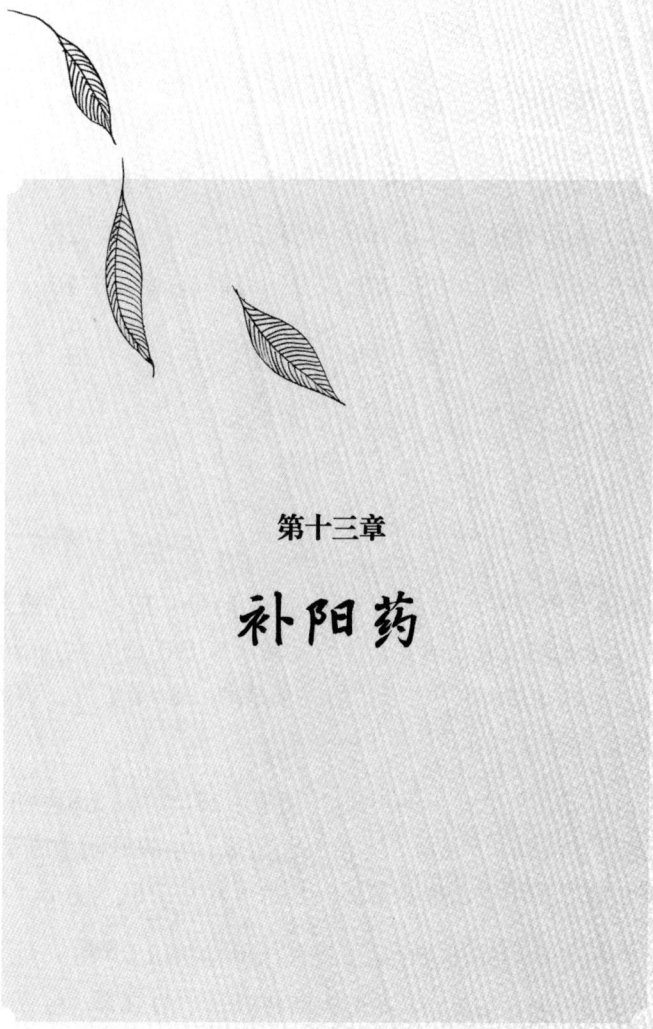

第十三章

补阳药

第一节
巴戟天

【来　源】根据 2020 年版《中华人民共和国药典》，本品为茜草科植物巴戟天的干燥根。全年均可采挖，洗净，除去须根，晒至六七成干，轻轻捶扁，晒干。

【性味归经】甘、辛，微温。归肾、肝经。

【功　效】补肾阳，强筋骨，祛风湿。

【溯　源】巴戟天首载于《神农本草经》，但是《神农本草经》中无巴戟天的植物形态或详细的产地记载，其性味功效与今日巴戟天的功效类似。其文曰："[巴戟天]味辛，微温，无毒。治大风邪气，阴痿不起，强筋骨，安五脏，补中，增志，益气。生山谷。"

《名医别录》记载了巴戟天的产地以及药用部位，但无植物形态的记载。其文曰："[巴戟天]味甘，无毒。主治头面游风，小腹及阴中相引痛，下气，补五劳，益精，利男子。生巴郡及下邳。二月、八月采根，阴干。"

南朝梁代的《本草经集注》记载了巴戟天的性状以及修治方法，产地相较《名医别录》更为具体，为建平（今重庆市巫山县）与宜都（今湖北宜都市西北），大体属于巴蜀地区。其文曰："[巴戟天]今亦用建平、宜都者，状如牡丹而细，外赤内黑，用之打去心。"

唐代的《药性论》记载巴戟天的功效以补益为主。其文曰："[巴戟天]使。能治男子夜梦鬼交泄精，强阴，除头面中风，主下气，大风血癞。病人虚损，加而用之。"

唐代的《新修本草》记载了巴戟天的植物形态，并称巴戟天苗为三蔓草。

叶像茗，入冬不枯。巴戟天根连珠样，嫩根白紫色，根部肉厚者为良，其药用部位亦为根。其文曰："巴戟天苗，俗方名三蔓草。叶似茗，经冬不枯，根如连珠，多者良，宿根青色，嫩根白紫，用之亦同。连珠肉厚者为胜。"

五代时期的《日华子本草》记载巴戟天别名为不凋草。其文曰："[巴戟天]味苦，安五脏，定心气，除一切风，治邪气，疗水肿。又名不凋草，色紫如小念珠，有小孔，子坚硬难捣。"

宋代的《本草图经》中，巴戟天的产地较前代有所增加，品质也以连珠肉厚者为佳，与《新修本草》一致。当时方家所用巴戟天以色紫为良。与此同时，此书中也记载了巴戟天当时存在伪品及混淆品，并且不同地区出现的伪品、混淆品也不同。其文曰："巴戟天，生巴郡及下邳山谷，今江淮、河东州郡亦有之，皆不及蜀川者佳。叶似茗，经冬不枯，俗名三蔓草，又名不凋草。多生竹林内。内地生者，叶似麦门冬而厚大，至秋结实。二月、八月采根，阴干。今多焙之。有宿根者青色，嫩根者白色，用之皆同，以连珠肉厚者胜。今方家多以紫色者为良。蜀人云：都无紫色者。彼方人采得，或用黑豆同煮，欲其色紫，此殊失气味，尤宜辨之。一说蜀中又有一种山律根，正似巴戟，但色白。土人采得，以醋水煮之乃紫，以杂巴戟，莫能辨也。真巴戟，嫩者亦白，干时亦煮治使紫，力劣弱，不可用。今两种市中皆是，但击破视之，其中紫而鲜洁也，伪也：真者击破，其中虽紫，又有微白，糁如粉色，理小暗也。"

宋代的《本草衍义》也记载了巴戟天有造假情况，关于巴戟天的"小孔"一说，作者寇宗奭也做了相应的解释。其文曰："[巴戟天]本有心，干缩时，偶自落，或可以抽摘，故中心或空，非自有小孔子也。今人欲要中间紫色，则多伪，以大豆汁沃之，不可不察。外坚难染，故先从中间紫色。"

明代的《本草约言》记载了巴戟天的功效，以补肾、散风邪为主。其文曰："[巴戟]甘温补肾家虚寒为最，辛兼润肺而散风邪。"

明代的《本草蒙筌》记载巴戟天的产地仍以巴蜀地区为优。别名则从三蔓草改为二蔓草，另一个不凋草未有改动，植物形态与《本草图经》记载类似，用药优选"肉厚连珠"者。其文曰："[巴戟天]味辛、甘，气微温。无毒。江淮虽有，巴蜀独优。多生深谷茂林，叶厚凌冬不瘁。故俗名二蔓草，又名不凋草也。凡入药剂，采根阴干。宿根色青，嫩根色白。用之功相若，但选肉厚连珠。"

明代的《本草纲目》延续了历代本草对巴戟天的记载。李时珍记载了明代的炮制方法，曰："[巴戟天]今法：惟以酒浸一宿，锉焙入药。若急用，只以温水浸软去心也。"

明代的《本草原始》未收录二蔓草或三蔓草别名，只收录了不凋草这个别名，巴戟天的产地在逐渐扩大，关于植物形态和辨别真伪则与历代本草描述类似。其文曰："[巴戟天]生巴郡及下邳山谷，今江淮、河东州郡亦有之。根如连珠，宿根青色，嫩根白色，老根紫色。其叶似茗，经冬不凋，故《日华子》大明序集诸家本草名不凋草。……今方家多以紫色者为良。蜀人云都无紫色者，采时或用黑豆同煮，欲其色紫，殊失气味，尤宜辨之。又有一种山葎根，正似巴戟，但色白。土人采得，以醋水煮之，乃以杂巴戟，莫能辨也。但击破视之，中紫色而鲜洁者，伪也。其中虽紫，又有微白，掺有粉色，而理小暗者，真也。"

明末清初的《本草乘雅半偈》指出巴戟天中的"天"字并非随意取之，而是契合了中医理论。其文曰："不曰巴戟地，而曰巴戟天，虽似弄巧，实出至理。如是乃可合天有八风，经有五风，御五位，触五脏也。"

清代的《本经逢原》记载了巴戟天的道地产地为四川，其严冬不枯的特性与历代本草记载一致。其文曰："[巴戟天]辛、甘，微温，无毒。酒浸去心，焙用。川产者良。……巴戟天严冬不凋，肾经血分及冲脉药也。"

清代《本草从新》中提出了巴戟天的用药禁忌。其文曰："[巴戟天]阴虚而相火炽真也，忌服。根如连珠，击破，中紫而鲜洁者，伪也。中虽紫，微有白掺粉色而理小暗者，真也。蜀产佳。"

清代的《本草便读》对于巴戟天的性状描述采用了《本草经集注》的说法，为"状如牡丹"。功效与禁忌和今日观点基本一致。其文曰："巴戟天，其根状如牡丹，而结细过之，外赤内黑，去心用。专治肝肾阳虚，补而不滞，宣而不燥。故凡一切风寒湿痹于下焦腰膝诸证，皆可治之。其气味甘温之中，略兼辛苦，色紫质重，其功可想。观巴戟之用，为下焦肝肾血分之药，能补阴中之阳。若阴中真水不足而相火旺者不宜用。以其味兼辛苦气温，非纯静之药耳。"

民国时期的《增订伪药条辨》中，巴戟天的产地除四川产的之外增加了广东、江西和浙江。其中四川蜀地产者最佳。广东产的肉厚，骨细，色紫，心白。江西产的骨粗，肉薄。浙江宁波宁海县产的叫连珠巴戟。在当时有用山豆根冒充巴戟天的情况。

《药材资料汇编》里所记载巴戟天的来源为玄参科植物，而非现代的茜草科，但是在书中备注当时的《药学大辞典》中记载巴戟天来源为茜草科植物。在《药材资料汇编》中巴戟天的性状描述为："其地下根茎，连珠形肥厚肉质，中有坚硬细心。叶有柄，披针形，全缘如波状。初夏开黄花，不整齐总状花序。药用根部。"与古代所描述的巴戟天比较接近。但产地却不再以四川为主，而以广东西江盛产，德庆、肇庆、禄步最集中，且多为家种，品质优良；清远、罗定、郁南（都城）多系野生，质较差；东江、兴宁、五华、大埔产量亦不少，多系野生，品质不及西江货佳；其他如广西百色、凤山、东兰等处亦有野生，品质更次。功效为温肾益精，祛风治湿。

1977年版《中华人民共和国药典》中，巴戟天的来源为茜草科植物，与2015年版《中华人民共和国药典》一致。其药材性状为扁圆柱形，略弯曲，长短不等，直径1~2cm，表面暗灰色，具纵纹及横裂纹，有的皮部横向断离露出木心，形似连珠。质硬，肉厚易剥落，断面皮部紫色或淡紫色，木部齿轮状，黄棕色或黄白色。无臭，味甘而微涩。以条粗壮、连珠状、肉厚色紫者为佳。功能与主治为补肾阳，强筋骨，用于腰膝无力，关节酸痛，少腹冷痛，阳痿，遗精。

1984年版《福建省三明市名老药工炮制经验集》中，记载了在当地曾经有以茜草科植物羊角藤的根或根皮作巴戟天入药的情况。原书引文献记载，羊角藤虽亦能治疗肾虚腰疼，但补肾阳、壮筋骨之力远不及巴戟天，虽亦能祛风湿，但不如巴戟天常用，故建议二者分别入药。

2008年版《上海市中药饮片炮制规范》中巴戟天的习用名称为巴戟肉。药材性状与2015年版《中华人民共和国药典》大致类似，为呈扁圆形或圆柱形不规则的段状，直径0.5~2cm。表皮灰褐色至黑褐色，具纵皱纹及横皱纹，有的可见横裂纹。切面淡紫色至黑褐色。质坚。气微，味微甜，略带涩。性味功效与2015年版《中华人民共和国药典》一致。

《中药鉴定学》（康廷国主编，2016年）中认为《神农本草经》《新修本草》所说的三蔓草难以考证，且古代所用巴戟天非现代所用品种。教材中还重点记载了几种常见的巴戟天混淆品。有茜草科植物羊角藤的根，在广东、福建和江西称建巴戟；茜草科植物假巴戟（副巴戟）的根；木兰科植物铁箍散的根及茎藤，称香巴戟，在四川、贵州少数地区误用作巴戟天；茜草科植物四川虎刺的根，或叫恩施巴戟，在湖北恩施地区作巴戟天入药。

《中药材商品规格等级标准汇编》中记载川巴戟有三个来源，一为木防己的根，在四川部分地区用作山豆根；二为白木通的根，即土巴戟；三为铁箍散的根。铁箍散与《本草图经》所载归州巴戟天图基本相同。本书中记载：《四川常用中草药》《四川省中草药标准》等资料中均将铁箍散以香巴戟的名称收载。1958年，侯宽昭将市场使用广泛的茜草科巴戟天正式命名。《中华本草》《现代中药材商品通鉴》、历版药典均将茜草科巴戟天作为正品。巴戟天的品质以条粗大而且呈连珠状、肉厚、色紫质软、内心木部细、味微甜、无蛀虫、体干者为佳，条细瘦、肉薄、木心大、色灰者则质次。

【按　语】建巴戟、香巴戟、土巴戟、川巴戟、铁箍散等均非巴戟天，但有作巴戟天的伪品的情况。

巴戟天自古就有伪品存在，其产地的变迁也是一个重要因素，直到1958年侯宽昭经过市场调查确立以茜草科植物巴戟天为正品，才将巴戟天来源固定下来。

第二节

淫羊藿

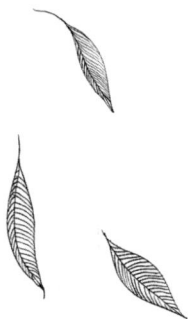

【来　源】根据 2020 年版《中华人民共和国药典》，本品为小檗科植物淫羊藿、箭叶淫羊藿、柔毛淫羊藿或朝鲜淫羊藿的干燥叶。夏、秋季茎叶茂盛时采收，晒干或阴干。

【性味归经】辛、甘，温。归肝、肾经。

【功　效】补肾阳，强筋骨，祛风湿。

【溯　源】淫羊藿始载于《神农本草经》，在此书中记载淫羊藿的性味为辛，寒，无毒，与今日淫羊藿的性味不同。但功效与今日所用淫羊藿基本一致。其文曰："[淫羊藿]一名刚前。味辛，寒，无毒。治阴痿，绝伤，茎中痛，利小便，益气力，强志。生山谷。"

《名医别录》记载了淫羊藿的功效，但与《神农本草经》有相左之处。值得注意的是，此书记载"丈夫久服，令人无子"。书中还记载了淫羊藿的产地为"上郡阳山"，但笔者未考证出其具体位置。其文曰："[淫羊藿]无毒。主坚筋骨，消瘰疬，赤痈，下部有疮，洗出虫。丈夫久服，令人无子。生上郡阳山。"

南朝梁代陶弘景所著的《本草经集注》对淫羊藿的药名作了解释。西川北部有淫羊，一天能交合百次，就是因为吃了这种草所导致的，曰："[淫羊藿]西川北部有淫羊，一日百遍合，盖食藿所致，故名淫羊藿。"后世多部本草书籍都沿用了该说法。在功效方面也有"丈夫久服，令人无子"的记载。

唐代的《药性论》对淫羊藿记载甚简略，性味为味甘平，与《神农本草经》记载的辛寒并不相同，功效也只记载了坚筋骨。其文曰："[淫羊藿]亦可单用，味甘，平。主坚筋益骨。"

唐代的《新修本草》淫羊藿条目下【谨案】中记载了淫羊藿的植物形态，与今日淫羊藿类似。此外，还记载了后世一直沿用的淫羊藿别名仙灵脾。在正文功效部分与《名医别录》和《本草经集注》大致相同，但其所述"令人有子"则与两书相反。其文曰："［淫羊藿］丈夫久服，令人有子。""此草，叶形似小豆而圆薄，茎细亦坚，所在皆有，俗名仙灵脾者是也。"

五代时期的《日华子本草》以仙灵脾为正名记载，还记载了黄连祖、千两金、干鸡筋、放杖草、弃杖草等别名。功效方面则更为详细。其文曰："［仙灵脾］紫芝为使，得酒良。治一切冷风劳气，补腰膝，强心力，丈夫绝阳不起，女人绝阴无子，筋骨挛急，四肢不任，老人昏耄，中年健忘。又名黄连祖、千两金、干鸡筋、放杖草、弃杖草。"

宋代的《本草图经》中，淫羊藿的产地有所增加，也记载了淫羊藿的植物形态，药用部位为根与叶，与今日有所不同。但无性味、功效的记载。其文曰："［淫羊藿］俗名仙灵脾。生上郡阳山山谷，今江东、陕西、泰山、汉中、湖湘间皆有之。叶青似杏，叶上有刺；茎如粟秆；根紫色有须；四月开花白色，亦有紫色，碎小独头子；五月采叶，晒干。湖湘出者，叶如小豆，枝茎紧细，经冬不凋，根似黄连。关中俗呼三枝九叶草，苗高一二尺许，根叶俱堪使。"

明代的《救荒本草》同样记载了淫羊藿的植物形态及产地，除了沂州淫羊藿有所存疑，其余大致与《本草图经》一致，但性味却记载了两种，性寒与性温并存。别名与历代本草记载相同。其文曰："［仙灵脾］本草名淫羊藿，一名刚前，俗名黄连祖、千两金、干鸡筋、放杖草、弃杖草，俗又呼三枝九叶草。生上郡阳山山谷，及江东、陕西、泰山、汉中、湖湘、沂州等郡，并永康军皆有之，今密县山野中亦有。苗高二尺许。茎似小豆茎，极细紧。叶似杏叶颇长，近蒂皆有一缺；又似绿豆叶，亦长而光。稍间开花，白色，亦有紫色花，作碎小独头子。根紫色有须，形类黄连状。味辛，性寒，一云性温，无毒。生处不闻水声者良。薯蓣、紫芝为之使。"

明代的《本草蒙筌》中淫羊藿性味为辛，寒，记载了用羊油脂炮制淫羊藿的方法。其文曰："［淫羊藿］味辛，气寒。无毒。茎细而坚，叶圆而薄。所在俱有，凌冬不凋，俗呼为三枝九叶草也。但生处不闻水声者为美，凡采制须先酒浸过曝干。锉碎对拌羊脂。火炒脂尽为度。羊食贪合，故此著名。治男子绝阳不兴，治女人绝阴不产。却老景昏耄，除中年健忘。益骨坚筋，增力强志。久服有损，明载《本经》。"

明代的《本草纲目》中，李时珍认为淫羊藿为味甘气香，性温不寒，对植物形态的描述也颇为详细，并且还解释了淫羊藿之"藿"名和其他别名的由来。其文曰："［淫羊藿］豆叶曰藿，此叶似之，故亦名藿。仙灵脾、千两金、放杖、刚前，皆言其功力也。鸡筋、黄连祖，皆因其根形也。柳子厚文作仙灵毗，入脐曰毗，此物补下，于理尤通。""生大山中。一根数茎，茎粗如线，高一二尺。一茎二桠，一桠三叶。叶长二三寸，如杏叶及豆藿，面光背淡，甚薄而细齿，有微刺。""淫羊藿味甘气香，性温不寒，能益精气，乃手足阳明、三焦、命门药也，真阳不足者宜之。"

清代的《本草备要》沿用了《本草纲目》的说法，曰："［淫羊藿］辛香、甘，温。入肝肾。补命门。"

清代的《本经逢原》记载淫羊藿味辛、性温，可用羊脂和酒进行炮制，曰："［淫羊藿］一名仙灵脾。辛，温，无毒，羊脂或酒炒用。"

清代的《本草求真》中记载了淫羊藿"久服无子"的缘由，其性味为辛、香、甘、温。其文曰："［淫羊藿］辛香甘温，诸书皆载能治男子绝阳不兴，女子绝阴不产，且能治冷风劳气、四肢麻木不仁、腰膝无力。""至云久服无子，恐其阳旺多欲，精气耗散，无他故也。"

清代的《质问本草》记载淫羊藿仅用叶，不再使用根与茎，其性温暖，能补肾经。其文曰："［淫羊藿］观此种，名为淫羊藿，其性温暖。能治助阳补阴，其叶去针可用，此是药也。系中国之淫羊藿，第中国用叶，余无他见。淫羊藿，大兴阳道，能补肾经，用叶，茎、根不用。"

清代的《本草便读》认为淫羊藿为辛温之品，可治一切下焦风寒湿痹病，而其温阳作用强于巴戟天与肉苁蓉，因此容易伤阴。其文曰："［淫羊藿］一名仙灵脾。辛温之性。峻补命门之火。故凡下焦一切风寒湿痹之病。皆可治之。惟阴虚阳胜者，不宜服耳。此药仅助火益阳。虽能补命门，然香燥之品，极易伤阴。较巴戟、苁蓉过之。"

民国时期的《药材资料汇编》中又将淫羊藿性味归于"辛寒"，以梗细、叶大有刺齿者为佳。性能效用方面为有壮阳作用，可治阴痿、绝阳、神经衰弱、健忘症，并且能益气力、坚筋骨。

1977 年版《中华人民共和国药典》中收录的淫羊藿来源为小檗科植物淫羊藿、箭叶淫羊藿、朝鲜淫羊藿的干燥地上部分，以叶多、色黄绿者为佳，性味为辛、温。

2005 年版《中草药与民族药药材图谱》记载了一种巫山淫羊藿，但从功效性味判断，笔者认为其与淫羊藿并非同一种药材，并且在 2015 年版《中华人民共和国药典》中，巫山淫羊藿与淫羊藿是分开记载的。此书记载的巫山淫羊藿性味为甘、淡、寒。功效为清热除烦，利尿。用于热病烦渴，小便赤涩淋痛，口舌生疮。

在 2008 年版《上海市中药饮片炮制规范》中，淫羊藿来源包括了巫山淫羊藿，与 2020 年版《中华人民共和国药典》的来源有差异。其习用名称为仙灵脾，与古籍记载一致。性味归经为辛、甘，温。归肝、肾经。

【按　语】淫羊藿比较常见的别名有仙灵脾。巫山淫羊藿并不是我们平时用的淫羊藿，这一点需要注意。同时古籍上写的三枝九叶草可能为今日的箭叶淫羊藿。

淫羊藿从古至今，性味有过几次变化，但从功效方面来看，几乎没什么大的改变。至于到底性寒，还是性温，存疑待考，笔者自己亲身试药，感觉淫羊藿的药性并不燥热。

现今淫羊藿的炮制品主要为炙淫羊藿，也就是用羊油脂炮制，每 100kg 淫羊藿丝，用羊油脂（炼油）20kg。取羊脂油置锅内加热熔化，加入淫羊藿丝，用文火加热，炒至微黄色取出晾凉。羊脂油甘热，能温散寒邪，补肾助阳，协同增强淫羊藿温肾助阳的作用。

第三节
沙苑子

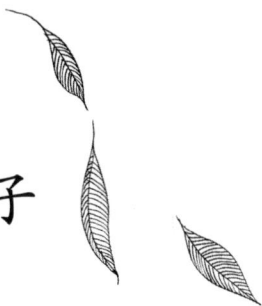

【来　源】根据 2020 年版《中华人民共和国药典》，本品为豆科植物扁茎黄芪的干燥成熟种子。秋末冬初果实成熟尚未开裂时采割植株，晒干，打下种子，除去杂质，晒干。

【性味归经】甘，温。归肝、肾经。

【功　效】补肾助阳，固精缩尿，养肝明目。

【溯　源】沙苑子最早记载于宋代的《本草图经》，书中沙苑子的名字为白蒺藜，且"生于同州沙苑"。由于《神农本草经》就有蒺藜之名，为了区别两种蒺藜，《本草图经》中特别指出"然古方云蒺藜子，皆用有刺者，治风明目最良"，强调蒺藜外形有刺，而沙苑子外形无刺。

在《本草纲目》中李时珍又将《名医别录》《本草图经》《本草衍义》中的蒺藜和沙苑子做了一次完整的梳理。其文曰："[蒺藜]蒺藜叶如初生皂荚叶，整齐可爱。刺蒺藜状如赤根菜子及细菱，三角四刺，实有仁。其白蒺藜结荚长寸许，内子大如脂麻，状如羊肾而带绿色，今人谓之沙苑蒺藜。以此分别。"同时在蒺藜一条中还收录了白蒺藜，白蒺藜的主治是"补肾，治腰痛泄精，虚损劳乏"。李时珍还做了注解，曰："古方补肾治风，皆用刺蒺藜。后世补肾多用沙苑蒺藜。"说明李时珍的时代称白蒺藜为沙苑子，同时当时已经比较清晰地认识到沙苑子的补益效果要强于蒺藜。

清代的《本经逢原》记载："[沙苑蒺藜]产沙苑（今属陕西大荔县）者色微黑，而形似羊肾。"文中对于沙苑子的产地描述与《本草图经》一致。《本草从新》将蒺藜和沙苑子分别写成刺蒺藜和沙苑蒺藜，对于沙苑蒺藜的产地的描述与《本草图经》不同，曰："出潼关（今陕西潼关一带）。"由此推测沙苑子的产地可能发生了变化，这也可能是后世沙苑子被称作潼蒺藜的一个原因。

当代关于潼蒺藜的记载比较多。1927年版《增订伪药条辨》中记录了潼蒺藜的产地，曰："陕西潼关外出者，名潼蒺藜。"《药材资料汇编》中也记载了潼蒺藜，并在此条文中明确写道："潼蒺藜与沙苑子，系似同类植物，惟两者产地不同。"说明中华人民共和国成立之后基本确定了潼蒺藜就是沙苑子。《中华本草》收录了沙苑蒺藜，在药材及产销中对其产地进行了总结："主产于陕西，河北、山西、内蒙古等地亦产。以陕西潼关者为著，称潼蒺藜。销全国。"

【按　语】沙苑子从宋代至今，其别名和产地都有着变化，随着时代的变迁目前在上海习惯上称潼蒺藜为沙苑子，也有直接称作沙苑子。

目前2020年版《中华人民共和国药典》带有"蒺藜"之名的中药只有蒺藜科的蒺藜，潼蒺藜作为沙苑子的别名流传于市场，在2020年版《中华人民共和国药典》中只记载沙苑子，并作为正名使用。

沙苑子在每个时期的别名都有些变化，大致有白蒺藜、沙苑蒺藜、沙蒺藜、潼蒺藜这几种名称，因此，我们在翻阅古籍文献时可以对照同时代的本草书籍以防出现混淆。

临床使用的时候则要注意一些混淆品，如同属植物华黄芪和紫云英的种子与沙苑子相似，前者药材呈规则的肾形，颗粒饱满，后者药材呈长方状肾形，应注意鉴别，可以采用薄层色谱法来进行鉴别。

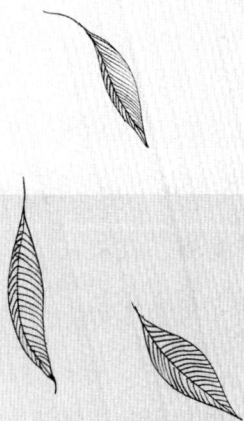

第十四章

补血药

第一节

当归

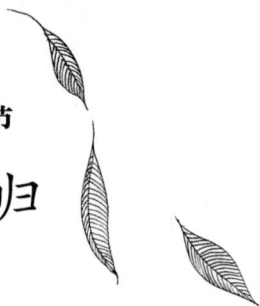

【来　源】根据 2020 年版《中华人民共和国药典》，本品为伞形科植物当归的干燥根。秋末采挖，除去须根和泥沙，待水分稍蒸发后，捆成小把，上棚，用烟火慢慢熏干。

【性味归经】甘、辛，温。归肝、心、脾经。

【功　效】补血活血，调经止痛，润肠通便。

【溯　源】当归是一味既活血又补血的药材，经常在临床上使用。当归最早记载于《神农本草经》，但其所记载的功效与今日有很大不同。其文曰："[当归]一名干归。味甘，温，无毒。主咳逆上气，温疟、寒热洒洒在皮肤中，妇人漏下，绝子。诸恶创疡，金创。煮饮之。生川谷。""煮饮之"的记载提示当归应为入汤剂。

魏晋时期的《吴普本草》记载了出产当归的大概地理位置，在羌胡地区，但具体位置无法考证。其文曰："[当归]神农、黄帝、桐君、扁鹊：甘，无毒。岐伯、雷公：辛，无毒。李氏：小温。或生羌胡地。"

《名医别录》记载当归产于陇西，有补益功效。其文曰："[当归]味辛，大温，无毒。主温中，止痛，除客血内塞，中风痓，汗不出，湿痹，中恶，客气虚冷，补五脏，生肌肉。生陇西。二月、八月采根，阴干。"

南朝梁代陶弘景所著的《本草经集注》记载了两种当归，一种叫马尾当归，另一种叫草当归。马尾当归为佳品，草当归则在缺药时代替使用。此书比较详细地记载了当归的产地，道家也常用当归作为修道之品。其文曰："[当归]今陇西叨阳、黑水当归，多肉少枝气香，名马尾当归，稍难得。西川北部当归，多根枝而细。历阳所出，色白而气味薄，不相似，呼为草当归，阙少时乃用之。方家有云真当归，正谓此，有好恶故也。世用甚多。道方时须尔。"

唐代的《新修本草》也记载了两种当归，以宕州产的当归最好，也叫作马尾当归，与陶弘景所记载的马尾当归类似，马尾当归其实就是今天的岷县当归。另一种为蚕头当归，即陶弘景所说的草当归，质量要次于马尾当归，且在当时已经不再作为药用。文曰："[当归]【谨案】当归苗，有二种于内：一种似大叶芎䓖，一种似细叶芎䓖，惟茎叶卑下于芎䓖也。今出当州、宕州、翼州、松州，宕州最胜。细叶者名蚕头当归，大叶者名马尾当归，今用多是马尾当归，蚕头者不如此，不复用。陶称历阳者，是蚕头当归也。"

至宋代，由于宋朝的版图中不包含甘肃（即陇西地区），因此当时当归的产地出现了变迁，在《本草图经》中，宋人将蜀产的当归作为道地药材，并且制定了当归的质量标准，"以肉厚而不枯者为胜"。在《本草图经》中也同样记载了马尾当归和蚕头当归。其文曰："[当归]生陇西川谷，今川蜀、陕西诸郡及江宁府、滁州皆有之，以蜀中者为胜。""然苗有二种，都类芎䓖，而叶有大小为异，茎梗比芎䓖甚卑下，根亦二种，大叶名马尾当归，细叶名蚕头当归，大抵以肉厚而不枯者为胜。"

宋代的《本草衍义》采用了与《本草图经》类似的标准来判断当归质量的优劣，产地仍然以川蜀为优。同时在当时的市场有酒当归在售，用酒能让当归外观变得肥润，这是一种作假的手段。其文曰："[当归]若然，则今川蜀皆以平地作畦种，尤肥好多脂肉。不以平地、山中为等差，但肥润不枯燥者佳。今医家用此一种为胜。市人又以薄酒洒，使肥润，不可不察也。"

元代的《医学启源》引《主治秘要》所述，当归身和血，当归尾破血，在治血病时需要去除芦头，酒浸当归能溃坚。其文曰："[当归]气温，味甘，能和血补血，尾破血，身和血。""酒浸洗糖黄色，嚼之，大辛，可能溃坚，与菖蒲、海藻相反。""血病须去芦头用。"

《汤液本草》引《象》《珍》《雷公炮炙论》等书籍，着重阐述了当归的不同药用部位——头、身、尾以及全当归，都有着各自不同的功效。其文曰："《象》云：和血补血。尾破血，身和血。先水洗去土，酒制过，或火干、日干入药。血病须用，去芦用。""《珍》云：头止血，身和血，梢破血。治上酒浸，治外酒洗。糟色，嚼之大辛，可能溃坚，与菖蒲、海藻相反。""雷公云：得酒浸过，良。若要破血，即使头节硬实处；若要止痛、止血，即用尾。若一概用，不如不使。"《本草》云：气血昏乱，服之即定，有各归气血之功，故名当归。"

明代的《本草蒙筌》从性味、归经、产地、药材的优劣、用药的部位等多个方面对当归做了论述。当归的产地为秦蜀两地，川产的当归药效比较刚烈，可以作为攻药；秦产的当归药效较柔和，可以作为补药。当归分为马尾当归和蚕头当归两种，马尾当归优于蚕头当归，与历代本草记述一致。药用部位引李东垣所说，头止血，身养血，尾破血。当归的用药禁忌是滑便患者忌用。其文曰："［当归］味甘、辛，气温。气味俱轻，可升可降。阳也，阳中微阴。无毒。生秦蜀两邦（秦属陕西，蜀属四川）。有大小二种。大叶者名马尾当归，黄白气香肥润（此为上品，市多以低假酒晒润充卖，不可不察）；小叶者名蚕头当归，质黑气薄坚枯（此为下品，不堪入药）。一说：川归力刚可攻，秦归力柔堪补。""甚滑大便，泻者须忌。"

明代的《本草纲目》将历代本草对于当归的描述做了总结。李时珍称当归为女人调血要药，又以秦州产的马尾归最好。其文曰："［当归］古人娶妻为嗣续也，当归调血为女人要药，有思夫之意，故有当归之名，正与唐诗胡麻好种无人种，正是归时又不归之旨相同。""【时珍曰】今陕、蜀、秦州、汶州诸处人多栽莳为货。以秦归头圆尾多色紫气香肥润者，名马尾归，最胜他出；头大尾粗色白坚枯者，为镵头归，止宜入发散药尔。"

明末的《本草原始》中，当归以蜀产者为道地药材。马尾当归为当归的最优品，仍然以肉厚而不枯、气香肥润作为评判当归优劣的标准。其文曰："［当归］始生陇西川谷，今川蜀、陕西诸郡及江宁府、滁州皆有之，以蜀中者为胜。""大抵以肉厚而不枯者为胜。""当归，《本经》上品。马尾当归：头圆尾多，色紫，气香肥润者，名马尾当归，最胜他处当归。"

清代的《本经逢原》中秦产当归和蜀产当归的功效与《本草蒙筌》记载类似。用药禁忌为泄泻、痰饮患者禁用。其文曰："［当归］甘、辛，温，无毒。蜀产者力刚可攻，秦产者力柔可补。凡治本病酒制，有痰姜汁制。白者为粉归，性劣，不入补剂。""惟泄泻家、痰饮家禁用。"

之后的清代本草书籍《本草从新》《本草求真》《本草便读》等对于当归

的描述大抵与历代一致，产地以秦、蜀为主，秦者柔，蜀者刚。药用部位的选择多以李东垣的"头止血而上行，身养血而中守，梢破血而下流，全活血而不走"为准则。马尾当归依旧作为当归中的上品。

民国时期的《医学衷中参西录》中，张锡纯称当归为生血活血之主药。且张锡纯认为当归之性虽温，而血虚有热者，亦可用之，因其能生血即能滋阴，能滋阴即能退热。但虚劳多汗、大便滑泻者是禁用的。

民国时期的《饮片新参》将当归分为当归身和油当归两种，从形色上来看，当归身色淡黄，油当归色黄油润，中有圈心。从功效上来看当归身偏于温和，而油当归更刚烈。当归身能养血行气，调经止痛，温中通大便。油当归能补血散寒止痛，滑肠通便。

《药材资料汇编》一书中详细地记载了中华人民共和国成立前当归的产地变迁和药用部位及功效的不同，产地不同，用法亦不相同。当时甘肃南部为当归的主产区，岷山山脉东支南北两面山麓，都有栽培，山北面洮河流域，如临潭、卓尼、漳县、岷县所产者为后山归（漳县产者质次），集中岷县，经天水由陕西输出（以兰州、西安为集散地），故称西归。山南面白龙江流域，宕昌、武都所产者为前山归，以前由碧口经嘉陵江入四川，至重庆地区集散，并加工整理，故称川归，实际均系岷山所产。中华人民共和国成立后由国营统一装配，流转环节改变，直接运销全国各地及出口，故已无川归、西归的称号了。此外，在陕西平利、镇坪，亦有少量出产。云南西部维西、横断山脉区有大量野生当归（近年来亦逐渐栽培），由于采掘年份不一，所产只形大小悬殊，一般成分尚好，但味较辣，多由大理、下关集散输出。四川省灌县麻窝场、峨边黄木场、川东大宁厂等处，亦有野生当归，因产量不多，味辛辣质次，现在很少见到。性能效用：苦，温，无毒。功能为补血、活血、润燥、滑肠、调血通经，为妇科要药（制药厂制当归流浸膏等）。华南、台湾等地用于佐膳（与鸡、肉同煮，作为滋补品）。归尾为伤科要药，功能为破瘀血。

2008年版《上海市中药饮片炮制规范》将当归分为当归（即全当归）、当归尾和当归身三种。如处方写用酒，那么就应付酒制品。三种当归及其炮制品功效的侧重点也有不同。全当归：补血活血，调经止痛，润肠通便。用于血虚萎黄，眩晕心悸，月经不调，经闭痛经，虚寒腹痛，肠燥便秘，风湿痹通，跌扑损伤，痈疽疮疡。炒用长于和血，酒洗、酒炒用长于活血祛瘀，炒炭用于出血症。当归尾：活血祛瘀。用于瘀血阻滞，经少经闭，经行腹痛，跌扑损伤，瘀滞经络，痈疽疮疡。酒洗、酒炒增强活血作用。当归身：补血。用于血虚萎黄，经少，眩晕，经络不利，崩漏。生用、炒用长于补血，酒洗、酒炒长于活血、补血，兼有畅通气血作用，炒炭用于止血。

【按　语】从历代本草书籍来看，当归的主产地还是在西北地区，其中以今天甘肃岷县产者质量最优，为道地药材。在应用时应注意当归不同药用部位的选用，部位不同，其功效有侧重。可惜现临床上实际已经不分归身和归尾。

第二节

阿胶

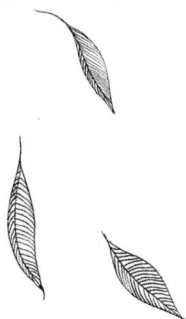

【来　源】根据 2020 年版《中华人民共和国药典》，本品为马科动物驴的干燥皮或鲜皮经煎煮、浓缩制成的固体胶。

【性味归经】甘，平。归肺、肝、肾经。

【功　效】补血滋阴，润燥，止血。

【溯　源】早在先秦的《周礼·冬官考工记》中就有对胶的记载，曰："凡相胶，欲朱色而昔。昔也者，深瑕而泽，紾而抟廉。鹿胶青白，马胶赤白，牛胶火赤，鼠胶黑，鱼胶饵，犀胶黄。凡昵之类不能方。"同为先秦时期的《尔雅》也有胶的记载："胶，固也。"笔者认为先秦时期做胶的材料还是比较多的，不同材料做出的胶的颜色也不同，多数用动物的皮来制作，且成品应为固体状。但并未提到用在医药上，而是用于制作工具上。

胶的药用最早可以追溯至汉代马王堆汉墓出土的《五十二病方·白处方》，但并没有具体写出用了哪一种胶。其文曰："煮胶，即置其编于穅火上，令药已成而发之。"

东汉时期的《神农本草经》中就明确记载了阿胶二字，但并未说明阿胶的制作材料和产地，只留下一个傅致胶的别名。主治也与我们今日所用阿胶不同。其文曰："[阿胶] 一名傅致胶。味甘，平，无毒。治心腹内崩，劳极，洒洒如疟状，腰腹痛，四肢酸疼，女子下血，安胎。久服轻身，益气。"

《名医别录》明确记载了当时阿胶的制作原料以及产地，文中记述阿胶用牛皮，产自东平郡东阿，大致在今山东省内。其文曰："[阿胶] 微温，无毒。

主丈夫少腹痛，虚劳羸瘦，阴气不足，脚酸不能久立，养肝气。生东平郡，煮牛皮作之。出东阿。"

北魏时期的《齐民要术》向记载了当时的制胶技术，以及制胶的各类材料（各类动物皮），并且区分了几类皮的优劣。但此书并非药学著作，因此对其药用价值几乎不提及。其文曰："沙牛皮、水牛皮、猪皮为上，驴、马、驼、骡皮为次。破皮履、鞋底、格椎皮、靴底、破鞍，但是生皮，无问年岁久远不腐烂者，悉皆中煮。"

南朝梁代陶弘景在《本草经集注》原文中依旧采用《名医别录》的说法，用牛皮制作阿胶，在其注里说明阿胶出自东阿，因此获名阿胶。而且胶有三种，但能药用的只有一种，叫盆覆胶。文曰："[阿胶]出东阿，故曰阿胶。今都下能作之，用皮亦有老少，胶则有清浊。凡三种：清薄者，书画用；厚而清者，名为盆覆胶，作药用之，用之皆火炙，丸散须极燥，入汤微炙尔；浊黑者，可胶物用，不入药也。"

唐代的《千金食治》中开始提到了用驴皮做胶来治病，但未说此胶为阿胶，此胶收录在驴的条目中，其功效与我们现在用驴皮制作的阿胶不一样。其文曰："[驴肉]皮胶亦治大风。"《食疗本草》用不去毛的驴皮一起煎煮制胶，而且也未称之为阿胶，同样也附在驴的条文中。其文曰："[驴]又，和毛煎，令作胶，治一切风毒骨节痛，呻吟不止者，消和酒服良。"《本草拾遗》中也未规定制作阿胶一定要用驴皮，只是说驴皮做的胶"主风为最"，但无论哪种皮制作胶时都指定要用阿井水煎煮成胶才行，也正因为如此阿胶的产量才很少。功效主治上依旧与我们今日所说的阿胶有所区别。其文曰："[阿胶]阿井水煎成胶，人间用者多非真也。凡胶俱能疗风，止泄，补虚。驴皮胶主风为最。"

五代时期的《日华子本草》记载用驴皮来煎胶服用。功效上仍以治风为主，与前朝的本草书籍所述基本一致。其文曰："[驴肉]皮，煎胶食，治一切风，并鼻洪、吐血、肠风、血痢及崩中带下。"

宋代的《博济方》中出现了真阿胶的说法，在卷四胎产篇中出现过两次，分别为阿胶散和阿胶丸。《本草图经》中阿胶仍可以用牛皮或驴皮（乌驴皮）来制作，且二者皆出自东阿，因此都可以叫作阿胶。但二者的区别就在熬胶的用水上，牛皮熬胶用阿县城北井水，驴皮熬胶用的是阿井水。其中阿井水是被官府控制的，也导致了用驴皮做的胶极难得，因此也被称为真胶。笔者猜测这里真胶可能与之前《博济方》中的真阿胶为同一种胶。其文曰："[阿胶]出东平郡，煮牛皮作之，出东阿，故名阿胶。今郓州皆能作之，以阿县城北井水作煮为真。造之，用阿井水煎乌驴皮，如常煎胶法。其井官禁，真胶极难得，都下货者甚多，恐非真。寻方书所说：所以胜诸胶者，大抵以驴皮得阿井水乃佳耳。"

金元时期的《汤液本草》收录了阿胶，记载的功效与今日阿胶的功效相似，但并没记载其制胶材料，只描述其产地为东阿。其文曰："[阿胶]气微温，味甘辛。无毒。甘、平，味薄，气升阳也。入手太阴经，足少阴经、厥阴经。《象》云：主心腹痛内崩，补虚安胎，坚筋骨，和血脉，益气止痢。炮用。《心》云：补肺金气不足，除不足，甘温补血。出东阿，得火良。"

明代的《本草蒙筌》中，阿胶的原材料就彻底变成了黑驴皮，用水也一定是东阿井水，且依旧由官府掌控。同样导致了真阿胶极难得。因此，作者陈嘉谟在此条中加入真伪鉴别。其文曰："[阿胶]汲东阿井水，用纯黑驴皮。鹿角一片后加，文火渐进熬就。设官监禁，最难得真。凡觅拯疴，不可不试。真者质脆易断，明澈如水；假者质软难敲，枯黯似墨。"

《本草纲目》对阿胶的描述极为详细，先是说明其产地为东阿，再说明阿胶制作用水要用阿井之水，由官府管理，然后说明由牦牛、水牛、驴皮做出的胶为上品，但古方里用的阿胶多数用牛皮。笔者认为这里的古方应该为宋代之前，因为在宋代之前用驴皮做的胶，多数会写驴皮胶。《本草图经》直接说明了叫阿胶只要是东阿产的就可以。功效方面也逐渐演变为治疗各种阴虚引起的出血或血虚证，被李时珍称为"圣药"。其文曰："[阿胶]阿井，在今山东兖州府阳谷县东北六十里，即古之东阿县也。有官舍禁之。……凡造诸胶，自十月至二三月间，用牦牛、水牛、驴皮者为上，猪、马、骡、驼皮者次之，其旧皮、鞋、履等物者为下。……大抵古方所用多是牛皮，后世乃贵驴皮。若伪者皆杂以马皮、旧革、鞍、靴之类，其气浊臭，不堪入药。当以黄透如琥珀色，或光黑如瑿漆者为真。真者不作皮臭，夏月亦不湿软。……疗吐血衄血，血淋尿血，肠风下痢，女人血痛血枯，经水不调，无子，崩中带下，胎前产后诸疾。男女一切风病，骨节疼痛，水气浮肿，虚劳咳嗽喘急，肺痿唾脓血，及痈疽肿毒。和血滋阴，除风润燥，化痰清肺，利小便，调大肠，圣药也。"

清代的《本经逢原》记载了如何辨别阿胶的真伪，曰："[阿胶]辨真伪法：以顶有鬃文、极圆整者为真，折之沉亮，不作屑、不作皮臭，蛤粉炒成珠，经月不软者为佳。东阿产者，虽假犹无妨害；其水胶入木煤赝造，有伤脾气，慎不可用。……阿井本淄水之源，色黑性轻，故能益肺补肾。煎用乌驴，必阳谷山中验其舌黑、其皮表里通黑者，用以熬胶，则能补血、止血。"之后阿胶基本就继承了用乌驴皮加阿井水熬制的方法。功效与2020年版《中华人民共和国药典》记载接近。

【按　语】黄明胶为牛皮熬制。上清胶在过去作为阿胶的伪品，也是用牛皮来制作。驴皮胶为南方地区用乌驴皮熬制，与阿胶的产地和用水不同，但功效相仿。新阿胶为猪皮熬制。

【注意点】驴皮胶与阿胶

在《本草纲目拾遗》中记载了一种浙驴皮胶，制作方法与东阿阿胶一样，只是用水不同，用的是临平宝庄水，功效等同于阿胶，在当时由于真阿胶的存量稀少，出现不同的伪品，才有此驴皮胶来平衡市场供应。民国时期的《增订伪药条辨》也有提及，"或第用江浙所煮黑驴皮胶，虽无阿井之水，而用宝庄之泉，其补血滋阴，平木息风，功同阿胶。较之用假阿胶者，不更胜一着耶"。《药材资料汇编》中，只收录了驴皮，附驴皮胶，在其备注中也比较了阿胶与驴皮胶的差异，阿胶为山东东阿县阿井之水煎炼而成，而驴皮胶是用杭州西湖、无锡惠泉山等地的水熬制而成。笔者认为浙驴皮胶就是后来南方地区，特别是江浙沪所用的驴皮胶前身。从清代开始，制作阿胶的基本材料还是比较固定的，为乌驴皮加阿井水熬制，但是由于阿井水的珍贵，导致南方地区供应不足，因此才有了浙驴皮胶或驴皮胶。二者都是以乌驴皮为材料熬制，但阿胶出自东阿，因此就叫阿胶，而南方地区等地产的只能称为驴皮胶。至于唐代的《千金食治》和五代时期的《日华子本草》中提到的胶，由于并未说明出自东阿，或者用阿井水制作，因此笔者认为这两本书中提到的胶也可归于驴皮胶的范畴。

第三节

白芍

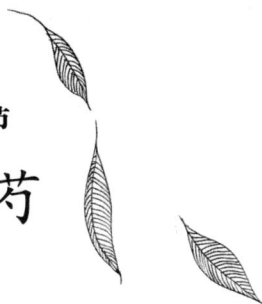

【来　源】根据 2020 年版《中华人民共和国药典》，本品为毛茛科植物芍药的干燥根。夏、秋二季采挖，洗净，除去头尾和细根，置沸水中煮后除去外皮或去皮后再煮，晒干。

【性味归经】苦、酸，微寒。归肝、脾经。

【功　效】养血调经，敛阴止汗，柔肝止痛，平抑肝阳。

【溯　源】芍药花是一种美丽的观赏花，被誉为"花仙"和"花相"，且被列为"十大名花"之一。芍药花被称为"五月花神"，自古就被视为爱情之花，现已成为七夕节的代表花卉。芍药的根本身也是非常重要的一味药材，白芍是传统"浙八味"中的一味。

最早在《神农本草经》中记载芍药，曰："[芍药]味苦，平。主邪气腹痛，除血痹，破坚积，寒热，疝瘕。止痛，利小便，益气。生川谷。"《名医别录》记载："[芍药]味酸，微寒，有小毒。主通顺血脉，缓中，散恶血，逐贼血，去水气，利膀胱、大小肠，消痈肿，时行寒热，中恶，腹痛，腰痛。一名白木，一名余容，一名犁食，一名解仓，一名铤。生中岳及丘陵。二月、八月采根，曝干（须丸为之使，恶石斛、芒硝，畏消石、鳖甲、小蓟，反藜芦）。"此两本书籍对于芍药的记载在功效上几乎相同，只是在有无毒性方面略有差别。

南朝梁代陶弘景所编著的《本草经集注》中首次将芍药分为两种。其文曰："[芍药]今出白山、蒋山、茅山最好，白而长大，余处亦有而多赤，赤者小利。俗方以止痛，乃不减当归。道家亦服食之，又煮石用之。"说明当时已有赤、白两种芍药的说法。

宋代的《开宝本草》中直接指出芍药有赤白两种，曰："[芍药]此有两种：赤者利小便下气，白者止痛散血。其花亦有红、白二色。"《嘉祐本草》记述："赤色者多补气，白者治血。此便是芍药花根，海盐杭越俱好。"《本草图经》引用《正元广利方》："治妇女赤白下，年月深久不差者，取白芍药三大两，并干姜半大两，细锉，熬令黄，捣下筛，空肚和饮汁，服二钱匕，日再，佳。又金创血不止而痛者，亦单捣白芍药末，敷上即止，良验。"从这三本宋代本草书籍来看，赤芍与白芍在临床运用上开始出现了区别。

明代对于赤白芍的应用和理论研究更是详细，如陈嘉谟的《本草蒙筌》："赤白因异，制治亦殊。赤芍药色应南方，能泻能散，生用正宜；白芍药色应西方，能补能收，酒炒才妙。（若补阴，酒浸日曝，勿见火。）赤利小便去热，消痈肿破积坚，主火盛眼疼要药；白和血脉缓中，固腠理止泻痢，为血虚腹痛捷方。"《滇南本草》首次将白芍和赤芍分别记录，曰："白芍，味酸、微甘，性微寒。主泻脾热，止腹痛，止水泄，收肝气逆痛，调养心肝脾经血，舒肝降气，止肝气痛。……赤芍，味酸、微辛，性寒。泄脾火，降气行血，破瘀血，散血块，止腹痛，散血热，攻痈疽，治疥癞疮。"《本草纲目》中的记载为："白芍药益脾，能于土中泻木。赤芍药散邪，能行血中之滞……白者色在西方，故补；赤者色在南方，故泻。"从明朝开始将赤芍和白芍的功效明确分开。

自明朝开始白芍和赤芍的功效和应用基本确立，后世也多采纳白芍多用于补益，止痛，而赤芍多入血分的说法。

【按　语】汉代之前的芍药指的到底是白芍还是赤芍？据本书考证，汉代之前并无赤白芍之分。在《本草经集注》中才开始将芍药分为两种，自此之后本草书籍多对赤芍和白芍加以区别。在《药材资料汇编》中还提及金芍药、吐锦、冠芳、殿春客、艳友、余容等名，这些在现代很少用到。需要特别指出的是，在上海习惯上将芍药默认为白芍，这是地域性习惯。笔者2011年在云南支边行医期间，发现红河州中医医院的处方中需要明确写明是赤芍还是白芍，不默认芍药为白芍，供同行参考。

芍药是中医的一味常用药，在被称为方书之祖的《伤寒论》中使用频繁，最著名的就是桂枝汤。桂枝汤中桂枝解肌，芍药敛阴，一散一收，一温一寒，有调和营卫之功，正如《医宗金鉴》所云："此为仲景群方之冠，乃解肌发汗，调和营卫之第一方也。"芍药能缓急止痛，在《伤寒论》中已有记述，小柴胡汤证如遇腹中痛，仲景是去黄芩而加芍药以止痛的，同样用于缓急止痛的还有芍药甘草汤。只是《伤寒论》中的芍药到底用的是白芍还是赤芍，目前尚无定论，根据笔者考证认为张仲景当时可能是赤白芍混用的。

白芍与柴胡配伍也较为常见，此配伍出自《太平惠民和剂局方》的逍遥散。肝喜条达，以白芍之酸敛养血柔肝，柴胡之辛散补肝，二药配伍，刚柔相济，白芍能消除柴胡辛散太过的弊端。白芍、柴胡配伍的功效主要为疏肝和血，如果临床上遇到少阳证有寒热者，配赤芍更为适宜。

赤芍的主要功效为清热凉血、散瘀止痛，仙方活命饮中配赤芍就兼顾了清热凉血和散瘀止痛的两个功效。补阳还五汤和少腹逐瘀汤则偏向于运用赤芍散瘀活血的功效。笔者临床上喜用赤芍治疗眼睛红血丝严重的病人，往往有出其不意的效果。

白芍和赤芍在临床上也会作为一组药对出现，多用于治疗妇人月经不调，经闭诸症，胸胁疼痛，腹痛坚硬诸症，同时对血分有热，低热不退者效果较好。

2020 年版《中华人民共和国药典》中收录了赤芍和白芍，虽都为毛茛科植物，但赤芍用于热入营血，温毒发斑，吐血衄血，目赤肿痛，肝郁胁痛，经闭痛经，癥瘕腹痛，跌扑损伤，痈肿疮疡等症；而白芍用于血虚萎黄，月经不调，自汗，盗汗，胁痛，腹痛，四肢挛痛，头痛眩晕等症。因此我们在使用的时候，特别是运用古方的时候需要注意鉴别其功效。

第十五章

补阴药

第一节

北沙参

【来　源】根据 2020 年版《中华人民共和国药典》，本品为伞形科植物珊瑚菜的干燥根。夏、秋二季采挖，除去须根，洗净，稍晾，置沸水中烫后，除去外皮，干燥。或洗净直接干燥。

【性味归经】甘、微苦，微寒。归肺、胃经。

【功　效】养阴清肺，益胃生津。

【溯　源】沙参这一称谓自古有之，在明代之前沙参并无南北之分。早在汉代的《神农本草经》中就有沙参的记载，但其可能为南沙参。据笔者考证，北沙参之名最早出现于明代的《本草汇言》，书中引《卫生易简方》所述，首次出现了真北沙参的记载。书中记载一方用真北沙参、麦门冬、知母、川贝母、怀熟地、鳖甲、地骨皮，治疗阴虚火炎、咳嗽无痰、骨蒸劳热、肌皮枯燥、口苦烦渴等症。但对于真北沙参并无具体植物形态的描述，因此此处的真北沙参是否为今日之北沙参，笔者是根据组方主治来推测的，可能性颇高。

明末清初的《药镜》中首次将北沙参作为正名收录，并对其功效和临床运用作了详细的阐述，提出人参善补脾胃元气，北沙参善补肺气。但此书也与《本草汇言》一样并未提及植物形态，因此不能完全肯定此物就是今日之北沙参。其文曰："[北沙参] 生心血，能止悸惊；养肝气，更除癥疝。清痰嗽而痰浓最当，益肺气而肺热尤宜。治血风瘙痒之疮，酒焙多效；攻丹田痛结之便，盐炒通神。岂非补脏之灵苗，养阴之仙药也欤。夫人参专补脾胃元气，因而益肺与肾，故内伤元气者宜之；沙参专补肺气，因而益脾与肾，故金受火克以致久咳者宜之。一补阳而生阴，一补阴而制阳，不可不辨也。"

清代的《本经逢原》中以沙参作为正名记载，此书明确提到沙参具有南北二种，并从药材质地上做了比较，但未提及南、北沙参功效的区别。其文曰："[沙参]甘、淡、微寒，无毒。有南北二种，北者质坚性寒、南者体虚力微。反藜芦。……沙参专泄肺气之热，故喘嗽气壅，小便赤涩不利，金受火克，阴虚失血，或喘咳寒热，及肺痿等疾宜之。"

清代的《本草从新》首次将南北沙参分开记载，且从植物形态与功效上做了比较，提出肺寒勿服北沙参。其文曰："[北沙参]甘、苦、微寒。味淡体轻。专补肺阴，清肺火。……寒客肺中作嗽者勿服。白实长大者良。""[南沙参]功同北参，而力稍逊。色稍黄，形稍瘦小而短。近有一种味带辣者，不可用。产亳州。"

清代的《本草求真》中只记载了沙参，根据此沙参植物生长环境的记载，与现代文献《金世元传统中药材鉴别经验》相比较，发现基本吻合。例如，北沙参野生于海边沙滩，栽培于沙土、细沙土或沙质土壤中，而《本草求真》中记载的沙参就是长于沙地环境。药材为"白实者良"，这与《本草从新》所描述的北沙参也基本一致。因此，笔者推测《本草求真》中的沙参应该就是北沙参。其文曰："似人参而体轻松，白实者良。生沙地长大，生黄土者瘦小。"

清代的《本草便读》从沙参的生长环境、性状特点、性味功效上区分了南北沙参，与今日的认知基本相同。其文曰："沙参，处处山原沙地皆有之。古无南北之分。然观各家《本草》云'其色白''其根多汁'等语，似指北参而言。若南参则质粗大而松，气薄味淡，大抵甘寒入肺。清养之功，北逊于南。其润降之性，南不及北耳。南北之分，亦各随地土之所出。故大小不同，质坚质松有异也。"

民国时期的《增订伪药条辨》中记载了北沙参当时有两种伪品，一种为洋沙参，另一种为南沙参。洋沙参色带黄，味辣不甜。南沙参皮极粗，条大味辣。而北沙参产于山东日照、故墩、莱阳，以及海南。其中海南产的条细质坚，皮光洁色白，鲜活润泽，为最佳。莱阳产的质略松，皮略糙，白黄色，亦佳。日照、故墩产的条粗质松，皮糙，黄色者次。关东者，粗松质硬，皮糙，呆黄色，更次。台湾、福建、湖广产者，粗大松糙，为最次，不入药用。北沙参无国外产者。而带有辣味的南沙参很可能是另一种药材，并不是现在所用的南沙参。

民国时期的《饮片新参》中描述北沙参色白，梗细直，味甘、苦。能养肺胃阴，治痨咳痰血。但是肺胃虚寒者忌用。此处记载与今日北沙参比较接近。

《药材资料汇编》中记载北沙参来源于伞形科珊瑚菜属植物，与 2015 年版《中华人民共和国药典》一致。主产于山东省莱阳、牟平、文登、海阳等地，均是家种，产量很大，尤以莱阳更为集中，所以有莱阳参之称。此外，山东沿海地区如莱州、黄县、蓬莱、福山、招远、乳山、即墨（现青岛市即墨区）等地的沙滩上，都有野生，但品质不如家种者。在当时主销上海的北沙参来自即墨金口湾半岛上的王村，因栽培得宜及加工细致，品质特优，又被称为海南参，由青州"金城顺"经销。其性能效用为味甘、苦，微寒，清肺火、除虚热，治咳嗽，可用作祛痰药。

1977 年版《中华人民共和国药典》中规定北沙参为伞形科植物珊瑚菜的干燥根。

2008 年版《上海市中药饮片炮制规范》中北沙参的别名有北条参、细条参、海南参、银条参、莱阳参。

《金世元中药材传统鉴别经验》中北沙参的别名为辽沙参、东沙参、莱阳沙参，以莱阳胡城村产者品质最佳，称为道地药材。北沙参野生品长于海边沙滩；栽培品种于海滨沙土、细沙土或沙质土壤。适宜阳光充足、温暖湿润的气候。以枝条细长、圆柱形，均匀、质坚、味甘者为佳。北沙参的伪充品主要有两个，一个是伞形科植物硬阿魏的干燥根，另一个为伞形科植物田贡蒿的干燥根。

【按　语】北沙参的别名基本都在中华人民共和国成立后出现，有莱阳参、辽沙参、北条参等。

在明代之前的本草文献中沙参不分南北，只言沙参。我们只能根据文献中的零星记载去推测各时期使用的到底是哪种沙参，如生于山谷的基本可以断定不是北沙参，因为野生的北沙参长于海边沙地。

第二节

南沙参

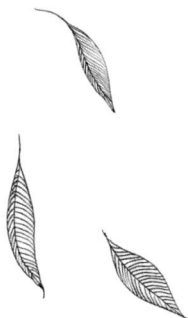

【来　源】根据 2020 年版《中华人民共和国药典》，本品为桔梗科植物轮叶沙参或沙参的干燥根。春、秋二季采挖，除去须根，洗后趁鲜刮去粗皮，洗净，干燥。

【性味归经】甘，微寒。归肺、胃经。

【功　效】养阴清肺，益胃生津，化痰，益气。

【溯　源】早在汉代的《神农本草经》就有沙参的记载，其别名为知母，生长于川谷，根据北沙参生长在海边沙地的特性，笔者推测《神农本草经》中的沙参可能为南沙参，并且药用功效与今日之南沙参也有吻合之处。其文曰："[沙参]一名知母。味苦，微寒，无毒。主血积，惊气，除寒热，补中，益肺气。久服利人。生川谷。"

魏晋时期的《吴普本草》记载了白沙参，此药别名很多，产地为河内川谷（今河北地区或黄河以北皆称河内）与般阳、渎山（般阳为今山东省淄博市西南淄川；渎山为今四川省北部）。书中仅少量记载了白沙参的植物形态，与南沙参略相似，但无药物功效。其文曰："[沙参]一名苦心，一名识美，一名虎须，一名白参，一名志取，一名文虎。神农、黄帝、扁鹊：无毒。岐伯：咸。李氏：大寒。生河内川谷，或般阳、渎山。三月生，如葵，叶青，实白如芥，根大白如芜菁。三月采。"

《名医别录》中收录了沙参，其别名与《吴普本草》大抵相似。相较于《吴普本草》和《神农本草经》，产地增加了宛朐（今山东省菏泽市西南），渎山变成了续山，笔者疑为误抄，不过后世基本沿用续山一词，《救荒本草》言续山在般阳县。药物功效与《神农本草经》略有不同。其文曰："［沙参］无毒。主治胃痹，心腹痛，结热，邪气，头痛，皮间邪热，安五脏，补中。一名苦心，一名志取，一名虎须，一名白参，一名识美，一名文希。生河内及宛胊、般阳续山。二月、八月采根，曝干。"

南朝梁代的《本草经集注》中，作者陶弘景将沙参、人参、苦参、丹参、玄参合称为五参，其植物形态描述类似于今日的南沙参。其文曰："［沙参］今出近道，丛生，叶似枸杞，根白实者佳。此沙参并人参、玄参、丹参、苦参是为五参，其形不尽相类，而主治颇同，故皆有参名。"

唐代的《药性论》记载的沙参仅有功效，并无植物形态，其功效与《神农本草经》以及今日南沙参的功效均不相同，笔者认为此处沙参不是南沙参。其文曰："［沙参］臣。能去皮肌浮风，疝气下坠，治常欲眠，养肝气，宣五脏风气。"

唐代的《新修本草》中，特别说明了紫参和牡蒙并不是沙参，并记载当时沙参的产地在华山地区。其文曰："紫参、牡蒙各是一物，非异名也。今沙参出华州为善。"

五代时期的《日华子本草》记载了沙参的功效，并无植物形态的描述。其文曰："［沙参］补虚，止惊烦，益心肺，并一切恶疮疥癣及身痒，排脓，消肿毒。"

宋代的《本草图经》中沙参的产地范围较前代本草有扩大，对植物形态描述也比较详细，其与今日的轮叶沙参形态比较相似。其文曰："［沙参］生河内川谷及冤句、般阳续山，今出淄、齐、潞、随州，而江、淮、荆、湖州郡或有之。苗长一二尺以来，丛生崖壁间；叶似枸杞而有义牙，七月间紫花；根如葵根，筋许大，赤黄色，中正白实者佳。二月、八月采根，曝干。南土生者，叶有细有大，花白，瓣上仍有白粘胶，此为小异。古方亦单用。"

元代的《汤液本草》将沙参记载于人参条文中，认为人参能补益五脏之阳，沙参能补益五脏之阴。其文曰："若伤热则宜沙参，沙参味苦、甘，微寒，无毒，主血积惊气，除寒热，补中、益肺气，疗胃痹、心腹痛，结热邪气，头痛，皮间邪热，安五脏，补中。人参补五脏之阳也，沙参苦，微寒，补五脏之阴也。安得不异。……易老云：用沙参代人参，取其味甘可也。……海藏云：今易老取沙参代人参，取其甘也。若微苦则补阴，甘者则补阳，虽云补五脏，亦须各用本脏药相佐使，随所引而相辅一脏也，不可不知。"

明代的《救荒本草》记载了两种沙参，一种就叫沙参，与历代本草记载的性状、产地、功效类似，也与今天的桔梗科南沙参类似，其产地新增了辉县（今河南省西北部）；另一种叫杏叶沙参，为新增品种，这种沙参只产于四川省西北部，河南地区并无记载，有学者认为是裂叶沙参、长白沙参或荠苨，总之此物非南沙参。其文曰："[沙参]一名知母，一名苦心，一名志取，一名虎须，一名白参，一名识美，一名文希。生河内川谷及冤句、般阳续山，并淄、齐、潞、随、归州，而江淮、荆、湖州郡皆有，今辉县太行山边亦有之。苗长一二尺，丛生崖坡间。叶似枸杞叶，微长而有叉牙锯齿。开紫花。根如葵根，赤黄色，中正白实者佳。味微苦，性微寒，无毒。"

明代的《滇南本草》中记载沙参需要去芦、去皮、蜜炒使用，能补肺气，肺热之人可以用沙参代人参。其文曰："沙参（去芦去皮，蜜炒）味甘，性平、微寒，入肺经，能补肺气，以及六腑之阴气（肺气盛则五脏六腑之气皆盛。性微寒，故补阴气。肺热者，可以代人参用）。"

明代的《本草约言》亦记载了沙参的功效，其文曰："[沙参]主诸疝之绞痛，疥癣恶疮，兼消肿以排脓，资调五脏。"

明代的《本草蒙筌》记载沙参产地以冤句为最佳，性味、性状、功效、采收时间都与历代本草记述大致相同。其文曰："[沙参]味苦、甘，气微寒。无毒。江淮俱多，冤句尤妙。丛生崖壁上，苗高二尺余。叶类枸杞有叉桠，根若葵根而筋大。近夏花开白色，瓣瓣有白粘胶。《图经》尝云，此为小异。秋后采根曝用，中正白实者佳。反藜芦，恶防己，乃足厥阴本经药也。治诸毒排脓消肿，安五脏益肺补肝。止疝气绞疼，散浮风瘙痒。除邪热，去惊烦。易老用代人参，形实不同。盖取味之苦甘，泻中兼补，略相类尔。"

明代的《本草原始》在植物形态上将沙参与荠苨、桔梗做了鉴别，并提到当时有将荠苨、桔梗冒充沙参的现象。其文曰："沙参形如桔梗，无桔梗肉实，亦无桔梗金井玉栏之状。又似荠苨，无荠苨色白，亦无荠苨芦头数股之多。然而有心者为桔梗，多芦者为荠苨。市者彼此代充，深为可恨！用沙参者，宜择独芦无心，色黄白、肉虚者真也。《本经》云：中正白实者良，就沙参之虚实黄白而论也。"

明末清初的《本草乘雅半偈》记载了沙参的伪品，世人称为羊乳或羊婆奶。其文曰："[沙参]霜后苗枯，根长尺许，若黄土地中者，根则短小。根茎俱有白汁如乳，故一名羊乳、羊婆奶。根干时，宛似人参，中黄外白，世所用者皆伪，不知为何许物，食之反损肺气。"

清代的《本经逢原》中，沙参分南北，但未详细区分两者的区别，继承了历代本草书籍对沙参功效的记载。其文曰："[沙参]甘、淡、微寒，无毒。有南北二种，北者质坚性寒，南者体虚力微。……沙参专泄肺气之热，故喘嗽气壅，小便赤涩不利，金受火克，阴虚失血，或喘咳寒热，及肺痿等疾宜之。"

清康熙年间，日本的《炮炙全书》中沙参也被称为悬钟人参，当时市场上经常将沙参和荠苨混淆。此外，有一种炮制品叫唐沙参，也叫作拳沙参，经常代人参用，但药效与人参不可同日而语。还提到有一种细叶沙参，可见当时日本的沙参存在诸多品种。其文曰："[沙参]今之悬钟人参是也。市中误当荠苨，别采蔓参根充沙参，用者宜审。又有唐沙参，乃蒸造者，谓之拳沙参，人多焙用代人参，然其气味功力殊异乎人参，以此代用诚为不胜其任矣。沙参处处多有之，八九月宜收。又有细叶沙参，盖一类两种。"

清代的《本草备要》记载了沙参的功效、植物形态，以及生长环境。但笔者认为作者汪昂应该是将南北两种沙参混为一谈了。其文曰："[沙参]似人参而体轻松，白实者良。生沙地者长大，生黄土者瘦小。恶防己，反藜芦。北地真者难得。"

清代的《本草从新》中记载南北沙参功效相同，但南沙参药效稍弱，并提及一种带有辣味的伪南沙参。此书中还记载了空沙参，实则为荠苨，又称甜桔梗，与沙参不是一物。其文曰："[南沙参]功同北参而力稍逊。色稍黄，形稍瘦小而短。近有一种味带辣者，不可用。产亳州。"

清代的《本草纲目拾遗》中，在南沙参条目中亦称其功同北沙参，并且提及当时浙地还有一种用来散毒消肿排脓的南沙参，根据其植物形态可与南沙参鉴别。其文曰："参类不一，有窃参名者，如苦参、沙参是也。有窃参形者，如荠苨、三七是也。凡参皆随地运为升降，故各地皆产参，而性亦各异，功用总不及辽参。""南沙参产于浙地者，鲜时如萝卜，土人去皮煮熟，如熟山药。晒干如天花粉，而无粉性，本名粉沙参。功专散毒消肿排脓，非南沙参也。"

清代的《植物名实图考》中记载沙参出产于中国各地，以北产者以及太行山所产者为佳。笔者推测北产者及太行山所产者并非北沙参，而是南沙参，因据《神农本草经》所述，沙参产于川谷之间，而北沙参产于海滨沙地。其文曰："沙参，《本经》上品。处处有之，以北产及太行山为上，其类亦有数种，详《救荒本草》。花与荠苨相同，惟叶小而根有心为别。"

清代的《本草便读》分析了南北沙参的功效差异，也从植物形态上做了区别。其文曰："南参力薄形松。体润质坚。北者功优性滑（沙参，处处山原沙地皆有之。古无南北之分。然观各家《本草》云'其色白''其根多汁'等语。似指北参而言。若南参则质粗大而松。气薄味淡，大抵甘寒入肺。清养之功，北逊于南。其润降之性，南不及北耳。南北之分，亦各随地土之所出。故大小不同，质坚、质松有异也）。"

民国时期的《饮片新参》中所述的南沙参与今日的南沙参类似，其文曰："形色：其色白，多淀粉。性味：酸、甘，凉。功能：清肺养阴，治虚劳咳呛痰血。用法：生用。禁忌：风寒咳嗽者大忌。"

《药材资料汇编》中记载的南沙参来源于桔梗科植物，植物形态描述与今日之南沙参基本一致。其文曰："[南沙参]自生山野，春抽苗，茎高一二尺。叶卵圆形，轮生锯齿缘。秋开紫白色钟状花，结蒴果。其根圆锥形，供药用。"以安徽滁州产量最大。能清肺热，补脾胃。当时的杏叶沙参为南沙参的来源之一。

1977年版《中华人民共和国药典》中南沙参的来源、功效与2015年版《中华人民共和国药典》有很大的不同，在1977年版中南沙参的来源比较多，轮叶沙参、杏叶沙参或同属数种植物的干燥根都可作为南沙参使用。而2015年版《中华人民共和国药典》明确规定是轮叶沙参或沙参的干燥根。在功效上，1977年版中南沙参为润肺、滋养肺阴，而2015年版中增加了益胃阴的功效。

2008年版《上海市中药饮片炮制规范》中南沙参的别名有大沙参、空沙参、泡参，其植物来源与2015年版《中华人民共和国药典》一致。在功效上以养阴清肺为主，提及南沙参鲜品清肺热的作用较佳。

《金世元中药材传统鉴别经验》中记载南沙参的植物来源包括了杏叶沙参，其生长环境为海拔600~2000m的草地、林木地带或岩石缝中，与《神农本草经》记载的环境吻合，药材品质以身干、色白肥粗、条长均匀者为佳。

【按　语】南沙参的别名主要有大沙参、空沙参、泡参。容易混淆的名称有北沙参、粉沙参、海南参等。

沙参在明代中期之前并无南北之分，且根据性状来判断，明代中期前的沙参多数为南沙参。其混淆品有荠苨、桔梗、羊乳等，特别是荠苨和羊乳（羊婆奶），混淆的情况尤为严重。在现代还有一种饮片叫粉沙参，不是南沙参也不是北沙参，而是伞形科植物明党参的干燥根。根据 2018 年版《上海市中药饮片炮制规范》，在上海地区医师处方书写沙参，应给付南沙参。

第三节

天冬

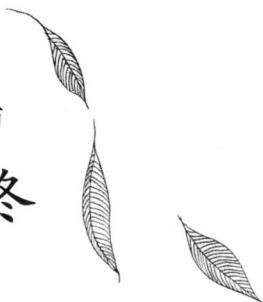

【来　源】根据 2020 年版《中华人民共和国药典》，本品为百合科植物天门冬的干燥块根。秋、冬二季采挖，洗净，除去茎基和须根，置沸水中煮或蒸至透心，趁热除去外皮，洗净，干燥。

【性味归经】甘、苦，寒。归肺、肾经。

【功　效】养阴润燥，清肺生津。

【溯　源】天冬最早记载于《尔雅》，书中名为蘠蘼或虋冬。天冬以天门冬之名首载于《神农本草经》。其文曰："[天门冬]天门冬一名颠勒。味苦，平。无毒。治诸暴风湿偏痹。强骨髓，杀三虫，去伏尸。久服轻身，益气，延年……生山谷。"笔者认为此时的天冬只言其功效，并无植物形态描述，而且其性味功效与今日所用的天冬是有差异的，特别是"杀三虫"在学术界存在争议，有学者认为这里的天冬为百部。

《名医别录》中记载："[天门冬]味甘，大寒，无毒。保定肺气，去寒热，养肌肤，益气力，利小便，冷而能补。久服不饥。二月、三月、七月、八月采根，曝干。"与《神农本草经》的对比，天冬在性味上多了甘和大寒，少了苦与平；与现行版《中华人民共和国药典》中记载的性味、功效还是比较接近的，但依旧没有其形态的描述。

南朝梁代陶弘景的《本草经集注》基本保留了《神农本草经》和《名医别录》的原文，并增加了"生奉高山谷"的记载。但是陶弘景做的注解中却大有文章，不但说明了此时的天门冬存在混淆品，还说明了其炮制方法和用法。其注曰："［天门冬］奉高，太山下县名也。今处处有，以高地大根味甘者为好。张华《博物志》云：天门冬逆捋有逆刺。若叶滑者名絺休，一名颠棘。可以浣缣，素白如絾。今越人名为浣草。擘其根，温汤中挼之，以浣衣胜灰。此非门冬相似尔。案如此说，今人所采，皆是有刺者，本名颠勒，亦粗相似，以浣垢衣则净。《桐君药录》又云：叶有刺，蔓生，五月花白，十月实黑，根连数十枚。如此殊相乱，而不复更有门冬，恐门冬自一种，不即是浣草耶？又有百部，根亦相类，但苗异尔。门冬蒸剥去皮，食之甚甘美，止饥。虽曝干，犹脂润，难捣。必须薄切，曝于日中，或火烘之也。世人呼苗为棘刺，煮作饮乃宜人，而终非真棘刺尔。服天门冬，禁食鲤鱼。"

唐代的《药性论》进一步扩大了天冬的功效。其文曰："［天门冬］君。主肺气咳逆，喘息促急，除热，通肾气。疗肺痿生痈吐脓，治湿疥，止消渴，去热中风，宜久服。煮食之，令人肌体滑泽，除身中一切恶气，不洁之疾，令人白净。蜀人使浣衣如玉，和地黄为使，服之耐老，头不白，能冷补，患人体虚而热，加而用之。"

唐代的《新修本草》中天冬的【谨案】部分里，记载了两种不同形态的植物，苏敬等人认为此二者都可以称为天冬，文中所描述的"苗有刺而涩者"更接近今日百合科植物天门冬 *Asparagus cochinchinensis*（Lour.）Merr.，而"无刺而滑者"其实指的是天门冬 *A. cochinchinensis* 的幼苗。但也有学者认为这里的"无刺而滑者"与密齿天门冬 *A. meioclados* 相似，也就是所谓的四川小天冬，因此，笔者认为苏敬等人可能是混淆了二者。其文曰："［天门冬］此有二种：苗有刺而涩者，无刺而滑者，俱是门冬。俗云颠刺、浣草者，形貌名之。虽作数名，终是一物。二根浣垢俱净，门冬、浣草，互名之也。"

唐代的陈藏器就提出了天冬与百部混淆的情况，并在《本草拾遗》中表达了对天冬和百部混用的担忧。其文曰："［天门冬］陶云百部根亦相类，苗异尔。按：天门冬根有十余茎，百部多者五六十茎，根长尖，内虚，味苦。天门冬根圆短实润，味甘不同，苗蔓亦别。如陶所说，乃是同类。今人或以门冬当百部者，说不明也。"

宋代的《本草图经》对天门冬的记载颇为详细，从植物形态、采收季节、质量好坏、炮制手法、药物别名等，对宋之前的天冬做了一次总结。其文曰："［天门冬］生奉高山谷，今处处有之。春生藤蔓，大如钗股，高至丈余；叶如茴香，极尖细而疏滑，有逆刺，亦有涩而无刺者，其叶如丝杉而细散，皆名天门冬。夏生白花，亦有黄色者；秋结黑子，在其根枝旁。入伏后无花，暗结子。其根白，或黄紫色，大如手指，长二三寸，大者为胜，颇与百部根相类，然圆实而长，一二十枚同撮。二月、三月、七月、八月采根。四破之，去心，先蒸半炊间，曝干。停留久仍湿润，入药时，重炕焙令燥。洛中出者，叶大秆粗，殊不相类。岭南者无花，余无它异。【谨按】天门冬别名，《尔雅》谓之虋（亡彼切），一名蘠（与门同）冬。《山海经》云：条谷之山，其草多芍药、蘠冬是也。《抱朴子》及《神仙服食方》云：天门冬，一名颠棘。在东岳名淫羊藿，在中岳名天门冬，在西岳名管松，在北岳名无不愈，在南岳名百部，在京陆山阜名颠棘，虽处处皆有，其名各异，其实一也。在北岳地阴者尤佳，欲服之，细切，阴干，捣下筛，酒调三钱匕，日五、六进之，二百日知，可以强筋髓，驻颜色，与炼成松脂同蜜丸益善。服者不可食鲤鱼，此方以颠棘为别名。而张茂先以为异类。《博物志》云：天门冬茎间有刺，而叶滑者曰绨休，一名颠棘，根以浣缣，素令白。越人名为浣草，似天门冬而非也。凡服此，先试浣衣如法者，便非天门冬。若如所说，则有刺而叶滑，便不中服。然今所有，往往是此类，用者须详之。"

宋代的《本草衍义》记载了较多天门冬的炮制方法，认为错误的炮制会导致药性丧失。其文曰："[天门冬]麦门冬之类。虽曰去心，但以水渍漉，使周润，渗入肌，俟软，缓缓擘取，不可浸出脂液。其不知者，乃以汤浸一二时，柔即柔矣，然气味都尽。用之不效，乃曰药不神，其可得乎？治肺热之功为多，其味苦，但专泄而不专收，寒多人禁服。余如二经。"

明代的《救荒本草》将天门冬又称为万岁藤和娑萝树。根据李时珍在《本草纲目》中的描述来看，天门冬与百部仍处于一种混用的状态或者说想分却未分开的状态。其文曰："[天门冬]草之茂者为虋，俗作门。此草蔓茂，而功同麦门冬，故曰天门冬，或曰天棘。《尔雅》云：髦，颠棘也。因其细叶如髦，有细棘也。颠、天，音相近也。按《救荒本草》云：俗名万岁藤。又名娑萝树。其形与治肺之功颇同百部，故亦名百部也。蔷薇乃营实苗，而《尔雅》指为虋冬，盖古书错简也。"功效方面，李时珍认为"天门冬清金降火，益水之上源，故能下通肾气，入滋补方合群药用之有效。若脾胃虚寒人，单饵既久，必病肠滑，反成痼疾。此物性寒而润，能利大肠故也"。

清代的《植物名实图考》明确地记载了两种天冬来源，曰："[天门冬]今本草无满冬之名，有大、小二种，曰颠棘，曰浣草，皆一类也。"

清代的《本草便读》将天冬与麦冬做了一番比较，曰："天冬较麦冬苦多寒盛。沉降之性过之。故兼能入肾经。治诸病总宜于阴不足而有火邪者。若脾胃虚寒便溏之人。禁，勿用。"

民国时期的《增订伪药条辨》中记载了有药商用福州小番薯炊熟晒干冒充天冬的情况。《药材资料汇编》中将天冬按产区分为三种，分别是川天冬、湖天冬、温天冬，其中川天冬主销出口，温天冬主销北方。

2008 年版《上海市中药饮片炮制规范》中收载正名为天冬，习称天门冬，处方应付中写炙天冬付炒天冬。炒后寒性略减。

【按　语】在古文献中天冬具有多个别名，如满冬、虋冬、颠棘、淫羊藿、万岁藤、天门冬等，但现在我们以天冬为正名。

天冬在历代本草书籍中都有记载，但由于天冬的根与百部十分相似，因此自古以来的记载有相互矛盾之处，或味甘，或味苦，同时天冬性味功效的记载总有变化。但无论历代本草怎么变化，今日我们所用的是百合科植物天冬。

第四节

麦冬

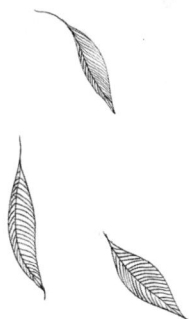

【来　源】根据 2020 年版《中华人民共和国药典》，本品为百合科植物麦冬的干燥块根。夏季采挖，洗净，反复暴晒、堆置，至七八成干，除去须根，干燥。

【性味归经】甘、微苦，微寒。归心、肺、胃经。

【功　效】养阴生津，润肺清心。

【溯　源】早在《山海经·中山经》中的条谷山篇就有麦冬的记载，书中称为䔡冬。后世的郭璞注《尔雅》中也提到先秦就有虋冬之名。笔者推测当时可能麦冬和天冬共用一个名称虋冬，当时又称为满冬。

麦冬在古籍中多记载为麦门冬，其以"麦门冬"之名最早记载于《神农本草经》。其文曰："［麦门冬］秦名羊韭。齐名爱韭。楚名马韭。越名羊韭。味甘，平，无毒。治心腹结气。伤中，伤饱，胃络脉绝，羸瘦，短气，久服轻身，不老，不饥。生川谷堤坂肥上石间久废处。"

魏晋时期的《吴普本草》记载的麦冬别名比较多。其文曰："［麦门冬］一名羊韭。秦，一名乌韭；楚，一名马韭；越，一名羊韭；齐，一名爱韭，一名禹韭，一名虋火冬，一名忍冬，一名忍陵，一名不死药，一名禹余粮，一名仆垒，一名随脂。神农、岐伯：甘，平。黄帝、桐君、雷公：甘，无毒。李氏：甘，小温。扁鹊：无毒。生山谷肥地。叶如韭，肥泽丛生。采无时。实青黄。"

《名医别录》补充了麦冬的诸多功效以及产地。其文曰："［麦门冬］微寒，无毒。主治身重目黄，心下支满，虚劳、客热，口干、燥渴，止呕吐，愈痿蹶，强阴，益精，消谷调中，保神，定肺气，安五脏，令人肥健，美颜色，有子。秦名羊韭，齐名爱韭，楚名乌韭，越名羊蓍，一名禹葭，一名禹余粮。叶如韭，冬夏长生。生函谷及堤坂肥土石间久废处。二月、三月、八月、十月采，阴干。"

南朝梁代陶弘景在《本草经集注》注文中记载了麦冬的产地和用量用法。其注曰："［麦门冬］函谷，即秦关。而门冬异于羊韭之名矣。处处有，以四月采，冬月作实如青珠，根似穬，故谓门冬，以肥大者为好。用之汤泽抽去心，不尔令人烦，断谷家为要。二门冬润时并重，既燥即轻，一斤减四五两尔。"

唐代的《药性论》主要记述了麦冬的功效。其文曰："［麦门冬］使，恶苦芺，畏木耳。能治热毒，止烦渴，主大水，面目肢节浮肿，下水。治肺痿吐脓。主泄精。疗心腹结气，身黑目黄，心下苦支满，虚劳客热。"

唐代的《本草拾遗》中明确记载了在当时麦冬有好几种来源，且产地也与之前有所不同，笔者推测可能是由于麦冬的种植地域出现了转移，由原来的秦关移植至唐代的江宁与新安，同时还记载了鲜麦冬和干麦冬在用法上的区别。其文曰："［麦门冬］《本经》不言生者，按：生者本功外，去心煮饮，止烦热，消渴，身重，目黄，寒热，体劳，止呕，开胃，下痰饮，干者入丸散及汤用之，功如《本经》，方家自有分别。出江宁小润，出新安大白，其大者苗如鹿葱，小者如韭叶。大小有三四种，功用相似。其子圆碧，久服轻身明目；和车前子、干地黄为丸，食后服之，去温瘴，变白，明目，夜中见光。"

宋代的《本草图经》对于麦冬的植物形态描述和产地（江南地区）描述较前代更为详细。其文曰："［麦门冬］生函谷川谷及堤坂肥土石间久废处，今所在有之。叶青似莎草，长及尺余，四季不凋。根黄白色有须，根作连珠形，似穬麦颗，故名麦门冬。四月，开淡红花，如红蓼花；实碧而圆如珠。江南出者：叶大者，苗如粗葱，小者如韭。大小有三四种，功用相似，或云吴地者尤胜。二月、三月、八月、十月采，阴干。"

宋代的《本草衍义》认为麦冬长于清虚热，麦冬苗也可以入药，其文曰："［麦门冬］根上子也。治心肺虚热，并虚劳客热，亦可取苗作熟水饮。"

明代《本草蒙筌》中，陈嘉谟陈述了麦冬的名字由来，谓："［麦门冬］叶类莎草长秀，根如麦颗连珠，故因名麦门冬也。"

明代李时珍在《本草纲目》中解释了麦冬别名的由来，根据其描述来看与今日所用麦冬十分相似，曰："［麦门冬］麦须曰虋，此草根似麦而有须，其叶如韭，凌冬不凋，故谓之麦䕬冬，及有诸韭、忍冬诸名。俗作门冬，便于字也。可以服食断谷，故又有余粮、不死之称。"在麦冬的炮制方面李时珍有着详细的记载，在入汤剂时需要抽心使用，曰："凡入汤液，以滚水润湿，少顷抽去心，或以瓦焙软，乘热去心。若入丸散，须瓦焙热，即于风中吹冷，如此三四次，即易燥，且不损药力，或以汤浸捣膏和药，亦可。滋补药，则以酒浸擂之。"

明代杜文燮所著的《药鉴》与前代的古籍不同，没有使用麦门冬的称谓，而是第一次使用了麦冬作为正名记载。

清代的《植物名实图考》中记载了麦冬与穬麦混淆的情况，其文曰："［麦门冬］《本经》上品，处处有之，蜀中种以为业。《本草拾遗》云：大小三四种，今所用有大小二种。其余似麦冬者，尚有数种，医书不具其状，皆入草药。……乃反谓方不诚而药皆无益于病，因弃后药而弗敢饮。夫麦门冬，非难识之物也，求而得之，一举手、一投足之劳也。欺以穬麦，不惜生死而试之，何其艰于用心而易于糜躯也？滇有小园，护阶除者皆麦门冬也；询之守园者，茫然莫知。然则有疾而求麦门冬，必至欺以穬麦而后已。"

清代的《本草便读》中提出麦冬也可以不去心，其文曰："［麦门冬］亦有连心用者，以其心如人之脉络，一棵十余枚，个个贯通。取其能贯通经络之意。"

民国时期的《增订伪药条辨》对麦冬这一称谓做了另一种解释，其文曰："按：麦冬古时野生，凌冬青翠，宛如麦粒，故名麦冬。"并且对于当时麦冬的产地和品质有着详细的记载："麦门冬，出杭州笕桥者，色白有神，体软性糯，细长，皮光洁，心细味甜，为最佳。"

《药材资料汇编》中仍以麦门冬作为名称，并记载了麦冬的文献名和习称，其文献名有忍凌、不死草、禹韭、阶前草等，习称为麦冬、苏冬、门冬，四川称寸冬、瓜黄。在产地方面，浙江余姚（现属慈溪市），四川绵阳为主要产区。一称浙麦冬，集散于宁波、杭州；一称川麦冬或绵阳冬，集散于重庆。原产于浙江笕桥的称杭寸冬、笕麦冬，新昌地区亦有野产。四川渠县，重庆江津、綦江、万州等地有野产，但色质软次，一般称土麦冬，或冠以地名。上海松江，江苏南通、海门多有野生，亦称土麦冬，量少质次。

在2008年版《上海市中药饮片炮制规范》中记载的习用名称有寸冬、麦门冬、苋麦冬。如处方写炙麦冬付炒麦冬。

【按　语】麦门冬在历代本草书籍中就有许多别名，但基本都以麦门冬作为其正名。

2020年版《中华人民共和国药典》记载了山麦冬这一味药材。山麦冬为百合科植物湖北麦冬或短葶山麦冬的干燥块根。性味甘、微苦，微寒。归心、肺、胃经。功效为养阴生津，润肺清心。用于肺燥干咳，阴虚劳嗽，喉痹咽痛，津伤口渴，内热消渴，心烦失眠，肠燥便秘。虽然植物来源不同，但性味、归经和功效几乎相同。

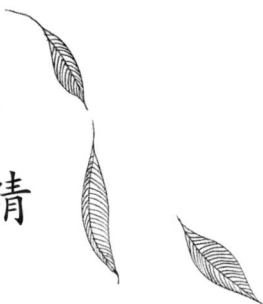

【来　源】根据 2020 年版《中华人民共和国药典》，本品为百合科植物滇黄精、黄精或多花黄精的干燥根茎。按形状不同，习称大黄精、鸡头黄精、姜形黄精，春、秋二季采挖，除去须根，洗净，置沸水中略烫或蒸至透心，干燥。

【性味归经】甘，平。归脾、肺、肾经。

【功　效】补气养阴，健脾，润肺，益肾。

【溯　源】西晋张华《博物志》中提到了太阳之草，这是黄精较早的记载。其文曰："黄帝问天老曰：天地所生，岂有食之令人不死者乎？天老曰：太阳之草，名曰黄精，饵而食之，可以长生。太阴之草，名曰钩吻，不可食，入口立死。人信钩吻之杀人，不信黄精之益寿，不亦惑乎？"

黄精作为药物始载于《名医别录》，亦有学者认为《神农本草经》中的女萎就是黄精。《名医别录》中记载了黄精的五个异名，说明其来源或地域分布可能较广。其文曰："［黄精］味甘，平，无毒。主补中益气，除风湿，安五脏。久服轻身、延年、不饥。一名重楼，一名菟竹，一名鸡格，一名救穷，一名鹿竹。生山谷，二月采根，阴干。"

南朝梁代的《本草经集注》记载了黄精的植物形态，其根部形似葳（玉竹）、鬼臼、黄连，叶形似竹叶、钩吻。在当时多数情况下黄精并不作为药物来使用，而是作为道家养生修炼所用。其根、叶、花、果皆可食用。其文曰："［黄精］今处处有。二月始生。一枝多叶，叶状似竹而短，根似葳蕤。葳蕤根如荻根及菖蒲，概节而平直；黄精根如鬼臼、黄连，大节而不平。虽燥，并柔软有脂润。世方无用此，而为《仙经》所贵。根、叶、花、实皆可饵服，酒散随宜，具在断谷方中。黄精叶乃与钩吻相似，惟茎不紫、花不黄为异，而人多惑之。其类乃殊，遂致死生之反，亦为奇事。"

唐代《新修本草》记载了土地肥沃的程度与黄精形态的联系。其文曰："黄精肥地生者，即大如拳；薄地生者，犹如拇指。萎蕤肥根，颇类其小者，肌理形色，都大相似。今以鬼臼、黄连为比，殊无仿佛。又黄精叶似柳叶及龙胆、徐长卿辈而坚。其钩吻蔓生，殊非此类。"

唐代《食疗本草》首次记载了黄精九蒸九晒的炮制方法。而且在食用方法上提倡先从小剂量吃起再逐渐增加剂量。黄精的叶子不对称又叫作偏精。其文曰："饵黄精，能老不饥。其法：可取瓮子去底，釜上安置令得，所盛黄精令满。密盖，蒸之。令气溜，即曝之。第二遍蒸之亦如此。九蒸九曝。凡生时有一硕，熟有三四斗。蒸之若生，则刺人咽喉。曝使干，不尔朽坏。其生者，若初服，只可一寸半，渐渐增之。十日不食，能长服之，止三尺五寸。服三百日后，尽见鬼神。饵必升天。根、叶、花、实，皆可食之。但相对者是，不对者名偏精。"

唐代《本草拾遗》作者陈藏器认为钩吻的别名为野葛，但野葛与黄精的形态差异很大，因此，对陶弘景所说的黄精类似钩吻的说法提出疑问。此外，陈藏器根据黄精的叶子是否相对称区分出两类，不对称的称为偏精，功效不如叶子对称的正精。其文曰："[黄精]陶云将钩吻相似，但一善一恶耳。按：钩吻即野葛之别名。若将野葛比黄精，则二物殊不相似，不知陶公凭何此说。其叶偏生、不对者为偏精，功用不如正精。"

五代时期的《日华子本草》记载了黄精的功效为补虚，补益，养颜。单用黄精需九蒸九晒法。如果入药则生用即可。其文曰："[黄精]补五劳七伤，助筋骨，止饥，耐寒暑，益脾胃，润心肺。单服九蒸九曝，食之驻颜。入药生用。"

《蜀本草》将九蒸九曝作为最好的黄精炮制方法，其文曰："[黄精]今人服用，以九蒸九曝为胜，而云阴干者，恐为烂坏。"

宋代的《嘉祐本草》作者掌禹锡等人引《抱朴子》所言，黄精又叫垂珠，其最好的药用部位是花，并非根部或种子。但是黄精的花却十分难得。此外，与同样具有断谷、辟谷功效的白术相比，黄精弱之，但黄精口味较白术佳。黄精在灾年可以充当粮食来食用。其文曰："[黄精]臣禹锡等谨按《抱朴子》云：一名垂珠，服其花，胜其实，其实胜其根。但花难得，得其生花十斛，干之才可得五六斗耳，而服之日可三合。非大有役力者，不能办也。服黄精仅十年，乃可得其益耳。且以断谷不及术，术饵令人肥健，可以负重，涉险，但不及黄精甘美易食。凶年之时，可以与老小代粮，人食之谓之米脯也。"

宋代《本草图经》记录黄精的产地以嵩山和茅山为佳。在植物形态上大抵与百合科植物类似。别名数量多达七个，其中还有萎蕤，当时是否存在与玉竹混用的情况存疑待考，但无论是否与玉竹混用都可以说明在宋代黄精的来源和种类是比较复杂的。其文曰："［黄精］旧不载所出州郡，但云生山谷，今南北皆有之。以嵩山、茅山者为佳。三月生苗，高一二尺以来；叶如竹叶而短，两两相对；茎梗柔脆，颇似桃枝，本黄末赤；四月开细青白花，如小豆花状；子白如黍，亦有无子者。根如嫩生姜，黄色；二月采根，蒸过曝干用。今通八月采，山中人九蒸九曝，作果卖，甚甘美，而黄黑色。江南人说黄精苗叶，稍类钩吻，但钩吻叶头极尖，而根细。苏恭注云：钩吻蔓生，殊非此类，恐南北所产之异耳。初生苗时，人多采为菜茹，谓之笔菜，味极美，采取尤宜辨之。隋羊公服黄精法云：黄精是芝草之精也。一名萎蕤，一名仙人余粮，一名苟格，一名菟竹，一名垂珠，一名马箭，一名白及。二月、三月采根，入地八九寸为上。细切一石，以水二石五斗，煮去苦味，漉出，囊中压取汁，澄清，再煎如膏乃止。以炒黑豆黄末相和，令得所，捏作饼子如钱许大。初服二枚，日益之，百日知。亦焙干筛末，水服，功与上等。"

明代《本草品汇精要》将黄精的道地产区定在嵩山和茅山。其品质以根肥而润者为佳，主补中益气。其文曰："［黄精］道地：嵩山、茅山。……【用】根肥而脂润者佳。【质】类嫩生姜。【色】生黄熟黑。……【主】补中益气。"

明代《木草蒙筌》记载黄精有野生姜和米脯的别名，须久服方可见效。其文曰："［黄精］仙家称名黄精，俗呼为野生姜也。洗净九蒸九曝代粮，可过凶年。因味甘甜，又名米脯。入药疗病，生者亦宜。钩吻略同，切勿误用。安五脏六腑，补五劳七伤。除风湿，壮元阳，健脾胃，润心肺。旋服年久，方获奇功。耐老不饥，轻身延寿。小儿赢瘦，多啖弥佳。"

明代《食物本草》有黄精的记载，说明当时黄精仍作为"药食两用"的药材，功效补益、润肺为主。其文曰："［黄精］味甘，平，无毒。补中益气，除风湿，益脾润肺。九蒸九暴食之。又言饵之可以长生。"

明代《本草纲目》作者李时珍对黄精及其别名作了详细的解释，记载了黄精的植物形态，并记录了黄精与钩吻之间的差别，其文曰："[黄精]【时珍曰】黄精为服食要药，故《别录》列于草部之首，仙家以为芝草之类，以其得坤土之精粹，故谓之黄精。《五符经》云，黄精获天地之淳精，故名为戊己芝，是此义也。余粮、救穷，以功名也。鹿竹、菟竹，因叶似竹，而鹿兔食之也。垂珠，以子形也。陈氏《拾遗》救荒草即此也，今并为一。""【时珍曰】黄精野生山中，亦可劈根长二寸，稀种之，一年后极稠，子亦可种。其叶似竹而不尖，或两叶、三叶、四五叶，俱对节而生。其根横行，状如萎蕤，俗采其苗煠熟，淘去苦味食之，名笔管菜。《陈藏器本草》言青粘是萎蕤，见萎蕤发明下。又黄精、钩吻之说，陶弘景、雷敩、韩保昇皆言二物相似。苏恭、陈藏器皆言不相似。苏颂复设两可之辞。今考《神农本草》《吴普本草》，并言钩吻是野葛，蔓生，其茎如箭，与苏恭之说相合。张华《博物志》云：昔黄帝问天老曰：天地所生，有食之令人不死者乎？天老曰：太阳之草名黄精，食之可以长生；太阴之草名钩吻，不可食之，入口立死。人信钩吻杀人，不信黄精之益寿，不亦惑乎？按此但以黄精、钩吻相对待而言，不言其相似也。陶氏因此遂谓二物相似，与神农所说钩吻不合。恐当以苏恭所说为是，而陶、雷所说别一毒物，非钩吻也。历代本草惟陈藏器辨物最精审，尤当信之。余见钩吻条。"

明代《本草原始》记载了一则有关黄精的传说，故事虽有夸张，但侧面反映了黄精具有较好的补益功效。其文曰："[黄精]昔临川士家一婢逃入深山中，见野草枝叶可爱，拔根食之，久而不饥，夜宿大树下，闻草中动，以为虎，惧而上树避之。及晓下平地，其身欻然凌空而去，若飞鸟焉。数岁，家人采薪见之，捕之不得，临绝壁下网围之，俄而腾上山顶。或云此婢安有仙骨？不过灵药服食。遂以酒饵置往来之路。果来，食讫，遂不能去。擒之，具述其故，指所食之草，即此黄精也。"

明末《药镜》记载了黄精的主治功效，并且黄精还可以美容。其文曰："[黄精]甘入脾而补中，润入肺而益气。惟其中气强，脾胃实，故能除风湿而壮筋骨，填精髓而耐寒暑。……至若美容加寿，轻身断谷，必俟久服修炼，斯获兹勋。"

清代《本经逢原》强调黄精不可与钩吻（即断肠草）混淆使用。其鉴别要点在叶子，书中提出黄精也非人人可以服用，阳衰阴盛者就不适宜。其文曰："[黄精]甘，平，无毒。勿误用钩吻，钩吻即野葛，叶头尖，有毛钩子，又名断肠草，误服杀人。黄精则茎紫花黄，叶似竹叶也。……黄精为补黄宫之胜品，宽中益气，使五脏调和，肌肉充盛，骨髓坚强，皆是补阴之功。但阳衰阴盛人服之，每致泄泻痞满。不可不知。”

清康熙年间日本的《炮炙全书》记载黄精需九蒸九晒，味甘美。黄精的幼苗、叶子与菱蕤（玉竹）十分相似。其文曰：“［黄精］甘，平。九蒸九晒。味甚甘美。服食黄精者，忌食梅实。苗叶与葳蕤相似，根如白及，多生北方山中。大者苗高五六尺，根如拳。”

清代《本草从新》记载了多种黄精，一种类似玉竹，又叫玉竹黄精；另一种类似白及，又叫白及黄精或者叫山生姜。其文曰：“［黄精］似玉竹而稍大，黄白多须，故俗呼为玉竹黄精。又一种似白及，俗呼为白及黄精，又名山生姜，恐非真者。去须，九蒸九晒用。”

清代《本草求真》认为黄精不适合用于有痰湿的患者，并且黄精不加以炮制会造成咽喉不适。其文曰：“［黄精］究其黄精气味。止是入脾补阴。若使挟有痰湿，则食反更助痰。况此未经火煅，食则喉舌皆痹，何至服能成仙？”

清代《质问本草》关于黄精的形态描述与历代本草书籍记载类似，仍与钩吻、玉竹相比较。其文曰：“［黄精］黄精形状与钩吻相似，惟茎不紫，花不黄为异。此种苗叶与玉竹同，三四月开花，是黄精无疑。恒服能益寿延年。”

清代晚期的《植物名实图考》记载了滇黄精，有学者考证认为此书中的滇黄精与今日之黄精十分相似。其文曰：“［滇黄精］根与湖南所产同，而大重数斤，俗以煨肉，味如山蓣。茎肥色紫，六七叶攒生作层，初生皆上抱。花生叶际，四面下垂如璎珞，色青白，老则赭黄。”

清末《本草便读》同样提到了黄精为滋腻之品，脾虚湿重之人不宜服用，其文曰：“［黄精］然滋腻之品，久服令人不饥。若脾虚有湿者，不宜服之，恐其腻膈也。此药味甘如饴，性平质润，为补养脾阴之正品。可供无病患服食。古今方中不见用之。”

民国时期的《饮片新参》记载了制黄精，说明当时黄精入药须炮制，而非生品入药。制黄精色黑质腻，甘平微温。能补脾滋液，益气生津，助精髓。其用法一般是蒸用或入膏剂。但是湿滞多痰者忌用。

《药材资料汇编》中将黄精定为百合科植物。根据黄精的形态，黄精存在多种来源，大体可以分为竹叶黄精和大叶黄精，其他还有圆叶黄精、唐种黄精等多种。其中竹叶黄精又被叫作玉竹黄精，大叶黄精被叫作白及黄精。在产地上南北诸省均有野生品，从古籍文献来看以河南嵩山为胜，江苏茅山为良。浙江温州、闽北福鼎产量大，多是玉竹黄精。但河南有种黄精味苦，是不入药的。性味甘平，无毒。可润肺生津，治劳伤，填精髓，补中益气，祛风湿，能杀菌，可治脚湿，小儿驱蛔，并降低血压，用作滋养缓和药。需要特别注意的是，不可与钩吻、鬼臼混用，此二者有剧毒。

1973 年版《上海市中药饮片炮制规范》中，黄精的来源为百合科植物黄精或多花黄精的干燥地下根状茎。在处方应付中，写黄精付制黄精。能治疗气血虚弱，肺虚咳嗽，津液少，口渴。

1977 年版《中华人民共和国药典》中黄精的来源有三种，即滇黄精、黄精、多花黄精，根据形状不同又分别叫作大黄精、鸡头黄精、姜形黄精。这三种黄精均以块大、肥润、色黄、断面透明者为佳。能补脾润肺，益气养阴。用于体虚乏力，心悸气短，肺燥干咳，糖尿病。

1980 年版《上海市中药饮片炮制规范》与 1994 年版《上海市中药炮制规范》中均未将滇黄精纳入黄精的来源中，只有黄精与多花黄精。

2008 年版《上海市中药饮片炮制规范》中黄精的来源为三种，滇黄精重新作为黄精的来源之一。而且在备注里写明黄精味苦者不可用。

《金世元中药材传统鉴别经验》中，黄精来源为滇黄精、黄精、多花黄精，根据形状不同又叫作大黄精、鸡头黄精、姜形黄精。这三种黄精产地不同，黄精主产于河北、内蒙古、山西等北方地区；多花黄精主产于贵州、湖南、云南、安徽、浙江等地；滇黄精主产于贵州、广西、云南等地。目前药材市场上以姜形黄精和滇黄精为主。三者均以块大、肥润色黄、断面透明者为佳。北京地区以鸡头黄精为优。据调查，国内黄精属的植物有三十多种，药材市场上的黄精来源不仅仅是《中华人民共和国药典》收载的三种，还有其他同属植物作黄精用。由于单纯从药材性状上难以鉴定到种，应用时原则上味苦者不能入药。

【按　语】黄精在《神农本草经》中并无记载，首载于《名医别录》。虽然历史悠久，但使用黄精的古方并不多，灾年之时，黄精是被看作粮食的，又叫米脯。直到明清时期黄精才有了一定的临床经验和用药禁忌的记载。据《金世元中药材传统鉴别经验》一书中记载，黄精的种类达三十多种，因此黄精的临床使用经验其实难以统一。笔者临床运用黄精改善津液不足之证有一定疗效，用量一般为 30g，剂量小则临床效果不佳。

第六节

玉竹

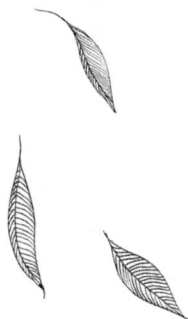

【来　源】根据现行版《中华人民共和国药典》，本品
为百合科植物玉竹的干燥根茎。秋季采挖，除去须根，
洗净，晒至柔软后，反复揉搓、晾晒至无硬心，晒干；
或蒸透后，揉至半透明，晒干。

【性味归经】甘，微寒。归肺、胃经。

【功　效】养阴润燥，生津止渴。

【溯　源】古时葳蕤经常出现在诗词中，如《史记·司马相如列传》："纷
纶葳蕤，埋灭而不称者，不可胜数也。"而在中医药中葳蕤指的就是玉竹。在
中医方剂中仅有一个方剂以葳蕤命名，那就是加减葳蕤汤，此方适用于阴虚发
热。除此之外葳蕤一词很少提及。

　　玉竹是一味历史悠久的药材，但其并不是自古以来就称为玉竹，有学者认
为《神农本草经》中的女萎就是玉竹，因在此条目中记载女萎的异名为玉竹，
且功效记载与玉竹有类似之处。但《神农本草经》中并无植物形态及性状描
述，也无明确产地记载。结合后世的诸多记载，笔者认为这一结论有待商榷。
其文曰："［女萎］一名左眄。一名玉竹。味甘，平，无毒。治中风暴热，不能
动摇，胅筋结肉，诸不足。久服去面黑皯，好颜色，润泽，轻身，不老。生川
谷及丘陵。"

　　魏晋时期的《吴普本草》记载了委萎，在该条目中记载了七个异名，其中
一个就是玉竹。虽然也有一些植物形态描述和产地记载，但十分笼统，并不能
确定究竟是否为玉竹。药物的功效记载为能治中风暴热，其文曰："［委萎］一

名葳蕤，一名王马，一名节地，一名虫蝉，一名乌萎，一名荧，一名玉竹。神农：苦。一经：甘。桐君、雷公、扁鹊：甘，无毒。黄帝：辛。生太山山谷。叶青黄，相值如姜。二月、七月采。治中风、暴热。久服轻身。"

《名医别录》中玉竹以葳蕤作为正名收录。其异名有四个，与《吴普本草》记载的委萎有相同异名，其中包括玉竹，在产地记载上也颇为相近。功效以清热、补益为主。其文曰："[葳蕤]无毒。主治心腹结气，虚热，湿毒，腰痛，茎中寒，及目痛眦烂泪出。一名荧，一名地节，一名玉竹，一名马薰。生太山及丘陵。立春后采，阴干。"

南朝梁代的《本草经集注》，作者陶弘景认为女葳和葳蕤是同一种植物的不同叫法。在产地用"处处有之"一笔带过表示女葳的生长地域较广。关于其形态称犹如黄精，但比黄精小。在当时市场上已经有混淆品，形态类似续断的茎，被称为女青根。当时女葳多用于治疗下痢。此外，由于魏晋时期服用石药比较多，因此，葳蕤在当时还可以治疗因服石药引起的疾病。其文曰："[女葳 葳蕤]案《本经》有女葳无葳蕤。《别录》无女葳有葳蕤，而为用正同。疑女葳即葳蕤也，惟名异尔。今处处有，其根似黄精而小异。服食家亦用之。今市人别用一种物，根形状如续断茎，味至苦，乃言是女青根，出荆州。今治下痢方，多用女葳，而此都无止泄之说，疑必非也。葳蕤又主理诸石，人服石不调和者，煮汁饮之。"

唐代的《药性论》记载了葳蕤的功效，能清虚热补益。如果有头痛不安者可以加用葳蕤。其文曰："[葳蕤]君。主时疾寒热，内补不足，去虚劳客热，头痛不安，加而用之良。"

唐代的《新修本草》将女葳和葳蕤分开记载，也客观说明作者苏敬等人已经意识到女葳与葳蕤的不同。女葳又叫蔓楚，生于荆襄之间，能止痢，引《李氏本草》的记载，女葳还能消食。此外，女葳在植物形态和性状方面也有相应的记载，有学者认为这里的女葳为今日毛茛科植物女葳。其文曰："女葳功用及苗蔓，与葳蕤全别，列在中品。今《本经》朱书是女葳能效，墨字乃葳蕤之效。""女葳，味辛，温。主风寒洒洒，霍乱，泄痢，肠鸣游气上下无常，惊痫寒热百病，出汗。《李氏本草》云：止下，消食。其叶似白蔹，蔓生，花白，子细，荆襄之间名为女葳，亦名蔓楚，止痢有效。用苗不用根，与葳蕤全别。今太常谬以为白头翁者是也。"

唐代的《本草拾遗》作者陈藏器认为葳蕤与女葳是同一种植物，但陈藏器是依据药物的功效来推测出的，并无更为明确的依据。关于此观点笔者并不认同，因为同功效的药材有很多，并不能仅凭一两个相同的功效就推断两种药材就是一物。此外，陈藏器还高度怀疑女萎、萎蕤与《魏志·樊阿传》所记载的青粘都是萎蕤。其文曰："〔女萎　萎蕤〕二物同传，陶云同是一物，但异名耳。下痢方多用女萎，而此都无止泄之说，疑必非也，按：女萎，苏又于中品之中出之，云主霍乱，泄痢，肠鸣，正与陶注上品女萎相会，如此即二萎功用同矣，更非二物，苏乃剩出一条。苏又云：女萎与萎蕤不同，其萎蕤一名玉竹，为其似竹；一名地节，为其有节。《魏志·樊阿传》：青粘，一名黄芝，一名地节，此即萎蕤，极似偏精。本功外，主聪明，调血气，令人强壮。和漆叶为散，主五藏，益精，去三虫，轻身不老，变白润肌肤，暖腰脚，惟有热不可服。"

五代时期的《日华子本草》是将萎蕤与女萎分开记载的，在萎蕤条中记载其功效为清热除烦补虚，这与今日的玉竹功效有类似之处。其文曰："〔萎蕤〕除烦闷，止渴，润心肺，补五劳七伤虚损，腰脚疼痛，天行热狂，服食无忌。"

宋代的《本草图经》将萎蕤和女萎分开记载，但共享一条目，在此条目中将萎蕤与女萎列为两种不同植物，而且还留下萎蕤和女萎的本草图和举证古方来说明二者的不同。萎蕤生于泰山山谷，在当时滁州、舒州以及汉中都有所产。萎蕤的植物形态描写与历代记载类似。从此书的记载来看，宋代的医家基本已经认识到了萎蕤与女萎是不同植物。其文曰："〔萎蕤〕生泰山山谷丘陵，今滁州、舒州及汉中皆有之。叶狭而长，表白里青，亦类黄精。茎秆强直，似竹箭杆，有节；根黄多须，大如指，长一二尺，或云可啖；三月开青花，结圆实。立春后采根，阴干用之。""观古方书所用，则似差别。胡洽治时气、洞下、蟹卜，有女萎丸。治伤寒冷下结肠丸中，用女萎治虚劳。小黄耆酒云：下痢者加女萎，详此数方所用，乃似中品女萎，缘其性温，主霍乱泄痢故也。又主贼风、手足枯痹、四肢拘挛。茵芋酒中用女萎，及《古今录验》治身体痦疡斑剥，女萎膏乃似朱字女萎，缘其主中风不能动摇，及去皯好色故也。又治伤寒七八日不解，续命鳖甲汤，治脚弱，鳖甲汤并用萎蕤。及延年方，主风热项急痛、四肢骨肉烦热。萎蕤饮又主虚风热发，即头热，萎蕤丸乃似此黑字萎蕤，缘其主虚热湿毒、腰痛故也。""此乃萎性平，味甘。中品女萎味辛，性温。性味既殊，安得为一物？又云萎蕤一名地节，极似偏精，疑即青黏。华佗所服漆叶青黏散是此也。然世无复能辨者，非敢以为信然耳。"

宋代的《证类本草》引唐代医家萧炳对萎蕤的功效认识，认为其能补益，产地为均州。其文曰："萧炳云：萎蕤，补中益气，出均州。"

元代的《汤液本草》记载了萎蕤的性味和功效，并提出长期服用还能美白祛斑。其文曰："［萎蕤］气平，味甘。无毒。《本草》云：主中风暴热，不能动摇，跌筋结肉诸不足，心腹结气，虚热湿毒，腰痛，茎中寒，及目痛眦烂泪出，久服去面黑皯。《心》云：润肺除热。"

明代的《本草约言》认为萎蕤为润肺之药，能补虚除热，并且细分了萎蕤的四个功效。其文曰："［萎蕤］味甘、平，性温，无毒，降也，阳中之阴也。其用有四：理风淫于四末，除眦烂于双睛，男子湿注腰痛能痊，女子面注黑皯可灭。萎蕤润肺，除虚热之药。盖润肺以滋水之化源，故能补虚除热。"

明代的《本草蒙筌》虽将萎蕤和女萎共记一条，但根据文中所述，萎蕤与女萎并非一物，从植物形态到功效皆有区别。植物形态方面，萎蕤像钩吻、黄精，女萎像白头翁。而且古方多用的是萎蕤，并非女萎。产地方面，萎蕤产于泰山山谷、滁州、舒州等地，而女萎并无直接记载，但在荆襄地区又叫蔓地楚。功效方面，萎蕤具有补益、润肺、清热的功效；女萎可以止泄痢、消食、散邪等。其文曰："［萎蕤　女萎］味甘，气平。无毒。泰山山谷多生，滁州、舒州俱有。叶长而狭，表白里青，茎干黄精相同，强直似竹有节。故一名玉竹，又名地节，咸取象也。根大如指，一二尺长。色黄多须，甘美可啖。开青花春末，结圆实夏初。入剂采根，竹刀刮净，蜜水浸宿，文火烘干。勿误取钩吻黄精，二物俱似萎蕤，但萎蕤节上有毛、茎斑，叶尖处有小黄点为异。须仔细辨认真假。考古方多用，畏卤咸勿加。益气补中，润肺除热。主心腹结气，虚热湿毒。治腰脚冷痛，天行热狂。止眦烂双眸，逐风淫四末。泽容颜去面黑皯，调气血令体康强。又种女萎，辛温，气味与萎蕤全别。似白蔹蔓生，开白花结细子。在荆襄每名曰蔓地楚，今人常谬以为白头翁。采得阴干，去头上白蕊，锉成细片，拌豆淋酒蒸。从巳至申，方取曝用。主霍乱肠鸣泄痢，洒淅风寒；理游气上下无常，癫痫寒热。消食驱积，出汗散邪。"

明代的《本草纲目》将萎蕤与女萎分开记载，不再共记为一条。李时珍按黄公绍所言解释了萎蕤一词的由来，认为萎蕤是按照其植物形态来命名的。此外，还纠正了过去几位医家对于萎蕤与女萎的错误认知，包括植物形态和药用功效。但李时珍认为黄精和萎蕤功效类似，只是萎蕤的功效要强于黄精，在特定情况下，黄精和萎蕤可以互用。其文曰："【时珍曰】按黄公绍《古今韵会》

云：葳蕤，草木叶垂之貌。此草根长多须，如冠缨下垂之緌而有威仪，故以名之。凡羽盖旌旗之缨緌，皆象葳蕤，是矣。""【时珍曰】《本经》女萎，乃《尔雅》委萎二字，即《别录》萎蕤也，上古钞写讹为女萎尔。古方治伤寒风虚用女萎者，即萎蕤也，皆承本草之讹而称之。诸家不察，因中品有女萎名字相同，遂致费辩如此。今正其误，只依《别录》书萎蕤为纲，以便寻检。其治泄痢女萎，乃蔓草也，见本条。""【时珍曰】处处山中有之。其根横生似黄精，差小，黄白色，性柔多须，最难燥。其叶如竹，两两相值。亦可采根种之，极易繁也。嫩叶及根，并可煮淘食茹。""【时珍曰】苏颂注黄精，疑青粘是黄精，与此说不同。今考黄精、萎蕤性味功用大抵相近，而萎蕤之功更胜。故青粘一名黄芝，与黄精同名；一名地节，与萎蕤同名，则二物虽通用亦可。"

明代晚期的《药镜》详细记载了萎蕤的药性和功效，认为其治疗虚寒劳疟最有效，而且适用于上盛下虚的患者。其文曰："［萎蕤］质性醇良，气味和缓。虚寒劳疟最效，风温自汗见长。故其于阴精则滋益，能使虚损之火息，而目痛眦烂、上盛下虚者适平；于阳气则加增，更令茎中之寒祛，而湿注腰疼、风淫四肢者尽解。若夫为养气、为驻颜、为益血，数效全功，必须同黄精、同桑椹、同首乌诸般制药。"

明末清初的《本草乘雅半偈》中，作者以萎蕤的植物形态解释萎蕤的药用功效，此类记载历代颇多，但以儒家礼乐形容还是比较少见。其文曰："参曰：体性柔软，津汁黏埴，根荄繁盛，垂垂似缨，俨若威仪之容貌。以能卓立于礼，而为节文度数者也。故王者礼备，则葳蕤生于殿前。细观命名，其形状可想见矣。能立于礼，以固人肌肤之会，筋骸之束，若愉色婉容，手舞足蹈，莫非节文度数之详耳。其不能动摇，跌筋结肉，面皯色黯，皆为慢风暴热之所困。以礼节之，默然感化，所谓动容貌，远暴慢者也。于是肌肤润泽，筋骸转摇，故身轻不老，翩翩若仙矣。"

清代的《本草新编》记载了在当时流传着萎蕤可代人参或者黄精的说法，但作者陈士铎认为，玉竹的补益力根本比不上人参，两者差距甚大。但是萎蕤和黄精之间的药效差距并不明显，但亦有细微区别。其文曰："［萎蕤］或问萎蕤功用甚缓，今人皆比于人参之补益，谓人参之功验无力，萎蕤之功缓有成，然乎？否乎？嗟乎！萎蕤、人参，乌可同日论。人参有近功，更有后力，岂萎蕤之可比。惟是萎蕤功缓，久服实有专效，如中风痿症，佐人参为调理之药，殊有益耳。或疑萎蕤为黄精之别种，黄精功用甚缓，宜萎蕤之功久缓，先生删黄精，取萎蕤，又谓之何？夫萎蕤实与黄精相同，删黄精而不删萎蕤者，取其治痿废之症，宜于缓图而得效，为不同于黄精也。"

清代的《本草备要》作者汪昂认为萎蕤药性中和，需要久服、长服才能见补益功效，如果作丸更是需要大剂量使用，与人参、黄芪之类相比相去甚远。萎蕤在形态上与黄精类似，但其功效更胜于黄精。其文曰："[萎蕤]温润甘平，中和之品。若蜜制作丸，服之数斤，自有殊功。与服何首乌、地黄者，同一理也。若仅加数分于煎剂，以为可代参、耆，则失之远矣。大抵此药性缓，久服方能见功。""似黄精而差小，黄白多须。二药功用相近，而萎蕤更胜。"

清代的《本经逢原》记载葳蕤以肥白者为质优，而且炮制不同功效有别，去风热宜用生品，补益则须蜜炙。作者张璐认为葳蕤可以调厥阴久袭之风。其文曰："[葳蕤]甘，平，无毒。肥白者良。入发散风热药生用，入补药蜜水拌，饭上蒸熟用。""葳蕤甘润性平，滋肺益肾，补而不壅，善调厥阴久袭之风。"

清乾隆年间的《本草从新》记载葳蕤即玉竹，有补中益气，除烦渴，润心肺等功效。作者吴仪洛在书中记载葳蕤可以代替人参、地黄，但笔者认为葳蕤只能代替人参或地黄的某些功效，且适用于特定的情况，非一概而论。此书还记载"熬膏良"，认为葳蕤制成膏剂药效更佳。其文曰："[葳蕤]即玉竹，甘，平。补中益气，除烦渴，润心肺，治风淫湿毒。目痛眦烂。寒热疟疾，中风不能动摇，头痛腰痛，茎寒自汗。一切不足之证。用代参、地，不寒不燥，大有殊功。去毛，蜜水或酒浸，蒸用。畏咸卤。熬膏良。"

清代的《质问本草》以玉竹为正名记载。对于玉竹的植物形态描述较历代的本草书籍更为翔实，从侧面反映出当时已经认识到葳蕤就是玉竹，并且葳蕤与女萎是不同药材。产地方面，玉竹已无特定产地，但不同地区所产玉竹的形态有所不同。其文曰："[玉竹]生田野，春生苗，高一二尺，三四月开花、结圆实，其根横行，多须。玉竹，茎干强直似竹箭竿，有节，其叶如竹，狭而长，表白里青，三月开青花，结圆实，其根横生，似黄精，差小，黄白色，性柔，多须，最难燥。玉竹，又名葳蕤，与黄精相似，惟根横生，差小，黄白色，性柔，多须，其叶如竹，实是玉竹。观其茎根，有似中国之玉竹，细按其实，又似黄精而差小，黄白，多须，特恐地道不同，入药自宜酌用。玉竹，缓脾养胃，用根，茎、叶不用。"

清代晚期的《植物名实图考》中，虽以萎蕤作为正名记载，但在文中写道，在当时萎蕤的通用名称就是玉竹，而且与黄精绝非一物。其文曰："［萎蕤］按近时所用萎蕤，通呼玉竹，以其根长白有节如竹也，与黄精绝不类。其茎细瘦，有斑圆绿，丛生，叶光滑深绿，有三勒道，背淡绿凸文。"

清末的《本草便读》以玉竹作为正名来记载，而葳蕤已成为玉竹的别名，并且解释了葳蕤之名的由来。作者张秉成提出玉竹滋阴而不滋腻助邪的药物特性，并且有着自己的运用心得。其文曰："［玉竹］其根多节多须，如缨络下垂之状，而有威仪，故又一名葳蕤。色白微黄，味甘微苦。气平质润之品，培养脾肺之阴，是其所长。而搜风散热诸治，似非质润味甘之物可取效也。如风热、风温之属虚者，亦可用之。考玉竹之性味功用，与黄精相似。自能推想，以风温、风热之证，最易伤阴。而养阴之药，又易碍邪。惟玉竹甘平滋润，虽补而不碍邪。故古人立方有取乎此也。"

民国时期的《饮片新参》记载了肥玉竹，从名称上能推测出玉竹以丰满肥大为好。其形色白，质软糯，性味甘凉润，能养肺胃，润燥生津，息内风，泽颜色。但是中寒泄泻者忌用。

《药材资料汇编》中确定了玉竹为百合科植物，药用部位为根。其主要产地为江苏海门，称江北玉竹。安徽安庆、铜陵、南陵所产者称安玉竹。河北丰润、玉田、遵化、怀来和辽宁绥中、锦西、建昌、凌源、辽阳、海城、盖平所产者统称关玉竹。海门玉竹以条干挺直、整齐、肥壮，呈扁平形，色嫩黄者为佳；关玉竹以条粗壮、质结、色黄、含油者为优，而条干细瘦、色暗黄、呈干瘪状者为次；安玉竹条细长，色嫩黄，产量少。玉竹除了药用外，还能作为制酒原料。其性味缓和微甘（甘平），为滋养强壮药，治小便频数、遗精、多汗症，并治腰膝部疼痛、颜面黑皯，还可治糖尿病。外用治跌打扑伤。

1962年版《上海市中药饮片炮制规范》中，玉竹具有两个通用名称，即萎蕤和肥玉竹。能养阴生津，治疗虚咳吐血，骨蒸盗汗，虚热消渴。

1977年版《中华人民共和国药典》规定玉竹来源为百合科植物玉竹的干燥根茎。以条长、肥壮、色黄白者为佳。能养阴润燥，生津止渴。用于热病口燥咽干，干咳少痰，心烦心悸，糖尿病。

1994年版《上海市中药炮制规范》中记载了炒用玉竹和制用玉竹的功效不同，炒用减少滋腻，制用长于滋补。并且对于玉竹的修治更为细致，不再使用生品玉竹直接入药，需要除去须根经煮或蒸后干燥。玉竹的功效为养阴润燥，生津止渴，适用于肺胃阴伤，燥热咳嗽，咽干口渴，内热消渴等症。

《金世元中药材传统鉴别经验》中，玉竹别名为葳蕤和萎蕤。野生玉竹分布较广，全国大部分地区均有出产。栽培玉竹产于湖南耒阳、隆回、新宁、涟源、新化、桂阳；广东连州；江苏宜兴、南通、海门；浙江东阳、磐安、新昌、嵊州等地。以湖南产量大，质优。野生品长短粗细不一，色泽不一。栽培品粗细均匀，一般较野生品粗壮，产地片呈长条形，薄片。以条长、肥壮、色黄白者为佳。同科属植物如小玉竹在北京、河北等地也有分布，常作为玉竹使用。区别之处在于根茎较粗短。在华北地区还有一种热河黄精，又称河北黄精。其根茎与玉竹相似，也常作为玉竹使用，但产量甚少。此外，还有一种鸡头黄精与玉竹经常混用，两者生长环境和性状相似，但实际上这两种药材的性状是有明显区别的，鸡头黄精根茎呈圆锥形，形如鸡头，先端膨大，末端较小。玉竹根茎呈圆柱形，较平直，粗细均匀，节多而明显。

根据《中药材商品规格等级标准汇编》的记载，当时玉竹在我国东北、华北、华东、西北及湖北、湖南等省均有分布，并形成了以湖南为主的人工栽培产地。在走访调研亳州、荷花池和玉林等药材市场中，发现市面所售玉竹大部分为湘玉竹，且现代文献均表明湖南产的玉竹产量大、品质佳。

【按　语】玉竹的通用名及别名有萎蕤、葳蕤、肥玉竹。现代记载的女萎并非玉竹，其为毛茛科植物女萎的茎。

在《神农本草经》中并无萎蕤或葳蕤，只有女萎，但有一个异名叫作玉竹，且记载得十分模糊，笔者认为光从功效上来推测就是玉竹欠妥。直到唐代的《新修本草》第一次客观意义上区分了玉竹和女萎的形态特征。但在之后又出现了混淆的情况，直到清代才算真正意义上彻底明确了两者的植物形态以及功效区别。

第七节

枸杞子

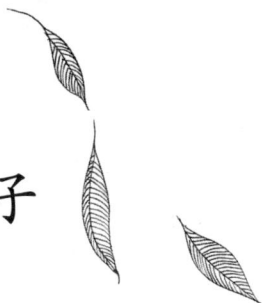

【来　源】根据 2020 年版《中华人民共和国药典》，本品为茄科植物宁夏枸杞的干燥成熟果实。夏、秋二季果实呈红色时采收，热风烘干，除去果梗；或晾至皮皱后，晒干，除去果梗。

【性味归经】甘，平。归肝、肾经。

【功　效】滋补肝肾，益精明目。

【溯　源】早在先秦《诗经》中就有杞的记载，如"南山有杞，北方有李。乐只君子，民之父母。乐只君子，德音不已"。"湛湛露斯，在彼杞棘"。而这里的杞并不是今日之枸杞，而是枸骨。陆玑《诗疏》曰："杞，一名狗骨，山材也。"枸骨叶青翠厚硬，叶两侧有硬刺，"如猫之形"，又名"猫儿刺"。当时枸骨是黄河流域比较常见的植物，而且枸骨的雌株会结鲜红果实。因此先秦所载的"杞"，可能并不是我们今日用的枸杞，而是其他品种。

在东汉的《神农本草经》中，未记载枸杞有明目的功效，并且《神农本草经》中记载枸杞味苦、性寒，这与今天枸杞之味甘、性平不同。由于《神农本草经》中无太多对于枸杞形态的描述，因此单依靠性味并不能完全否定《神农本草经》中的枸杞与今日的枸杞就是一种药材，这里存疑待考。其文曰："[枸杞]一名杞根，一名地骨，一名枸忌，一名地辅。味苦，寒，无毒。治五内邪气，热中，消渴，周痹。久服坚筋骨，轻身，不老。生平泽及诸丘陵坂岸。"

魏晋时期的《吴普本草》中载枸杞有两个异名，曰："[枸杞]一名杞芭，一名羊乳。"

《名医别录》中，枸杞药用部位分为根与子，根为大寒之品，子为微寒之品。其主治风湿等。产于常山（常山王国，楚汉，汉代封国名。公元前206年，项羽立张耳为常山王，都襄国，始建国，统治今河北中部）。此书中枸杞的性味、功效、产地都与今日宁夏枸杞有差异。笔者推测出现这种差异的原因可能有两个：一是当时的枸杞与我们今日所用枸杞为同名异物，二是由于产地不同导致了枸杞的性味、功效皆有差异。其文曰："[枸杞]根大寒，子微寒，无毒。主治风湿，下胸胁气，客热头痛，补内伤，大劳、嘘吸，坚筋骨，强阴，利大小肠。久服耐寒暑。一名羊乳，一名却暑，一名仙人杖，一名西王母杖。生常山及诸丘陵坂岸上。冬采根，春夏采叶，秋采茎实，阴干。"

南朝梁代的《本草经集注》中，枸杞的产地有了变化，由原来的常山移植至堂邑（为秦朝至隋朝时期的一个县，故址在今南京市六合区一带）的和石头城（现南京市鼓楼区）一带，但也与今日枸杞产地不同。《本草经集注》记载枸杞的叶子可以做菜羹，味小苦。在当时还留有谚语"去家千里，勿食萝藦、枸杞，此言其补益精气，强盛阴道也"。这与近代流传的谚语"离家千里，勿食枸杞"表达的意思相近，皆是认为枸杞有补肾功效。枸杞根和枸杞子可食用。其文曰："[枸杞]今出堂邑，而石头烽火楼下最多。其叶可作羹，味小苦。世谚云：去家千里，勿食萝藦、枸杞，此言其补益精气，强盛阴道也。""枸杞根、实，为服食家用，其说乃甚美，仙人之杖，远自有旨乎也。"

唐代的《药性论》中枸杞的性味发生了变化，从苦、寒变为了甘、平。枸杞叶与子功效相同，叶子还可以用来煮茶饮（唐代的茶是煮水饮用的）。功效记载为补肝肾、明目，与今日的枸杞功效类似。其文曰："[枸杞]臣，子、叶同说，味甘，平。能补益精诸不足，易颜色，变白，明目，安神，令人长寿。叶和羊肉作羹，益人，甚除风，明目。若渴，可煮作饮代茶饮之。白色无刺者良。与乳酪相恶。发热诸毒，烦闷，可单煮汁解之，能消热面毒。"

早在唐代，枸杞已经被列入可用于食疗的药材。《食疗本草》中记载枸杞性寒，无毒。功效为坚筋能老，除风，补益筋骨等。其文曰："[枸杞]寒。无毒。叶及子，并坚筋能老，除风，补益筋骨，能益人，去虚劳。"

因枸杞在《名医别录》《本草经集注》中就有仙人杖的别名，唐代的《本草拾遗》中只有仙人杖而无枸杞，并且在仙人杖条目中记载了2种药材，这2种仙人杖从植物形态来看一种是笋类，而且是一种枯死的、黑色的竹竿。另一种则是菜类，功效与枸杞有点类似，菜类仙人杖的叶子类似苦苣，与今日枸杞的植物形态并不相符，而且产地在剑南（今四川省大部），也与今日枸杞产地不符。菜类仙人杖是否是今日之枸杞存疑待考。其文曰："[仙人杖]味咸，平，无毒。主哕气呕逆，辟痎，小儿吐乳，大人吐食，并水煮服。小儿惊痫及夜啼，安身伴睡良。又主痔病，烧为末，服方寸匕，此是笋欲成竹时立死者，色黑如漆，五六月收之，苦桂竹多生此。"另一种为"仙人杖，味甘，小温，无毒。久服长生，坚筋骨，令人不老，作茹食之，去痰癖，除风冷。生剑南平泽。叶似苦苣，丛生。"

宋代的《嘉祐本草》将枸杞与仙人杖分开记载。作者掌禹锡等人认为《尔雅》中的"杞"等同于枸杞。但笔者在上文已经做了说明，先秦时期的"杞"并非枸杞。其文曰："[杞]一名枸檵。郭云：今枸杞也。《诗·四牡》云：集于苞杞。陆机云：一名苦杞，一名地骨。有生作羹茹，微苦，其茎似莓。子秋熟，正赤，茎、叶及子，服之轻身益气尔。"

宋代的《本草图经》中描述了枸杞的植物形态，与今日的枸杞有类似之处，但产地非宁夏地区。此外，还描述了枸棘和溲疏，这三种植物在当时比较容易混淆，三者最大的区别就是枸杞无刺，其他二者都带刺。枸棘是不入药的。溲疏的果实外形与枸杞类似，并且又有巨骨之别名，因此也容易混淆。其文曰："[枸杞]生常山平泽，及丘陵坂岸，今处处有之。春生苗，叶如石榴叶而软薄堪食，俗呼为甜菜；其茎干高三五尺，作丛；六月、七月生小红紫花；随便结红实，形微长如枣核。其根名地骨。春夏采叶，秋采茎实，冬采根。""今人相传，谓枸杞与枸棘二种相类，其实形长而枝无刺者，真枸杞也；圆而有刺者，枸棘也。枸棘不堪入药。而下品溲（音搜）疏条注。李当之云：子似枸杞，冬月熟，色赤，味甘、苦。苏恭云：形似空疏，木高丈许，白皮；其子七月、八月熟，似枸杞子，味甘，而两两相并。今注云：虽相似，然溲疏有刺，枸杞无刺，以此为别。是三物相似，而二物又有刺。溲疏亦有巨骨之名，如枸杞谓之地骨，当亦相类，用之宜细辨耳。或云：溲疏以高大为别，是不然也。今枸杞极有高大者，其入药乃神良。"

宋代的《本草衍义》中作者寇宗奭将在枸杞条目下细分了三个药用部位。枸杞用梗皮，地骨用根皮，枸杞子用红色的果实。药材性味方面，皮为寒，根为大寒，子为微寒。寇宗奭认为枸杞和枸棘是一种植物，有刺无刺取决于植物的大小，为此还以酸枣举例说明。（笔者认为还有一种可能为刺多的是野生枸杞品种。）功效方面，宋人多用枸杞子补肾。其文曰："[枸杞]当用梗皮，地骨当用根皮，枸杞子当用其红实，是一物有三用。其皮寒，根大寒，子微寒，亦三等。此正是孟子所谓性由杞柳之杞。后人徒劳分别，又为之枸棘，兹强生名耳。凡杞未有无棘者，虽大至有成架，然亦有棘；但此物小则多刺，大则少刺，还如酸枣及棘，其实皆一也。今人多用其子，直为补肾药，是曾未考究，经意当更量其虚实、冷热用之。"

明初的《救荒本草》第一次提出枸杞子两种性味并存的说法。陕西产的枸杞甘美，与其他产地的枸杞不同，从侧面说明在明代初期陕西产的枸杞可能优于其他产地。此时枸杞的异名相当多，并且对枸杞的植物形态也有详细的描述。其文曰："[枸杞] 一名杞根，一名枸忌，一名地辅，一名羊乳，一名却暑，一名仙人杖，一名西王母杖，一名地仙苗，一名托卢，或名天精，或名却老，一名枸檵，一名苦杞，俗呼为甜菜子。根名地骨。生常山平泽，今处处有之。其茎干高三五尺，上有小刺。春生苗，叶如石榴叶而软薄。茎叶间开小红紫花。随便结实，形如枣核，熟则红色，味微苦，性寒。根大寒。子微寒，无毒。一云味甘，平。白色无刺者良。陕西枸杞长一二丈，围数寸，无刺，根皮如厚朴，甘美异于诸处。生子如樱桃，全少核，曝干如饼，极烂有味。"

明代的《本草约言》中首次将枸杞子的性味"苦"与"甘"并列书写，记载的产地为甘泉州。其文曰："[枸杞子] 味苦、甘，气寒，无毒，阳中之阴，可升可降，入足少阴、厥阴经。明目疾，生目之血。除肾燥，益肾之精。""添精固髓，健骨强筋。滋阴不致阴衰，兴阳常使阳举，更止消渴，尤补劳伤。甘泉州出者妙。"

自明代的《本草蒙筌》开始明确记载产自甘肃州的枸杞品质最佳，且直接以枸杞子为作为正式名称。书中记载当时市场上有用蜂蜜拌枸杞来以次充好。枸杞的功效与今日枸杞子基本一致。由此说明从明代开始，枸杞的产地逐步确定在陕西、甘肃一带，这与今日枸杞产于宁夏地区基本一致。其文曰："[枸杞] 味甘、苦，气微寒。无毒。近道田侧俱有，甘肃州（并属陕西）者独佳。春生嫩苗，作茹爽口。秋结赤实，入药益人。依时采收，曝干选用。紫熟味甜，粗小膏润者有力；赤黯味淡，颗大枯燥者无能。今市家多以蜜拌欺人，不可不细认尔。""明耳目安神，耐寒暑延寿。添精固髓，健骨强筋。滋阴不致阳衰，兴阳常使阳举。"

明代的《本草纲目》以枸杞和地骨皮作为正名记载在同一条目中，产地以陕西甘州（今甘肃省张掖市甘州区）为最优。李时珍认为《神农本草经》中只言枸杞，但并未指明用的是哪个部位，但后世以枸杞子为滋补药，地骨皮为退热药，苗和叶都有着自己的不同性味。其文曰："［枸杞　地骨皮］古者枸杞、地骨取常山者为上，其他丘陵坂岸者皆可用。后世惟取陕西者良，而又以甘州者为绝品。今陕之兰州、灵州、九原以西枸杞，并是大树，其叶厚根粗。河西及甘州者，其子圆如樱桃，曝干紧小少核，干亦红润甘美，味如葡萄，可作果食，异于他处者。""今考《本经》止云枸杞，不指是根、茎、叶、子。""后世以枸杞子为滋补药，地骨皮为退热药，始歧而二之。窃谓枸杞苗叶味苦甘而气凉，根味甘淡气寒，子味甘气平。气味既殊，则功用当别。此后人发前人未到之处者也。"

明代末期的《药镜》一书中强调了甘肃产的枸杞子才有滋补功效，其余土产枸杞唯有清利，补益不足。其文曰："［枸杞子］因肾虚而眼花者，麦冬、生地入青葙；缘房劳而腰疼者，杜仲、芡实加牛膝。此效惟甘产者为然。至夫土产，但能除脚湿，利大小肠，清心退热而已。"

明末清初的《本草乘雅半偈》中将枸棘与枸杞一并收录在枸杞条目中，但是与前人一样，作者认为枸棘是不能作为药用的。枸杞的药性仍为苦寒、无毒。其文曰："［枸杞］气味苦寒，无毒。""别有一种枸棘，相类其实，但实圆，枝节间有刺，不堪用。"

清代初期的《本经逢原》中枸杞的产地与明代一致，但性味非苦寒，而为甘平，而且偏于温。其文曰："［枸杞］甘，平，无毒。河西及甘州者良。""枸杞子味甘色赤，性温无疑。"

清代的《本草从新》中记载枸杞子性味为甘，微温，功效以补益为主。脾胃虚弱大便溏薄的患者不适用枸杞了。南方的枸杞树偏矮小，北方的枸杞树偏大，产地仍以甘州为最佳。其文曰："［枸杞子］甘，微温。滋肝益肾。生精助阳，补虚劳，强筋骨，养营除烦，去风明目，利大小肠。治嗌干消渴。便滑者勿用。南方树止数尺，北方并是大树。以甘州所产，红润少核者佳。酒润捣。"

清代佩文斋的《广群芳谱》中记载当时所用枸杞以兰州、灵州（今宁夏灵武）以西或甘州产的为绝品，功效还是以滋补为主。其文曰："［枸杞］古以常山者为上，近时以甘州者为绝品。今陕之兰州、灵州以西并是大树叶厚根粗。河西及甘州者子圆如樱桃。曝干，紧小红润甘美，可作果食。花叶根实并用。益精，补气不足，悦颜色，坚筋骨，黑鬓发，耐寒暑，明目安神，轻身不老。""子，味甘而润，性滋而补，不能退热，止能补肾润肺，生精益气，乃平补之药。所谓精不足者补之以味也。"

清末的《本草便读》推崇甘肃产的枸杞子，认为非甘肃甘州产的枸杞子，味苦不堪入药。枸杞子的功效以养肝补肾益真阴为主。其文曰："［枸杞子］性平色赤，养肝补肾益真阴；质润味甘，明目添精退虚热。""枸杞子，以甘肃甘州者为上。味甘，子少，润泽有脂。其余土产者，子多味苦而劣，不堪用。"

民国时期的《增订伪药条辨》中记载了一种枸杞子的伪品，为非甘州产的土枸杞。作者曹炳章认为陕西潼关产者最好，其次是宁夏产的，闽浙及其他非陕西、宁夏地区产的枸杞子都被统一称为土杞子，无补益作用，为枸杞中最次等。其文曰："枸杞子气味甘寒，主坚筋骨，耐老除风，去虚劳，补精气，以陕西甘州所产者为胜。近有一种粒小、色淡、味不堪甘，皆本地所出之土枸杞，非甘州上品也。""枸杞子，陕西潼关长城边出者，肉厚糯润，紫红色，颗粒粗长，味甘者佳。宁夏产者，颗大，色红，有蒂，略次，东北关外行之。""他如闽、浙及各地产者，旧地皆曰土杞子，粒小，味甘淡兼苦，肉薄，性微凉，不入补益药，为最次。"

《药材资料汇编》中，枸杞子按产地分为两类，一类为西枸杞，主产于宁夏中宁（宁安堡）、中卫、灵武一带，称宁夏杞。张掖（甘州）、民勤、武威、酒泉所产称甘杞子。另一类为津杞子，主产于河北的大城、静海（今属天津市静海区）、杨柳青（今属天津市西青区）、青县等地，集散于天津，因其色红如血又称血杞子。新疆亦有产，粒小形如津杞子。此外，还记载了一种杜杞子，又称土杞子、野枸杞，南北诸省均有野生，如四川、湖北、浙江、江苏、安徽、河南、陕西等省均产。据此书记载，我们在菜市场里能买到的枸杞头就是杜杞子的嫩叶。

《金世元中药材传统鉴别经验》中枸杞的来源定为茄科植物宁夏枸杞的干燥成熟果实，主产于宁夏中宁、中卫，视为道地药材，以粒大、肉厚、子少、色红、质柔润、味甜者为佳。

2018年版《上海市中药饮片炮制规范》中枸杞子的来源是茄科植物宁夏枸杞的干燥成熟果实。其习用名称有甘杞子、甘枸杞、杞子。性味甘、平。归肝、肾经。功效为滋补肝肾，益精明目。用于虚劳精亏，腰膝酸痛，眩晕耳鸣，阳痿遗精，内热消渴，血虚萎黄，目昏不明。这与古文献所提到的甘州枸杞基本一致。

【**按　语**】枸杞子的产地自古以来有一个变迁的过程，性味也经历了由苦、寒转至甘、平的过程，功效由清、消逐渐变为补益为主，笔者推测这可能与枸杞子的产地变化有关。

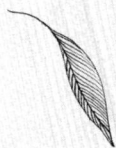

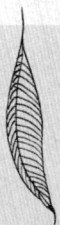

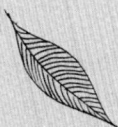

第十六章

收敛药

五味子、南五味子

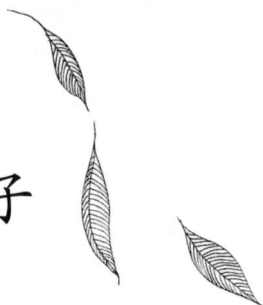

【来　源】根据 2020 年版《中华人民共和国药典》，本品为木兰科植物五味子的干燥成熟果实，习称北五味子。秋季果实成熟时采摘，晒干或蒸后晒干，除去果梗和杂质。南五味子为木兰科植物华中五味子的干燥成熟果实。秋季果实成熟时采摘，晒干，除去果梗和杂质。

【性味归经】酸、甘，温。归肺、心、肾经。

【功　效】收敛固涩，益气生津，补肾宁心。

【溯　源】五味子为临床常用药物，运用广泛，然而五味子有南北之分，究竟二者有何区别，笔者将历代医家的记载做一次梳理。

最早记载五味子的书籍可以追溯至《尔雅》，其文曰："菋，荎藸。"五味子最早作为药材记载是在汉代的《神农本草经》中。《神农本草经》中并无南北五味子之分，只有异名和功效的记载，从功效来看与今日五味子类似。其文曰："[五味子]一名会及。味酸，温，无毒。主益气，咳逆上气，劳伤羸瘦，补不足，强阴，益男子精。生山谷。"

魏晋时期的《吴普本草》记载了五味子另一个别名，其文曰："[五味]一名玄及。"

《名医别录》记载了五味子的产地，其大致方位在山东济南历城区及河北蔚县、阳原、怀安一带，功效以补益为主，异名继承了《神农本草经》和《吴普本草》的记载，药用部位为果实入药。其文曰："[五味子]无毒。主养五脏，除热，生阴中肌。一名会及，一名玄及。生齐山及代郡。八月采实，阴干。"

南朝梁代的《本草经集注》中五味子的产地有所变化，当时五味子品质最高者出自高丽（今我国东北及朝鲜），次出青州（今山东地区）、冀州（包括现北京市、天津市、河北省、山西省、河南省北部、辽宁省与内蒙古部分地区）。根据记载，五味子的产地从山东地区向外扩散，因为产地的迁移，五味子的味也发生了变化，特别是建平出产的五味子，从地理环境以及性状描述来看更像是南五味子。其文曰："［五味子］今第一出高丽，多肉而酸、甜，次出青州、冀州，味过酸，其核并似猪肾。又有建平者，少肉，核形不相似，味苦，亦良。此药多膏润，烈日曝之，乃可捣筛。道方亦须用。"

唐代的《药性论》中记载了五味子的功效，其收敛、补虚、止嗽的作用与今日临床所用已经极为相似。其文曰："［五味子］君。能治中下气，止呕逆，补诸虚劳，令人体悦泽，除热气。病人虚而有气兼嗽，加用之。"

唐代《新修本草》中五味子的产地又增加了蒲州及蓝田山中（今山西及陕西省内），植物形态与今日五味子相似。此外，还阐述了何谓"五味"。其文曰："［五味子］皮肉甘、酸，核中辛、苦，都有咸味，此则五味具也。《本经》云：味酸，当以木为五行之先也。其叶似杏而大，蔓生木上。子作房如落葵，大如蘡子。一出蒲州及蓝田山中。"

五代时期的《日华子本草》只记述了五味子的功效，但其与前代本草书籍描述有诸多出入。笔者考虑此书的成书地在吴越地区，对于药材的认识与北方有很多不同之处，其实不光是五味子，其他的药材也有此类现象。其文曰："［五味子］明目，暖水脏，治风，下气，消食，霍乱转筋，痃癖，贲豚，冷气，消水肿，反胃，心腹气胀，止渴，除烦热，解酒毒，壮筋骨。"

五代时期的《蜀本草》引《蜀本图经》，记载了五味子的植物形态。其文曰："［五味子］茎赤色，蔓生，花黄白，生青熟紫，味甘者佳。八月采子，日干。"

宋代的《本草图经》记载五味子产地众多，其条目中"生青熟红紫"的描述，更像今日的南五味子。其文曰："［五味子］生齐山山谷及代郡，今河东、陕西州郡尤多，而杭越间亦有。春初生苗，引赤蔓于高木，其长六七尺；叶尖圆似杏叶；三四月开黄白花，类小莲花。七月成实，如豌豆许大，生青熟红紫。《尔雅》云：菋，荎藸。注云：五味也。蔓生，子丛茎端。疏云：一名菋，一名荎藸。今有数种，大抵相近，而以味甘者为佳。八月采，阴干用。一说小颗皮皱泡者，有白色盐霜一重，其味酸、咸、苦、辛、甘，味全者真也。"

宋代的《本草衍义》记载五味子的产地为华州（今陕西省渭南市华州区及其周边地区）至秦州（今甘肃省天水市附近），果实成熟变红采收，与《本草图经》描述一致。功效方面，作者寇宗奭否认了五味子除烦热的功效，而是以治疗肺虚寒为主，为了服药便捷可将五味子熬膏保存。其文曰："[五味子]今华州之西至秦州，皆有之。方红熟时，采得，蒸烂，研滤汁，去子，熬成稀膏。量酸甘，入蜜，再火上；待蜜熟，俟冷，器中贮，作汤。肺虚寒人，可化为汤，时时服。作果，可以寄远。《本经》言温，今食之多致虚热，小儿益甚。《药性论》以谓除热气。《日华子》又谓暖水脏，又曰除烦热。后学至此多惑。今既用之治肺虚寒，则更不取除烦热之说。补下药亦用之。入药生曝，不去子。"

元代的《汤液本草》记载了五味子的功效，可益肺、补肾。其文曰："[五味子]孙真人云：六月常服五味子，以益肺金之气，在上则滋源，在下则补肾，故入手太阴、足少阴也。"

明代的《本草约言》首次将五味子分南北，南五味子偏于黄色，北五味子偏于黑色，且南北五味子的功效有别，若补益，则北五味子为妙，若风寒咳嗽则南五味子见长，不可混用。其文曰："[五味子]黄色南五味，取其辛甘稍重而能散耳。若虚损劳伤，北五味最妙。南五味治风寒咳嗽，北五味治虚损劳伤，各有所长，不可混用。北五味色黑味重，苁蓉为之使，恶萎蕤，胜乌头。"

明代的《本草蒙筌》中记载五味子的产地为江南、江北。此书中也强调五味子用药须分"南北"，虚损劳伤用北五味子，风寒咳嗽用南五味子。其文曰："[五味子]江北最多，江南亦有。春生苗茎赤色，渐蔓高木引长。叶发似杏叶尖圆，花开若莲花黄白。秋初结实，丛缀茎端。粒圆紫不异樱珠，核扁红俨若猪肾。……南北各有所长，藏留切勿相混。风寒咳嗽南五味为奇，虚损劳伤北五味最妙。"

明代的《本草纲目》中，李时珍亦将五味子分南北，色红为南五味子，色黑为北五味子。且北五味子善于滋补，如入补药须熟用，入咳嗽药用生品。其文曰："[五味子]五味今有南北之分，南产者色红，北产者色黑，入滋补药必用北产者乃良。……入补药熟用，入嗽药生用。"

明代的《本草原始》记载北五味子较湿润，南五味子较枯。作者李中立认为高丽产五味子品质最佳，南北五味子的功效与性状描述大抵和明代本草书籍一致。其文曰："[五味子]出高丽者第一，今南北俱有。春初生苗，引赤蔓于木上。叶似杏叶，三月、四月开黄花。七月成实，丛生茎端，如梧子大，生青、熟红紫。其实皮甘肉酸，核中辛苦，都有咸味，故名五味子。……北者湿润，南者干枯。凡用以北为胜。……风寒咳嗽南五味为奇，虚寒劳伤北五味为佳。"

清代的《本经逢原》中五味子未分南北，产地在辽东为佳，用药上治疗因虚热久嗽引起的症状，使用五味子需要去核，且皮肉也不可多用。其文曰："[五味子]酸，温，无毒。产辽东者佳。……而虚热久嗽，不可误用表散，须以此去核之辛温助火，但用皮肉之酸咸以滋化之，不宜多用，恐酸太多，反致闭遏而成虚热也。"

清康熙年间日本的《炮炙全书》中记载五味子最佳产地是朝鲜，分南北。其南北区分方法和药用方法与中国相同。其文曰："[五味子]酸、甘、辛、苦、咸，温。入补药蜜蒸熟，再以泔水浸，焙干用；入嗽药生用，连核入药。有南北之分，南者干枯，北者湿润。苁蓉为使。恶葳蕤，胜乌头。五味子以朝鲜国来者为胜。"

清代的《本草备要》中记载北产五味子紫黑者良，南产五味子色红而枯，用法上要求敲碎。其文曰："[五味子]北产紫黑者良。入滋补药蜜浸蒸，入劳嗽药生用，俱槌碎核。南产色红而枯，若风寒在肺宜南者。"

清代的《本草从新》针对宋代寇宗奭的《本草衍义》所载的五味子禁忌提出了自己的意见，其文曰："[五味子]五味乃要药，人多不敢用者，寇氏虚热之说误之尔。唯风邪在表，痧疹初发，一切停饮，肺家有实热者，皆当禁之。"

清代陈士铎在《本草新编》中对于南北五味子提出了不同的观点，认为南北五味子各有所长是错误的，只有北五味子可入药，南五味子不堪药用。其文曰："[五味子]味酸，气温，降也。阴中微阳，非阳中微阴也。无毒。此药有南北之分，必以北者为佳，南者不可用。古人为南北各有所长，误也。"陈士铎在此书中对于五味子的观点还有诸多新颖之处，有兴趣的读者可以参看。

清代的《本草便读》也未分南北，而是谈到五味子虽具有五味，但以酸味为主，这与其收敛的药性相符合。其文曰："[五味子]五味子虽有五味。究竟味酸独专，故主治亦在酸敛之功。"

民国时期的《医学衷中参西录》一书中，五味子也未分南北，张锡纯在用药注意上指出五味子宜打碎后入汤剂。其文曰："凡入煎剂宜捣碎，以其仁之味辛与皮之酸味相济，自不至酸敛过甚，服之作胀满也。"

民国时期的《饮片新参》记载五味子外形为外紫内红，核如腰肾形，但并未区分南北五味子。功效为敛肺气，纳肾气，治虚咳喘逆，生津止汗。风寒咳嗽者忌用。

《药材资料汇编》中，将南北五味子归于一条。北五味子又称辽五味，产于辽宁辽阳、盖平、海城、宽甸、桓仁，吉林双阳、抚松、桦甸、敦化、临江、通化、柳河、靖宇，黑龙江双城、五常、虎林等地。在山地都有野生，以抚松、桦甸、敦化、桓仁、临江、海城等地，产量较大。过去以营口、安东两地为集散中心。南五味亦称山五味，主产于陕西商洛的商州、洛南，宝鸡的岐山一带，河南洛阳、宜阳、渑池、伊阳，以及山西长治等地均有产。北五味以辽阳、海城、抚松、敦化、双阳、五常等地所产品质较优，其皮肉、油分特厚，润泽无燥性，其果多双核（核仁肾形），皮色深紫。沿鸭绿江近朝鲜边区所产者，皮薄肉油不足，呈燥性，单核多，皮色淡红，略呈白霜为次。南五味子皮肉更薄，粒小核大，单核多，无油分，性干燥，坚硬，色萎黑，质更次。功效上并无南北五味子的区分，皆以收敛性镇咳药而收录，有滋养强壮作用，主治咳逆上气，可以退热、敛汗、补虚、明目、强阴益精。

1977年版《中华人民共和国药典》中五味子的来源收录了两种，为五味子和华中五味子的干燥果实。五味子又被称为北五味子，华中五味子又被称为南五味子。功效无区别，皆为敛肺，滋肾，生津，止泻。用于肺虚喘嗽，津亏口渴，自汗，盗汗，慢性腹泻，神经衰弱。

2008年版《上海市中药饮片炮制规范》中，五味子与南五味子分开收录。五味子为木兰科植物五味子的干燥成熟果实或经蒸后的干燥品。南五味子为木兰科植物华中五味子除去果梗的干燥成熟果实。五味子习称北五味子。二者功能与主治一致，可以收敛固涩，益气生津，补肾宁心。用于久嗽虚喘，梦遗滑精，遗尿尿频，久泻不止，自汗，盗汗，津伤口渴，短气脉虚，内热消渴，心悸失眠。

《金世元中药材传统鉴别经验》中五味子的来源收录了五味子与华中五味子。五味子习称北五味子，华中五味子习称南五味子。五味子（北五味子）主产于东北三省，各省山区均有分布，如长白山、完达山、张广才岭、老爷岭、大小兴安岭等均为野生。近年来东北三省都有北五味子的引种，并且引种成功。而华中五味子（南五味子、西五味子、山五味子）主要分布于陕西丹凤、山阳、商南、安康、紫阳、旬阳、留坝、佛坪、渭南、华阴，河南西峡、栾川、南召、林县、修武，湖北恩施、利川、鹤峰、建始，重庆巫溪、巫山、城口、南川、武隆，四川北川、青川、平武，湖南龙山、武冈、新宁、永顺。此外，云南、贵州、安徽、浙江等地，广大山区均有野生。以陕西、湖北、河南产量大。在鉴别方面，北五味子表面红色、紫红色或暗红色，皱缩，显油润，有时可见"白霜"；南五味子表面红棕色，干瘪皱缩，果肉较薄，有时有白色粉霜，果肉常紧贴种子上。功效上，两种五味子是一致的。此外，还有个别地区用其他五味子属的植物作南五味子用，自产自销。如四川部分地区以翼梗五味子的果实作南五味子用；云南将铁箍散的果实作南五味子用；四川、云南两地还有将红花五味子的果实作南五味子用。

【按　语】 与五味子相关的名称有辽五味、北五味子、南五味子、山五味子、西五味子等。

在历代本草书籍中，有将五味子区分南北的，且功效也有侧重，北五味子偏于补益，南五味子偏于收敛。但到了清代中期后，五味子不分南北。中华人民共和国成立后，五味子又重新区分南北。现行版《中华人民共和国药典》中五味子习称北五味子，而华中五味子为南五味子，两者功效一致。

第二节

肉豆蔻

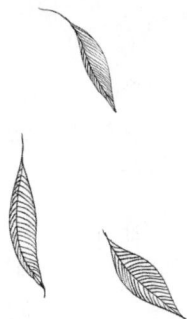

【来　源】根据 2020 年版《中华人民共和国药典》，本品为肉豆蔻科植物肉豆蔻的干燥种仁。

【性味归经】辛，温。归脾、胃、大肠经。

【功　效】温中行气，涩肠止泻。

【溯　源】肉豆蔻最早记载于唐代的《药性论》中，曰："[肉豆蔻]能主小儿吐逆不下乳，腹痛；治宿食不消，痰饮。"之后的《日华子本草》对肉豆蔻的功效记载为："[肉豆蔻]调中下气，止泻痢，开胃消食。皮外络，下气，解酒毒，治霍乱。味珍，力更殊。"这两本著作记载了肉豆蔻的功效主治，但没有对肉豆蔻的外形进行描述。

宋代的《开宝本草》则弥补了之前本草书籍的不足，增加了性状和产地的描述。其文曰："[肉豆蔻]其形圆小，皮紫紧薄，中肉辛辣。生胡国，胡名迦拘勒。"《嘉祐本草》中有着相同的记载，说明肉豆蔻是一个外来的中药品种。《本草图经》的记述为："[肉豆蔻]出胡国，今惟岭南人家种之。春生苗，花实似豆蔻而圆小，皮紫紧薄，中肉辛辣，六月、七月采。"同时苏颂还引用了《续传信方》中对于肉豆蔻的炮制方法——煨法（注：煨法是一种重要的炮制法，具体方法是将净制或切制后的药物用湿面或湿纸包裹，置于加热的滑石粉或热砂中，或将药物与麦麸一同缓缓加热，并适当翻动，或将药物铺摊于吸油纸上，层层隔纸加热，以除去部分油质的炮制方法）。《本草衍义》则提出："[肉豆蔻]肉油色者佳，枯白瘦虚者劣。"由此可以看出，在宋代肉豆蔻已从舶来品成为岭南地区也能种植的药材，在炮制方面加入了煨法，同时还记录了肉豆蔻的性状描述和鉴别优劣的方法。

明代《本草蒙筌》在记述肉豆蔻时提到了一个别名肉果，并且以"油色肥实佳"和"面包煨熟用"。提出了质量好的肉豆蔻一定要具有油性和煨法的使用，此两点基本延续了宋代的说法。在《本草纲目》中，李时珍对肉豆蔻之名做了解释，曰："〔肉豆蔻〕花实皆似豆蔻而无核，故名。"同时对于区分草豆蔻和肉豆蔻有着详细的记载："肉豆蔻花及实状虽似草豆蔻，而皮肉之颗则不同。颗外有皱纹，而内有斑缬纹，如槟榔纹。"根据《本草纲目》中对肉豆蔻外观的描述，其与现代临床运用的肉豆蔻基本吻合。

清代的《本经逢原》《本草从新》《本草便读》对肉豆蔻的性状描述与明代相仿，但都特别指出了使用禁忌，分别描述为"热郁暴注禁用""病人有火，泻痢初起，皆不宜服"和"有火邪者禁之"，说明肉豆蔻不适用于热证患者。

【按　语】肉豆蔻还有肉果和玉果的别名。在 2015 年版《中华人民共和国药典》中，拥有豆蔻之名的中药有四种，分别为肉豆蔻、红豆蔻、豆蔻、草豆蔻。

肉豆蔻临床使用以涩肠固脱为主，较为著名的方剂有四神丸和真人养脏汤，这两个方子的主要功效都为温肾固肠，因罂粟壳按照麻醉药品管理，临床一般不适用，笔者在临床上运用四神丸多于真人养脏汤，原因如下：一是四神丸药味仅四味，二是疗效比缺少罂粟壳的真人养脏汤要好。特别是对于直肠癌放疗后大便一日数次甚至数十次的患者，都可以辨证用之，疗效奇佳，而且在控制住症状以后可以单用肉豆蔻一味药物来代替四神丸的全部功效。此药药性辛温，用量不宜大，3g 即可显效。

与豆蔻相比，肉豆蔻来源于肉豆蔻科植物，豆蔻来源于姜科植物。从功效上来说，肉豆蔻以温涩为主，而豆蔻以温化见长。

在使用时一定要采用煨肉豆蔻，因生品含有大量油脂，有滑肠之弊，并具有刺激性，而煨肉豆蔻可除去部分油脂，免于滑肠，减小刺激性，并且能增强固肠止泻的功效。

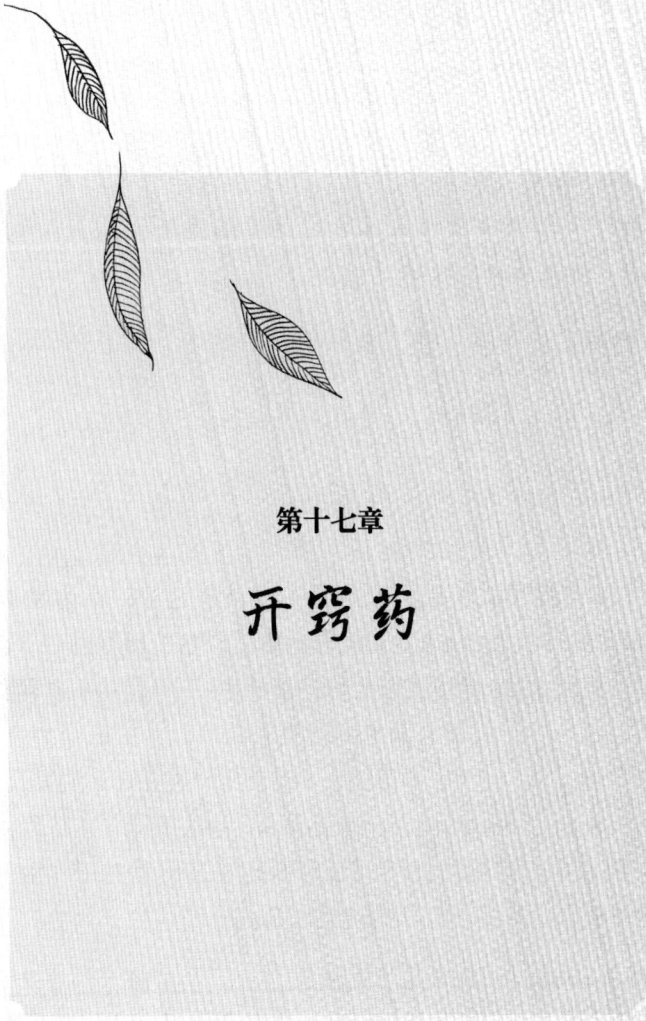

第十七章

开窍药

第一节

石菖蒲

【来　源】根据 2020 年版《中华人民共和国药典》，本品为天南星科植物石菖蒲的干燥根茎。秋、冬二季采挖，除去须根和泥沙，晒干。

【性味归经】辛、苦，温。归心、胃经。

【功　效】开窍豁痰，醒神益智，化湿开胃。

【溯　源】石菖蒲早在《周礼·醢人》中就有记载，称为昌本，郑玄注："昌本，昌蒲根。"《春秋左传》曰："飨以昌歜。"汉代杜预注曰："昌歜，昌蒲菹。"《吕氏春秋》云："冬至后五旬七日，菖始生。"秦代将石菖蒲称作昌。东汉的《神农本草经》中记载的菖蒲指的就是石菖蒲，其文曰："[菖蒲]味辛，温。主治风寒湿痹，咳逆上气。开心孔，补五脏，通九窍，明耳目，出音声。不忘，不迷惑，延年。一名昌阳。生上洛池泽。"从《神农本草经》中的功效来看，基本与我们今天临床所使用的石菖蒲相符，但是对于"生上洛池泽"，学术界有不同的观点，有些学者认为这是水菖蒲。

《名医别录》中增加了菖蒲的药用部位，曰："[菖蒲]一寸九节者良，露根不可用。"也就是这一句"九节者良"，导致了今日不少人误认为石菖蒲中的优质品为"九节菖蒲"，这是完全错误的。石菖蒲和九节菖蒲是完全不同的两种药材。南朝梁代陶弘景在《本草经集注》中沿用了《名医别录》的说法："一寸九节者良，露根不可用。"但对于真伪石菖蒲的鉴别作了详细的论述："[菖蒲]今乃处处有，生石碛上。概节为好。在下湿地，大根者名昌阳，止主风湿，不堪服食。此药甚去虫并蚤虱，而今都不言之。真菖蒲叶有脊，一如剑刃，四月、五月亦作小厘花也。东间溪侧又有名溪荪者，根形气色极似石上菖蒲，而叶正如蒲，无脊。世人多呼此为石上菖蒲者，谬矣。此止主咳逆，亦断蚤虱尔，不入服御用。"结合今天的石菖蒲植物形态来看，陶弘景说的"真菖蒲"就是我们今天用的石菖蒲。

唐代的《药性论》云："[菖蒲]石涧所生，坚小一寸九节者上，此菖蒲亦名昌阳。"基本与陶弘景所说的菖蒲相符。

在《日华子本草》中首次出现了石菖蒲的称谓："石菖蒲出宣州，二月、八月采取。"但是多数本草著作仍以菖蒲作为正名。

宋代的《本草图经》则更详细地描述了石菖蒲的植物形态，曰："[菖蒲]春生青叶，长一二尺许，其叶中心有脊，状如剑；无花实；五月、十二月采根，阴干。今以五月五日收之。其根盘屈有节，状如马鞭大。一根傍引三四根，傍根节尤密，一寸九节者佳，亦有一寸十二节者。"此外，苏颂明确提到医方中所用菖蒲是石菖蒲而不是与其相似的水菖蒲，其文曰："其生蛮谷中者尤佳。人家移种者亦堪用，但干后辛香坚实，不及蛮人持来者。此即医方所用石菖蒲也。又有水菖蒲，生溪涧水泽中甚多，叶亦相似，但中心无脊。采之干后，轻虚多滓，殊不及石菖蒲，不堪入药用，但可捣末，油调涂疥瘙。今药肆所货，多以两种相杂，尤难辨也。"另外，寇宗奭所著的《本草衍义》中，对于石菖蒲的描述为："[菖蒲]其石菖蒲根络石而生者，节乃密，入药须此等。"由此可见，到了宋代已经有比较明确的鉴别石菖蒲的方法，对于混淆品也有充分的认识。

明代陈嘉谟的《本草蒙筌》一书中就直接将石菖蒲药名中"石"字的由来做了明确的解释，云："[石菖蒲]故古方中但用此味，特加石字于上，示其所优，使人之不误取也。匪特菖蒲为然，他如栀子、茯苓，每加山字，亦此意尔。药必求真，服才获效。"《本草纲目》李时珍把菖蒲分为五种，其中石菖蒲条目是这样记载的："生于水石之间，叶有剑脊，瘦根密节，高尺余者，石菖蒲也；人家以砂栽之一年，至春剪洗，愈剪愈细，高四五寸，叶如韭，根如匙柄粗者，亦石菖蒲也……服食入药须用二种石菖蒲，余皆不堪。"可以看出陈嘉谟和李时珍都对当时石菖蒲中混淆其他品种提出了警示，陈嘉谟用正名的方式，李时珍用描述植物形态的方式来说明入药的应是石菖蒲。

清代的《本草备要》和《本草从新》都是以石菖蒲为正名记述，且都记载"根瘦节密，一寸九节者良"，沿用了前人对于石菖蒲的描述。

【**按　语**】石菖蒲在古文献中有昌阳、尧韭、水剑草、紫耳等别名。但目前临床上多与九节菖蒲相混。

古文献中所提到的"一寸九节者良"指的是石菖蒲的根，并非九节菖蒲，两者也不是同一科属。石菖蒲为天南星科，九节菖蒲为毛茛科。开方用药切勿混淆。

第二节

九节菖蒲

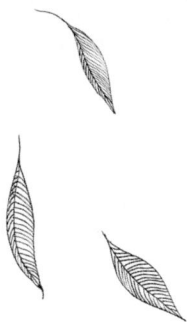

【来　源】根据《中华本草》，本品为毛茛科植物阿尔
泰银莲花的根茎。

【性味归经】辛，温。归心、肝、脾经。

【功　效】化痰开窍，安神，宣湿醒脾，解毒。

【溯　源】九节菖蒲在历代本草书籍中仅有少量记载。晋代葛洪的《抱朴子》中在记载菖蒲时有这样一段描述："菖蒲生须得石上，一寸九节以上，紫花者尤善也。"根据《药材资料汇编》和《中华本草》的记载，九节菖蒲花的颜色为白色或淡紫色，而石菖蒲的花是黄绿色，因此从紫色花的特征推测，《抱朴子》中所记载的菖蒲有可能是九节菖蒲。

明代的《滇南本草》中也提到过九节菖蒲，记录在水菖蒲的条文之下，但从方药组成和主治疾病来判断，此处记录的九节菖蒲与我们今天的九节菖蒲并非一种药材。

历代本草中提到的菖蒲均是指石菖蒲，并不是九节菖蒲，不过历代本草中写到石菖蒲的时候多会提及"石菖蒲，一寸九节者良"，这是因为石菖蒲以根条长，环节多者为佳，才有"一寸九节者良"的说法。

在《药材资料汇编》中单列九节菖蒲，明确提到"本品名为菖蒲，实非菖蒲，是属毛茛科植物"，根据考证，九节菖蒲是毛茛科植物，石菖蒲属于天南星科，两者是完全不同的药材。

【按　语】九节菖蒲在历代本草书中是没有明确记载的，古文献中提到"一寸九节者良"并非九节菖蒲，而是我们今天用的石菖蒲。在《中华本草》

中有小菖蒲、外菖蒲、节菖蒲、鸡爪莲、九节离、穿骨七的别名。

古文献中所提到的"一寸九节者良"指的是石菖蒲的根，并非九节菖蒲，因此在开具处方和配方时，一定不要混淆。

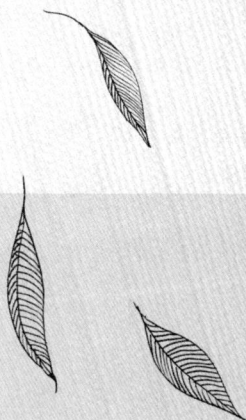

第十八章

抗肿瘤药

第一节
天龙

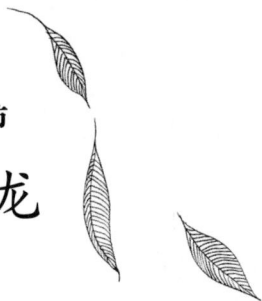

【来　源】根据 2018 年版《上海市中药饮片炮制规范》，本品为壁虎科动物多疣壁虎或同属他种壁虎的干燥全体。夏、秋二季捕捉，于晚间用灯光诱捕，处死后用文火烘干或晒干。或破腹去内脏，擦抹干净，用竹片撑之，烘干。

【性味归经】咸，寒。有小毒。归肝经。

【功　效】息风止痉，祛风止痛，攻毒散结。

【溯　源】东汉《神农本草经》中没有天龙或壁虎的称谓，只有一味叫石龙子的药材，有学者认为此即为天龙，但笔者不认同，存疑待考。其文曰："[石龙子]一名蜥蜴。味咸，寒，有小毒。治五癃，邪结气，破石淋，下血，利小便水道。生川谷及山石间。"

南朝梁代《本草经集注》中记载的石龙子有四种：蛇舅母、龙子、断蜴、蝘蜓。从陶弘景所描述的四种石龙子的特征来看，笔者认为蝘蜓最接近天龙。其文曰："[石龙子]其类有四种：一大形，纯黄色，为蛇医母，亦名蛇舅母，不入药；次似蛇医，小形长尾，见人不动，名龙子；次有小形而五色，尾青碧可爱，名断蜴，并不螫人；一种喜缘篱壁，名蝘蜓，形小而黑，乃言螫人必死，而未常闻中人。"

唐代《新修本草》同样记载了有四种石龙子，但如同《本草经集注》只是作了简略区分，并无细致的考察，而且提到的别名或异名很多，也说明了在当时类似的壁虎科动物混淆入药的情况很多。根据几种石龙子的生活习性记载，蝘蜓最为接近当今所用的天龙。其文曰:"[石龙子]此言四种者:蛇师,生山谷,头大尾短小,青黄或白斑者是。蝘蜓,似蛇师,不生山谷,在人家屋壁间,荆楚及江淮人名蝘蜓,河济之间名守宫,亦名荣螈,又名蝎虎,以其常在屋壁,故名守宫,亦名壁宫,未必如术饲朱点妇人也,此皆假释尔。其名龙子及五色者,并名蜥蜴,以五色者为雄而良,色不备者为雌,劣尔,形皆细长,尾与身相类,似蛇,著四足,去足便直蛇形也。蛇医则不然。"

宋代《本草图经》引《尔雅》等历代古籍中有关石龙子的记载,认同石龙子存在多种来源,但入药的石龙子以生于草泽,具有五色的雄者为良,但很明显这段表述与我们今日所用天龙不符,更像是蜥蜴。其文曰:"[石龙子]生平阳川谷及荆山山石间,今处处有之。一名蜥蜴。谨案《尔雅》云:蝾螈,蜥蜴。蜥蜴,蝘蜓。蝘蜓、守宫也。……按此诸文,即是在草泽中者,名蝾螈、蜥蜴。在壁者,名蝘蜓、守宫也。然则入药当用草泽者,以五色具者为雄而良,色不具者为雌,乃劣耳。五月取,著石上令干。"

宋代的《本草衍义》收载石龙子,但在当时人们叫石龙子为蜥蜴,而且根据此书记载,大的石龙子长7~8寸。据宋元时期的《事林广记》记载,10寸为1尺,以1尺约为30cm推论,大的石龙子长21~24cm。功效描述与《神农本草经》一致,以利水治淋为主,但与今日天龙的功效不符,故笔者认为《本草衍义》所记载的石龙子并非今日之天龙。其文曰:"[石龙子]蜥蜴也,今人但呼为蝎蜥。大者长七八寸,身有金碧色。仁庙朝,有一蜥蜴在右掖门西浚沟庙中,此真是蜥蜴也。……经云:治五癃,破石淋,利水道。"

明代《本草纲目》分别记载了石龙子和守宫,石龙子被后世叫作蜥蜴,守宫又称为壁虎,二者生活习性、环境、形态、功效都不同,根据记载,守宫更接近天龙。其文曰:"[守宫]守宫,处处人家墙壁有之。状如蛇医,而灰黑色,扁首长颈,细鳞四足,长者六七寸,亦不闻噬人。……守宫旧附见于石龙下,云不入药用。近时方术多用之。……故守宫所治风痹惊痫诸病,亦犹蜈、蝎之性能透经络也。且入血分,故又治血病疮疡。守宫祛风,石龙利水,功用自别,不可不知。"

清代《本经逢原》同样将石龙子和守宫分开记载,但对于守宫的形状描述是在石龙子条目中,且与今日所用天龙类似,因守宫在墙壁上生存,故又叫壁虎,能治风痄、惊痫诸病,能透经络,入血分。其文曰:"[石龙子]一种生人家屋壁,形小身细,长三四寸,色褐斑黑者谓之蝘蜓,吴俗名为壁虎,以其居壁而善捕蝎蝇也。……[守宫]守宫食蝎蛋,蝎蛋乃治风要药。详守宫所治风痤惊痫诸病,犹蜈蚣之性,能透经络也;且入血分,故又治血病、疮疡,以毒攻毒,皆取其尾善动之义。"

《药材资料汇编》收录了天龙,属于脊椎动物,爬虫类、蜥蜴类,守宫科,头部扁,口大,舌肥厚,吻被方鳞,两鼻孔隔离。眼大,无睑。脊部暗灰色,有黑色小点,多粟状突起,腹面黄白色。四肢皆短,各具五趾,除第一趾外,多有钩爪,趾之下面,有吸盘呈横襞状,能够在壁间爬行。尾尖长,易断,断后再能复生。体长三四寸,供药用。以江、浙为多,尤以苏州为主产地。在上海邑庙中多有售,可代加工,以鸡蛋与本品捣碎在锅中焙干研粉,据说能治疗瘰疬与癌症,但疗效尚不明确。

1959年版《上海市中药饮片炮制规范》中不以守宫为正名收载,改天龙为正名收载,通用名为壁虎。

1962年版《上海市中药饮片炮制规范》中以天龙为正名,壁虎为通用名称,性味咸,寒。能祛风,定惊,散结。主治中风惊痫,关节疼痛;外用治瘰疬结核等。

1973年版《上海市中药饮片炮制规范》中以壁虎作为正名收载,天龙、守宫为通用名,其来源为守宫科动物蹼趾壁虎或同属他种壁虎的干燥全体。性味咸,寒,有小毒。祛风,镇痉,散结。主治惊风癫痫,关节疼痛,瘰疬,肿毒。

1980年版《上海市中药饮片炮制规范》重新以天龙作为正名,壁虎为别名,通用名为守宫,为守宫科动物蹼趾壁虎或同属他种壁虎的干燥全体。其性味、功效主治与1973年版《上海市中药饮片炮制规范》一致,但未记载有毒或有小毒。

1994年版《上海市中药炮制规范》收载天龙为正名,其来源限定为两种,为壁虎科动物多疣壁虎或铅山壁虎的干燥全体。其通用名称为守宫和壁虎。其性状描述更为详细,呈扁平长条形,尾细长,呈圆锥形,全体长10~13cm,宽约1cm。体与尾等长,头略呈三角形,口大,眼1对,并可见2个鼻孔,头及背面灰黑色,具细鳞,脊椎骨突出,腹面灰黄色至淡棕黄色,鳞片较大,足2对,前1对较小。质稍坚。气腥。性味咸,寒,并未记载有毒或小毒。能息风解痉,祛风止痛,攻毒散结。适用于惊风癫痫,破伤风,风湿痹痛,瘰疬,肿毒等。

《中华本草》收载了石龙子和壁虎，但从记载来看，壁虎为当今天龙，为壁虎科动物无蹼壁虎、多疣壁虎、蹼趾壁虎等的全体。其中无蹼壁虎栖于壁间、檐下等隐僻处，夜间活动，捕食昆虫。分布于河北、山西、陕西、山东、江苏、浙江、河南；多疣壁虎栖于树洞、石下或房屋的缝隙中，夜出觅食。分布于山西、陕西、甘肃、山东、江苏、安徽、浙江、江西、福建、湖北、湖南、四川、贵州；蹼趾壁虎生活在丘陵地区岩石缝隙或石块下，夜间活动，以昆虫为食。分布于浙江、江西、福建、广东、广西、四川、贵州。用于历节风，破伤风，惊痫等。壁虎既能祛风止痛，又能定惊止搐。还可以用于痈疮，瘰疬，疬风，风癣，噎膈，现代临床也有用壁虎同米炒黄研粉服，或加入复方中使用，可治食管癌、胃癌、肺癌、肝癌、宫颈癌、鼻咽癌、恶性淋巴瘤、脑肿瘤等多种癌肿。但是阴虚血少，津伤便秘者慎服。

2018 年版《上海市中药饮片炮制规范》收载天龙为壁虎科动物多疣壁虎或同属他种壁虎的干燥全体。其性状描写与 1994 年版《上海市中药炮制规范》一致。但在性味上再次有了小毒的记载。能息风解痉，祛风止痛，攻毒散结。用于惊风癫痫，破伤风，风湿痹痛，瘰疬，肿毒。

【按　语】天龙目前在上海地区是壁虎的中药饮片名，此外，还有守宫、壁虎等别名。

天龙非古名，这是一个现代中药名，并且在《本草纲目》中天龙是蜈蚣的别名，所以古籍上出现的天龙都非壁虎。目前在上海市中医医院中药房所用天龙是按 2018 年版《上海市中药饮片炮制规范》的来源。

第二节

白花蛇舌草

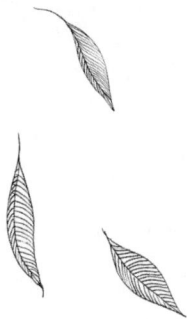

【来　源】根据 2018 年版《上海市中药饮片炮制规范》，本品为茜草科植物白花蛇舌草干燥带花、果的全草。夏、秋二季采收，除去杂质，晒干。

【性味归经】甘、淡，凉。归心、肺、肝、大肠经。

【功　效】清热解毒，消肿利尿。

【溯　源】唐代《新修本草》有蛇舌一名，但根据记载的性味"味酸"来看，此处的蛇舌是否等同于今日临床所用的白花蛇舌草有待商榷。其采收时间与今日的白花蛇舌草接近。其文曰："［蛇舌］味酸，平，无毒。主除留血，惊气，蛇痫。生大水之阳。四月采华，八月采根。"

此后，在清代的《潮州志·药物志》一书也有白花蛇舌草的记载，这也是现今普遍认为最早记录白花蛇舌草的书籍，但很可惜，笔者并没看见《潮州志·药物志》的原版，只能从其他文献中见得，如后文中所提到的《中国植物志》。

比较详细且有研究的记载出现在 1963 年版《广西中药志》第二辑中，它的来源有三种，分别为白花蛇舌草、伞花耳草、纤花耳草，均为茜草科植物，但从植物形态和药材性状以及附图来看，三者又是不同的推测当时白花蛇舌草存在多种来源及混用的情况。据上海市中医医院药学部朱海青口述，在上海地区白花蛇舌草曾经还与水线草有过混用的情况。在别名上，白花蛇舌草在不同的地区有不同别名，如白花蛇舌草在广西博白、贵县（现贵港市）叫蛇舌草，在平南地区叫龙舌草，在大苗山地区叫竹叶菜，在百色地区叫矮脚白花蛇利草等。其性味苦、甘，温，无毒，能治小儿疳癪，毒蛇咬伤，癌肿；外治白疱疮，蛇癫疮，少数地区用治跌打、刀伤、痈疮。白花蛇舌草的临床作用很多，可能是由于其有三种植物来源导致的，但治疗癌肿这一功效却已有记载。

1959 年版、1962 年版《上海市中药饮片炮制规范》中无白花蛇舌草的记载，直到 1973 年版才出现，根据上海市中医医院药学部朱海青口述，在 1974 年上海市中医医院中药房已有白花蛇舌草饮片在临床使用。根据 1973 年版《上海市中药饮片炮制规范》记载，白花蛇舌草为茜草科植物白花蛇舌草的干燥带根全草，性味甘、淡，凉，能清热解毒，活血利尿，主治各种炎症，中毒；外敷治疮痈，蛇咬伤。但并无其可以治疗癌或肿瘤的相关记载。

1980 年版《上海市中药饮片炮制规范》记载白花蛇舌草的来源为茜草科植物白花蛇舌草的干燥带根全草，可用于阑尾炎，肿瘤，黄疸，小便不利；外用治疮疖痈肿，毒蛇咬伤。

《中华本草》收载了众多白花蛇舌草的异名，如蛇舌草、矮脚白花蛇利草、蛇舌癀、目目生珠草、羊须草、蛇总管、蛇针草、竹叶草、奶沙尔等。在来源上，以茜草科植物白花蛇舌草的全草为正品。白花蛇舌草分布于我国东南至西南各地，主产于福建、广东、广西等地，自产自销，部分销外地，笔者推测其在过去可能属地方性用药。功效为清热解毒，利湿。主治肺热咳喘，咽喉肿痛，肠痈，疖肿疮疡，毒蛇咬伤，热淋涩痛，水肿，痢疾，肠炎，湿热黄疸，癌肿。在此书中特意强调了白花蛇舌草有一定的抗癌作用，配入复方可用于多种恶性肿瘤。

1999 年版《中国植物志》收载了白花蛇舌草，其溯源考证以《潮州志》作为白花蛇舌草的首次记载文献，主产于广东、香港、广西、海南、安徽、云南等地，多见于水田、田埂和湿润的旷地。国外分布于热带亚洲，西至尼泊尔，日本亦产。内服治肿瘤、蛇咬伤、小儿疳积；外用主治疱疮、刀伤、跌打等。

【按　语】目前上海地区白花蛇舌草的别名主要就是蛇舌草。

据考证白花蛇舌草首次出现于清道光年间的《潮州志》中，但详细讲述白花蛇舌草的来源、功效主治等信息还是在《广西中药志》中，关于白花蛇舌草抗癌的功效也是彼时始有记载。但白花蛇舌草在早期有不同品种混用的情况，如上海地区曾出现以水线草替代白花蛇舌草。

第三节
龙葵

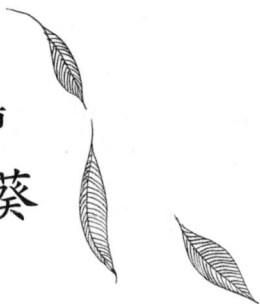

【来　源】根据 2018 年版《上海市中药饮片炮制规范》，本品为茄科植物龙葵带花、果的干燥地上部分。夏、秋季采收，晒干。

【性　味】苦，寒。有小毒。

【功　效】清热解毒，消肿散结，消炎利尿。

【溯　源】龙葵首载于唐代的《新修本草》，其正名为苦菜，在【谨案】中又名"蘵"，由于苦菜所指药材繁多，有一名多用的情况，如荼苦、堇茶、檖等植物皆有苦菜之名，故苏敬等人对苦菜进行了考证，发现只有叫苦蘵的才是龙葵，且不是荼。其文曰："[龙葵] 苦蘵乃龙葵耳，俗亦名苦菜，非荼也。"

唐代《食疗本草》记载龙葵能治疗疮肿毒、丹毒。其中龙葵红色的种子又叫龙珠，久服具有补益黑发的功效。其文曰："[龙葵] 主丁肿。患火丹疮，和土杵，敷之尤良。其子疗甚妙。其赤珠者名龙珠，久服变发，长黑。令人不老。其味苦，皆揆去汁食之。"

五代时期《蜀本草》记载了龙葵的功效、应用和性味，认为龙葵无毒，其子能够疗丁疮肿，书中所载龙葵的外形与今日较接近。其文曰："[龙葵] 味苦，寒，微甘，滑，无毒。食之解劳少睡，去虚热肿。其子疗丁疮肿，所在有之。【唐本注云】即关河间谓之苦菜者，叶圆花白，子若牛李子，生青熟黑，但堪煮食，不任生啖。"

宋代《嘉祐本草》记载了龙葵的配伍宜忌，其文曰："[龙葵] 臣。能明目，轻身。子甚良。其赤珠者名龙珠，服之变白令黑，耐老。若能生食得苦者，不食得苦者，不食佗菜，十日后则有灵异，不与葱、韭同啖。"

宋代《本草图经》记载龙葵产于北方，又名苦葵，可治发背痈疽。其文曰："［龙葵］旧云所在有之，今近处亦稀，惟北方有之，北人谓之苦葵。叶圆似排风而无毛，花白，实若牛李子，生青熟黑，亦似排风子，但堪煮食，不任生啖。其实赤者名赤珠，服之变白令黑，不与葱、薤同食，根亦入药用。今医以治发背痈疽成疮者。"

宋代的《证类本草》记载龙葵外用可治疗丹疮，内服可解疲劳。其文曰："［龙葵］食疗主疗肿。患火丹疮，和土杵，敷之尤良。经验方治痈无头，捣龙葵敷之。《食医心镜》：主解劳少睡，去热肿。龙葵菜煮作羹粥，食之并得。"

明代《本草纲目》以龙葵作为正名收载，别名有苦葵、苦菜、天茄子、水茄、天泡草、老鸦酸浆草、老鸦眼睛草七种，败酱、苦苣和龙葵都能叫作苦菜，存在同名异物的现象。在植物形态上，相较历代本草书籍李时珍记载得更为详细，大致可以判断《本草纲目》所载龙葵即为今日茄科植物龙葵。其文曰："［龙葵］言其性滑如葵也。苦以菜味名，茄以叶形名，天泡、老鸦眼睛皆以子形名也。与酸浆相类，故加老鸦以别之。五爪龙亦名老鸦眼睛草，败酱、苦苣并名苦菜，名同物异也。……四月生苗，嫩时可食，柔滑。渐高二三尺，茎大如箸，似灯笼草而无毛，叶似茄叶而小。五月以后，开小白花，五出黄蕊。结子正圆，大如五味子，上有小蒂，数颗同缀，其味酸。中有细子，亦如茄子之子。但生青熟黑者为龙葵；生青熟赤者为龙珠，功用亦相仿佛，不甚辽远。"

清代《本经逢原》以龙葵为正名，老鸦眼睛草为别名，龙葵根能利小便，但需要与木通配伍服用，龙葵苗叶消热散血。其文曰："［龙葵］龙葵性滑如葵，言苗叶也，消热散血。压丹石毒，去妇人败血。老鸦眼睛，言其子也，善能续筋消疗肿，与苗叶不异。根利小便，与木通煎服效。"

1920 年版《本草正义》以龙葵为正名，老鸦眼睛草为别名，因其寒凉滑利，又称为葵。茎柔而嫩，似蔓非蔓，延引甚长，故以龙为名。其种子浑圆，一簇数颗，生青熟黄，故有老鸦眼睛之名。

1970 年版《上海常用中草药》中收载龙葵，其别名为野海椒，土名为天落灯、野辣茄姆、老鸦眼睛草。龙葵为一年生有毒草本，高约 30~60cm，分枝繁多。叶互生，卵圆形，边缘有波状疏齿。花白色，侧生在茎节间作伞状排列。浆果球形，熟时黑色。药用部位为全草，性味苦、微甘、滑，寒，有小毒。能解毒散结，抗癌，利尿。主治痈肿疔毒、牙痛、癌肿以及小便不利。

1973 年版《中药知识手册》仍以龙葵为正名，别名为野海椒，性味苦、微甘，寒，有小毒。能解毒散结、利尿、抗癌。适用于痈肿疔毒、癌肿，慢性支气管炎，小便不利，牙痛。

在 1973 年版《上海市中药饮片炮制规范》中也开始收载龙葵，其来源为茄科植物龙葵的干燥地上部分。性味苦、微甘，滑，寒，有小毒。能解毒，散结，利尿。主治痈肿疔毒，牙痛，肿毒，小便不利。

1994 年版《上海市中药饮片炮制规范》中，龙葵的药用部位稍有改变，为带花、果的干燥地上部分。其通用名为龙葵草，性味苦、微甘，寒，有小毒。能清热解毒，消肿散结，消炎利尿。适用于疮疖肿痛，淋痛，小便不利等。

2018 年版《上海市中药饮片炮制规范》中，龙葵的来源为茄科植物龙葵带花、果的干燥地上部分。其药材性状为：呈段状。茎圆柱形，直径小于 0.8cm；表面绿色至黄绿色，光滑无毛或被稀疏柔毛，具纵皱纹，有的可见互生的枝痕；切面黄白色，中空或有白色片状髓部。叶互生，多皱缩和破碎，展平后，完整者呈卵形，暗绿色，具波状疏齿或全缘。伞状聚伞花序，花小，灰黄褐色。果实球形，直径约 0.5cm，外表面灰褐色至棕褐色，皱缩。种子多数，扁卵形，细小，棕褐色。质坚。气微，味苦。与上海市中医医院中药房所提供的龙葵饮片一致。

【按　语】带"葵"字的植物有很多，有落葵、蜀葵、锦葵、黄蜀葵、黄葵、龙葵、菟葵、冬葵等。均不能混用。

龙葵在早期是以菜的形式被记录在本草书籍中的，其别名有很多，其中苦菜还存在一名多物的情况。但根据植物形态以及功效推断，历代本草书籍中记载的龙葵大体与今日茄科植物龙葵是一致的，但药用部位有所改变。

第四节

藤梨根

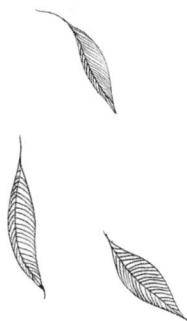

【来　源】根据 2018 年版《上海市中药饮片炮制规范》，本品为猕猴桃科植物中华猕猴桃的干燥根。秋季采挖，切片，晒干。

【性　味】苦、涩，凉。

【功　效】清热解毒，活血散结，祛风利湿。

【溯　源】藤梨根为临床常见的抗肿瘤药，但历代本草关于藤梨根的记载并不多。藤梨根首载于唐代的《食疗本草》，以藤梨作为正名记载，书中无植物形态和产地的记载，果实入药，并非根入药。性寒，和蜜煎后服用可以去烦热，止渴，不可久服，易损脾胃。其文曰："[藤梨]寒。右主下丹石，利五藏。其熟时，收取瓤和蜜煎作煎。服之去烦热，止消渴。久食发冷气，损脾胃。"

唐代《本草拾遗》在猕猴桃条目中记载了猕猴桃藤的药用功效，但功效与藤梨根有差异。《本草拾遗》中的猕猴桃藤是否为藤梨根存疑待考。其文曰："[猕猴桃]藤中汁至滑，下石淋，主胃闭，取汁和生姜汁服之，佳。"

宋代《开宝本草》收录了猕猴桃，有三个别名，为藤梨、木子、猕猴梨，其植物形态与今天中华猕猴桃类似，无产地记载，药用部位为果实、藤、枝叶，没有根部入药的记载。其文曰："[猕猴桃]味酸、甘，寒，无毒。止暴渴，解烦热，冷脾胃，动泄澼，压丹石，下石淋。热壅反胃者，取汁和生姜汁服之。一名藤梨，一名木子，一名猕猴梨。生山谷，藤生著树，叶圆有毛，其形似鸡卵大；其皮褐色，经霜始甘，美可食。枝叶杀虫，煮汁饲狗，疗癞也。"

宋代《本草衍义》记载了猕猴桃的产地为"永兴军南山"（今陕西附近），但无猕猴桃根的记载，唯有猕猴桃的功效及猕猴桃树的植物形态。其文曰："[猕猴桃]今永兴军南山甚多，食之，解实热，过多则令人藏寒泄。十月，烂熟，色淡绿，生则极酸，子繁细，其色如芥子，枝条柔弱，高二三丈，多附木而生。浅山傍道，则有存者；深山则多为猴所食。"

明代《本草纲目》收录猕猴桃，其药用部位为实、藤中汁、枝和叶，并无根入药的记载，其中又以果实的功效记载最为详细。其文曰："[猕猴桃]止暴渴，解烦热，压丹石，下淋石热壅。""[藤中汁]反胃，和生姜汁服之。又下石淋。""[枝、叶]杀虫。煮汁饲狗，疗痞疥。"

清代《植物名实图考》记载了猕猴桃，有产地以及植物形态描述，无猕猴桃根的记载，其植物外形与今日猕猴桃科植物中华猕猴桃类似。其文曰："[猕猴桃]今江西、湖广、河南山中皆有之，乡人或持入城市以售。《安徽志》：猕猴桃，黟县出，一名阳桃，九、十月间熟。李时珍解羊桃云：此正是猕猴桃，非羊桃也。枝条有液，亦极黏。"

1980 年版《上海市中药饮片品炮制规范》收录了藤梨根，别名为猕猴桃根，来源为猕猴桃科植物猕猴桃的干燥根。性味苦、涩，凉。能清热解毒，活血散结，祛风利湿。用于风湿性关节炎，淋巴结结核，跌扑损伤，痈疖。常用量为 30~60g。

1994 年版《上海市中药炮制规范》中的藤梨根记载与 1980 年版《上海市中药饮片炮制规范》基本一致，不同点在于用量上，在 1994 年版《上海市中药炮制规范》中藤梨根用量为 9~30g。

《中华本草》将猕猴桃根作为正名来收载，其别名为藤梨根，来源与 1994 年版《上海中药炮制规范》有所不同，为猕猴桃科植物软枣猕猴桃的根。性味淡、微涩，平。能清热利湿，祛风除痹，解毒消肿，止血。主治黄疸，消化不良，呕吐，风湿痹痛，消化道癌肿，痈疡疮疖，跌打损伤，外伤出血，乳汁不下。据《河北中草药》记载，藤梨根对胃肠道癌肿疗效较佳。用量为 15~60g。

2008 年版和 2018 年版《上海市中药饮片炮制规范》以藤梨根为正名，其来源为猕猴桃科植物中华猕猴桃的干燥根，猕猴桃根为习用名称，其性味、功效和用量基本与 1994 年版《上海市中药炮制规范》一致。

【按　语】猕猴桃根为藤梨根的别名、异名或习用名称。目前藤梨根在临床上广泛用于治疗癌症。2018 年版《上海市中药饮片炮制规范》中藤梨根的来源为猕猴桃科植物中华猕猴桃的干燥根，古代本草书籍中的确有猕猴桃的记载，但没有关于猕猴桃根的功效记载，明代的《本草纲目》也只记载了果实、藤中汁、枝和叶的功效。藤梨根的抗癌功效来自近现代。

第五节

重楼

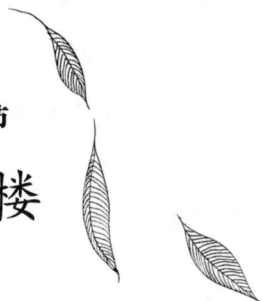

【来　源】根据 2020 年版《中华人民共和国药典》，本品为百合科植物云南重楼或七叶一枝花的干燥根茎。秋季采挖，除去须根，洗净，晒干。

【性味归经】苦，微寒。有小毒。归肝经。

【功　效】清热解毒，消肿止痛，凉肝定惊。

【溯　源】重楼最初以蚤休之名记载于东汉《神农本草经》中，别名蚩休。味苦，微寒，有毒，治惊痫、热气腹中、杀虫、去蛇毒。此外，还记载了植物形态。其文曰："[蚤休]一名蚩休。味苦，微寒，有毒。治惊痫，摇头，弄舌，热气在腹中，癫疾，痈疮，阴蚀，下三虫，去蛇毒。生川谷。"

《名医别录》以蚤休为正名收录，记载蚤休的产地在山阳（今山东和河南一带）和腕朐（今山东省菏泽市），但今日所用重楼的主要产地并非黄淮地区。其文曰："[蚤休]有毒。生山阳及腕朐。"

唐代《新修本草》称蚤休为重楼，或又称重台，南方地区也称草甘遂，书中所载的植物形态和功效与今日重楼接近。其文曰："[蚤休]今谓重楼者是也。一名重台，南人名草甘遂，苗似王孙、鬼臼等，有二三层。根如肥大昌蒲，细肌脆白，醋摩疗痈肿，敷蛇毒，有效。"

五代时期《日华子本草》以重台根为正名收录，蚤休为别名。此书记载的重楼无毒，且功效与历代本草书籍不同，植物形态却与《新修本草》所载相似。其文曰："[重台根]冷，无毒。治胎风搐手足。能吐泻、瘰疬。根如尺二蜈蚣，又如肥紫菖蒲，又名蚤休、螫休也。"

五代时期《蜀本草》以蚤休为正名，引《蜀本图经》关于蚤休植物形态的记载，与今日重楼接近，并记载了重楼的采收时节。其文曰："［蚤休］叶似鬼臼、牡蒙辈，年久者二三重，根似紫参，皮黄肉白，五月采根，晒干用之。"

宋代《本草图经》以蚤休为正名收载，书中记载其别名为紫河车，俗称重楼金线，产地较魏晋时期所记载的黄淮地区扩大至江淮地区，植物形态描述详细，与今日百合科重楼属植物十分吻合。其文曰："［蚤休］即紫河车也，俗呼重楼金线。生山阳川谷及冤句，今河中、河阳、华、凤、文州及江淮间亦有之。苗叶似王孙、鬼臼等，作二三层；六月开黄紫花，蕊赤黄色，上有金丝垂下；秋结红子；根似肥姜，皮赤肉白。四月、五月采根。日干用。"

宋代《本草衍义》收载蚤休之名，以根入药，植物形态与历代本草记载类似，无功效记载。其文曰："［蚤休］无旁枝，只一茎，挺生，高尺余，颠有四五叶，叶有歧，似虎杖。中心又起茎，亦如是生叶，惟根入药用。"

明代《本草蒙筌》记载蚤休为正名，紫河车为别名，味苦，气微寒，有毒。产地以江淮为多，植物形态参考《本草图经》和《本草衍义》描述，又因其外形被称为"七叶一枝花"。以根入药，功效主治沿用《神农本草经》的记载。其文曰："［蚤休］一名紫河车。味苦，气微寒。有毒。川谷俱有，江淮独多。不生傍枝，一茎挺立。茎中生叶，叶心抽茎。年久发三四层，上有金线垂下。故又名金线重楼，俗呼七叶一枝花也。《图经》云：叶如鬼臼，根若肥姜。凡入药中，惟采根用。主惊痫摇头弄舌，除湿热发肿作疮。下三虫，解百毒。"

明代李时珍在《本草纲目》中分别为蚤休、金线重楼、紫河车名称的由来做了解释，其文曰："［蚤休］虫蛇之毒，得此治之即休，故有蚤休、螫休诸名。重台、三层，因其叶状也。金线重楼，因其花状也。甘遂，因其根状也。紫河车，因其功用也。……重楼金线处处有之，生于深山阴湿之地。一茎独上，茎当叶心。叶绿色似芍药，凡二三层，每一层七叶。茎头夏月开花，一花七瓣，有金丝蕊，长三四寸。王屋山产者至五七层。根如鬼臼、苍术状，外紫中白，有粳、糯二种。……紫河车，足厥阴经药也。凡本经惊痫、疟疾、瘰疬、痈肿者宜之。"

明代《药镜》记载了蚤休的功效主治，其文曰："［蚤休］救惊乱而卒致如僵，扶癫痫而忽闷若绝。解摇头弄舌之怪症，消喉鸣身热之奇疴。虚痰火，那堪不用；痈肿毒，作速推遵。"

清代《本经逢原》以蚤休为正名，留草紫河车、金线重楼、七叶一枝花之别名，功效以《神农本草经》记载为主，虚证禁用。其文曰："[蚤休]即草紫河车，金线重楼，俗名七叶一枝花。苦，微寒，有毒。……蚤休，足厥阴经药，能治惊痫疟疾，瘰疬痈肿，详《本经》主治，总取开结导热，而惊痫摇头弄舌之热邪自除。元气虚者禁用，醋磨敷痈肿蛇毒有效。"

清代《本草从新》以蚤休为正名，重楼金线为别名，味苦，微寒。虽未记载有毒，但苦寒之品，须中病即止，不宜多用。其文曰："[蚤休]一名重楼金线。味苦，微寒。专理痈疽，除虫蛇毒。兼疗惊痫。苦寒之品，中病即止，不宜多用。"

清代《植物名实图考》以蚤休为正名，其产地在江西、湖南山中，在当时已有人工栽培，为外科要药。其文曰："[蚤休]《本经》下品。江西、湖南山中多有，人家亦种之，通呼为草河车，亦曰七叶一枝花，为外科要药。"

民国时期的《本草正义》以蚤休为正名，草河车为别名。书中记载此药专治阳证。其文曰："[蚤休]即草河车。知此草专治痈疡，古今无不推重。然此类寒凉诸品，惟阳发红肿大痛者为宜，而坚块顽木之阴证大忌，非谓凡是外科，无不统治也。"

《药材资料汇编》以蚤休为正名，金线重楼、七叶一枝花、白甘遂为古代文献名，习称草河车或红苍。其来源为百合科多年生草本植物。以根块壮大（呈椭圆形）、外色黑褐、内色粉红、质坚实者为佳。味苦，微寒，有毒。为解热、解毒之药，适用于各种脓毒性热病、败血性热病、一切化脓性炎症、痈疽疔毒等症。外用治蛇毒、虫毒，又治扁桃体炎有效。

1962年版《上海市中药饮片炮制规范》收载草河车为正名，金线重楼、蚤休为通用名称，其性味苦，微寒。能清热解毒。主治疔疮痈疽，惊痫，蛇虫毒。但未记载其来源。

1970年版《上海常用中草药》以七叶一枝花为正名，用药部位为根，苦，微寒，也未记载有毒，能清热解毒，消肿止痛，镇痉。

1973 年版《上海市中药饮片炮制规范》收载草河车，通用名为拳参，其来源为蓼科植物拳参的地下根状茎。与今日重楼的来源不符。但在处方应付中，写重楼、蚤休均付草河车。

1973 年版《中药知识手册》收录七叶一枝花，记载其能治疗癌肿。但未说明其来源。

1977 年版《中华人民共和国药典》中收载重楼，来源为百合科植物云南重楼或七叶一枝花的干燥根茎。以粗壮、质坚实、断面色白、粉性足者为佳。其性味苦，微寒。能清热解毒，镇惊止痛。用于咽喉肿痛，小儿惊风，毒蛇咬伤，疔疮肿毒；外治疖肿，腮腺炎。

1980 年版《上海市中药饮片炮制规范》将七叶一枝花和草河车分开收载，七叶一枝花为百合科植物七叶一枝花的干燥根茎。其通用名称为白重楼、独脚莲、白蚤休。性味苦，微寒。能清热解毒，镇惊止痛。用于咽喉肿痛，小儿惊风，毒蛇咬伤，疔疮肿毒；外治疖肿，腮腺炎，这与 1977 年版《中华人民共和国药典》收载的重楼功效一致。而草河车为蓼科植物拳参的干燥根茎，拳参为草河车的别名。在处方应付中，写重楼、蚤休均付草河车。书中特别提到，1977 年版《中华人民共和国药典》收载的重楼（七叶一枝花）与上海市习用的重楼（草河车）不是同一植物。根据上海市用药习惯，处方写重楼、蚤休付草河车（拳参），写白重楼、白蚤休付七叶一枝花。使用时应注意，防止误用。此外，草河车的功效类似七叶一枝花，能清热，解毒，收敛。用于肠炎，痢疾，肝炎；外治口腔糜烂，咽喉溃疡。

1994 年版《上海市中药炮制规范》同样将草河车和七叶一枝花分开记载，草河车为蓼科植物拳参除去须根的干燥根茎。通用名称依旧为蚤休、重楼、拳参。其性味苦、涩，微寒。能清热解毒，消肿，止血。适用于赤痢，热泻，肺热咳嗽，痈肿，瘰疬，口舌生疮，吐血，衄血，痔疮出血，毒蛇咬伤等。在书中也同样强调上海市习用的重楼、蚤休是蓼科植物拳参（草河车）的根茎。2020 年版《中华人民共和国药典》收载的重楼为百合科植物云南重楼或七叶一枝花的干燥根茎，而七叶一枝花的来源为百合科植物七叶一枝花除去须根的干燥根茎，通用名称为白重楼、白蚤休、独脚莲。因此两者不是一种药材。七叶一枝花性味苦，微寒，有小毒。能清热解毒，消肿止痛，凉肝定惊。适用于疔疮痈肿，咽喉肿痛，毒蛇咬伤，跌扑伤痛，惊风抽搐等症。

《中华本草》沿用历代本草蚤休之名为正名。其来源为百合科植物华重楼、云南重楼或七叶一枝花的根茎。其产地多为中国南方地区，如江淮、湖广、川贵等地。能清热解毒，消肿止痛，凉肝定惊。主治痈肿疮毒，咽肿喉痹，乳痈，蛇虫咬伤，跌打伤痛，肝热抽搐。此外，蚤休还可用于恶性肿瘤，加入复方中应用。如与夏枯草、山豆根、黄芩同用治肺癌；与威灵仙、木瓜、三七配伍治脑肿瘤。

2008 年版《上海市中药饮片炮制规范》收载七叶一枝花为百合科植物云南重楼或七叶一枝花除去须根的干燥根茎。习用名称为白重楼、白蚤休、独脚莲。其性味苦，微寒，有小毒。归肝经。能清热解毒，消肿止痛，凉肝定惊。适用于疗疮痈肿，咽喉肿痛，毒蛇咬伤，跌扑伤痛，惊风抽搐。而在拳参条目中强调在上海地区习惯以拳参作重楼、蚤休使用。与 2020 年版《中华人民共和国药典》收载的重楼和七叶一枝花两者植物来源不同。

《金世元中药材传统鉴别经验》中，重楼为正名，别名有蚤休、金线重楼、重楼金线、七叶一枝花。来源为百合科植物云南重楼或七叶一枝花的干燥根茎。产于云南、四川、广西、贵州、陕西、江西等黄河以南大部分地区。以粗壮、质坚实、断面白色、粉性足者为佳。此外，金世元先生在附注中也提及重楼在北京市的混用现象。中华人民共和国成立前，在北京地区重楼又叫独脚莲。将重楼与拳参相混，统称草河车，医师在处方中开重楼、蚤休、七叶一枝花或拳参，均予草河车（拳参）。

2018 年版《上海市中药饮片炮制规范》将重楼收录为正名，七叶一枝花为别名，其来源为百合科植物云南重楼或七叶一枝花的干燥根茎，习用名称为白重楼、白蚤休、独脚莲、七叶一枝花。在书中【注意】项中记载，在 2008 年版《上海市中药饮片炮制规范》中本品通用名称为七叶一枝花，根据 2015 年版《中华人民共和国药典》调整为重楼，使用时应予注意。性味功效与 2008 年版《上海市中药饮片炮制规范》中的七叶一枝花一致。

【按　语】重楼在古代本草文献记载中主要以蚤休之名出现，且在《中华本草》中仍用蚤休作为正名使用。蚤休的植物形态记载自《新修本草》之后基本固定，均有百合科云南重楼或七叶一枝花的植物特点，后世在此基础上增删。由于重楼别名众多，各地用药习惯又不同，造成现代重楼的用药混乱，在 2018 年版《上海市中药饮片炮制规范》之前的炮制规范中，均记载上海地区蚤休、重楼为拳参（草河车）。因此，在 2018 年之前上海地区的中药处方及医案中出现的重楼或蚤休，如无特殊应为拳参，而非 2020 年版《中华人民共和国药典》或 2018 年版《上海市中药饮片炮制规范》中记载的重楼。

第六节

蛇六谷

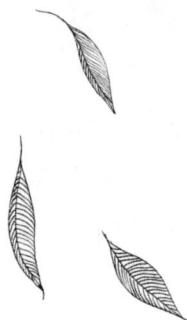

【来　源】根据2018年版《上海市中药饮片炮制规范》，本品为天南星科植物疏毛魔芋或魔芋的干燥块茎。夏、秋两季采挖，除去须根，切块或片，晒干。

【性　味】辛，寒。有毒。

【功　效】解毒止痛，消肿散结。

【溯　源】蛇六谷是沪、浙地区的地方性用药，目前被广泛运用于抗肿瘤治疗，但蛇六谷的植物来源却一直有待商榷，沪、浙两地所用品种也有差异。

有学者认为宋代《开宝本草》中的蒻头即为今日的蛇六谷（也有学者认为是《名医别录》中的由跋）。

关于蒻较早的记载是在晋代的《古今注》中，曰：“扬州人谓蒻为斑杖，不知食之。”从文中我们可以了解到蒻这个植物是具有花纹的，产于扬州地区，而且可能具有食用性。

宋代的《开宝本草》中记载为蒻头，产于吴蜀两地，性味辛，寒，有毒，植物形态与天南星科植物类似，功效为主消痈，散风毒，其产地、性味、植物形态、功效与蛇六谷相似。此外，蒻头的别名为蒟蒻。其文曰：“［蒻头］味辛，寒，有毒。主痈肿风毒，摩敷肿上。捣碎，以灰汁煮成饼，五味调和为茹食。性冷，主消渴，生戟人喉出血。生吴蜀。叶似由跋、半夏，根大如碗。生阴地，雨滴。叶下生子，一名蒟蒻。”

宋代的《本草图经》将蒻头列入天南星条目中，在此条目中还比较了虎掌、由跋、半夏、鬼芋根等药物。笔者认为当时古人其实已经对天南星科的几种药材有了初步的认识并且能够加以区分。其文曰："［蒟蒻头］茎斑花紫，是蒟蒻。一说天南星如本草所说，即虎掌也。小者名由跋，后人采用，乃别立一名尔。今天南星大者四边皆有子，采时尽削去之。又陈藏器云：半夏高一二尺，由跋高一二寸，此正误相反言也。今由跋苗高一二尺，茎似蒟蒻而无斑，根如鸡卵。半夏高一二寸，亦有盈尺者，根如小指正圆也。江南、吴中又有白蒟蒻，亦曰鬼芋根，都似天南星，生下平泽极多，皆杂采以为天南星，了不可辨，市中所收，往往是也。"

明代的《本草蒙筌》也将蒟蒻头记载于天南星条目中，以"茎斑花紫，根极大肌粗"为蒟蒻头的主要植物特征，与历代本草书籍中所描述的蒟蒻头植物形态基本一致。并且特别提到须与天南星相区别，可见当时蒟蒻头和天南星有混淆的情况。其文曰："［蒟蒻头］殊不知蒟蒻茎斑花紫，根极大肌粗；南星茎青花黄，根略小肌细。炮之易裂，得此才真。"

明代的《本草纲目》将蒟蒻作为正名收录，对于蒟蒻的产地、别名、生长环境、植物形态等都有记载。此书记载了蒟蒻与蛇六谷多有共同之处，如"味亦麻人"说明蒟蒻是具有毒性的，蛇六谷亦将炮制后口尝是否有麻木感作为判断有无毒性的方法。蒟蒻苗与南星苗相似，说明蒟蒻为天南星科的植物。此外，李时珍对前人关于蒟蒻的观点加以评论，并提到天南星也会出现带斑的形态。其文曰："［蒟蒻］蒟蒻出蜀中，施州亦有之，呼为鬼头，闽中人亦种之。宜树阴下掘坑积粪，春时生苗，至五月移之。长一二尺，与南星苗相似，但多斑点，宿根亦自生苗。其滴露之说，盖不然。经二年者，根大如碗及芋魁，其外理白，味亦麻人。秋后采根，须净擦，或捣成片段，以酽灰汁煮十余沸，以水淘洗，换水更煮五六遍，即成冻子，切片，以苦酒五味淹食，不以灰汁则不成也。切作细丝，沸汤汋过，五味调食，状如水母丝。马志言苗似半夏，杨慎《丹铅录》言蒟酱即此者，皆误也。王祯《农书》云，救荒之法，山有粉葛、蒟蒻、橡栗之利，则此物亦有益于民者也。其斑杖，即天南星之类有斑者。"

清代的《植物名实图考》将蒟蒻头记载于天南星中，并首次将磨芋作为蒟蒻头的俗称，也叫鬼芋。据记载，蒟蒻头产于衡山，与天南星外形相似，在用药的时候需要鉴别。其文曰："［蒟蒻头］昔人皆以南星、蒟蒻头，往往误采，不可不辨。……衡山产蒟蒻头，俗呼磨芋，亦曰鬼芋。"

《药材资料汇编》中将鬼蒟蒻作为天南星的别名使用。

1970 年版《上海常用中草药》收录了蒟蒻。蒟蒻为植物名，蛇六谷、鬼蜡烛、魔芋为别名，蛇头草为土名。其为多年生有毒草本植物，地下有扁的大球茎。叶从球茎生出，高可达 1 丈多。叶柄圆柱状，有紫褐色斑纹。叶片多次分裂，长达 3 尺多。小裂片卵状披针形。花极小，密集成穗，雄花在上，褐色，雌花在下，红紫色。花外有一紫褐色漏斗形苞片，形似半夏。浆果球形或扁球形，成熟时红黄色。5—6 月开花，采收季节在 5—8 月。辛，寒，有毒。能消肿，解毒。用于痈疖肿毒、流火、颈淋巴结核、癌肿。在内服的时候需要煎煮 2 小时以上，滤去渣后取汁服用，以免中毒。从植物形态、功效性能、服用方法等记载来看，笔者认为此处的蒟蒻就是我们现在所用的蛇六谷。

1973 年版《中药知识手册》将蛇六谷作为正名收录，别名为鬼蜡烛和魔芋，药用部位为球茎。其性味辛，寒，有毒。能消肿，解毒。用于颈淋巴结核，癌肿，痈疖肿毒，流火。而且可以配伍七叶一枝花、鸭跖草、白花蛇舌草等治疗癌肿，单味也能治疗淋巴肿块。需煎煮 1 小时以上再滤去渣取汁服用。

《中华本草》将魔芋作为正名收录，蒟蒻、蒻头、鬼芋、蛇六谷等名称作为别名记载，因地下块茎巨大，而得魔、鬼之名，似芋而有鬼芋、魔芋、鬼头之称。因在泥下而色白者名蒻，故名蒻头。其来源为天南星科植物魔芋、疏毛魔芋、野魔芋、东川魔芋的块茎，比 2018 年版《上海市中药炮制规范》的来源更广。产地方面，魔芋分布于陕西、宁夏、甘肃至长江流域以南各地；疏毛魔芋分布于江苏、浙江、福建等地；野魔芋分布于江西、福建、广东等地；东川魔芋分布于云南。从产地分布来看，古籍中所用的蒟蒻（蒻头）很有可能就是疏毛魔芋或魔芋这两种，也与 2018 年版《上海市中药炮制规范》一致。在用法用量方面，不宜生服。中毒症状表现为舌、咽喉灼热，痒痛，肿大，因此，内服需久煎 2 小时以上，以免中毒。

2008 年版《上海市中药炮制规范》中以蛇六谷作为正名收录，其来源只有一个，为天南星科植物疏毛魔芋的干燥块茎。其性味辛，寒，有毒。能解毒止痛，消肿散结。用于肿瘤，颈淋巴结核，痈疖肿毒，毒蛇咬伤。同样需先煎 2 小时。

2018 年版《上海市中药炮制规范》中蛇六谷来源稍有变动，为天南星科植物疏毛魔芋或魔芋的干燥块茎。习用名称为魔芋。性味辛，寒，有毒。能解毒止痛，消肿散结。用于肿瘤，颈淋巴结核，痈疖肿毒，毒蛇咬伤。用法用量与 2008 年版《上海市中药炮制规范》一致。但有学者认为疏毛魔芋和魔芋的功效是存在差异的，不应该同作为蛇六谷来使用。

【按　语】蛇六谷别名有魔芋、蒻头、蒟蒻、鬼头等。笔者在临床上使用蛇六谷比较少，原因有三个。第一，蛇六谷的煎煮要求太高，时间成本巨大，就算放弃蛇六谷的二煎药，一煎药至少需要 2 个小时，患者一般很难长期坚持。第二，蛇六谷的药汁很黏稠，在煎煮的过程中需要不断搅拌，不然很容易烧糊，对于煎药的技术要求较高，亦难以坚持服药。第三，关于蛇六谷的古代文献记载稀少，其用药经验，尤其是用于抗癌的依据相对薄弱。根据文献报道，蛇六谷用于抗癌方面主要有两个原因，一是上海群力草药店的用药经验，二是名老中医的用药经验。而蛇六谷的基础研究主要还停留在细胞实验和动物研究阶段，在临床研究方面没有大样本的临床随机对照试验数据作为依据，所以目前本人的原则是对于轻症患者一般避免使用，对于重症以及脑转移患者选择性地使用。

在历代古籍中并无蛇六谷的称谓，魔芋一词也是到晚清的《植物名实图考》中才出现，根据植物形态和产地记载，笔者推测古代的蛇六谷可能是蒻头或蒟蒻。在上海地区，笔者查阅了 1959 年版、1962 年版、1973 年版、1980 年版和 1994 年版上海市中药饮片炮制规范，均未找到有关蛇六谷或蒟蒻、蒻头等相关的药物记载。只有在 1970 年版《上海常用中草药》和 1973 年版《中药知识手册》中发现蛇六谷的记载，与今日的蛇六谷记载大致一致。根据《上海常用中草药》的记载，在上海郊县很少有野生，偶有栽培。笔者猜测可能是因为在过去蛇六谷的产量不足以及医生对蛇六谷的认识不足导致其不能大规模地进入市场。经笔者的真实探访和了解，上海市中医医院中药房在 1990 年的时候就已经有蛇六谷的存在，据上海市中医医院药剂科副主任药师朱海青叙述，当时所用的蛇六谷为海芋，并非 2018 年版《上海市中药饮片炮制规范》中所规定的疏毛魔芋和魔芋。

第七节

半枝莲

【来　源】根据 2020 年版《中华人民共和国药典》，本品为唇形科植物半枝莲的干燥全草。夏、秋二季茎叶茂盛时采挖，洗净，晒干。

【性味归经】辛、苦，寒。归肺、肝、肾经。

【功　效】清热解毒，化瘀利尿。

【溯　源】半枝莲之名最早出现明代的《外科正宗》，但无植物形态、产地等相关信息记载。因此，很难确定《外科正宗》中的半枝莲是否就是今日临床所用的半枝莲。功效方面，半枝莲单用或配伍其他药物可治疮，治蛇毒。其文曰："［半枝莲］野菊（嫩头）、苍耳头草、半枝莲、地丁草（各三钱）、麻黄（一钱）、紫河车（二钱）用好酒一斤，煎至一碗，滤清热服，被盖出汗为度。……蛇毒伤人，用雄黄末、兰叶捣汁，调敷肿上；内用半枝莲捣烂取汁二两，热酒四两和汁服之，盖汗为效，仍用渣敷伤处亦妙。"

清代的《本草纲目拾遗》记载了许多半枝莲的相混品种，以"半支"为名的居多，引《百草镜》描述"载各种半支有七十二种"。其中以鼠牙半支为众多半支的第一。但根据鼠牙半支的植物形态描述，其明显与今日临床所用半枝莲形态不符，此外，《本草纲目拾遗》还记载有狗牙半支、虎牙半支、马牙半支、狗尾半支等与半枝莲混用，均不是今日之半枝莲。其文曰："［鼠牙半支］二月发苗，茎白，其叶三瓣一聚，层积蔓生，花后即枯，四月开花黄色，如瓦松。……［狗牙半支］生阴湿地，立夏前发苗，叶尖细作品字式，层覆而生。夏至时，开花黄色，类瓦松，花后即死。其年雨水多，其草必茂。叶大者曰虎牙。……［马牙半支］酱瓣半支，又名旱半支，叶如酱中豆瓣，生石上，或燥土平隰皆有之，蔓生。二月发苗，茎微方，作水红色，有细红点子，经霜不凋，四月开花黄色，如瓦松。……[狗尾半支]生颓垣墙侧，人家荒圃中尤多，俗呼狗尾草。叶如茅，六月开花，形如狗尾，采取花茎下截，阴干用。"

《药材资料汇编》中将半枝莲记载于半边莲条目中，又称牙刷草，生于江、浙山地和田野，如江苏苏州、镇江，浙江兰溪等处均有产。茎方，叶小，对生，卵圆形，钝锯齿缘。夏日开蓝色小筒状花，在枝上偏向一方排列，形如牙刷，是治疗蛇咬伤的特效药。

1962年版《上海市中药饮片炮制规范》中收录了半枝莲，其性味辛，寒。能消肿解毒，主治水肿胀满，痈肿蛇毒。

1970年版《上海常用中草药》较为详细地记载了半枝莲，其植物名为并头草，别名为狭叶韩信草，土名牙刷草。为多年生草本，高30cm左右。茎方，下部匍匐生根，上部直立。叶对生，卵状椭圆形至线状披针形，有波状钝齿，大小不一。花单生于叶腋，青紫色，外面有密柔毛。果实卵圆形。5—10月开花，6—11月结果。生于田岸和石缝等处。其性味辛，寒。能清热解毒，利尿消肿。主治疮痈肿毒、肝炎、肝大、肝硬化腹水、蛇虫咬伤、癌肿，用量15~30g，大剂量可用60g，煎服。与白花蛇舌草各60g配伍煎服，可用于治疗早期肺癌、肝癌、直肠癌。孕妇忌服。

1973年版《中药知识手册》收载了半枝莲，其别名为狭叶韩信草，其性寒味辛，能清热消炎、利尿消肿。可治疗癌肿、肝炎、肝大、肝硬化、腹水、疮痈肿毒、蛇虫咬伤。但在用量上只有15~30g。配伍黄毛耳草（上海市中医医院医生书写黄毛耳草给付地耳草）、白花蛇舌草等可治癌肿，配伍白花蛇舌草、马兰根、石见穿等可治肝炎。

1973年版《上海市中药饮片炮制规范》中规范了半枝莲的来源，为唇形科植物并头草的干燥地上部分。通用名为并头草。性寒味辛。能解毒消肿，清热利尿，主治水肿，肝炎，痈疮，蛇虫咬伤，肿毒。用量为4.5~9g。当时所用半枝莲与今日来源不同。

1977年版《中华人民共和国药典》以半支莲为正名收录，其来源为唇形科植物半支莲的干燥全草。夏、秋二季茎叶茂盛时采挖，洗净，晒干。以色绿、味苦者为佳。性味微苦，凉。能清热解毒，活血祛瘀。用于阑尾炎，肝炎；外治痈疖疔毒，跌扑肿痛，毒蛇咬伤。用量为15~30g，鲜品30~60g。

1980 年版《上海市中药饮片炮制规范》记载半支莲为正名，来源为唇形科植物半支莲的地上部分。别名为并头草，性凉，味微苦。能清热解毒，活血祛瘀。用于阑尾炎，肝炎；外治痈疽疔毒，跌扑肿痛，毒蛇咬伤。用量为15~30g，外用适量。

1985 年版《中华人民共和国药典》中将半支莲变为半枝莲（正名）的别名，其来源为唇形科植物半枝莲的干燥全草，其性寒，味苦。归肺、肝、肾经。能清热解毒，化瘀利尿。用于疔疮肿毒，咽喉肿痛，毒蛇咬伤，跌扑伤痛，水肿，黄疸等。

《中华本草》收载半枝莲为正名，其别名有狭叶韩信草、并头草、牙刷草、水韩信、溪边黄芩等。其来源为唇形科植物半枝莲的全草。生于溪沟边、田边或湿润草地上。分布于华东、华南、西南及河北、陕西南部、河南、湖北、湖南。以色绿、味苦者为佳。用于热毒痈肿，毒蛇咬伤。可用鲜品捣烂外敷，或配紫花地丁、蚤休、半边莲等清热解毒药内服并外敷，增加疗效；治疗胃癌、食管癌、直肠癌、宫颈癌等，可单用，亦可与半边莲、白花蛇舌草、七叶一枝花等清热解毒抗癌中药同用。

2008 年版《上海市中药饮片炮制规范》收录半枝莲为唇形科植物半枝莲的干燥全草。别名并头草。功效为清热解毒，化瘀利尿。用于疔疮肿毒，咽喉肿痛，毒蛇咬伤，跌扑伤痛，水肿，黄疸。用法用量为 15~30g；鲜品 30~60g。外用适量。

【按 语】半枝莲作为今天常用的抗肿瘤中药，在古代官修的本草书籍中并无记载。首次记载半枝莲之名的《外科正宗》也未对半枝莲的植物形态进行描述，因此半枝莲为何物不得而知。当代书籍对于半枝莲的名称、植物形态、功效记载都不一致，直到 1985 年版《中华人民共和国药典》将半枝莲名称、来源、功效等进行了规范，这种情况才得到改善。

第八节

漏芦

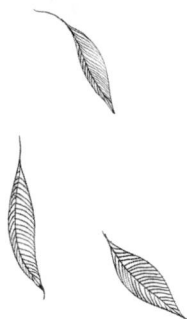

【来　源】根据 2020 年版《中华人民共和国药典》，本品为菊科植物祁州漏芦的干燥根。春、秋二季采挖，除去须根和泥沙，晒干。

【性味归经】苦，寒。归胃经。

【功　效】清热解毒，消痈，下乳，舒筋通脉。

【溯　源】东汉《神农本草经》中就有漏芦的记载，别名野兰，其性味、功效和主治与今日之禹州漏芦或漏芦（禹州漏芦与漏芦并非一种药材，但功效相似）相似。其文曰："[漏芦] 一名野兰。味苦，寒。无毒。治皮肤热，恶疮，疽，痔，湿痹，下乳汁。久服轻身，益气，耳目聪明，不老，延年。生山谷。"

《名医别录》记载漏芦可治遗尿及皮疹，亦可汤浴外用，产于乔山。其文曰："[漏芦] 味咸，大寒，无毒。主止遗溺，热气疮痒如麻豆，可作浴汤。生乔山。八月采根，阴干。"

南朝梁代《本草经集注》的作者陶弘景认为漏芦的产地乔山是过去黄帝所葬之处，在上郡（今陕西省榆林市绥德县），可治瘘疥，久服具有补益功效。在当时漏芦用苗和根，其根又名鹿骊根、苦酒摩，可治疗疮疥。其文曰："[漏芦] 乔山应是黄帝所葬处，乃在上郡。今出近道亦有，治诸瘘疥，此久服甚益人，而服食方罕用之。今市人皆取苗用之。世中取根，名鹿骊根，苦酒摩，以治疮疥。"

唐代《药性论》记载了漏芦的功效，以治疗皮肤疾患为主，其文曰："[漏芦]君。能治身上热毒，风生恶疮，皮肌瘙痒瘾疹。"

唐代《新修本草》对漏芦的植物形态做了描述，与今日漏芦或禹州漏芦均有差异，故笔者认为《新修本草》中的漏芦与今日所用漏芦或禹州漏芦是不同植物。其文曰："[漏芦]此药俗名荚蒿，茎叶似白蒿，花黄，生荚，长似细麻，如箸许，有四五瓣，七月、八月后皆黑，异于众草蒿之类也。常用其茎叶及子，未见用根。其鹿骊，山南谓之木藜芦，有毒，非漏芦也。"

五代时期《日华子本草》收载漏芦，有简短的形态说明，但也无法确认其具体类属，别名鬼油麻，可内服也可外用，与今日漏芦或禹州漏芦功效有类似之处，花与苗可一起入药。其文曰："[漏芦]连翘为使。治小儿壮热，通小肠，泄精，尿血，风赤眼，乳痈发背，瘰疬肠风，排脓，补血，治扑损，续筋骨，敷金疮止血，长肉，通经脉。花苗并同用，俗呼为鬼油麻，形并气味似干牛蒡，头上有白花子。"

五代时期的《蜀本草》记载了漏芦的植物形态、产地以及药用部位，但与今日漏芦或禹州漏芦形态不符。其文曰："[漏芦]茎箸大，高四五尺，子房似油麻房而小，江东人取其苗用，胜于根，江宁及上党者佳。……叶似角蒿，今曹、兖州下湿地最多。六月采茎，日干之，黑于众草。"

宋代《本草图经》收录了漏芦的多种来源，其中单州所产的漏芦与其他各地所产者不同，而且旧说以单州所产漏芦为佳（据考证，《本草图经》中所描绘的单州漏芦与禹州漏芦最为相似）。此外，还记载了多个种类的漏芦，出现一名多物的现象。其文曰："[漏芦]生乔山山谷，今京东州郡及秦、海州皆有之。旧说茎叶似白蒿，有荚，花黄生荚端，茎若箸大；其子作房，类油麻房而小，七、八月后皆黑，异于众草。今诸郡所图上，惟单州者差相类。沂州者，花叶颇似牡丹；秦州者花似单叶寒菊，紫色，五七枝同一秆上；海州者花紫碧，如单叶莲花，花萼下及根傍有白茸裹之。根黑色，如蔓菁而细，又类葱本，淮甸人呼为老翁花。三州所生花虽别，而叶颇相类，但秦、海州者，叶更作锯齿状耳。一物而殊，类若此，医家可所适从，当依旧说，以单州出者为胜。"

明代《救荒本草》记载的漏芦外形与今日之漏芦类似。其文曰："[漏芦]一名野兰，俗名荚蒿。根名鹿骊根，俗呼为鬼油麻。生乔山山谷及秦州、海州、单州、曹、兖州，今钧州新郑沙岗间亦有之。苗叶就地丛生。叶似山芥菜叶而大，又多花叉；亦似白屈菜叶；又似大蓬蒿叶；及似风花菜脚叶而大。叶中撺葶，上开红白花。根苗味苦、咸，性寒、大寒，无毒，连翘为之使。"

明代《滇南本草》未记载漏芦的植物形态，仅有两张单方。其文曰："[漏芦] 单方，治男妇腰疼。漏芦根十五个、猪腰子一个煎服，三次立效。单方，治大肠下血，诸药不效。漏芦一个、茶花五分、地榆二钱、象牙末煎服。"

明代《本草蒙筌》以单州所产的漏芦为主要记载对象，主治风热恶疮、皮肤瘙痒等疾病。其文曰："[漏芦] 味苦、咸，气寒。无毒。一名野兰，茎若筋大。叶似白蒿有荚，花绽荚端色黄。子结类油麻作房，根生如蔓菁细黑。单州（属山东）出者为胜，八月采根阴干……治身体风热恶疮，去皮肤瘙痒瘾疹。主乳痈发背，理痔瘘肠风。补血排脓，生肌长肉。引经脉，下乳汁，续筋骨，疗折伤。止遗溺泄精，除风眼湿痹。匪专煎饮，亦作浴汤。久服益气轻身，耳目聪明不老。"

明代《本草纲目》对于漏芦的植物形态描写与今日漏芦或禹州漏芦均有差异，且根据《梦溪笔谈》所记载漏芦为飞廉，故笔者认为《本草纲目》中的"漏卢"与今天漏芦或禹州漏芦可能存在差异。其文曰："[漏卢] 屋之西北黑处谓之漏。凡物黑色谓之卢。此草秋后即黑，异于众草，故有漏卢之称。《唐韵》作藘，其荚如麻，故俗呼为鬼油麻云。……按沈存中《笔谈》云：今方家所用漏卢乃飞廉也。飞廉一名漏卢，苗似苦芙，根如牛蒡绵头者是也。采时用根。今闽中所谓漏卢，茎如油麻，高六七寸，秋深枯黑如漆，采时用苗，乃真漏卢也。"

明代《药镜》记载漏芦的功效主治与历代本草类似。其文曰："[漏芦] 主通利其性也，故能下乳汁，行血排脓，瘰疬医，肠风解；专散热其力也，故能祛恶疮，疽痔湿痹，生嫩肌，长新肉。"

清代《本经逢原》记载漏芦有毒，为消毒、排脓、杀虫要药，古方用来治痈疽发背，其文曰："[漏芦] 苦、咸，寒，有毒。为消毒、排脓、杀虫要药。古方治痈疽发背，以漏芦汤为首称。"

清代《本草便读》中无漏芦的植物形态描写，据作者张秉成记载，漏芦能入阳明血分，可治阳明之病，可治乳痈。其文曰："[漏芦] 咸、苦，性寒。入阳明血分。《本经》虽云服之益人。然毕竟疏利之品。故能下乳消痈，清湿热，治疳积，皆属阳明之病。观其命名取义，则漏芦之功，概可想见矣。"

民国时期《本草正义》记载漏芦与王不留行功用相近，但易损正气。其文曰："[漏芦] 滑利泄热，与王不留行功用最近，而寒苦直泄，尤其过之，苟非实热，不可轻用，不独耗阴，尤损正气。"

《药材资料汇编》收录漏芦，其别名为野兰、荚蒿，为菊科多年生草本。其根供药用，主产于安徽滁州、和县。华北、东北亦多产。咸，寒，无毒。为排脓止血剂，治诸疮痛风及膀胱、肾脏、直肠出血等。

1962 年版《上海市中药饮片炮制规范》收载漏芦，但并未记载其来源。性味苦，寒。能清热解毒，消痈肿，下乳汁。主治痈疽发背，瘰疬，乳痈，乳汁不下。

1977 年版《中华人民共和国药典》收载漏芦有两种来源，为菊科植物祁州漏芦或禹州漏芦的干燥根。祁州漏芦以条粗、色灰褐、不裂者为佳。禹州漏芦以条粗、质硬、色灰黄者为佳。味苦、咸，寒。能清热解毒，排脓通乳。用于乳腺炎，乳汁不通，腮腺炎，痈疖等。

《中华本草》在品种考证中记载历代本草书籍中的漏芦均与现代所用的菊科植物祁州漏芦（即漏芦）、禹州漏芦（蓝刺头）不同。明代的《救荒本草》所载漏芦据其所述形态及所附图形，与今之祁州漏芦相符。

《金世元中药材传统鉴别经验》中收载漏芦，其为菊科植物祁州漏芦的干燥根茎。历代本草记载的漏芦来源植物种类繁多，在众多古籍中，金世元认为《救荒本草》所载漏芦与祁州漏芦相似，而今日漏芦的功效与《神农本草经》所载相近。

2015 年版《中华人民共和国药典》中收载漏芦和禹州漏芦两种，漏芦为菊科植物祁州漏芦的干燥根。禹州漏芦为菊科植物驴欺口或华东蓝刺头的干燥根（禹州漏芦的来源与 2018 年版《上海市中药饮片炮制规范》不同）。但二者性味功效记载一致，味苦，寒。归胃经。能清热解毒，消痈，下乳，舒筋通脉。用于乳痈肿痛，痈疽发背，瘰疬疮毒，乳汁不通，湿痹拘挛。

2018 年版《上海市中药饮片炮制规范》中禹州漏芦为菊科植物蓝刺头或华东蓝刺头的干燥根。在处方应付时，写漏芦付禹州漏芦。

2020 年版《中华人民共和国药典》延续了 2015 年版《中华人民共和国药典》的记载，将漏芦与禹州漏芦分开收载，且来源、性味和功效一致。

【按　语】在上海地区，处方中写漏芦通常给付禹州漏芦。需要注意的是，虽然在 2020 年版《中华人民共和国药典》中禹州漏芦与漏芦的性味功效一致，但禹州漏芦与漏芦并非同一种药材。还是需要注意各地对漏芦的应用习惯。此外，2018 年版《上海市中饮片炮制规范》中的禹州漏芦与 2020 年版《中华人民共和国药典》的禹州漏芦来源是有出入的，值得注意。

第九节

禹州漏芦

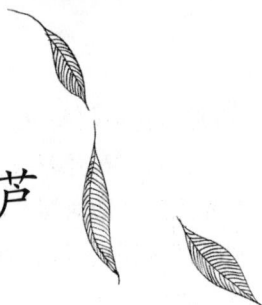

【来　源】根据 2020 年版《中华人民共和国药典》，本
品为菊科植物驴欺口或华东蓝刺头的干燥根。春、秋
二季采挖，除去须根和泥沙，晒干。

【性味归经】苦，寒。归胃经。

【功　效】清热解毒，消痈，下乳，舒筋通脉。

【溯　源】禹州漏芦在历代文献记载中并无记载。宋代的《本草图经》收
录了单州漏芦的附图，类似今日的禹州漏芦。禹州漏芦的记载以现代文献为
主。在历版的《上海市中药饮片炮制规范》中均记载有将处方中的漏芦给付禹
州漏芦的习惯，而漏芦来源为菊科植物禹州漏芦的干燥根。故笔者认为在上海
地区并无漏芦的用药习惯，只有禹州漏芦的用药经验。

1962 年版《上海市中药饮片炮制规范》收载漏芦，性味苦，寒。能清热
解毒，消痈肿，下乳汁。主治痈疽发背，瘰疬，乳痈，乳汁不下。

1973 年版《上海市中药饮片炮制规范》收载漏芦来源为菊科植物禹州漏
芦的干燥根，即上海地区从 1973 年开始，漏芦的植物来源为禹州漏芦，而并
非祁州漏芦。其性味苦，寒。能清热解毒，通乳。主治痈疽发背，瘰疬，乳
痈，乳汁不下。

1980 年版《上海市中药饮片炮制规范》依旧延续上海地区的用药习惯，
以菊科植物禹州漏芦作为漏芦使用。其性味苦、咸，寒。能清热解毒，排脓通
乳。用于乳腺炎，乳汁不通，腮腺炎，痈疖等。

1994 年版《上海市中药炮制规范》中的漏芦来源仍为禹州漏芦，但在功

效上与1980年版《上海市中药饮片炮制规范》略有不同，其能清热解毒，消痈，下乳，舒筋通脉。适用于乳痈肿痛，痈疽发背，瘰疬疮毒，乳汁不通，湿痹拘挛等。

《中华本草》记载历代本草书籍中的漏芦均与现代所用的菊科植物祁州漏芦（即漏芦）、禹州漏芦（蓝刺头）不同。唯《本草图经》单州漏芦附图，其形状与今之禹州漏芦（蓝刺头）比较相似。

2008年版《上海市中药饮片炮制规范》收载禹州漏芦为菊科植物蓝刺头或华东蓝刺头除去须根的干燥根。在备注上明确写道在上海市处方中写漏芦习惯付禹州漏芦。据此笔者推测从1962年版《上海市中药饮片炮制规范》收载的漏芦应为禹州漏芦。其性味苦，寒。归胃经。能清热解毒，排脓止血，消痈下乳。用于诸疮痈肿，乳痈肿痛，乳汁不通，瘰疬疮毒等。

金世元在《金世元中药材传统鉴别经验》中漏芦的附注中提到除菊科植物祁州漏芦外，还有一种菊科植物蓝刺头的干燥根，习称禹州漏芦，为南方习用品。说明当今漏芦和禹州漏芦的确作为两种药材在临床运用。

2015年版《中华人民共和国药典》中收载漏芦和禹州漏芦两种。漏芦为菊科植物祁州漏芦的干燥根。禹州漏芦为菊科植物驴欺口或华东蓝刺头的干燥根。但二者性味功效记载一致，味苦，寒。归胃经。能清热解毒，消痈，下乳，舒筋通脉。用于乳痈肿痛，痈疽发背，瘰疬疮毒，乳汁不通，湿痹拘挛。

2018年版《上海市中药饮片炮制规范》收载禹州漏芦，其来源为菊科植物蓝刺头或华东蓝刺头除去须根的干燥根。在处方应付中，写漏芦应付禹州漏芦。

2020年版《中华人民共和国药典》延续了2015年版《中华人民共和国药典》的记载，将漏芦与禹州漏芦分开收载，且来源、性味与功效一致。

【按　语】详见漏芦。

第十节

寻骨风

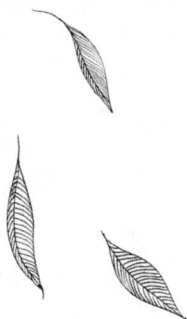

【来　源】根据2018年版《上海市中药饮片炮制规范》，本品为马兜铃科植物绵毛马兜铃的干燥全草。夏、秋两季采收，除去泥沙，干燥。

【性　味】辛、苦，平。

【功　效】祛风，活络，止痛。

【溯　源】白毛藤最初出现在清代《本草纲目拾遗》中，别名为天灯笼、和尚头草，据《百草镜》记载，白毛藤的植物形态和功效与2018年版《上海市中药饮片炮制规范》的寻骨风类似。其文曰："［白毛藤］亦名天灯笼，又名和尚头草。白毛藤生人家墙壁上，茎、叶皆有白毛，八、九月开花藕合色，结子生青熟红，鸟雀喜食之。《百草镜》：白毛藤，多生人家园圃中墙壁上，春生冬槁，结子小如豆而软，红如珊瑚，霜后叶枯，惟赤子累累，缀悬墙壁上，俗呼毛藤果。采其藤干之浸酒，云可除骨节风湿痛。"

《药材资料汇编》收录白毛藤，记载内容与《本草纲目拾遗》一致，江、浙、皖诸省都有野生，功效为活血、生血、追风、清湿热，治黄疸、水肿。要注意的是，在此条目中特别备注"上海所售的白毛藤叫寻骨风，又叫兔耳草，产于近郊，茎叶全毛，与本品不同"，由此可见，上海地区所用白毛藤与全国其他地区所用药材不同。

1962年版《上海市中药饮片炮制规范》收载白毛藤，通用名为寻骨风，性味苦，平，能祛风通络，治疗骨节风痛。

1973年版《上海市中药饮片炮制规范》收载白毛藤，其为马兜铃科植物绵毛马兜铃的干燥带叶的茎枝。通用名为寻骨风、绵毛马兜铃。苦，平。祛风通络，主治关节酸痛。

1977年版《中华人民共和国药典》中记载寻骨风的来源为马兜铃科植物绵毛马兜铃的干燥全草。辛、苦，平。能祛风，活络，止痛。用于风湿痹痛，关节酸痛。此记载与1973年版《上海市中药饮片炮制规范》白毛藤基本一致。

1980年版《上海市中药饮片炮制规范》以寻骨风为正名，白毛藤为别名，其通用名称为绵毛马兜铃，来源为马兜铃科植物绵毛马兜铃的干燥地上部分。功效记载与1977年版《中华人民共和国药典》一致。

2008年版《上海市中药饮片炮制规范》以寻骨风为正名，习用名称为白毛藤、巡骨风、绵毛马兜铃。其来源为马兜铃科植物绵毛马兜铃的干燥全草。辛、苦，平。祛风，活络，止痛。用于风湿痹痛，关节酸痛。

2018年版《上海市中药饮片炮制规范》中，寻骨风的来源依旧为马兜铃科植物绵毛马兜铃的干燥全草。夏、秋二季采收，除去泥沙，干燥。而且在寻骨风条目中加了一条注意事项，因寻骨风为马兜铃科植物，因此寻骨风含马兜铃酸，可引起肾脏损害等不良反应；儿童及老年人慎用；孕妇、婴儿及肾功能不全者禁用。

【按　语】寻骨风在上海地区又名白毛藤。与全国其他地区医书中提及的白毛藤非一种药材，需要注意。

【注意点】详见蜀羊泉。

参考文献

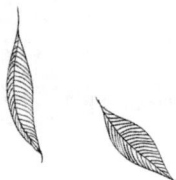

［1］潘富俊.诗经植物图鉴［M］.北京：九州出版社，2018.

［2］郭璞.尔雅［M］.王世伟，校点.上海：上海古籍出版社，2018.

［3］洪镇涛.山海经［M］.上海：上海大学出版社，2012.

［4］周礼［M］.徐正英，常佩雨，译注.北京：中华书局，2015.

［5］淮南子［M］.陈广忠，译注.北京：中华书局，2012.

［6］许慎.说文解字［M］.北京：中华书局，2018.

［7］刘熙.释名［M］.北京：中华书局，2018.

［8］马继兴.神农本草经辑注［M］.北京：人民卫生出版社，2013.

［9］陶弘景.名医别录［M］.尚志钧，辑校.北京：中国中医药出版社，2013.

［10］嵇含.南方草木状［M］.李剑，张晓红，选编.广州：广东科技出版社，2018.

［11］张华.博物志（外七种）［M］.王根林等，校点.上海：上海古籍出版社，2018.

［12］陶弘景.本草经集注辑校本［M］.尚志钧，辑校.北京：人民卫生出版社，1994.

［13］刘涓子，龚庆宣.刘涓子鬼遗方［M］.北京：中华书局，1956.

［14］郦道元.水经注［M］.陈桥驿，译注.王东，补注.北京：中华书局，2018.

［15］贾思勰.齐民要术［M］.缪启愉，校释.北京：中国农业出版社，2009.

［16］雷敩，张骥.雷公炮炙论［M］王新华，主编.南京：江苏科学技术出版社，1985.

［17］甄权.药性论［M］.尚志钧，辑释.合肥：安徽科学技术出版社，2006.

［18］苏敬.新修本草［M］.尚志钧，辑校.合肥：安徽科学技术出版社，2004.

［19］孙思邈.备急千金要方校释［M］李景荣等，校释.北京：人民卫生出版社，2019.

［20］孙思邈.千金翼方［M］.焦振廉等，校注.北京：中国医药科技出版社，2017.

［21］孙思邈.千金食治［M］.吴受琚，注释.北京：中国商业出版社，1985.

［22］孟诜，张鼎.食疗本草［M］.郑金生，张同君，校注.上海：上海古籍出版社，2018.

［23］陈藏器.本草拾遗［M］.尚志钧，辑释.合肥：安徽科学技术出版社，2002.

［24］王焘.外台秘要方［M］.王淑民，校注.北京：中国医药科技出版社，2011.

［25］蔺道人.仙授理伤续断秘方［M］.胡晓峰，整理.北京：人民卫生出版社，2018.

［26］日华子.日华子本草　蜀本草合刊本［M］.尚志钧，辑释.合肥：安徽科学技术出版社，2005.

［27］刘翰，马志.开宝本草［M］.尚志钧，辑释.合肥：安徽科学技术出版社，1998.

［28］王衮.博济方［M］.王振国，宋咏梅，点校.上海：上海科学技术出版社，2003.

［29］掌禹锡.嘉祐本草辑复本［M］.尚志钧，辑复.北京：中医古籍出版社，2009.

［30］苏颂.本草图经［M］.尚志钧，辑校.北京：学苑出版社，2017.

［31］许慎.大观本草［M］.尚志钧，点校.合肥：安徽科学技术出版社，2001.

［32］寇宗奭.本草衍义［M］.上海：商务印书馆，1957.

［33］唐慎微.证类本草［M］.尚志钧，郑金生，点校.北京：华夏出版社，1993.

［34］王继先.绍兴本草［M］.尚志钧，校注.北京：中医古籍出版社，2007.

［35］张元素.医学启源［M］.郑洪新，校注.北京：中国中医药出版社，2018.

［36］王好古.汤液本草［M］.竹剑平，校注.北京：中国中医药出版社，2017.

［37］忽思慧.饮膳正要［M］.张秉伦，方晓阳，译注.上海：上海古籍出版社，2017.

［38］徐彦纯.本草发挥［M］.宋咏梅，李军伟，校注.北京：中国中医药出版社，2015.

［39］朱橚.救荒本草［M］.王锦秀，汤彦承，译注.上海：上海古籍出版社，2015.

［40］兰茂.滇南本草［M］.陆拯，包来发等，校点.北京：中国中医药出版社，2013.

［41］刘文泰.本草品汇精要［M］.陆拯，校注.北京：中国中医药出版社，2013.

［42］薛己.本草约言［M］.臧守虎，杨天真等，校注.北京：中国中医药出版社，2015.

［43］卢和.食物本草［M］.晏婷婷，沈健，校注.北京：中国中医药出版社，2015.

［44］陈嘉谟.本草蒙筌［M］.张印生，韩学杰等，校注.北京：中医古籍出版社，2008.

［45］李时珍.本草纲目［M］.王育杰，整理.北京：人民卫生出版社，2004.

［46］宫廷内务府.补遗雷公炮制便览［M］.上海：上海辞书出版社，2005.

［47］杜文燮.药鉴［M］.陈仁寿，王明强等，校注.北京：中国中医药出版社，2016.

［48］李中立.本草原始［M］.郑金生，汪惟刚等，整理.北京：人民卫生出版社，2007.

［49］倪朱谟.本草汇言［M］.郑金生，甄雪燕等，校注.北京：中医古籍出版社，2005.

［50］蒋仪.药镜［M］.王振国，丁兆平，校注.北京：中国中医药出版社，2015.

［51］李中梓.本草通玄［M］.付先军，周扬等，校注.北京：中国中医药出版社，2015.

［52］卢之颐.本草乘雅半偈［M］.张永鹏，校注.北京：中国医药科技出版，2014.

［53］贾所学.药品化义［M］.王小岗，郑玲，校注.北京：中医古籍出版社，2012.

［54］陈士铎.辨证录［M］.王小芸，王象礼等，校注.北京：中国中医药出版社，2019.

［55］陈士铎.本草新编［M］.柳长华，徐春波，校注.北京：中国中医药出版社，2019.

［56］汪昂．本草备要［M］.郑金生，整理．北京：人民卫生出版社，2005.

［57］张璐．本经逢原［M］.顾漫，杨亦周，校注．北京：中国医药科技出版社，2011.

［58］汪灏．御定佩文斋广群芳谱［M］.上海：上海古籍出版社，1991.

［59］吴仪洛．本草从新［M］.陆拯，赵法新等，校注．北京：中国中医药出版社，2013.

［60］姚球．本草经解要［M］.卞雅莉，校注．北京：中国中医药出版社，2016.

［61］赵学敏．本草纲目拾遗［M］.刘从明，校注．北京：中医古籍出版社，2017.

［62］黄宫绣．本草求真［M］.王淑民，校注．北京：中国中医药出版社，2018.

［63］吴继志．质问本草［M］.尚文玲，王小岗等，校注．北京：中医古籍出版社，2012.

［64］邹澍．本经疏证［M］.郭瑞华，谢敬等，校注．北京：中国中医药出版社，2015.

［65］吴其濬．植物名实图考［M］.北京：中华书局，2018.

［66］张秉成．本草便读［M］.上海：上海科学技术出版社，1963.

［67］王士雄．随息居饮食谱［M］.杭州：浙江人民美术出版社，2018.

［68］周岩．本草思辨录［M］.太原：山西科学技术出版社，2014.

［69］张锡纯．医学衷中参西录［M］.北京：中医古籍出版社，2016.

［70］张山雷．本草正义［M］.太原：山西科学技术出版社，2013.

［71］曹炳章．增订伪药条辨［M］.福州：福建科学技术出版社，2004.

［72］王一仁．饮片新参［M］.铅印本．上海：上海千顷堂书局，1936.

［73］赵燏黄．本草药品实地之观察［M］.福州：福建科学技术出版社，2006.

［74］中国药学会上海分会，上海市药材公司．药材资料汇编［M］.上海：上海科学技术出版社，1959.

［75］上海市卫生局．上海市饮片炮制规范［M］.上海：上海科学技术出版社，1959.

［76］上海市卫生局．上海市中药饮片炮制规范［M］.上海：上海科学技术出版社，1962.

［77］上海市卫生局．上海市中药饮片炮制规范［M］.上海：上海人民出版社，1974.

［78］上海市卫生局．上海市中药饮片炮制规范［M］.上海：上海科学技术出版社，1983.

［79］上海市卫生局．上海市中药炮制规范［M］.上海：上海科学普及出版社，1994.

［80］上海市食品药品监督管理局．上海市中药饮片炮制规范［M］.上海：上海科学技术出版社，2008.

［81］上海市药品监督管理局．上海市中药饮片炮制规范［M］.上海：上海科学技术出版社，2019.

［82］金世元．金世元中药材传统鉴别经验［M］.北京：中国中医药出版社，2010.

［83］黄璐琦，詹志来，郭兰萍．中药材商品规格等级标准汇编［M］.北京：中国中医药出版社，2019.

［84］国家中医药管理局《中华本草》编委会.中华本草（全10册）［M］.上海：
上海科学技术出版社，1999.

［85］徐楚江，叶定江.中药炮制学［M］.上海：上海科学技术出版社，1985.

［86］吕侠卿.中药炮制大全［M］.长沙：湖南科学技术出版社，1999.

［87］黄璐琦.中草药与民族药药材图谱［M］.北京：北京大学医学出版社，2005.

［88］张明心.实用中药材新编［M］.上海：第二军医大学出版社，2010.

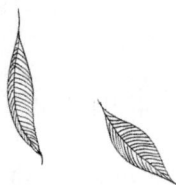

中药名汉语拼音索引

中药名笔画索引

汉

魏晋南北朝

唐

宋

金

元

明

清